W0258889

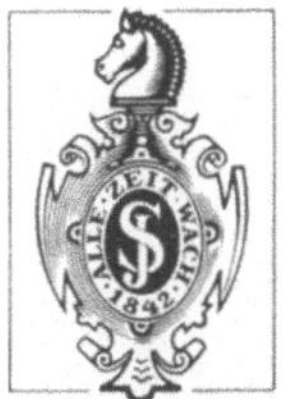
ALLE ZEIT WACH
1842

Das Verhältnis der Psychiatrie zu ihren Nachbardisziplinen

Herausgegeben von
Hans Heimann und Hans Jörg Gaertner

Autoren
U. Baumann, H. Bieber, E. M. Biniek, N. Birbaumer, W. Blankenburg,
K. Böhme, W. Bräutigam, R. Cohen, H. Coper, H. Dilling, K. Ernst,
W. Feuerlein, A. Finzen, T. Flohrschütz, H. Fox, H. Häfner, H. Heimann,
K. Heinrich, G. Heinz, H. Henseler, I. Hößle, F. Holsboer, R. Jung,
H. Kächele, P. Kitzig, W. König, H. Küfner, H. Kunze, H. Lauter,
G. Laux, K. Lipke, D. Lorenzen, S. Maier, E. Mergenthaler, H. J. Möller,
C. Müller, U. Müller, W. Pannenberg, M. Pawils, J. Peiffer,
P. Pichot, W. Pittrich, D. Ploog, H. Radebold, M. Rassek,
M. Rave-Schwank, D. Rössler, F. T. Rötzer-Zimmer, C. Rohde-Dachser,
G. Schlesinger-Kipp, W. Senf, E. Strömgren, M. Teising, P. C. Waldmeier

Mit 46 Abbildungen und 47 Tabellen

Springer-Verlag Berlin Heidelberg GmbH

Herausgeber

Professor Dr. med. Hans Heimann
Direktor der Psychiatrischen Universitätsklinik, Osianderstraße 22,
D-7400 Tübingen

Priv.-Doz. Dr. med. Hans Jörg Gaertner
Oberarzt der Psychiatrischen Universitätsklinik, Osianderstraße 22,
D-7400 Tübingen

ISBN 978-3-540-16179-0 ISBN 978-3-642-70952-4 (eBook)
DOI 10.1007/978-3-642-70952-4

CIP-Kurztitelaufnahme der Deutschen Bibliothek
Das Verhältnis der Psychiatrie zu ihren Nachbardisziplinen/
hrsg. von Hans Heimann u. Hans Jörg Gaertner
Autoren U. Baumann...
Berlin; Heidelberg; New York; Tokyo: Springer, 1986.

NE: Heimann, Hans [Hrsg.]; Baumann, Urs [Mitverf.]

Texterfassung: Mit einem System der Springer Produktions-Gesellschaft, Berlin
Datenkonvertierung: Brühlsche Universitätsdruckerei, Gießen

2125/3020-543210

Mitarbeiterverzeichnis

Baumann, U., Prof. Dr. phil., Dipl.-Psych.
Institut für Psychologie der Universität, Akademiestr. 22,
A-5020 Salzburg/Austria

Bieber, H., Dr. med.
Gufidaunerstr. 8a, D-8000 München 90

Biniek, E. M., Prof. Dr. med.
Waldkrankenhaus Köppern, D-6382 Friedrichsdorf/Ts. 2

Birbaumer, N., Prof. Dr. phil.
Abteilung für Klinische und Physiologische Psychologie der Universität,
Gartenstr. 29, D-7400 Tübingen

Blankenburg, W., Prof. Dr. med.
Psychiatrische Klinik und Poliklinik, Zentrum für Nervenheilkunde
der Universität, Am Hasselhof 13, D-3550 Marburg/Lahn

Böhme, K., Prof. Dr. med.
Allgemeines Krankenhaus Ochsenzoll,
Langenhorner Chaussee 560, D-2000 Hamburg 62

Bräutigam, W., Prof. Dr. med.
Psychosomatische Klinik der Universität Heidelberg,
Thibautstr. 2, D-6900 Heidelberg 1

Cohen, R., Prof. Dr. phil.
Psychiatrisches Landeskrankenhaus, Feuersteinstr. 55, D-7752 Reichenau

Coper, H., Prof. Dr. med.
Psychiatrische Klinik der FU Berlin, Abt. für Neuropsychopharmakologie,
Ulmenstr. 30, D-1000 Berlin 19

Dilling, H., Prof. Dr. med.
Psychiatrische Klinik der Medizinischen Universität zu Lübeck,
Ratzeburger Allee 160, D-2400 Lübeck

Ernst, K., Prof. Dr. med.
Psychiatrische Universitätsklinik, Lenggstr. 31, CH-8029 Zürich 8/Schweiz

Feuerlein, W., Prof. Dr. med.
Psychiatrische Poliklinik, Max-Planck-Institut für Psychiatrie,
Kraepelinstr. 10, D-8000 München 40

Finzen, A., Prof. Dr. med.
Niedersächsisches Landeskrankenhaus, Südstr. 25, 3035 Wunstorf

Flohrschütz, T., Dipl.-Psychologe, Dipl.-Inform.
Max-Planck-Institut für Psychiatrie, Kraepelinstr. 10, D-8000 München 40

Fox, H., Dipl.-Sozialwiss.
Niedersächsiches Landeskrankenhaus, Knollstr. 31, D-4500 Osnabrück

Häfner, H., Prof. Dr. med. Dr. phil.
Zentralinstitut für Seelische Gesundheit, J 5, D-6800 Mannheim 1

Heimann, H., Prof. Dr. med.
Psychiatrische Universitätsklinik, Osianderstr. 22, D-7400 Tübingen

Heinrich, K., Prof. Dr. med.
Rhein. Landesklinik, Psychiatrische Klinik der Universität,
Bergische Landstr. 2, D-4000 Düsseldorf 12

Heinz, G., Prof. Dr. med.
Klinik für gerichtliche Psychiatrie, D-3559 Haina (Kloster)

Henseler, H., Prof. Dr. med.
Abt. für Psychoanalyse, Psychotherapie und Psychosomatik,
Neckargasse 7, D-7400 Tübingen

Hößle, I., Med. Dokumentarin
Abt. Psychotherapie/Sektion Psychoanalytische Methodik, Universität Ulm,
Am Hochsträß 8, D-7900 Ulm

Holsboer, F., Prof. Dr. med. Dr. rer. nat. Dipl.-Chem.
Klinikum der Johannes-Gutenberg-Universität, Psychiatrische Klinik
und Poliklinik, Langenbeckstr. 1, D-6500 Mainz

Jung, R., Prof. emer. Dr. med.
Sonderforschungsbereich 70 (Hirnforschung und Sinnesphysiologie),
Hansastr. 9, D-7800 Freiburg

Kächele, H., Prof. Dr. med.
Abt. Psychotherapie, Sektion Psychoanalytische Methodik, Universität Ulm,
Am Hochsträß 8, D-7900 Ulm

Kitzig, P., Dr. med.
Niedersächsiches Landeskrankenhaus, Knollstr. 31, D-4500 Osnabrück

König, Wolfgang, Dr. med.
Psychiatrisches Landeskrankenhaus Weinsberg, D-7102 Weinsberg

Küfner, H., Dr. phil., Dipl.-Psychologe
Max-Planck-Institut für Psychiatrie, Kraepelinstr. 10, D-8000 München 40

Kunze, H., Priv.-Doz. Dr. med. habil.
Psychiatrisches Krankenhaus Merxhausen, D-3501 Emstal/Kr. Kassel

Lauter, H., Prof. Dr. med.
Psychiatrische Klinik der Technischen Universität,
Möhlstr. 26, D-8000 München 80

Laux, G., Dr. med., Dipl.-Psychologe
Psychiatrische Klinik der Universität, Füchsleinstr. 15, D-7800 Würzburg

Lipke, K., Prof. Dr., Dipl.-Psychologe
Bissersheimer Str. 10, D-6711 Großkarlbach

Lorenzen, D., Dr., Dipl.-Psychologe
Psychiatrisches Landeskrankenhaus Weinsberg, D-7102 Weinsberg

Maier, S., Dr. med.
Obermaierstr. 16, D-8400 Regensburg

Mergenthaler, E., Dr., Dipl.-Informatiker
Abt. Psychotherapie/Sektion Psychoanalytische Methodik, Universität Ulm, Am Hochsträß 8, D-7900 Ulm

Möller, H. J., Prof. Dr. med.
Psychiatrische Klinik und Poliklinik rechts der Isar der Technischen Universität München, Möhlstr. 26, D-8000 München 80

Müller, C., Prof. Dr. med.
Psychiatrische Klinik der Universität Lausanne, Hôpital de Cery, CH-1008 Prilly/Lausanne/Schweiz

Müller, U., Dr. rer. soc.
Rheinische Landesklinik, Psychiatrische Klinik der Universität, Bergische Landstr. 2, D-4000 Düsseldorf 12

Pannenberg, W., Prof. Dr. theol.
Evang. theol. Fakultät der Universität München, Schellingstr. 3, D-8000 München 40

Pawils, M., Dr. med.
Niedersächsisches Landeskrankenhaus, Knollstr. 15, D-4500 Osnabrück

Peiffer, J., Prof. Dr. med.
Institut für Hirnforschung, Calwer Str. 3, D-7400 Tübingen

Pichot, P., Prof. Dr. Dr.
Faculté de Médicine Cochin Port-Royal, Centre Hospitalier Sainte-Anne, 100 rue de la Santé, F-75674 Paris Cedex 14

Pittrich, W., Prof. Dr. med.
Böddingheideweg 43, D-4400 Münster

Ploog, D., Prof. Dr.
Max-Planck-Institut für Psychiatrie, Kraepelinstr. 10, D-8000 München 40

Radebold, H., Prof. Dr. med.
Gesamthochschule Kassel Universität, FB 4, Postfach 101380, D-3500 Kassel

Rassek, M., Dr. med.
Gesamthochschule Kassel – Universität, FB 4, Postfach 101380, D-3500 Kassel

Rave-Schwank, M., Dr. med.
Philippshospital 9, D-6068 Riedstadt

Rössler, D., Prof. Dr. theol., Dr. med.
Evangelisch-theologisches Seminar, Abt. Praktische Theologie, Hölderlinstr. 16, D-7400 Tübingen

Rötzer-Zimmer, F. T., Dr. Dipl.-Psychologin
Psychiatrische Universitätsklinik, Osianderstr. 22, D-7400 Tübingen

Rohde-Dachser, C., Priv.-Doz. Dr. rer. biol. hum. habil.
Psychiatrische Klinik der Medizinischen Hochschule Hannover, Karl-Wiechert-Allee 9, D-3000 Hannover 61

Schlesinger-Kipp, G., Dipl.-Psychologin
Interdisziplinäre Arbeitsgruppe für Angewandte Soziale Gerontologie (ASG), Gesamthochschule Kassel – Universität, Mönchebergstr. 19a, D-3500 Kassel

Senf, W., Dr. med.
Psychosomatische Klinik der Universität Heidelberg, Thibautstr. 2, D-6900 Heidelberg 1

Strömgren, E., Prof. Dr. med.
Institute of Psychiatric Demography, Psychiatric Hospital, DK-8240 Risskov

Teising, Martin, Arzt
Interdisziplinäre Arbeitsgruppe für Angewandte Soziale Gerontologie (ASG), Gesamthochschule Kassel – Universität, Mönchebergstr. 19a, D-3500 Kassel

Waldmeier, P. C., Dr.
Ciba-Geigy AG, CH-4002 Basel/Schweiz

Zimmer, R., Dr. med.
Psychiatrische Klinik der Technischen Universität, Möhlstr. 26, D-8000 München 80

Geleitwort

A. Theis[1]

Wenn eine der ältesten medizinischen Vereinigungen – wie es die DEUTSCHE GESELLSCHAFT FüR PSYCHIATRIE UND NERVENHEILKUNDE ist – an einer Universität tagt, die gerade auf diesem Fachgebiet eine lange und ruhmreiche Tradition besitzt, so ist das ein ganz besonderer Anlaß, zu dem ich Sie auf das Herzlichste hier in Tübingen begrüßen möchte.

Sie haben für Ihre Tagung ein Thema gewählt, das von Standespolitikern nur vorsichtig in die Diskussion gebracht wird. Doch wer Sie, verehrter Herr Professor Heimann, kennt, weiß, daß dieses Thema eines Ihrer großen Anliegen ist. Nicht etwa, weil es in der Forschungspolitik modern geworden ist, über Interdisziplinarität zu reden, sondern weil Sie seit Jahren um die universitätsinterne Zusammenarbeit verschiedener Disziplinen bemüht sind. Die Kooperation mit den klinischen Psychologen ist an Ihrer Klinik zur Selbstverständlichkeit geworden. Sie haben sich auch für die Einrichtung von Tages- und Nachsorgekliniken mit medizinischer und sozialpädagogischer Betreuung eingesetzt und in den letzten Jahren beim Aufbau des interdisziplinären Forschungsbereiches NEUROBIOLOGIE, einem Kooperationsprojekt von Medizinern, Biologen, Verhaltensforschern und Psychologen mitgewirkt. Und Sie haben sich auch immer mit dem nicht nur medizinischen, sondern auch ethischen Problem beschäftigt: Wie krank ist mein Patient eigentlich? Und diese Fragen haben Sie immer wieder mit Kollegen auch anderer Fachrichtungen diskutiert. Dieser persönliche Blick über die Fachgrenzen hinweg war gewiß nicht die Folge forschungspolitischer Begünstigung interdisziplinärer Vorhaben, sondern bei Ihnen wie auch einigen Ihrer Kollegen die Grundlage dafür, daß in einem traditionell festgefügten Forschungsbereich wie der Medizin – verglichen mit anderen Fakultäten – schon immer interdisziplinär geforscht wurde. Mit Stolz kann die Universität neben dem interdisziplinären Forschungsbereich NEUROBIOLOGIE auch auf den seit 1982 bestehenden Sonderforschungsbereich LEUKÄMIEFORSCHUNG UND IMMUNGENETIK verweisen, in dem erstmals in großem Umfang die Zusammenarbeit von Medizinern und Naturwissenschaftlern in verschiedenen Tübinger Forschungseinrichtungen und mit anderen Instituten außerhalb Tübingens von der Deutschen Forschungsgemeinschaft gefördert wird.

Wohl auf keinem Gebiet ist der wissenschaftliche Fortschritt so beeindruckend wie gerade in der Medizin. Seit etwa 130 Jahren haben die Naturwissenschaften, ihre Methoden und ihre Erkenntnisse, diese Entwicklung maßgeblich beeinflußt. Und dennoch bleibt der Eindruck, daß diese Kooperation erst am Beginn ihrer Möglichkei-

---

1 Präsident der Universität Tübingen im Jahre 1984

ten steht, am Anfang eines intensiven Austausches. Hier sehe ich ein weites Feld künftiger Arbeit: Je mehr die medizinischen Hochschullehrer wieder imstande sind, der Forschung in ihrem Arbeitsprogramm größere Priorität zu geben, um so fruchtbarer wird sich der Dialog über die Fakultätsgrenzen hinweg entwickeln. Gerade hierin ist auch eine besondere und zusätzliche Aufgabe der Universitätsnervenkliniken zu sehen. Um die Forschung in den Universitätskliniken stärken zu können, sind wir auf neue gesetzliche Wege angewiesen, um nicht alle Mediziner in gleichem Maße zu Krankenversorgung, Lehre und Forschung verpflichten zu müssen. Kostendämpfung, Studentenzahlen, verstärkter Aus- und Weiterbildungsaufwand sind nur einige der Faktoren, die unseren Medizinern kaum noch Freiraum für Forschungsaufgaben lassen. Um so höher ist es daher zu bewerten, wenn die Auseinandersetzung über die Fachgrenzen hinweg gesucht und gefördert wird.

Dieses Symposium möge zur Verständigung und zum wissenschaftlichen Austausch beitragen. Ich wünsche Ihnen viel Erfolg!

Geleitwort

H.D. Waller[1]

Die Tübinger Psychiatrie blickt auf eine lange Tradition zurück. Mit Beginn der Verselbständigung der Psychiatrie in der 1. Hälfte des 19. Jahrhunderts richtete auch in Tübingen 1805 der *Internist* und *1. Direktor* der medizinischen Klinik *Johann Ferdinand Autenrieth* in der Bursa am Neckartor die ersten Betten für psychiatrische Kranke ein. Zu seinen Patienten zählten damals auch Hölderlin. Es war dann *Wilhelm Griesinger*, ebenfalls Internist und von 1854 – 1860 Direktor der medizinischen Klinik in Tübingen, der wesentlich dazu beitrug, daß sich die Psychiatrie an den deutschen Universitäten zu einer eigenständigen Nachbardisziplin neben der Inneren Medizin entwickelte. Er leitete später die psychiatrische Klinik der Charité in Berlin. Neben wichtigen eigenen Beiträgen zur Psychiatrie hat er das Archiv für Psychiatrie und Nervenkrankheiten begründet.

1893 wurde die 1. psychiatrische Universitätsklinik in Tübingen errichtet. Mit ihrer Leitung verbinden sich bedeutende Namen, die Ihnen geläufig sind. Es sei an *Ernst Siemerling* und *Robert Wollenberg* erinnert. Zu den schöpferischsten Phasen der Klinik gehören die Jahre 1906 – 1936 unter *Robert Gaupp*, der einen großen Kreis begabter Mitarbeiter – wie Reiss, Kretschmer, Mauz, Villinger und Eyrich – um nur einige zu nennen – um sich versammelte. Unter ihm entstanden auch die Arbeitsrichtungen Jugendpsychiatrie, Hirnpathologie und kriminalbiologisch-soziologische Untersuchungen in der Psychiatrie. Auch die späteren Direktoren *Hermann Hoffmann, Werner Villinger, Ernst Kretschmer, Walter Schulte* und jetzt *Hans Heimann* haben der Psychiatrie im deutschsprachigen Raum wesentliche Impulse gegeben. Unter *Schulte* wurden die Abteilungen für Jugendpsychiatrie und Neurologie sowie für Psychoanalyse eingerichtet. Sie haben sich unter ihren Direktoren Reinhard Lempp, Wolfgang Loch und jetzt Heinz Henseler allgemeines Ansehen erworben.

Die Zeit, da die Innere Medizin ihre Tochter Psychiatrie als eigenständiges Fach entließ, liegt lange zurück. Inzwischen haben der erhebliche Wissenszuwachs und neue methodologische Entwicklungen in der Psychiatrie überall dazu geführt, daß auch aus ihr zahlreiche Nachkommen als lebenstüchtige Nachbardisziplinen entstanden sind. Ihre Emanzipation ist oft nicht ohne heftige Erschütterungen gegangen, vielleicht – erlauben Sie mir diese Anmerkung – weil in keinem Fach der Medizin das Spannungsfeld zwischen objektivem Erkenntniszuwachs und Lehrmeinungen so groß ist wie in der Psychiatrie. Ideologische, soziologische und politische Einwirkungen von außen haben hierbei diesen notwendigen Differenzierungsprozeß sicher nicht erleichtert.

1 Dekan der medizinischen Fakultät der Universität Tübingen im Jahre 1984

Herr Heimann hat mit dem Thema des diesjährigen Kongresses zur Besinnung auf die gemeinsame Aufgabe aufgerufen. Nur die Diskussion und Standortbestimmung von theoretischen Grundlagen, Behandlungskonzepten und der dringend notwendigen Kooperation zwischen Psychiatrie und ihren Nachbardisziplinen kann die Verwirrung in unserer Gesellschaft über die Deutung und Beurteilung seelischer Erkrankungen und über den Umgang mit psychisch Kranken auflösen helfen.

Der heute beginnende Kongreß legt aber auch Zeugnis davon ab, daß an den deutschen Hochschulkliniken trotz zunehmender Finanzrestriktionen und Überlastung der Hochschullehrer und Assistenten mit Dienstleistungs- und Lehraufgaben noch wissenschaftlich gearbeitet wird. Es sei jedoch nachdrücklich darauf hingewiesen, daß sich Personalausstattung und Haushaltsmittel in den Hochschulkliniken zur Zeit auf einen Tiefstand zubewegen, der eine internationale Wettbewerbsfähigkeit kaum noch ermöglichen wird. Über die Diskussion von Kostendämpfung, Krankenhausbedarfsplänen und Lehrkapazitäten ist der Verfassungsauftrag der Forschung für die Hochschulkliniken völlig aus dem Bewußtsein von Legislative und Exekutive, aber leider auch der Öffentlichkeit verloren gegangen. Regierung und Parlament sollten einsehen, daß dieses nicht im Interesse unseres Landes sein kann.

Ich wünsche Ihnen für den Tagungsablauf neben lebhaften und fruchtbaren Diskussionen auch ein wenig Muße für die Schönheiten unserer Stadt und ihrer Umgebung.

Vorwort

H. Heimann

> „Denn die Seelenheilkunde selbst kann nur hervorgehen aus der innigen Durchdringung und organischen Verschmelzung philosophischer und medizinischer Begriffe, welche bisher noch so disparater Natur gewesen sind, wie Feuer und Wasser, so daß aus ihrer Vermischung kein lebenskräftiges Ganzes entspringen wollte, sondern sich das meiste in Dampf und Nebel aufzulösen schien."
>
> Karl Wilhelm Ideler, 1846

Der letzte Kongreß in Tübingen unserer Gesellschaft, d.h. was der Nationalsozialismus und der Krieg von ihr übrig gelassen hatten, fand auf Einladung von *Ernst Kretschmer* 1947 statt, 105 Jahre nach der Gründung, die *Ehrhardt* auf das Jahr 1842 festlegt. In seiner Begrüßungsrede wagte Ernst Kretschmer eine Charakterisierung der eigenartigen Stellung der Psychiatrie im Rahmen des Systems der Wissenschaften: Ihre Stellung sei genau an dem Kontaktpunkt, wo Naturwissenschaften und Geisteswissenschaften sich berühren. Deshalb sei die Psychiatrie nicht nur ein medizinisches Spezialfach. Wenn sie die Größe ihrer Aufgaben erfasse, sei sie ebensosehr eine der universalsten Wissenschaften; sie sei in der Landschaft des menschlichen Geistes ein Punkt mit weiten Horizonten, wohin von überall Wirkungen einströmen und wieder von ihr ausstrahlen. Nichts Menschliches, nihil humani könne ihr fremd sein!

Die Psychiatrie, eine der universalsten Wissenschaften? Nichts Menschliches sei der Psychiatrie fremd? Es sind das große Worte, und sie erscheinen uns heute noch größer, wenn man bedenkt, in welcher Situation sie damals ausgesprochen wurden, in welchen elenden wirtschaftlichen und politischen Verhältnissen. Betrachtet man sie in der rückwärts gerichteten Perspektive dessen, was in der Psychiatrie unter dem Nationalsozialismus geschehen war, erhalten sie sogar eine ganz unheimliche Bedeutung: Gehört die Vernichtung lebensunwerten Lebens auch zum Menschlichen? Wir müssen diese Frage bejahen, so schwer es uns fällt, aber sogleich beifügen, daß es nicht psychisch Kranke waren die diese Vernichtung anordneten und durchführten, sondern Gesunde, in einer uns heute nicht mehr nachvollziehbaren Verblendung.

Die Humanitas, die Menschlichkeit, die Kretschmer für die Psychiatrie in seiner Eröffnungsrede beschwört, ist umgeben von Gefährdungen. Niemand weiß das besser als der Psychiater, der sich täglich mit seinen psychisch kranken Patienten auseinandersetzen muß. Seine Aufgabe, nämlich gesichertes Wissen über die komplexen Entstehungsbedingungen psychischer Störungen, die biologischen, lebensgeschichtlichen und gesellschaftlichen Faktoren für die Entstehung solcher Störungen im *Einzelfall richtig zu gewichten* und eine dafür adäquate Behandlung durchzuführen, diese Aufgabe selbst bleibt stets gefährdet, weil – anders als in den übrigen Spezialfächern der Medizin – *die schweren psychischen Erkrankungen die Person des Kranken selbst verändern* und seine Kommunikationsfähigkeit mit anderen Menschen, seine Ausrichtung auf Lebensziele, sein Lebensfreude und Vitalität, nicht nur seine Arbeits- und Genußfähigkeit, tief beeinträchtigen können.

Der Psychiater, der sich ein Verständnis für die komplexen Wirkungszusammenhänge bewahrt hat, die schließlich zur psychischen Erkrankung führen, sah sich in den letzten 20 Jahren jedoch mehr und mehr konfrontiert *mit monokausalen Erklärungsversuchen psychischer Erkrankungen* und einer *populären antipsychiatrischen Kritik*, die in der These gipfelt, daß psychische Störungen gar keine wirklichen Erkrankungen seien, sondern sozial bedingte, durch Etikettierung und Ausgliederung der „sogenannten Patienten" erst durch die Psychiatrie produzierte soziale Abweichungen des allgemeinen menschlichen Verhaltens! Daß eine solche These in der Öffentlichkeit ernsthaft diskutiert und nicht etwa wie der satirische Scherz von Karl Kraus über die Psychoanalyse behandelt wird: „die Psychoanalyse sei die Krankheit, für deren Behandlung sie sich hält", müßte eigentlich die Psychiater tief verunsichern. Ihr Selbstverständnis müßte noch mehr erschüttert werden, wenn man ihnen auch aus ihren eigenen Reihen vorhält, sie seien einem sogenannten „medizinischen Modell" verhaftet und würden oder sollten nur beachten, was an Seelischem im Gehirn mit Händen oder mit dem Mikroskop zu greifen sei. Daß man sein Gehirn zum Denken, zum Fühlen, zum Streben, ja zum Lieben und zum Leben braucht, scheint mancherorts vergessen worden zu sein. Vergessen auch, *daß die biologische Organisation des Menschen* die Basis bildet, die es ihm in besonderer Weise, verglichen mit seinen tierischen Verwandten, ermöglicht, *als ein offenes System sein eigenes Leben zu gestalten*, seine innere Bestimmung zu finden oder zu verfehlen, und daß er als Mensch immer gefährdet bleibt, nicht nur durch Behinderungen aus seiner biologischen Organisation, die im Alter für jeden von uns deutlich werden, sondern auch durch seine äußere und innere Lebensgeschichte und vor allem auch durch die gesellschaftlichen Lebensbedingungen.

Daß der Psychiater *in jeder Zeit ein seiner Lebensaufgabe entsprechendes Selbstverständnis* finden muß, das ihm für die Behandlung seiner Patienten die nötige Standfestigkeit, aber auch die Herzensgüte und menschliche Wärme für das Verständnis der Andersartigkeit und Fremdheit psychotischer Verirrungen, psychischer Behinderungen und Beeinträchtigungen verleiht, zwingt ihn, über die engeren Grenzen seines Faches hinaus zu blicken und die für das Verständnis psychischer Störungen von den wissenschaftlichen Nachbardisziplinen erarbeiteten Grundlagen, Betrachtungsweisen und Techniken einzubeziehen. Um einer zeitgemäßen Auffassung der Aufgabe des Psychiaters erneut im positiven Sinne zum Durchbruch zu verhelfen, haben wir *ein Gespräch mit den Nachbardisziplinen unseres Faches zu der zentralen Aufgabe unseres Kongresses gemacht.* Wir hoffen, daß dieses Gespräch konstruktiv bleibt und die jeweiligen Erfahrungen des anderen Standortes mit seinen besonderen Perspektiven respektiert. *Es wird sich dann zeigen, wie schwierig und wie gefährdet die Situation des Psychiaters heute ist, schwierig,* weil es gilt, die verschiedenen Bereiche wissenschaftlicher Erkenntnisse von der Biologie über die Psychologie zu den Sozial- und Geisteswissenschaften in einer für die Praxis tauglichen und vernünftigen Weise zu integrieren, *gefährdet*, weil die Arbeit des Psychiaters ihn täglich mit dem Problem der Selbstbestimmung und Unmündigkeit seiner Patienten konfrontiert. Da Diagnose und Behandlung in der Psychiatrie den Menschen als Ganzes in seiner Lebenswelt nicht aus den Augen verlieren darf, haben wir ein anthropologisches Thema an den Beginn dieses Gespräches gestellt: Der Mensch als Person, und an den Schluß, vor dem

Rundtisch-Gespräch und der allgemeinen Diskussion, *die zentrale ethische Frage* nach der Bedeutung der Selbstbestimmung und *Unmündigkeit des psychiatrischen Patienten* und der Respektierung der damit bezeichneten und jeweils neu zu reflektierenden Grenzen.

Die Besinnung über unsere Aufgabe und über unser Selbstverständnis wäre akademisch, würden wir uns nicht den heute brennenden Problemkreisen zuwenden, in welchen sich beides zu bewähren hat. Wir haben deshalb *3 Schwerpunktthemen* aufgegriffen, die zur Zeit für die weitere Entwicklung der psychiatrischen Versorgung unserer Bevölkerung von vorrangiger Bedeutung sind: *Die Behandlung der chronisch Kranken*, die *Behandlung der Suchtkranken* und die *psychotherapeutische Versorgung*. Es zeichnen sich in diesen Bereichen Entwicklungen ab, die unsere Gesellschaft als wissenschaftliche Fachgesellschaft zur klaren Stellungnahme herausfordern. Denn es besteht die Gefahr, daß die chronisch Kranken, die sich selber nicht artikulieren können, wieder einmal möglicher Behandlungs- und Rehabilitationshilfen verlustig gehen, daß die Suchtkranken der ärztlich begründeten Frühbehandlung entzogen werden und daß sich in der psychotherapeutischen Versorgung unsoziale Verlagerungen des Schwerpunktes durchsetzen können; *in allen 3 Bereichen aus Kostengründen, weil die Psychiatrie, verglichen mit den hochtechnischen Möglichkeiten moderner Medizin, vergleichsweise eine billige Angelegenheit ist und es anscheinend auch bleiben soll!*

Die Schwerpunktthemen werden nicht nur *unter praktischen Aspekten,* sondern vor allem aufgrund *wissenschaftlicher Forschungsergebnisse* diskutiert werden, an denen die Öffentlichkeit nicht vorbeigehen darf. *Forschung in der Psychiatrie*, heute nötiger denn je, gerade in den drei zur Diskussion stehenden Bereichen, *ist personalintensiv*, erfordert eine Kooperation mit unseren Nachbardisziplinen, aber auch mit dem psychiatrischen Team, Schwestern, Pflegern, Sozialarbeitern, *und ist deshalb nicht billig*. Wenn man aber begründete Auskünfte über heute bedrängende Fragen der Behandlung, Versorgung und Rehabilitation geben will, die Bestand haben und ideologischen Vorurteilen zu begegnen vermögen, sind auf unserem Gebiet gewaltige Anstrengungen nötig. In welche Richtung sie zielen müssen, ergab die von Heinz Häfner (1983) herausgegebene „Bestandsaufnahme der psychiatrischen, psychotherapeutischen und psychosomatischen Forschung und ihre Probleme in der Bundesrepublik Deutschland.“

Ein Blick in unsere Universitätskliniken und Landeskrankenhäuser zeigt uns jedoch, *daß die Schatten der Sparmaßnahmen immer länger und lähmender werden* und daß die Praxis unserer niedergelassenen Kollegen, welche die Hauptlast der ambulanten Versorgung der schwerer Erkrankten tragen, immer häufiger unsachlicher Kritik ausgesetzt ist. Ich betrachte es deshalb gerade als eine Aufgabe unserer Fachgesellschaft, der Resignation entgegen zu wirken und mit neuen Ideen und Methoden die psychiatrische Forschung zu aktivieren, selbst wenn dies von uns Psychiatern persönliche Opfer fordern sollte und wir auf wenig Verständnis *in einer Öffentlichkeit stoßen,* die den *psychisch Kranken und den Psychiater zwar zu dulden gelernt hat, ihnen aber noch wenig tätige Hilfe zu bringen vermag.* Wir sollten uns deshalb nochmals gerade hier in Tübingen an die Mahnung Wilhelm Griesingers (1867) erinnern, der sein Leben in vorbildlicher Weise in den Dienst der psychiatrischen Forschung und Behandlung seiner Kranken gestellt hat und der seinen Studenten damals einprägte: „Glauben Sie nicht, daß die menschliche Teilnahme erlöschen müsse, wo die wissenschaftliche Forschung beginnt. Weitgehende Humanitätsfragen sind noch zu lösen auf dem Gebiet der Psychiatrie. Die großen Gedanken kommen aus dem Herzen." Diese Mahnung richtet sich meines Erachtens heute an uns alle!

Tübingen, Februar 1986

Literatur

Häfner H (1983) Forschung für die seelische Gesundheit. Springer, Berlin Heidelberg New York Tokyo

Griesinger W (1872) Vortrag zur Eröffnung der Psychiatrischen Klinik in Berlin 1867, Gesammelte Abhandlungen, Vol I, S127–151, Hirschwald, Berlin

Kretschmer E (Hrsg) (1947) Bericht über den Kongreß für Neurologie und Psychiatrie Tübingen 1947. Alma Mater Verlag 1948, Tübingen

Inhaltsverzeichnis

II Schwerpunktthemen

III Schluß

I Rahmenthema: Das Verhältnis der Psychiatrie zu ihren Nachbardisziplinen

Der Mensch als Person

W. Pannenberg

In der Frage nach dem Menschen laufen nach Kant die drei Leitfragen der Philosophie zusammen: Was kann ich wissen? Was soll ich tun? Was darf ich hoffen? Das Thema der Anthropologie verbindet aber auch den großen Kreis der Humanwissenschaften, unter ihnen besonders die drei höheren Fakultäten der mittelalterlichen Universität: Jurisprudenz, Medizin und Theologie. Denn dem Menschen gelten die Bemühungen des Arztes ebenso wie die des Anwalts und des Richters sowie des Seelsorgers. Sie alle bedürfen – wie auch der Erzieher und der Sozialhelfer – einer hinreichend weiten und komplexen Auffassung vom Menschen, damit sie in ihrer Berufspraxis die menschliche Wirklichkeit nicht in verengter Perspektive sehen und entsprechend einseitig behandeln. Darum ist die Frage nach dem Menschen in besonderer Weise auf den interdisziplinären Dialog angewiesen.

Unter den vielfältigen Themen der Anthropologie kommt wiederum der Personalität des Menschen ein besonderer Rang zu. Verbindet sich doch für uns mit dem Begriff der Person nicht nur die konkrete Wirklichkeit des Menschen als Individuum, sondern auch die besondere Würde und Unantastbarkeit, die wir dem menschlichen Individuum zuschreiben. Dieser Gesichtspunkt führt zunächst in die Sphäre des Rechts. Als Person ist der Mensch Träger der Grundrechte oder Menschenrechte. Darum stehen im Grundgesetz der Bundesrepublik Deutschland die Persönlichkeitsrechte an der Spitze des Grundrechtskatalogs (Art.2 GG): das Recht auf freie Entfaltung der „Persönlichkeit“, das Recht auf körperliche Unversehrtheit und das Recht auf Freiheit der „Person“. Von dieser Freiheit der Person heißt es, sie sei „unverletzlich“. Sie steht damit in engstem Zusammenhang mit der „Würde des Menschen“, die Artikel 1 als „unantastbar“ bezeichnet und die nach Art. 1 Abs. 2 die Basis für die Menschenrechte bildet.

Die Personalität des Menschen gehört also eng mit der eigentümlichen Freiheit und Würde zusammen, die wir jedem Menschen zuerkennen. Worin aber besteht das Personsein des Menschen, dem solche Freiheit und Würde zugeschrieben werden? Hier gehen die Ansichten weit auseinander. Der Berliner Philosoph Michael Theunissen hat 1966 einen Überblick über die unterschiedlichen Auffassungen von der menschlichen Personalität im Denken unseres Jahrhunderts gegeben und dabei besonders den Gegensatz herausgestellt zwischen den Autoren, die die Sozialbeziehungen, in denen das Individuum lebt, als konstitutiv für sein Personsein betrachten, und anderen, die die Personalität gerade im Fürsichsein des Individuums vor allen Sozialbeziehungen verankert sehen oder sie sogar als das Durch-und-aus-sich-selbst-Sein des Menschen deuten. Eine gemeinsame Grundlage haben diese divergierenden Auffassungen allerdings darin, daß der Begriff der Person immer auf das konkrete Individuum

Das Verhältnis der Psychiatrie
zu ihren Nachbardisziplinen
Herausgeber: H. Heimann, H. J. Gaertner

bezogen wird. Das gilt auch für die anthropologische Medizin, deren Personbegriff, etwa bei Paul Christian, besonders die leibseelische Ganzheit des Individuums betont.

Doch inwiefern ist der individuelle Mensch eigentlich Person, also Träger jener eigentümlichen Freiheit und Würde, mit der die Aura der Unantastbarkeit verbunden ist, von der unser Grundgesetz spricht? Anders gefragt: Von wann ab ist der Mensch Person in diesem Sinne, Träger von Menschenrechten? Ist er es vom Augenblick seiner Geburt an oder schon vor seiner Geburt? Wie jeder weiß, ist das heute im Zusammenhang der Auseinandersetzungen über die juristische Freigabe der Abtreibung ein außerordentlich umstrittenes Thema. Die Entscheidung der Frage, ab wann der Mensch Person im Sinne unserer Rechtsordnung ist, hat also sehr weitreichende Folgen. Umso verständlicher ist die Dringlichkeit, mit der man nach humanbiologischen oder medizinischen Kriterien dafür gesucht hat. Wo liegt die Schwelle, jenseits derer der menschliche Fötus eine Person und als solche unantastbar ist? Gibt es überhaupt eine solche Schwelle, oder gibt es nicht vielmehr einen kontinuierlichen Bildungsprozeß des Kindes im Mutterleib, der keine empirischen Kriterien an die Hand gibt zur Entscheidung der Frage, an welchem Punkt der ungeheuere Schritt geschieht, der den Fötus zur Person macht? Wenn es aber keinen empirisch zu identifizierenden Entwicklungssprung dieser Art geben sollte, ist dann unser Personbegriff überhaupt ein empirisch begründbarer Begriff?

Ähnliche Fragen verbinden sich mit dem individuellen Leben in den Phasen seines Verfalls, seiner Auflösung, seines Endes. Ist der Mensch, der aus dem Koma nicht mehr erwacht, noch Person? Wer mit der idealistischen Tradition Bewußtsein und Selbstbewußtsein als konstitutiv für den Begriff der Person betrachtet, der muß hier unsicher werden. Und doch scheut man sich mit gutem Grund, diese Frage negativ zu beantworten, u.a. auch deshalb, weil sich dann sofort weitere Fragen stellen: Ist ein Mensch noch Person, der unter fortgeschrittenem Gedächtnisverlust leidet, so daß er auch die Sprachfähigkeit und das Langzeitgedächtnis verloren hat, seine nächsten Angehörigen nicht mehr zu erkennen vermag und zu keinem personalen Kontakt mit andern mehr fähig zu sein scheint? Ist ein solcher Mensch Person? Kant hat gesagt: „Daß der Mensch in seiner Vorstellung das Ich haben kann, erhebt ihn unendlich über alle anderen auf Erden lebenden Wesen. Dadurch ist er eine Person und vermöge der Einheit des Bewußtseins bei allen Veränderungen, die ihm zustoßen mögen, eine und dieselbe Person..." (Kant 1798, §1). Aber der Mensch, der von einem so weit fortgeschrittenen Gedächtnisverlust betroffen ist, daß er nicht nur die Sprache verloren hat, sondern auch seine nächsten Angehörigen nicht mehr erkennt, besitzt längst keine „Einheit des Bewußtseins bei allen Veränderungen" mehr; denn diese ist vom Gedächtnis abhängig. Es ist zumindest sehr zweifelhaft, daß er noch „in seiner Vorstellung das Ich haben kann", wie Kant sagt; denn wir wissen heute, daß Entstehung und Gebrauch des Wortes „ich" in der Lebensgeschichte des Individuums mit der Entwicklung seiner Sozialbeziehungen zusammenhängen, die bei solchen Kranken kaum noch vorhanden sind. Außerdem ist nach Kant die Vorstellung des Ich nur in Verbindung mit der Einheit des Bewußtseins möglich, die aber bei fortgeschrittenem Gedächtnisverlust zerfällt. Es ist also zumindest sehr zweifelhaft, ob bei solchen Kranken noch ein Ich vorhanden ist. Was man von den Bedingungen des Ichbewußtseins weiß, spricht eher dagegen. Wie steht es dann mit dem Personsein eines solchen Menschen? Wenn das Personsein, das uns nach Kant zu einem von den vernunftlosen Tieren „durch Rang und Würde ganz verschiedenen Wesen" macht, auf die Tatsache eines Ich und einer dadurch gegebenen Einheit des Bewußtseins gegründet ist, dann müßte man solchen Kranken wohl das Personsein absprechen. Die rechtlichen Konsequenzen wären weitreichend: Ein solcher Kranker würde dann nicht mehr unter dem Schutz der Unverletzlichkeit der Freiheit seiner Person stehen. Aber auch das Recht auf Leben und Unversehrtheit ist in unserer Verfassung als ein Persönlichkeitsrecht begriffen, also vom Begriff der Person und, hinsichtlich möglicher Inanspruchnahme, vom Dasein einer Person abhängig.

Ähnliche Probleme wie beim extrem fortgeschrittenen und irreversiblen Gedächtnisverlust stellen sich wohl auch bei psychischen Erkrankungen, bei denen sich eine Desintegration der Einheit des Ich und der Einheit des Bewußtseins vollzieht. Ich nehme an, daß die meisten Ärzte gefühlsmäßig und auch aus moralischen Gründen dazu neigen werden, auch einen solchen Kranken noch als Person und damit als Mensch zu behandeln. Aber worauf kann sich eine solche Einstellung stützen? Womit läßt sich die Annahme begründen, es handle sich bei einem solchen Kranken immer noch um eine Person? Der Gedanke der Person als definiert durch das Ich reicht hier nicht mehr aus. Das bedeutet aber: Die Fundamente unseres Verständnisses menschlicher Personalität müssen tiefer gelegt werden, wenn, wie das Grundgesetz sagt, die Würde des Menschen unantastbar ist, und wenn diese Unantastbarkeit eng mit dem Personsein des Menschen zusammengehört, dann muß der Begriff der Person so gefaßt werden, daß er auf alles anzuwenden ist, was Menschenantlitz trägt, auch auf den Kranken, dessen Ichstruktur zerfällt, ebenso wie auf das neugeborene oder noch ungeborene Kind, dessen Ichstruktur noch nicht entwickelt ist.

Was also macht das menschliche Individuum zur Person? Kehren wir noch einmal zu den Aussagen des Grundgesetzes über die Unantastbarkeit und Unverletzlichkeit der Person, ihrer Freiheit und Menschenwürde zurück. Was sind das eigentlich für Begriffe? Sind das Eigenschaften, die so zum Menschen gehören, daß sie sich stets und überall bei jedem Menschen vorfinden lassen? Wohl kaum. Zwar kennt wohl jeder solche Menschen, die eine unverkennbare Würde ausstrahlen, nicht irgendeine Amtswürde, sondern eine Würde, die einfach mit ihrer Menschlichkeit verbunden ist. Und ebenso gibt es Beispiele von Menschen, die sich in höchst eindrucksvoller Weise unabhängig und souverän gegenüber den äußeren Bedingungen ihres Daseins verhalten, jedenfalls in bestimmten Situationen. Aber läßt sich im Ernst behaupten, daß solche Würde und solche innere Freiheit jedem Menschen in jeder Lebenssituation eigen ist? Ärzte wissen wohl mehr als andere Menschen davon, wie jämmerlich sich menschliches Leben häufig genug darstellt, nicht nur in seiner leiblichen, sondern auch in seiner seelischen Realität. Moralische Erbärmlichkeit und Dürftigkeit sind in unserem alltäglichen Leben eher noch häufiger anzutreffen. Bei alledem handelt es sich nicht nur um die Grenzfälle körperlicher Hilflosigkeit, seelischen Verfalls und krimineller Handlungen. Wir alle sind leiblich, seelisch und moralisch nicht immer in Höchstform. An der empirischen Wirklichkeit der Menschen läßt sich die dem Menschen als solchem zugeschriebene Würde und innere Freiheit nur in seltenen Situationen ablesen. Und doch wird der gute Arzt den hilflos vor ihm liegenden Patienten nicht nur als ein hilfsbedürftiges Wesen unter anderen behandeln, sondern ihn respektieren im Lichte dessen, was der Mensch sein soll und sein kann und was auch dieser Mensch vielleicht einmal war oder sein wird. In solchem Lichte wird er in der Hilflosigkeit des Patienten jene Würde der Person wahrnehmen können, die der Zustand des Patienten in vielen Fällen gerade nicht erkennen läßt. Entsprechendes gilt oder sollte gelten für das Verhalten des Lehrers zum Schüler, des Richters zum Angeklagten, des Strafvollzugsbeamten zum verurteilten Verbrecher. Entsprechendes sollte auch gelten für das Verhalten von Konkurrenten untereinander, von Gegnern, von Siegern und Besiegten, von Vorgesetzten und Untergebenen, aber auch ganz allgemein für das Verhalten von Mann und Frau, von Eltern und Kindern.

Daß der Mensch Person ist, das ist also nicht eine Eigenschaft, die an jedem menschlichen Individuum immer und überall aufweisbar wäre. Besonders deutlich ist das im Hinblick auf die Unverletzlichkeit und Unantastbarkeit, die dem Menschen als Person zugeschrieben werden. Leider sind, rein empirisch geurteilt, weder das Leben noch die Freiheit des Individuums wirklich unverletzlich. Menschen können nicht nur ihres Lebens, sondern durch Manipulation oder Krankheit auch ihrer Freiheit beraubt werden. Die Aussage, daß der Mensch wegen seiner Würde als Person unantastbar ist, hat wesentlich kontrafaktischen Sinn. Sie besagt nicht, was selbstverständlich und immer der Fall ist, sondern was sein soll. Freilich lassen sich Sollen und Sein hier nicht einfach trennen. Das Sein des Menschen selber ist von diesem Sollen bestimmt. Deshalb kann doch auch einfach im Indikativ formuliert werden: „Die Würde des Menschen ist unantastbar".

Nicht immer gehörte Unantastbarkeit zum Begriff der Person. Von seinen griechischen und lateinischen Wurzeln her bezeichnet das Wort πρόσωπον oder *persona* ja zunächst das Antlitz, von daher dann besonders die Maske, die der Schauspieler trägt. Dieser theatralische Sinn des Wortes Person hat dann Anlaß dazu gegeben, die sozialen „Rollen", die die Menschen spielen, durch dieses Wort zu bezeichnen, insbesondere die sozial hervorgehobene Rolle, durch die jemand eine öffentliche Person ist. Ein ganz ähnlicher Sprachgebrauch findet sich auch in der Bibel, wenn es heißt, der Richter dürfe nicht „die Person ansehen" (5.Mose 1,17; vgl. 1.Pt. 1,17). Von dem unbestechlichen Urteil Gottes heißt es dementsprechend, daß er „nicht ansieht die Person des Fürsten und kennt den Herrlichen nicht mehr als den Armen" (Hiob 34,19). Hier wie auch im griechischen und römischen Sprachgebrauch bezeichnet das Wort „Person" also insbesondere die hervorgehobene soziale Stellung. Andererseits ist das Wort in der spätantiken Rechtssprache ganz allgemein für den einzelnen Menschen überhaupt verwendet worden, z.B. für die jeweilige Anzahl von Individuen. Das Wort Person konnte auch für ein einzelnes Individuum stehen. Es hatte dann aber einen ganz abgeblaßten Sinn: Der einzelne kam hier nur als Exemplar der Kategorie Individuum in den Blick und gerade nicht als Träger einer besonderen Würde oder gar Unverletzlichkeit.

Der Gedanke der Unantastbarkeit des Menschen als solchen, der mit unserem heutigen Personbegriff eng verbunden ist, hat seinen Ursprung im Alten Testament. Er erscheint dort im Zusammenhang mit der Erschaffung des Menschen zum Bilde Gottes. Wegen seiner Bestimmung zum Gottesbild hat der Mensch, jeder Mensch, Anteil an der Unantastbarkeit Gottes selbst. Darum wird im Buche Genesis das Verbot des Mordes damit begründet, daß Gott den Menschen nach seinem Bilde geschaffen habe (1.Mose 9,6). Im biblischen Schöpfungsglauben also liegt der Ursprung unserer Auffassung von der Unantastbarkeit des Menschen als Person. Die jedem Menschen als solchem eigene Würde ist begründet in der göttlichen Bestimmung des Menschen. Als Aussage über die *Bestimmung* des Menschen nämlich muß der Satz gelesen werden, der von seiner Gottebenbildlichkeit spricht. In den neutestamentlichen Schriften wird Jesus Christus das Ebenbild Gottes genannt. Von ihm heißt es nicht mehr nur, daß er nach dem Bilde Gottes geschaffen wurde, sondern Paulus nennt ihn selber das Bild des ewigen und unsichtbaren Gottes (2.Kor.4,4; vgl. Kol.1,15), und alle Menschen sollen das in ihm erschienene Bild des von Gott her, vom Himmel gekommenen Menschen tragen (1.Kor.15,49), alle sollen sie seinem Bilde gleichgestaltet werden (Röm.8,29). Das heißt nichts Geringeres, als daß in Jesus Christus die Bestimmung des Menschen überhaupt verwirklicht ist, seine Bestimmung, Gott in dieser Welt zur Darstellung zu bringen, sein Bild zu sein. Im Lichte dieser Bestimmung ist die unantastbare Würde jedes einzelnen Menschen begründet. In der Geschichte der Christologie ist dieser Gedanke dann mit dem Begriff der Person verbunden worden. Das Konzil von Chalkedon formulierte im Jahre 451 nach Christi Geburt, daß bei aller Unterschiedenheit des Göttlichen und des Menschlichen in Jesus Christus seine Person die des Sohnes Gottes ist: Im Antlitz Jesu Christi begegnen wir Gott selbst, indem wir im Gehorsam des Sohnes gegen seine Sendung den Vater erkennen. Diese Aussage hat nicht nur christologische, sondern auch allgemein anthropologische Relevanz, wenn anders wir alle das Bild des Menschen tragen sollen, das in Jesus Christus erschienen ist. An der Person Jesu Christi erkennt der Christ die Bestimmung des Menschen zur Gemeinschaft mit Gott, die die Personwürde jedes einzelnen Menschen begründet.

Ohne den Gesichtspunkt einer solchen, die Hinfälligkeit und Erbärmlichkeit unseres Lebens unendlich übersteigenden Bestimmung des Menschen lassen sich die hohen Vorstellungen von der unantastbaren Würde des Menschen und von der Freiheit, zu der jeder Mensch als Person aufgerufen ist, wohl kaum begründen. Wer sich jedoch im Wissen um die göttliche Bestimmung des Menschen dem einzelnen Menschen zuwendet, der wird auch in seinem Antlitz die Züge der Würde und Freiheit der Person entdecken, die in dieser Bestimmung des Menschen ihren Grund haben. So sieht das Auge der Liebe im geliebten Antlitz mehr als die gleichgültigen Blicke der Vorübergehenden wahrnehmen. Die wahre Liebe aber sieht im andern nicht nur das Gegenbild der eigenen Wünsche, sondern erkennt in ihm die Züge seiner besonderen und unverwechselbaren Bestimmung zu dem, was er als Mensch sein soll und darum auch immer schon irgendwie ist, weil dieses Sollen das Wort des Schöpfers über den Menschen ist.

Für jeden von uns gilt, daß wir nicht wissen, was wir sein werden, und doch sind wir es schon irgendwie. Ich bin noch auf dem Wege zu meinem eigentlichen Selbst, und doch bin ich auch schon immer ich selbst. In der Ekstatik des Gefühlslebens gewinnen wir ein Verhältnis zu uns selbst als Korrelat der Welt, die wir von uns unterscheiden lernen. Dabei erfassen wir uns nicht nur so wie die anderen uns sehen, in diesem bestimmten leiblichen Dasein, das Gegenstand sozialer Einschätzungen und Erwartungen ist. Die Ekstatik des Gefühls geht darüber hinaus. In ihm sind Welt und Selbst noch ungetrennt. Das unbestimmte Ganze des Lebens ist im Gefühl gegenwärtig, und aus ihm gehen Welt und Selbst erst hervor durch die unterscheidende Tätigkeit des Verstandes. Aber etwas von diesem namenlosen Ganzen bleibt für uns sowohl mit der Anschauung der Welt verbunden als auch mit dem Gedanken unserer selbst. So gründet im Leben des Gefühls unser Verhältnis zum Ganzen unseres Selbst über all das hinaus, was wir in den Augen der anderen sind. In solchem Selbstverhältnis haben wir in uns selber ein Verhältnis zu der mehr oder weniger vage erfaßten Bestimmung unseres Selbst, von der her wir Person sind.

Die Konkretisierung dieses primär im Gefühl gegebenen Selbstverhältnisses ist das Thema der Identitätsbildung. Im Prozeß der Identitätsbildung geht es um ein genaueres

Verständnis unserer selbst, ein Verständnis, das alles das umfaßt, was zu unserem individuellen Leben gehört. Dabei darf man die einzelnen Schritte im Prozeß der Identitätsbildung nicht als Leistungen des Ich verstehen, so als ob unser Ich schon fertig vorhanden wäre, um über den Inhalt seines Selbstseins zu entscheiden. Eher verhält es sich umgekehrt. Das Ich für sich genommen wäre nur eine Augenblicksgröße. Die erste Person des Singular verweist, wie die Sprachanalyse gelehrt hat, nur auf den jeweiligen Sprecher, im jeweiligen Augenblick. Die zeitüberbrückende Identität eines Ich, vermöge derer es im Wechsel der Lebensmomente dasselbe bleibt, ist damit noch nicht gegeben. Das Ich verdankt seine Stabilität erst der Identität des Selbstseins, die im Prozeß der Identitätsbildung gewonnen wird. So versteht man besser, wie sich unser Personensein zu unserem Ich verhält. Wir erfahren uns als Person, indem unsere Bestimmung als Mensch, unser Selbstsein, zu dessen Vollgestalt wir immer noch unterwegs sind, doch schon gegenwärtig in unserem Ich zur Erscheinung kommt. Was wir vor Gott eigentlich sind, kommt uns, gebrochen im Spiegel unserer irdischen Lebensgeschichte, zur Erscheinung im Augenblick des Ich, und zwar auch da, wo das Ich sich schmerzlich getrennt weiß von seinem eigentlichen Selbst oder wo es die Stimme seines Selbstseins verdrängt und gegen diese Stimme verzweifelt es selbst sein will oder auch nicht es selbst sein will, wie Søren Kierkegaard das so eindringlich beschrieben hat. Das alles sind noch in der Perversion Formen der Gegenwart der unser Ich übersteigenden Bestimmung, wir selbst zu sein. Sie ist uns gegenwärtig im Augenblick unseres Ich. Daß der Mensch Person ist, das gründet also in der Tat nicht im Ich. Das Ichbewußtsein ist nur der Ort, an dem unser Selbstsein für uns in Erscheinung tritt, so wie es für andere in Erscheinung tritt durch das Antlitz. Es ist nicht ohne tiefen Sinn, daß gerade das Antlitz den Ausgangspunkt der Begriffsgeschichte des Wortes „Person“ bildet.

In den einleitenden Ausführungen dieses kurzen Vortrags habe ich darzutun versucht, daß das traditionelle Verständnis der Person vom Ich als dem Subjekt der Einheit des Bewußtseins her nicht ausreicht, um die Vorstellungen von Würde und Unantastbarkeit zu erklären, mit denen der Begriff der Person für uns verbunden ist. Vor allem erlaubte eine solche Auffassung es nicht, auch solche Menschen noch als Personen zu beurteilen, bei denen eine stabile Ichinstanz entweder noch nicht ausgebildet ist oder nicht mehr zu bestehen scheint. Wenn wir hingegen die Person von der das Dasein des Menschen in jedem Augenblick unendlich übersteigenden göttlichen Bestimmung jedes einzelnen zu seinem wahren Selbstsein her verstehen, die in der Gegenwart des Ich lediglich für uns zur Erscheinung kommt, dann gibt es gute Gründe dafür, auch jene Stadien menschlicher Entwicklung schon als personhaft zu beurteilen, in denen noch keine Ichinstanz ausgebildet ist, und auch jene Menschen noch als Person gelten zu lassen, deren Ichidentität mehr oder weniger zerstört ist. Auch an ihnen wird die Ehrfurcht vor der Bestimmung des Menschen noch die Würde der menschlichen Person erkennen.

Literatur

Christian P (1952) Das Personverständnis im modernen medizinischen Denken. Mohr, Tübingen

Kant I (1798) Anthropologie in pragmatischer Hinsicht. In: Kant's Werke, Bd VII. Reimer, Berlin

Kierkegaard S (1849) Die Krankheit zum Tode. In: Hirsch E (Hrsg) Gesammelte Werke 24.Abteilung Diederichs, Düsseldorf

Pannenberg W (1983) Anthropologie in theologischer Perspektive. Vandenhoeck & Ruprecht, Göttingen

Theunissen M (1966) Skeptische Betrachtungen über den anthropologischen Personbegriff. In: Rombach H (Hrsg) Albert, München

Hirnelektrische Korrelate von Handlungsintention und Großhirndominanz

R. Jung

Zusammenfassung

1. Nach Hinweis auf alte hirnelektrische Befunde Bergers (1930, 1931) bei Aufmerksamkeit und Bewußtseinsveränderungen werden *langsame Hirnpotentialverschiebungen* bei Bewegungsintention (Kornhuber u. Deecke 1965; Libet et al. 1983; Walter 1964), Handlungskontrolle (Grünewald-Zuberbier u. Grünewald 1978; Grünewald-Zuberbier et al. 1978; Jung 1981, 1982), Sprachverarbeitung (Jung 1984; Jung et al. 1984), Schreiben (Jung et al. 1982) Rechnen (Jung et al. 1984), Musikverarbeitung (Altenmüller u. Jung 1984; Jung u. Altenmüller 1984) und Raumaufgaben besprochen. Diese intentionskorrelierten Potentiale werden durch Aufsummierung von 20 – 40 ähnlichen Aufgaben registriert.

2. Jede erlernte Handlung wird – auch wenn nur *eine* Hand bewegt wird – zunächst durch *bilaterale* oberflächennegative Hirnpotentiale eingeleitet, denen doppelseitige motorische Muskelkontraktionen der Haltungsvorbereitung folgen (Jung 1982). *Vor* Willkürbewegungen entsteht zunächst ein *Bereitschaftspotential* (Kornhuber u. Deecke 1965) und *während* der intendierten Zielkontrolle ein größeres *Zielbewegungspotential* (Grünewald-Zuberbier u. Grünewald 1978; Grünewald-Zuberbier et al. 1978; Jung 1981, 1982), das solange dauert, bis das Bewegungsziel erreicht ist. Nach Zieltreffen entsteht eine oberflächenpositive Schwankung, das *Vollzugspotential* (Jung 1981, 1982), das der Welle P 300 nach sinnesevozierten Potentialen mit Entscheidungsvollzug ähnelt.

3. Nur Zeitplanung und Zielsteuerung von Willkürhandlungen werden *bewußt* intendiert, alle anderen Haltungs- und Bewegungskomponenten werden nach Lernen zu automatisierten, *unbewußten* Vorgängen (Jung 1981, 1982). Solche trainierten Handlungen werden zwar vom Willensentschluß ausgelöst und zielgesteuert, aber dann mit ihrer Innervationsordnung nach erlernten zerebrospinalen Programmschaltungen auch in ihrer Zeitabfolge durch sensomotorische Mechanismen maschinenartig geregelt und kontrolliert (Jung 1981).

4. Die Untersuchungen höherer Hirnfunktionen verwenden als *Sprachaufgaben* Übersetzung oder Wortfindung ohne Sprechen, als *Rechenaufgaben* Addition oder Subtraktion 2stelliger Zahlen, als *Raumaufgaben* Würfelfaltungen nach einem Flächenbild, als *Musikaufgaben* Melodieerkennen und Akkordbeurteilungen. Zwei Testperioden I und II von je 4 – 6 s werden registriert: In Periode I wird die Aufgabe gelöst und in Periode II das Ergebnis mit der linken oder rechten Hand aufgeschrieben.

Das Verhältnis der Psychiatrie
zu ihren Nachbardisziplinen
Herausgeber: H. Heimann, H. J. Gaertner

In beiden Testperioden werden Vokalisation und Augenbewegungen vermieden (Altenmüller u. Jung 1984; Jung 1984; Jung u. Altenmüller 1984; Jung et al. 1982, 1984). Schon vor einem Sprechakt sind die Bereitschaftspotentiale wenig seitendifferent und schwer auswertbar, da sie durch Artefakte (Atmung, Zunge usw.) gestört werden (Grözinger et al. 1975).

5. Obwohl *beide* Großhirnseiten mit ihren Balkenverbindungen eng zusammenarbeiten, entsteht bei vielen komplexen Leistungen eine *einseitig* spezialisierte Aktivierung bestimmter Kortexregionen. Die *sprachlichen* Dominanzfunktionen der Großhirnrinde sind spezifisch menschliche Hirnleistungen der linken parieto-temporo-frontalen Kortexfelder (Eccles 1981). Sie können objektiv als *linksseitige Lateralisierung oberflächennegativer Potentiale* registriert werden (Jung 1984).

6. Seitendifferente Lateralisierungen elektronegativer langsamer Hirnpotentiale in bilateralen Ableitungen symmetrischer Kortexregionen links gegen rechts werden als hirnelektrische Korrelate der *Großhirndominanz* interpretiert (Altenmüller u. Jung 1984; Jung 1984; Jung u. Altenmüller 1984; Jung et al. 1984). Nach dem Modulprinzip der Hirnrindenfunktion (Mountcastle 1978; Szentagothai 1975) entsprechen solche Dominanzfunktionen nur einem relativen Überwiegen einseitiger Aktivierungsprozesse in vielen komplizierten Netzschaltungen *beider* Großhirnhemisphären.

7. Während der Lösung von *Sprach- und Rechenaufgaben* zeigen gesunde Erwachsene in der Regel oberflächennegative Lateralisierungen über der *linken Großhirnrinde*, vorwiegend frontal, parietozentral und temporal (Jung et al. 1984). Beim Schreiben wird die Aktivität der linken sprachdominanten Großhirnseite durch kortikale Projektionen der gegenseitigen Schreibhand überlagert (Jung et al. 1982). Die Schreiblateralisierung ist am größten über dem kontralateralen motorischen Handareal der schreibenden Hand (Jung et al. 1984).

8. Die hirnelektrische *Linkslateralisierung* für Sprache und Rechnen ist ein regelmäßiger Befund bei Gesunden und relativ unabhängig von der Händigkeit. Etwa 90% der untersuchten Rechtshänder und 80% der Linkshänder haben dieses Korrelat der zerebralen Linksdominanz (Jung et al. 1984). Nur beim Ergebnisschreiben ist die Linkslateralisierung bei Linkshändern geringer als bei Rechtshändern (Jung et al. 1984)

9. Eine *Rechtslateralisierung* für musikalische und räumliche Aufgaben ist hirnelektrisch nicht immer nachweisbar. Die Rechtsdominanz scheint variabel und *ausbildungsabhängig*, bei Raumaufgaben wahrscheinlich auch geschlechtsverschieden zu sein.

10. Bei *Musikaufgaben* hatten *Musikamateure* und musikalische Laien eine deutlichere *Rechtslateralisierung* als Berufsmusiker, die gelernt hatten, Musikaufgaben genauer zu analysieren und häufiger *Linkslateralisierung* bei Musikanalyse zeigten (Jung u. Altenmüller 1984).

11. Nach vorläufigen Ergebnissen zeigen *Frauen bei Raumaufgaben häufigere Rechtslateralisierung* als Männer, vielleicht wegen stärkerer *bildhafter* Verarbeitung. Eine *Linkslateralisierung* bei räumlichen Aufgaben der Männer kann mit logisch-analytischen Lösungen und stärkerer Sprachverarbeitung verbunden sein.

12. Bei gleicher Aufgabenstellung bestehen erhebliche persönliche Verschiedenheiten für den Lösungsmodus, der aber für jede Versuchsperson charakteristisch ist. Bei großer *inter*individueller Variabilität findet sich eine starke *intra*individuelle Konstanz der Verarbeitungsart der Aufgaben. Analog sind auch die hirnelektrischen Korrelate interindividuell variabel, aber *intraindividuell relativ konstant* (Jung et al. 1982, 1984).

13. *Sprache, Schreiben und Rechnen* sind *erlernte* Leistungen, deren zerebrale Mechanismen in vieljährigen Übungsprozessen zu dominanten Kortexfunktionen ausgebildet werden (Jung 1981, 1982). Die hirnelektrischen Korrelate der Linksdominanz werden wahrscheinlich erst im späteren Jugendalter entwickelt. Bei Linkshändigkeit kann die Sprachdominanz wahrscheinlich vom rechten zum linken Großhirn transportiert werden, da Linkslateralisierungen bei linkshändigen Jugendlichen selten, bei erwachsenen Linkshändern aber die Regel sind (Jung et al. 1984) Experimentelle Studien zur Entwicklung langsamer Hirnpotentiale beim Lernen (Sasaki u. Gemba 1982) sind erst im Beginn.

14. Die notwendige Unterdrückung von Vokalisation und Blickbewegung beschränken die Untersuchungen auf kurze Testperioden und auf *gesunde Erwachsene*. Die Anwendung bei Kranken und Kindern wird erst nach methodischer Weiterentwicklung der Artefaktkontrolle möglich sein.

Literatur

Altenmüller E, Jung R (1984) Electrophysiological evidence of hemispheric dominance for language, calculation and music. Pflügers Arch Europ J Physiol Suppl 200 R 49

Berger H (1930) Über das Elektrenkephalogramm des Menschen. 2. Mitteilung. J Psychol Neurol (Lpz) 40:160–179

Berger H (1931) Über das Elektrenkephalogramm des Menschen. 3. Mitteilung. Arch Psychiatr Nervenkr 94:16–60

Eccles JC (1981) Sprache, Denken und Gehirn. In: Der Mensch. Sprache, Kunst und Religion, (Bd. VI S 275–304) Kindlers Enzyklopädie, Zürich

Grözinger B, Kornhuber HH, Kriebel J (1975) Methodological problems in the investigation of cerebral potentials preceding speech: Determinating the onset and suppressing artifacts caused by speech. Neuropsychologia 13: 263–270

Grünewald-Zuberbier E, Grünewald G (1978) Goal-directed movement potentials of human cerebral cortex. Exp Brain Res 33:135–138

Grünewald-Zuberbier E, Grünewald G, Jung R (1978) Slow potentials of the human precentral and parietal cortex during goal-directed movement (Zielbewegungspotentiale). J Physiol 284:181–182

Jung R (1981) Perception and action. In: Szentágothai J, Palkovits M, Hámori J (eds) Regulatory functions of the CNS. Motion and organization principles. Pergamon Press, Oxford Akadémiai Kiadó Budapest

Jung R (1982) Postural support of goal-directed movements: The preparation and guidance of voluntary action in man. Acta biol Acad Sci hung 33: 201–213

Jung R (1984) Electrophysiological cues of the language dominant hemisphere in man: slow brain potentials during language processing and writing. Exp Brain Res Suppl 9: 430–450

Jung R, Altenmüller E (1985) Hirnelektrische Korrelate der Großhirndominanz für Sprache, Rechnen und Musik. EEG-EMG 16: 32

Jung R, Altenmüller E, Natsch B (1984) Zur Hemisphärendominanz für Sprache und Rechnen: Elektrophysiologische Korrelate einer Linksdominanz bei Linkshändern. Neuropsychologia 22: 755–775

Jung R, Hufschmidt A, Moschallski W (1982) Langsame Hirnpotentiale beim Schreiben: Die Wechselwirkung von Schreibhand und Sprachdominanz bei Rechtshändern. Arch Psychiat Nervenkr 232: 305–324

Kornhuber HH, Deecke L (1965) Hirnpotentialänderungen bei Willkürbewegungen und passiven Bewegungen des Menschen: Bereitschaftspotential und reafferente Potentiale. Pflügers Arch ges Physiol 284: 1–17

Libet B, Wright EW jr, Gleason CA (1983) Preparation or intention-to-act, in relation to pre-event potentials recorded at the vertex. Electroenceph clin Neurophysiol 56: 367–372

Mountcastle VB (1978) An organizing principle for cerebral function: the unit module and the distributed system. In: Edelman GM, Mountcastle VB, Schmitt VB (eds) The mindful brain. MIT Press, Cambrige Mass London, pp 7–50

Sasaki K, Gemba J (1982) Development and change of cortical field potentials during learning processes of visually initiated hand movements in the monkey. Exp Brain Res 48: 429–437

Szentagothai J (1975) The „module concept" in cerebral architecture. Brain Res 95: 475–496

Walter WG (1964) Slow potential waves in the human brain associated with expectancy, attention and decision. Arch Psychiat Nervenkr 206: 309–322

Zur Psychopathologie der Emotionen unter neuroethologischem Aspekt

D. Ploog

Die Psychiatrie ist in ihrer Theoriebildung über die Entstehung seelischer Störungen und Krankheiten auf sehr verschiedenartige Quellen angewiesen. Auf der einen Seite gilt es, den Kranken mit seinen Störungen aus seiner Herkunft, seiner Lebensgeschichte, seiner sozialen Umwelt und seiner Persönlichkeit zu verstehen, auf der anderen Seite steht das Bedürfnis, die allen Menschen gemeinsamen psychischen Störungen und Erkrankungen über das individuelle Betroffensein hinaus auf gemeinsame Ursachen zurückführen zu können. Wenn wir die Psychopathologie und Psychiatrie unter dem Gesichtspunkt gestörten Verhaltens betrachten, kann uns die vergleichende Verhaltensforschung, die Ethologie, eine Theorie des Verhaltens anbieten, die es erlaubt, Tier und Mensch so miteinander zu vergleichen, wie man auch sonst in der Medizin Immunsysteme, Organsysteme, Hirnsysteme verschiedener Arten auf ihre Gemeinsamkeiten und Unterschiede mit Erkenntnisgewinn untersucht hat. Diese Verhaltenstheorie fußt auf der Evolutionslehre, in der der Mensch bekanntlich seinen Platz als der am höchsten organisierte Primat hat. Seine einzigartigen artspezifischen Charakteristika können besser erklärt werden, wenn man sie in naturgeschichtlichem Zusammenhang untersucht und als einen Jahrmillionen währenden Prozeß stammesgeschichtlicher Anpassung versteht. Selbstverständlich erfaßt man mit diesem ethologisch-evolutionären Aspekt nicht den ganzen Menschen. Insbesondere verschafft uns die damit verbundene Ebene der Verhaltensanalyse keinen unmittelbaren Zugang zum menschlichen introspektiven Erleben, das letztlich nur durch unsere menschliche Sprache zu vermitteln ist.

Mit dieser wichtigen Einschränkung können wir unter ethologischen Gesichtspunkten folgende Feststellungen machen: Affen und Menschen haben bestimmte Eigenschaften gemeinsam, die für die menschliche Psychologie und Psychopathologie eine zentrale Rolle spielen. Ihre Verhaltensentwicklung ist stark umweltabhängig, sie zeigen den Ausdruck von Emotionen und Affekten, sie sind hochsozialisierte Lebewesen, ihr Verhalten ist durch ihre Lebensgeschichte mitbestimmt und durch Lernprozesse stark modifizierbar. Als Angehörige der Ordnung Primates und der Unterordnung Anthropoidea weisen Mensch und Affe auch die größten Gemeinsamkeiten in ihrer Physiologie und Morphologie auf. Dies betrifft den molekularen Bereich, wie z.B. die Hormone und Transmitter, so gut wie das Wahrnehmungssystem und die Motorik. Wir müssen davon ausgehen, daß sich auch die Gefühle, die Emotionalität oder Affektivität – diese Termini werden im Sinne von Gruhle (1948) synonym benutzt – am ähnlichsten sind und durch homologe Hirnstrukturen vermittelt werden.

Das Verhältnis der Psychiatrie
zu ihren Nachbardisziplinen
Herausgeber: H. Heimann, H. J. Gaertner

Mit dieser Einführung will ich darauf hinweisen, daß die Evolutionslehre die Basis der vergleichenden Verhaltensforschung (Ethologie) ist. Dementsprechend werden im folgenden auch die Emotionen und ihre Ausdrucksweisen unter evolutionären Gesichtspunkten behandelt.

Die Emotionen im Vergleich zu den Empfindungen

Meine Ausführungen werden sich um die Frage drehen, was Emotionen sind und wie man sie erfassen kann. Diese Frage ist natürlich Jahrtausende alt. Merkwürdigerweise hat sie aber in der Psychopathologie eine vergleichsweise geringe Rolle gespielt. Mindestens bis zur Romantik wurden die Gefühle als etwas Sekundäres betrachtet, abhängig von der Wahrnehmung, vom Erkennen und Denken. Inzwischen hat die Affektivität für die Pathogenese psychischer Erkrankungen zwar an Bedeutung gewonnen, doch scheint das psychopathologische Kapitel „Von der Geisteskrankheit zur Affektkrankheit" auch heute noch nicht abgeschlossen. Immerhin versuchen wir jetzt, Befindlichkeiten, Stimmungen, Gefühle, Emotionen und Affekte – die Termini sind nach der Dauer des psychischen Vorganges geordnet – durch Selbst- und Fremdbeurteilungsskalen metrisch zu erfassen und in unsere Diagnostik einzubeziehen. Genauer betrachtet nehmen diese diagnostischen Hilfsmittel alle den Weg über die Sprache. Es wird vorausgesetzt, daß die Sprache den Erlebnisvorgang adäquat abbildet. Soweit sich der Kliniker aber auf die direkte Beobachtung stützt, erfaßt er intuitiv das Ausdrucksverhalten des Patienten in Mimik, Stimme und anderer Ausdrucksmotorik – Psychomotorik genannt. Aus diesen Beobachtungen schließt er auf Emotionen und beschreibt dann den Menschen als fröhlich, traurig, verzweifelt, gleichgültig usw. Die Sprache verwandelt also objektives Beobachten des Ausdrucks in Vorgänge des subjektiven Erlebens. Das kann die Sprache offensichtlich tun, weil der Kanon der Emotionen allen Menschen angeboren ist und jeder auf die von der Sprache bezeichneten selbsterlebten Zustände, also durch Empathie, zurückgreifen kann, obwohl niemand wirklich je wissen kann, ob seine Traurigkeit der Traurigkeit des anderen, sein Jubeln dem Jubeln des anderen gleicht. Wir sind mit der objektiven Erfassung der Emotionen im Grunde nicht besser und nicht schlechter dran als mit den Empfindungen, die man seit Weber und Fechner wenigstens in Form von gerade wahrnehmbaren Unterschieden der quantifizierbaren Reizstärken messen und in Gesetze der Psychophysik fassen kann. Dennoch weiß ich nicht, ob meine Geschmacksempfindungen und meine Schmerzen denen des anderen gleichen. Wiederum kommt man zu dem Schluß, daß die Sinnesempfindungen dem Menschen angeboren sind und daß die Sprache diese subjektiven Empfindungen gleichsam objektiviert oder, besser gesagt, kodiert und damit eine Rückverwandlung möglich macht. Im Unterschied zu den Emotionen gehört zu den Sinnesempfindungen ein Objekt, etwas, das ich sehe, höre, schmecke. Dieses Objekt muß gelernt werden, z.B. das Zuckerstück, das süß schmeckt, oder der Ofen, an dem man sich verbrennt. Ähnlich wie bei der bedingten Reaktion wird der zunächst neutrale Reiz, z.B. kochendes Wasser, an die angeborene, unbedingte Schmerzempfindlichkeit gekoppelt. Wegen der keinen Schwankungen unterliegenden festen Reiz-Reaktions-Beziehungen zwischen wahrgenommenem Sinnesreiz und ausgelöster Empfindung sind die Empfindungen den Reflexen gleichzusetzen. Ihnen stehen die Emotionen gegenüber. Auch sie können in ihren spezifischen

Qualitäten nicht erlernt werden, da weder Nachahmung noch sonst ein Modus des Lernens möglich ist. Ihre Auslöser jedoch werden durch Lebensgeschichte und Erfahrung gelernt. Unähnlich den Empfindungen sind die Emotionen aber den für Triebhandlungen charakteristischen Schwankungen der Reaktionsbereitschaft unterworfen. Sie sind daher nicht, wie Bechterew meinte, den Reflexen, sondern in bezug auf ihre Reiz-Reaktions-Beziehung den Instinkthandlungen gleichzusetzen. Sie stellen die subjektive Seite des Triebverhaltens dar. So außerordentlich variabel und zumeist erlernt die zum Ziel führenden menschlichen Handlungen auch sind, die sich einstellenden Emotionen sind erstaunlich universal und können als solche an Vorbildern nicht erlernt werden (Jürgens u. Ploog 1974).

Dies hat Darwin als erster gesehen und in seinem Buch „The expressions of the emotions in man and animals“ (1872) ausführlich begründet. Bekanntlich versuchte er den Beweis zu führen, daß das vergleichende Studium der Ausdrucksbewegungen seine Theorie stützt, daß der Mensch von „einer niederen tierischen Form herstammt“ und die verschiedenen Menschenrassen sich aus einer gemeinsamen Wurzel herleiten. Er schreibt zum Schluß: „Der Ausdruck an sich, oder die Sprache der Seelenerregungen ... (ist) sicherlich für die Wohlfahrt der Menschheit von Bedeutung ... Die Quelle und den Ursprung der verschiedenen Ausdrucksweisen, welche stündlich auf den Gesichtern der Menschen um uns herum zu sehen sind ... verstehen zu lernen, sollte ein großes Interesse für uns besitzen“ (S. 375). Den Physiologen empfiehlt er, seinem Prinzip Aufmerksamkeit zu schenken, daß „gewisse Handlungen, welche wir als ausdrucksvoll für gewisse Zustände der Seele anerkennen, das direkte Resultat der Konstitution des Nervensystems sind und von Anfang an vom Willen und in hohem Maße auch von der Gewohnheit unabhängig sind“ (S. 67). Mehr als hundert Jahre sind seither ins Land gegangen. Die Physiologie der Emotionen ist noch im Flusse, die derzeitigen Emotionstheorien wurden von Psychologen geliefert, eine Theorie der Psychopathologie der Emotionen steht noch aus.

Der Ausdruck der Emotion als soziales Signal

Vom Standpunkt des Ethologen sind Gesichtsausdrücke bei Tier und Mensch eine Klasse sozialer Signale und gehören damit zu den Instinktbewegungen oder Erbkoordinationen im Sinne von Lorenz (1937). Jedem mimischen Ausdruck entspricht eine Stimmung, ein Gefühl, eine Emotion. Wie alle soziokommunikativen Signale hat die Mimik eine Doppelfunktion. Sie ist emotionaler Ausdruck und Nachricht an den Signalempfänger zugleich.

Anders als beim Tier können die angeborenen Bewegungsmuster aber im Laufe der Ontogenese unter die Kontrolle der Willkürmotorik gebracht werden. Das Kind und der Heranwachsende lernen, je nach Kulturkreis und sozialer Schicht, wann, wo und wem gegenüber welche Signale verwendet werden. Die Ausdrucksformen nehmen dadurch an Komplexität zu und gewinnen an Differenzierung. So drückt die Mimik den Affekt aus, enthält aber auch willentlich gesteuerte Darstellungen und Mitteilungen, die durch soziale Regeln mitbestimmt sind. Man denke z.B. an das Konversationslächeln. Für den Beobachter sind die willentlich gesteuerten und die angeborenen Bewegungsmuster schwer zu trennen. Da auch das Verständnis der ausgesandten soziokommunikativen Signale auf angeborenen Erkennungsmechanismen beruht,

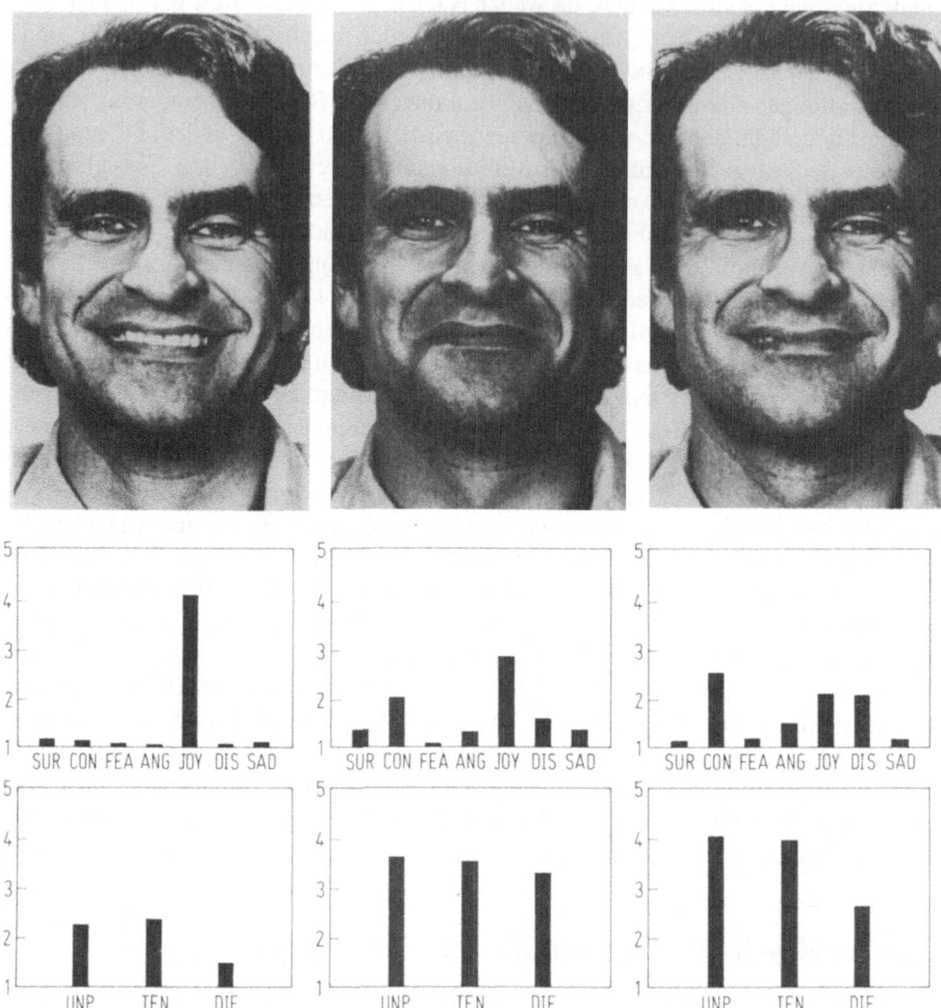

Abb. 1. Formen des Lächelns, die von 50 Betrachtern dieser Bilder eingeschätzt wurden. **SUR**. Überraschung, **CON**. Verachtung, **FEA** Angst, **ANG**. Ärger, **JOY**. Freude, **DIS**. Ekel, **SAD**. Traurigkeit, **UNP**. Unangenehm, **TEN**. Verspannt, **DIF**. Schwierigkeitsgrad der Einschätzung. (Aus Schmidt 1984)

kann der Nachrichtenempfänger durch willentlich gesteuerte Signale getäuscht werden.

Abbildung 1 gibt ein Beispiel für verschiedene Formen des Lächelns, die von 50 Betrachtern dieser Bilder eingeschätzt wurden. In der oberen Kastenreihe sind für jedes der drei Bilder sieben Wörter angegeben, die von links nach rechts die Emotionen Überraschung (SUR), Verachtung (CON), Angst (FEA), Ärger (ANG), Freude (JOY), Ekel (DIS) und Traurigkeit (SAD) bezeichnen. Diese Emotionen sollen in ihrer Intensität auf einer 5-stufigen Skala von gar nicht vorhanden bis sehr stark vorhanden abgeschätzt werden. In der unteren Kastenreihe werden die Gesichter auf

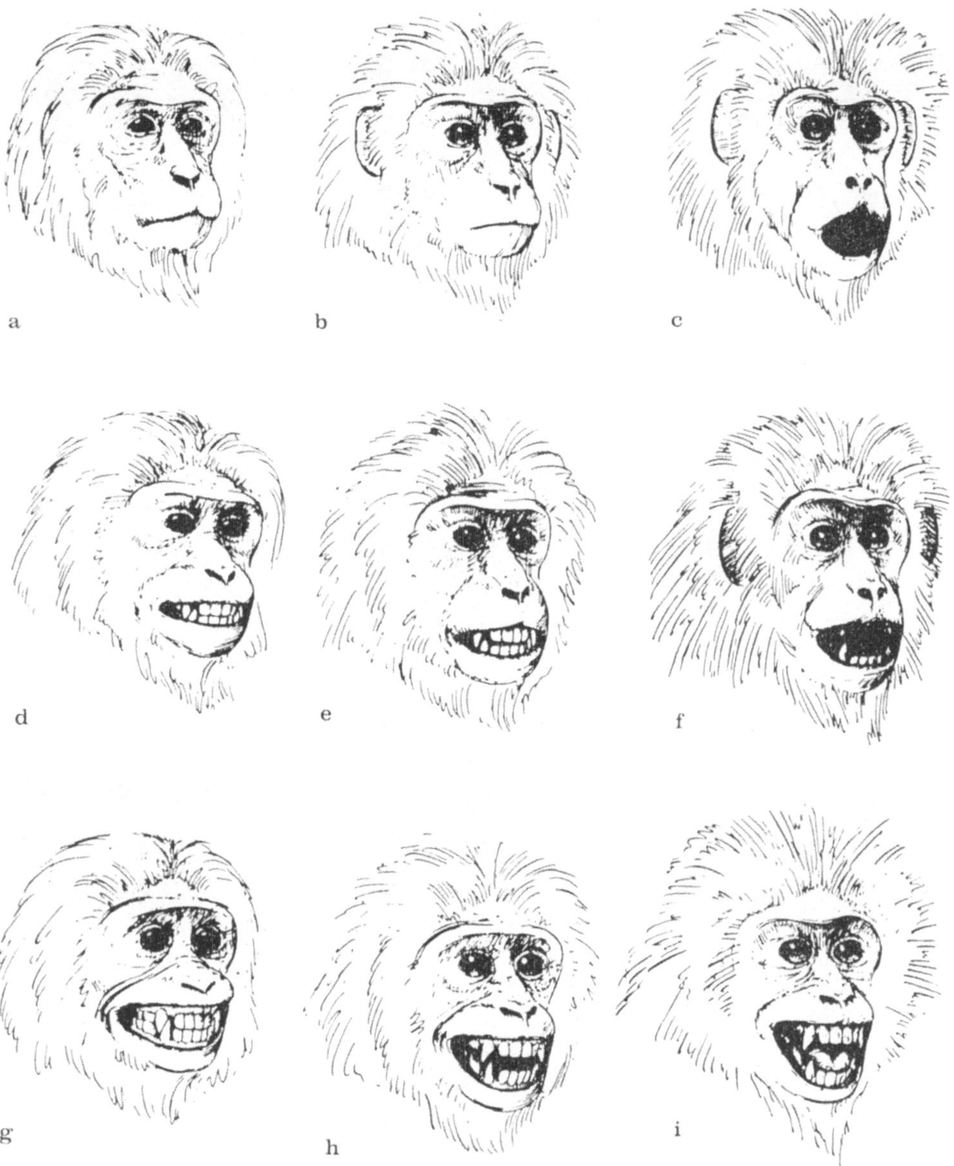

Abb. 2 a–i. Mimische Signale des Bärenmakaken, gestuft nach Angriffsbereitschaft (von a nach c) und Fluchtbereitschaft (von a nach g) sowie deren Überlagerung in verschiedenen Intensitäten. Mit zunehmender Angriffsbereitschaft intensiviert sich das Starren, die Ohren steifen sich, die Haare sträuben sich, die Lippen werden schmaler und der Mund geöffnet; mit zunehmender Fluchtbereitschaft wendet sich der Blick ab, die Ohren legen sich an, die Lippen ziehen sich zurück und die Zähne werden gezeigt. **a** Neutraler Ausdruck, **b** Mildes Starren – selbstsichere Drohung, **c** Starren mit rundem Mund – intensiv selbstsichere Drohung, **d** Leichtes Grimassieren – niedere Fluchtbereitschaft, **e** Angriff/Flucht-Überlagerung, *f* Starren mit offenem Mund – unsichere intensive Drohung, **g** Starkes Grimassieren – intensive Fluchtbereitschaft, **h** Starren mit Zähnezeigen – starke Fluchtbereitschaft mit Angriffstendenz, **i** Starren und Zähne blecken – intensive Angriff/Flucht-Überlagerung. (Aus Chevalier-Skolnikoff 1973)

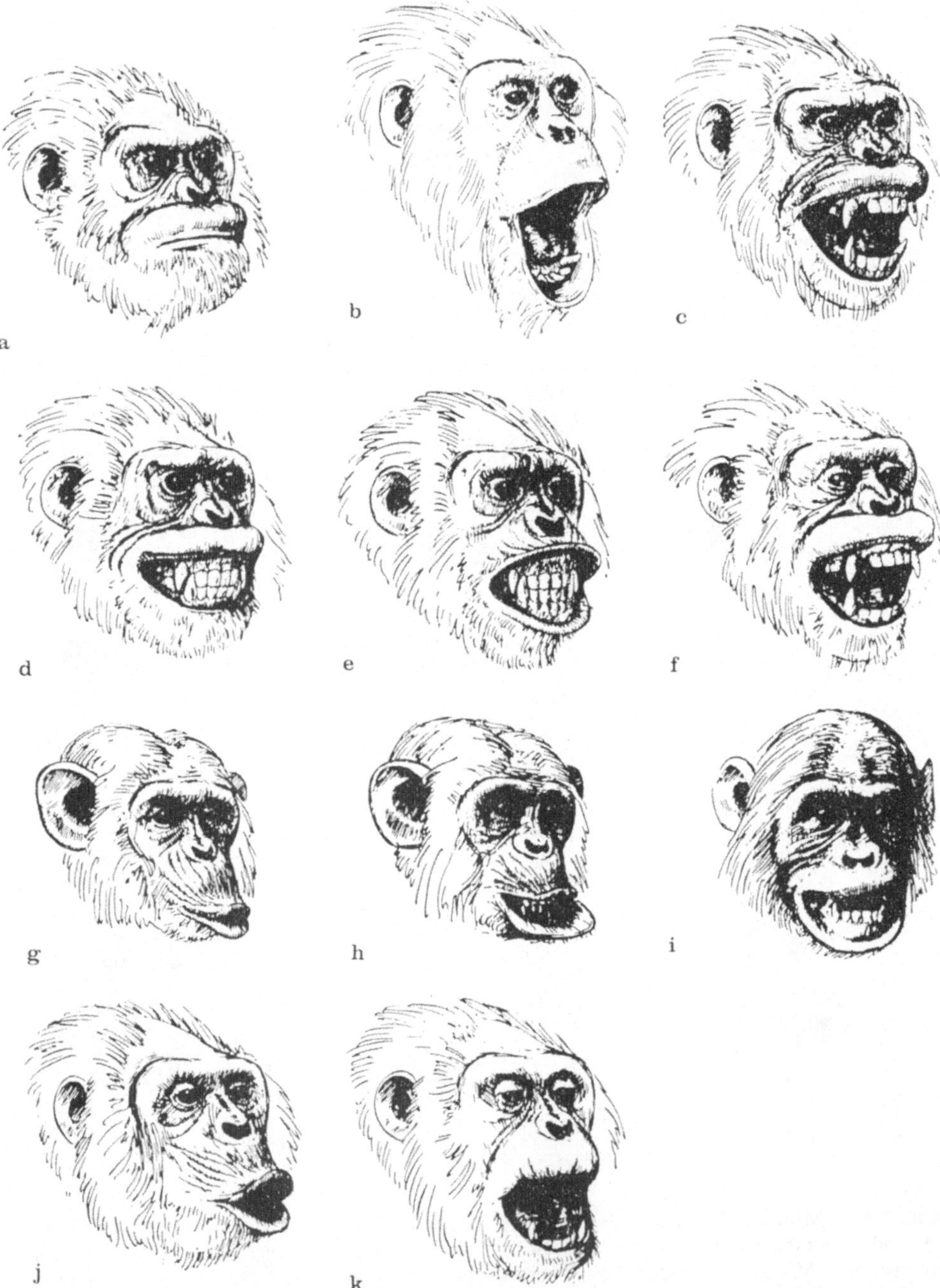

Abb. 3 a–k. Einige Gesichtsausdrücke des Schimpansen. **a** Anstarren – „ärgerlich", **b** Waa-Gebell – „anschnauzen"/„schimpfen", **c** Kreischen – „ängstlich-ärgerlich", **d** Stummes Zähnezeigen mit zurückgezogenen Lippen – submissives Signal, **e** Stummes Zähnezeigen mit gewölbten Lippen – „ängstlich-zugeneigt?", **f** Stummes Zähnezeigen mit offenem Mund – „Zuneigung" (Lachen?), **g** Schnuteziehen – „Wunschenttäuschung", **h** Jammergesicht – „traurige Enttäuschung", **i** Heulgesicht – „Frustration" (bei Kindern), **j** Johlendes Gesicht – „aufgeregte Erwartung", **k** Spielgesicht – in Spiellaune. (Diagrammatische Zeichnungen von Chevalier-Skolnikoff 1973, nach van Hooff 1971 und van Lawick-Goodall 1968)

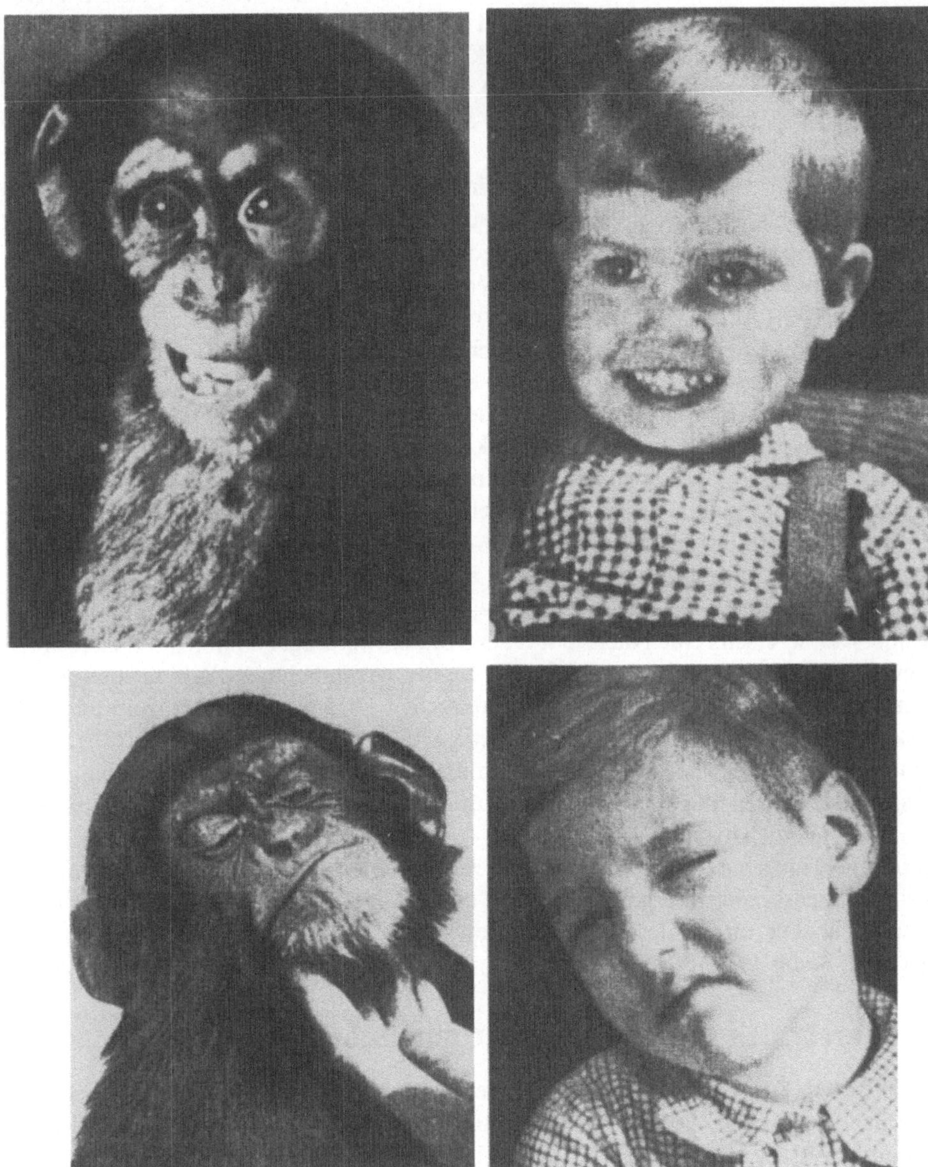

Abb. 4. Ausdrucksbewegungen: Homologe Instinktbewegungen bei Menschenaffe und Mensch. Oben: Erwartungslächeln einer jungen Schimpansin und eines kleinen Jungen. Unten: Mißvergnügen (Aus Ploog 1980)

einer 5-stufigen Skala nach den Dimensionen angenehm-unangenehm (UNP), gelöst-gespannt (TEN) und dem Schwierigkeitsgrad der Einschätzung (DIF) von einfach bis sehr schwierig bewertet. Das linke Bild vermittelt bei den 50 Versuchspersonen sehr stark den Eindruck der Freude (JOY) und bekommt die Prädikate angenehm, gelöst und einfach zu beurteilen. Im mittleren Bild ist der Ausdruck der Freude noch vorherrschend, doch mischen sich Verachtung (CON) und Ekel (DIS) darunter. Das Gesicht wirkt unangenehm, gespannt und ist schwierig zu beurteilen. Das Lächeln auf dem rechten Bild erhält u.a. die Prädikate Verachtung, Freude, Ekel und wirkt unangenehm, gespannt und schwierig zu beurteilen.

Auch bei Affen ist es möglich, wenn auch mit anderen Methoden, Gesichtsausdrücke nach Signalgehalt und Intensität der Emotion zu klassifizieren (Abb. 2a–i). Die Gesichtsausdrücke dieses Makaken sind gestuft nach Angriffsbereitschaft (obere Reihe von a bis c) und Fluchtbereitschaft (linke Kolumne von a nach g) sowie Überlagerungen dieser beiden Stimmungen in verschiedenen Intensitäten.

In der aufsteigenden Primatenreihe werden die Gesichtsausdrücke komplexer und differenzierter (Abb. 3a–k). Dies sollen einige Gesichtsausdrücke von Schimpansen zeigen: a drückt Ärger aus; b ist ein Anschnauzer mit Waa-Gebell; g drückt Enttäuschung bei Wunschversagung und k eine Spielbereitschaft aus. Mensch und Schimpanse sind in ihren mimischen Ausdrücken nicht mehr sehr weit voneinander entfernt. Um wirklich homologe Ausdrücke zu bestimmen, muß man ein Kenner nicht nur der Mimik, sondern auch der Situation sein, in der der betreffende Gesichtsausdruck auftritt. Manchmal liegt der Vergleich auf der Hand (Abb. 4). Halten wir für diesen Abschnitt fest: Die mimischen Ausdrucksbewegungen gehören zur Klasse sozialer Signale, die der Kommunikation mit dem Artgenossen dienen. Diese Signale haben eine Doppelfunktion, indem sie einerseits der Ausdruck einer Emotion des Senders, andererseits eine Nachricht an den Signalempfänger sind. Mit aufsteigender Säugetierreihe werden die Ausdrücke der Emotionen zunehmend differenzierter und damit der Signalgehalt zunehmend differentieller. Dies weist auf den Zuwachs von diskreten Emotionen im Laufe der Säugetierevolution hin. Damit der Ausdruck der Emotionen differenzierter werden kann, müssen entsprechende periphere Strukturen ausgebildet werden, die die Vielfalt der Ausdrücke vermitteln können. Soziale Signale – und somit auch die mimischen Signale – sind angeborene Instinktbewegungen und unterscheiden sich dadurch von anderen, zumeist erlernten Bewegungsabläufen. Wie die Verhaltensbeobachtung zeigt, können diese angeborenen Bewegungsmuster beim Menschen aber im Laufe der Ontogenese unter willkürliche Kontrolle gebracht werden (Ploog 1977).

Zur zerebralen Organisation der mimischen Bewegungen

Nach diesem Konzept muß man annehmen, daß mit der evolutionären Entwicklung der Sendeapparatur, hier also der beim Menschen am höchsten entwickelten mimischen Muskulatur, auch die zerebrale Entwicklung der Strukturen zur Betätigung dieser Apparatur fortschreitet. Je komplexer und differenzierter die Mimik, desto komplexer und differenzierter die zerebralen Strukturen, die dieses Verhalten hervorbringen, desto komplexer und differenzierter aber auch die Emotionen als subjektive Korrelate dieses Verhaltens. Es würde unseren Rahmen sprengen, die zerebrale Organisation der mimischen Muskulatur in Einzelheiten zu beschreiben. Es soll hier nur darauf ankommen, die zerebrale Repräsentation des mimischen Verhaltens in bezug auf einerseits willentlich kontrollierte, andererseits emotionale (unkontrollierte) Gesichtsausdrücke kurz zu beschreiben.

Die Repräsentation des Körpers im sensomotorischen Kortex als sog. Homunkulus ist allgemein bekannt. Die kortikale Repräsentation der Gesichtsmuskulatur hat

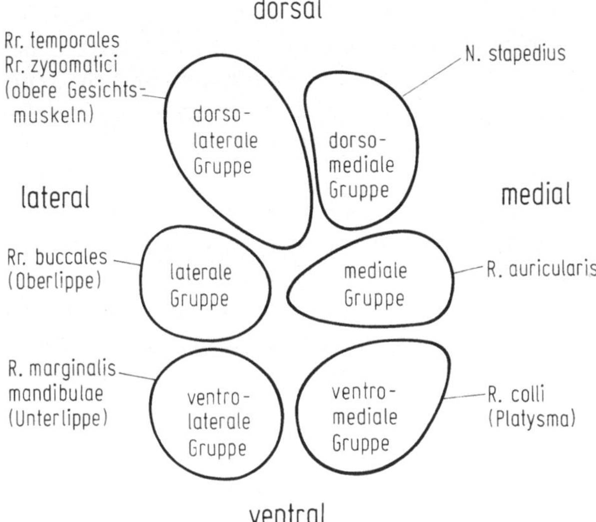

Abb. 5. Topographie der kortikalen Neurone für die Gesichtsmuskulatur im Nucleus facialis. (Nach Rinn 1984)

beim Menschen die proportional bei weitem größte Ausdehnung erreicht. Wir können aus neurophysiologischen, neuropsychologischen und klinisch-neurologischen Kenntnissen schließen, daß die motorische Rinde der vorderen Zentralwindung direkt in die voluntative Kontrolle der mimischen Muskulatur eingeschaltet ist, jedoch nicht in gleicher Weise für die gesamte Mimik. Das erste Neuron zieht von der Area 4 in der Pyramidenbahn, speziell im kortikobulbären Trakt, zum Fazialiskern, einmal auf direktem Wege mit Synapsen an den Orten des Fazialiskerns, die der kortikalen Repräsentation entsprechen, zum anderen auf indirektem Wege über Interneurone in der Formatio reticularis des Hirnstammes (Abb. 5). Die direkten Fasern, die die untere Gesichtshälfte, also untere Nase, Mund und Kinn, innervieren, kommen ausschließlich vom kontralateralen Kortex, während nur 75% der direkten Fasern, die im Fazialiskern der Orbicularis-oculi-Region enden, von der kontralateralen Seite kommen; die verbleibenden 25% kommen vom ipsilateralen Kortex. Für das obere Gesichtsdrittel, also Glabellaregion, Augenbrauen- und Stirnmuskulatur, sind ipsilaterale und kontralaterale Fasern gleich verteilt. Diese topographisch unterschiedliche Verteilung der Synapsen im Fazialiskern ist der Grund dafür – ich darf das in Erinnerung rufen –, daß eine Läsion auf der Strecke des ersten Neurons den Stirnast des Fazialis nicht lähmt. Eine für das mimische Verhalten wichtige Konsequenz ergibt sich daraus, daß kontralateral innervierte Muskeln eine größere Unabhängigkeit haben als bilateral innervierte; sie sind auch der feineren willentlichen Kontrolle unterworfen. Alle Menschen können daher einseitige Lippen- und Mundbewegungen machen, während einseitige Willkürbewegungen ohne Mitbewegungen auf der anderen Seite im Augenbereich schwieriger sind und im Stirnbereich kaum gelingen. Erlernte Geschicklichkeitsbewegungen werden nur von kontralateral innervierten Muskeln ausgeübt; so auch Lippen- und Mundbewegungen beim Sprechen. Schließlich haben die kontralateral innervierten Muskeln eine unverhältnismäßig größere kortikale

Repräsentation als die bilateral innervierten Muskeln. Dies springt bei der kortikalen Repräsentation von Ober- und Untergesicht besonders ins Auge; der Homunkulus hat eine kleine Stirn und einen riesigen Mund. Eine andere Dichotomie ergibt sich für die indirekten Verbindungen aus der Formatio reticularis und anderen extrapyramidalen Strukturen. Sie vermitteln Impulse bilateral in den linken und rechten Fazialiskern, doch ziehen mehr von ihnen in die Kerngebiete für das Obergesicht als für das Untergesicht. Des weiteren erhalten die Zellkörper, die das Obergesicht im Fazialiskern repräsentieren, direkte Fasern aus dem kontralateralen Nucleus ruber (Tr. rubrofacialis), während das Untergesicht diese Fasern nicht erhält.

Grob gesagt ist also das Untergesicht vorwiegend pyramidal, das Obergesicht stärker extrapyramidal innerviert. Die pyramidale Motorik, insbesondere die kontralaterale, dient der Willkürmotorik, die extrapyramidale der unwillkürlich-emotionalen Motorik (Brodal 1981; Clara 1959; Rinn 1984).

Die Unterscheidung von willentlichen und emotionalen Gesichtsbewegungen auf neuroanatomischer Basis ist dem Kliniker längst bekannt und wird vor allem diagnostisch genutzt. So können Patienten mit einer Pyramidenbahnläsion z.B. ihren gelähmten Mundwinkel auf Aufforderung nicht zurückziehen, wohl aber auf Anlaß bilateral symmetrisch lächeln. Umgekehrt möchte ich an Patienten mit Läsionen der Basalganglien und vor allem an Parkinsonkranke erinnern, die zwar ihre Gesichtsmuskeln auf Kommando betätigen können, aber schließlich, oft halbseitig beginnend, die ganze spontane emotionale Mimik verlieren und doch – jedenfalls über längere Zeit – ihre emotionale Erlebnisfähigkeit behalten. Dem stehen Patienten mit Läsionen auf verschiedenen subkortikalen Ebenen gegenüber, die pathologisches Lachen und Weinen zeigen, ohne eine entsprechende Emotion zu verspüren, oder gar Wut oder Schmerz empfinden, während das wohlkoordinierte Lachen schablonenhaft an ihnen abläuft (Poeck 1969).

Aus diesen wenigen Beispielen ziehen wir den Schluß, daß die voluntative und die emotionale Mimik dissoziiert gestört sein und unter pathologischen Umständen Mimik und Affekterleben entkoppelt werden können, sei es, daß die angeborene Bewegung abläuft, ohne daß eine Emotion erlebt wird, sei es, daß das Erleben von Emotionen erhalten bleibt, aber der Ausdruck der Emotion fehlt. Diese Entkopplung unter pathologischen Bedingungen scheint mir eine wichtige Stütze für die Annahme zu sein, daß Emotionen die subjektiven Korrelate angeborenen Verhaltens sind.

Die Entkopplung der emotionalen mimischen Motorik wirft die Frage auf, wo im Hirnstamm diese angeborenen Bewegungsmuster integriert und wo sie exekutiert werden. Obwohl diese Integrationsebene bisher nicht anatomisch-physiologisch präzise beschrieben werden konnte, gibt es Anhaltspunkte für ihre Lokalisation. Zum einen ist aus der Verhaltenspathologie der anenzephal geborenen Säuglinge bekannt, daß auch solche noch zu wohlkoordinierten mimischen Bewegungsmustern imstande sind, die nur über ein funktionsfähiges Mittelhirn verfügen. Zum anderen läßt sich aus vergleichend-anatomischen Überlegungen schließen, daß auf dieser Ebene die motorische Organisation der mimischen Bewegungen und der Stimme topographisch und funktional eng benachbart sein muß. Für die Stimme kann man den Nachweis führen, daß alle direkten und indirekten Efferenzen, die an der Lautbildung beteiligt sind, im zentralen Höhlengrau und den angrenzenden parabrachialen Kernen des Mittelhirn-Brücken-Übergangs-Gebietes konvergieren. An diesem Pool sind ganz wesentlich auch limbische Bahnen beteiligt. Wird dieses emotionale Lautzentrum zerstört, tritt

Stummheit ein. Wird in diesem Bereich elektrisch gereizt, sind wohlkoordinierte natürliche Lautmuster zu hören. Wird kaudal von diesem Gebiet gereizt, sind nur noch Fragmente von Lauten zu hören (Jürgens 1979; Ploog 1981). Dies entspricht fraktionierten Bewegungen der mimischen Muskulatur bei supranukleärer Reizung. Danach ist anzunehmen, daß auch das mimische emotionale Integrationszentrum, von dem die situationsgerechten und dispositionsabhängigen Bewegungsmuster geformt und ausgelöst werden, in diesem Bereich anzusiedeln ist, wahrscheinlich knapp oberhalb des integrativen Lautzentrums in der Mittelhirnhaube.

Der Schritt von der neurologisch eingrenzbaren Störung des Affektausdrucks zu den affektiven Erkrankungen scheint mir von hier aus vollziehbar. Nicht selten wird der Parkinsonkranke, noch bevor die Diagnose gestellt werden kann, für endogen depressiv gehalten, obwohl er auch im fortgeschrittenerem Stadium keineswegs depressiv verstimmt zu sein braucht. Die affektiven Erkrankungen muß man im Sinne einer erklärenden Psychopathologie unter hirnstrukturellen Gesichtspunkten betrachten und neben die Physiologie der Emotionen auch eine Anatomie der Emotionen stellen. Über die Störungsmuster des emotionalen Ausdrucks verschaffen wir uns Zugang zu den Hirnstrukturen, die Emotionen produzieren, steuern, und zum Ausdruck bringen. In der psychiatrischen Praxis wirken wir durch Psychopharmaka auf dieses komplexe System ein, ohne es vorläufig wirklich zu kennen.

Der mimische Ausdruck im Verlauf depressiver Erkrankungen

Für jeden Kliniker ist die Mimik des depressiv Erkrankten ein wichtiges Indiz, sei es für die Diagnose oder für Veränderungen des Befindens im Verlauf. Dennoch gibt es wenige Untersuchungen, die sich mit der Frage beschäftigen, an welchen mimischen Ausdrucksmerkmalen sich der Kliniker orientiert und welche Merkmale überhaupt wahrgenommen werden. Vor allem aber ist zu hoffen, daß das detaillierte Studium des mimischen Ausdrucksverhaltens eines affektiv Kranken sprachunabhängige Aufschlüsse über die Affektstörung gibt.

Heimann war zusammen mit Spoerri 1957 der erste, der diesen Weg mit der Arbeit über „das Ausdruckssyndrom" eingeschlagen und später auch für psychopharmakologische Zwecke nutzbar gemacht hat. Im Max-Planck-Institut für Psychiatrie haben wir uns seit langem mit dem Thema der nichtverbalen Kommunikation (Ploog 1980) und seit einiger Zeit besonders mit dem mimischen Ausdrucksverhalten depressiver Patienten im Verlauf ihrer Erkrankung beschäftigt (Ellgring 1981, 1984; Ellgring u. Ploog im Druck). Anders als beim stimmlichen Ausdrucksverhalten, das mit dem Tonband aufgezeichnet und tonspektrographisch analysiert werden kann, hat die Analyse des mimischen Verhaltens andere und größere methodische Schwierigkeiten zu überwinden.

Zunächst sind die zeitlichen Abläufe zu beachten. Manche huschenden Gesichtsausdrücke, wie z.B. der von Eibl-Eibesfeldt (1984) beschriebene Augengruß, dauern nur 100–200 ms und werden doch vom Beobachter nachweisbar wahrgenommen, gewöhnlich ohne in sein Bewußtsein zu kommen. Andere Affektausdrücke überdauern einige Sekunden wie z.B das schläfrige Lächeln eines Säuglings, oder reichen, wie Ausdrücke der Wut und Angst, weit in den Minutenbereich (Ploog 1964). Schließlich möchten wir den überdauernden Ausdruck einer Stimmung erfassen, auch deswegen,

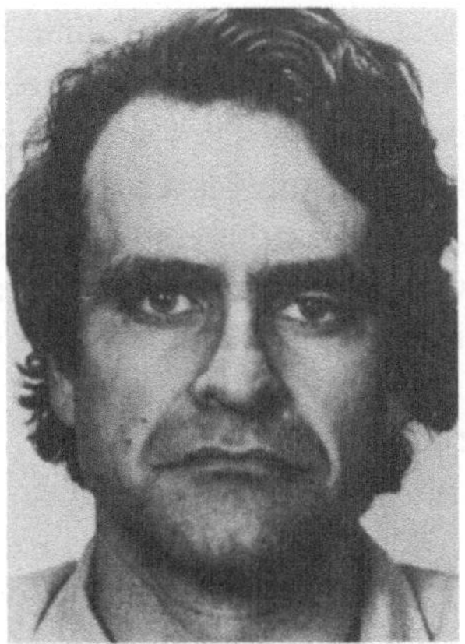
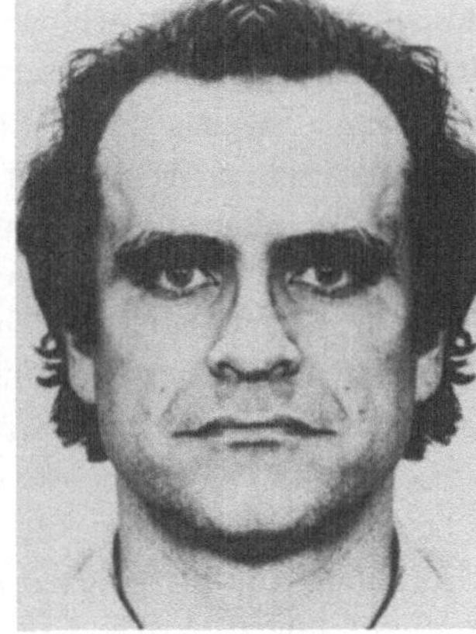
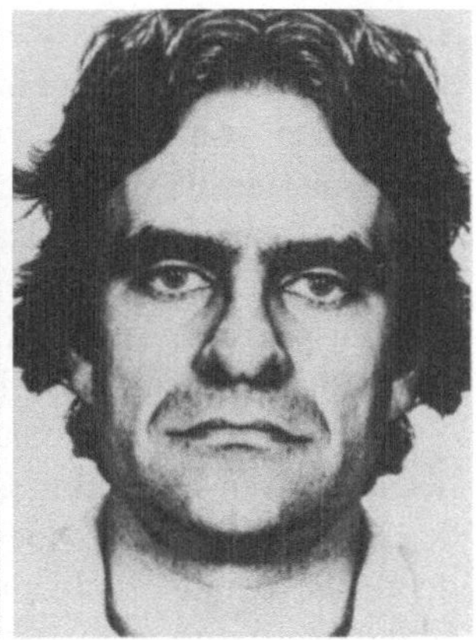

Abb. 6. Hemisphärendominanz für den mimischen Ausdruck. Links: Normales Gesicht. Rechts: Die linke Gesichtshälfte ist verdoppelt. Mitte: Die rechte Geschichtshälfte ist verdoppelt

weil dieser alle anderen mimischen Abläufe moduliert oder bestimmte Klassen von mimischen Signalen supprimiert, wie z.B. Ausdrücke des Glücks in einer Melancholie. Ich erinnere an die klassische Veraguthsche Falte als überdauernden Ausdruck der Depression. Sie entsteht bei bilateraler leichter gleichzeitiger Anspannung des medialen M. frontalis und des M. corrugator glabellae. Hier findet also die depressive Verstimmung einen überdauernden lokalisierten Ausdruck, der einem äquivalenten zentralen Prozeß entspricht.

Endlich ist noch zu beachten, daß der mimische Ausdruck der Emotionen in der linken und rechten Gesichtshälfte verschieden ist. Auf Abb. 6 sieht man links das normale Gesicht. Rechts ist die linke Gesichtshälfte und in der Mitte die rechte Gesichtshälfte durch Fotomontage verdoppelt. Man sieht deutlich, daß die linke Gesichtshälfte ausdrucksstärker ist. Dies ist bei allen Rechtshändern der Fall. Neuropsychologen nehmen heute meistens an, daß die rechte Hemisphäre für den emotionalen Ausdruck und seine Erkennung dominant ist (Bear 1983). Aber auch der Standpunkt, daß die linke Hemisphäre den emotionalen Ausdruck stärker hemmt, wird vertreten. Beides führt zu demselben Resultat, daß die linke Gesichtshälfte beim Rechtshänder einen stärkeren Ausdruck zeigt.

Mit diesen methodischen Schwierigkeiten konfrontiert haben wir schließlich das aufwendige Facial Action Coding System (FACS) von Ekman und Friesen (1978) für die Analyse der Mimik gewählt, das auf den dänischen Anatom Hjortsjoe (1970) zurückgeht. Abbildung 7 zeigt ein Beispiel für das Zusammenspiel von drei sogenannten Aktionseinheiten im Stirnbereich. Die Aktionseinheiten 1, 2 und 4 der oberen Reihe werden in der unteren Reihe miteinander kombiniert. Mit Hilfe dieses Codierungssystems gelingt es, durch schrittweise Analyse eines Videobandes alle mimischen Ausdrücke auch in ihrem sequentiellen Verlauf zu kodieren und einer quantitativen Analyse zugänglich zu machen (Ekman 1979).

In einer von Ellgring (1984) durchgeführten Depressionsstudie wurden vorläufig 20 endogen, 16 neurotisch depressive Patienten und 9 Kontrollen über den Verlauf des stationären Aufenthaltes hinweg mehrfach während eines standardisierten Interviews und eines freien Gesprächs videoaufgezeichnet und ihre Mimik mit dem FACS

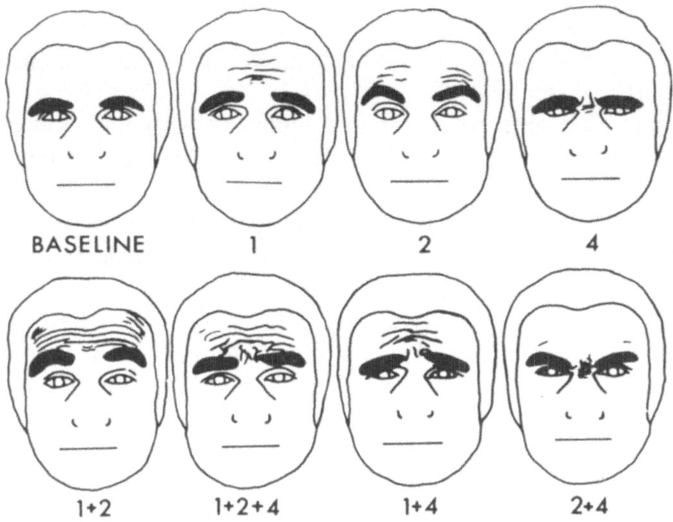

Abb. 7. Kodierungssystem für mimische Bewegungen. Teilausschnitt für die Aktionseinheiten 1,2 und 4 und deren Kombinationen. (Nach Ekman 1979)

analysiert. Die Ergebnisse waren in dreifacher Hinsicht aufschlußreich: Die mimische Aktivität änderte sich quantitativ im Depressionsverlauf; die Veränderungen waren qualitativ und quantitativ unterschiedlich bei endogen und neurotisch depressiven Patienten; die Veränderung der mimischen Muster war personenspezifisch.

Bei 75% der endogen depressiven Patienten (E) wurde im Zustand schlechten Befindens (nach Selbstbeurteilungsskala) eine Reduktion der allgemeinen mimischen Aktivität gefunden, während dies nur bei 31% der neurotisch depressiven Patienten (N) der Fall ist. Im Vergleich zwischen E und N zeigt sich im Krankheitsverlauf eine signifikant gegenläufige Tendenz: Bei E geht der Anteil reduzierter Mimik von 75% über 43% auf 25% zurück, während er bei N von 31% über 38% auf 63% zunimmt; d.h. die ersteren gewinnen, die letzteren verlieren also im Krankheitsverlauf an allgemeiner mimischer Aktivität.

Das Lächeln ist erwartungsgemäß in der Depression (E + N) stark reduziert und erreicht häufig auch bei Besserung des Befindens nicht den Wertebereich der Kontrollpersonen. Bei der Mehrzahl der Patienten nimmt das Lächeln bei Besserung des Befindens substantiell zu. Im Zustand schlechten Befindens zeigen E signifikant niedrigere Werte als N; doch anders als bei der allgemeinmimischen Aktivität findet sich beim Lächeln keine gegenläufige Tendenz zwischen den Patientengruppen.

Die personenbezogene Spezifität der mimischen Muster in der Depression und im Verlauf der Besserung ließ sich am besten mit einem Clusterverfahren zeigen. Mimische Muster ähnlicher Konfiguration wurden nach den relativen Häufigkeiten bestimmt, mit denen einzelne mimische Elemente bei einer Person auftraten. Auf diese Weise ließen sich 5 Cluster für die mimische Aktivität in 120 Interviews bilden.

Im Cluster I dominieren das Lächeln und das Anheben der Augenbrauen. Beides kann man als Konversationssignal interpretieren. 83% der 18 Interviews bei Kontrollpersonen liegen in diesem Cluster. Auch bei schlechter Befindlichkeit zeigten einige der N (aber keine E) dieses Muster. Wir wollen es dennoch als Normalmuster klassifizieren.

Im Cluster II dominieren wiederum das Augenbrauenheben und das Lächeln, nur ist das Augenbrauenheben um 5 mal häufiger als das Lächeln. Wir interpretieren dieses Muster als „aktivinteressiert und freundlich“.

Im Cluster III vereinigt sich eine recht variable mimische Aktivität. Keine Aktionseinheit bestimmt das Bild herausragend. Auffallend sind 2 Aktionseinheiten, die in keinem anderen Muster vertreten sind, nämlich Brauen zusammenziehen und auf „einwärts gezogene Lippen beißen“. Beide Aktionseinheiten zusammen werden als Anzeichen von Anspannung und Ärger, das Zusammenziehen der Brauen, isoliert auftretend, als Indikator für Ärger und Kummer bewertet.

Im Cluster IV, der als Ausdruck der Gefühlsambivalenz charakterisiert werden kann, steht das Hereinziehen der Mundwinkel mit einem Anteil von 40% im Vordergrund, gefolgt von Lächeln und Brauenheben. Der Cluster repräsentiert 18% der Interviews, keines davon mit Kontrollpersonen. Wir nehmen hier eine Ambivalenz zwischen positivem und negativem Affektausdruck an.

Cluster V schließlich ist ein depressionsspezifisches Muster, das in 6 Interviews nur von depressiven Patienten gezeigt wurde. Es ist durch horizontales Auseinanderziehen des Mundes und Lippenzusammenpressen gekennzeichnet. Das Auseinanderziehen des Mundes soll bei Angst/Furcht und das Lippenpressen bei Ärger auftreten. Das Muster ist also durch den Ausdruck negativer Affekte bestimmt. Konversationssignale oder Anzeichen positiver Affekte treten nicht auf.

Zusammengefaßt befinden sich im Cluster I vor allem die Kontrollpersonen, keiner der endogen Depressiven und 3 neurotisch Depressive im schlechtesten Zustand. Cluster V und nicht so eindeutig Cluster IV erscheinen spezifisch für depressive Patienten. Gegenläufig verhalten sich die Anteile von Cluster III für endogen und neurotisch depressive Patienten. Man findet in diesem Cluster bei Besserung häufiger neurotisch depressive Patienten. Bei den depressionsspezifischen Mustern fällt vor allem auf, daß die dominierenden mimischen Verhaltensweisen als Indikatoren für Ärger, Angst und Anspannung anzusehen sind, während in unserem Sample mimische Signale der traurig-gedrückten Stimmung selten auftreten.

Resümierend können wir feststellen, daß sich in der Depression eine erstaunliche Vielfalt von mimischen Ausdrucksweisen findet, die von Individuum zu Individuum in unterschiedlicher Art und Weise mit dem veränderten subjektiven Befinden verbunden sind. Reduzierungen des mimischen Verhaltensrepertoires sind in verschiedenen Kombinationen festzustellen, die sich mit der Zustandsbesserung substantiell verändern. Nur in wenigen Fällen sind sämtliche mimischen Merkmale betroffen; meist sind es nur 2–3 der erfaßten mimischen Aktionseinheiten, die sich im Verlauf verändern. Es gibt also eine individuelle mimische Musterbildung derart, daß sich nur ein Teil des verfügbaren Verhaltensrepertoires in Verbindung mit dem jeweiligen psychischen Zustand verändert.

Offenbar gelingt es aber dem Kliniker trotz der Vielfalt der Ausdrucksweisen erstaunlich gut, die mimischen Indikatoren für depressives Verhalten wie auch anderes psychomotorisches Verhalten intuitiv zu erfassen, ohne die individuellen Ausdrucksmuster analysieren zu müssen. Pattay (1982) und Avarello (1983) haben an unserem Videomaterial nachgewiesen, daß allein aufgrund der aus zwei Standardfragen gehörten Information oder aufgrund der sichtbaren Information aus 10sekündigen Videoausschnitten der Zustand des Patienten nicht nur aus dessen eigenem Verhalten, sondern auch aus dem Verhalten des Interviewers erschlossen werden kann. Andere

Beurteilungsstudien deuten darauf hin, daß kurze Verhaltensstichproben für den erfahrenen Kliniker ausreichen, um im intraindividuellen Vergleich Änderungen in der Depressivität des Patienten zu entdecken.

Dennoch ist fraglich, ob das komplexe Urteil des Klinikers über den Grad und den Verlauf der Depressivität (wie auch anderer depressiver Symptome) ausreicht, um die komplexen Muster, durch die sich (gestörte und ungestörte) Emotionalität ausdrückt, differenzieren und für die Behandlung nutzbar machen zu können. Im Sinne der hier skizzierten Analyse mimisch-emotionalen Verhaltens und den dieses Verhalten generierenden Hirnstrukturen muß man annehmen, daß den individuellen Ausdrucksmustern spezifische, regionale Hirnprozesse entsprechen, die womöglich differentiell psychopharmakologisch behandelt werden können. Ich vermute, daß in einer zukünftigen, auf kausale Zusammenhänge abzielenden Psychopathologie, insbesondere im Bereich der Affektivität, mehr mit systembezogenen regionalen Prozessen als mit globaleren Veränderungen (wie sie z.B. bisher den Transmitterkonzepten für die endogenen Psychosen zugrunde liegen) gerechnet werden muß.

Mit der Methode der zeitaufwendigen mimischen Verhaltensanalyse, die noch in den Anfängen steckt, kann dieses hochgesteckte Ziel der Erkennung von regionalen Prozessen bei affektiven Erkrankungen sicher allein nicht erreicht werden. Doch wäre es denkbar, auf diese Weise mehr Differenzierung in das Spektrum depressiver Erkrankungen und Verläufe zu bringen. Jedenfalls führt die neuroethologische Betrachtungsweise der Emotionen und ihrer Störungen zu einem besseren Verständnis der zerebralen Organisation des Ausdrucksverhaltens und seiner Steuerung durch innere (neuronale und humorale) und äußere (soziale) Prozesse.

Resümee

In ethologischer Sicht sind Gefühle, Emotionen und Affekte ebenso Produkte der Evolution wie andere Systeme des Organismus. Sie haben ihre Naturgeschichte und haben sich vom Einfachen zum Vielfältigkomplexen entwickelt. In neuroethologischer Sicht haben sich auch die zerebralen Strukturen gleichermaßen entwickelt, die Emotionen (hier synonym auch mit Gefühlen und Affekten) produzieren. Emotionen sind nicht direkt, sondern nur durch das Ausdrucksverhalten beobachtbar. Die vergleichende Verhaltensforschung (Ethologie) kann evident machen, daß auch der Ausdruck der Emotionen seine Evolutionsgeschichte hat, und schon Darwin hat erkannt, daß das Ausdrucksverhalten das Resultat von Gehirnprozessen ist, in den Anfängen unabhängig vom Willen und von der Gewohnheit. Der emotionale Ausdruck – in diesem Beitrag die mimische Ausdrucksbewegung – hat eine Doppelnatur, indem sie eine Emotion ausdrückt und gleichzeitig einen Eindruck auf denjenigen – meist den Artgenossen – macht, der den Ausdruck wahrnimmt. Eine Ausdrucksbewegung ist zugleich ein soziales Signal. Die Evolution hat offensichtlich einen hohen Preis auf die Kommunikationsfähigkeiten der Lebewesen gesetzt. Die peripheren Strukturen, mit denen Emotionen ausgedrückt und Nachrichten übermittelt werden, werden in der aufsteigenden Wirbeltierreihe immer differenzierter und komplexer in ihrem Zusammenwirken. Die Entwicklung der Mimik, die in dem hochkomplexen Sendeapparat der höheren Primaten gipfelt, ist ein hervorragendes Beispiel für die Evolution der Kommunikationsmittel und damit auch der Evolution der Emotionalität. Je differenzierter und komplexer der periphere Apparat ist, desto differenzierter und komplexer ist auch das zerebrale System, das diesen Apparat in Bewegung setzt, kontrolliert und steuert. Wir haben am Beispiel der Mimik versucht, eine Skizze des peripheren Apparates und seiner komplizierten zerebralen Steuerung zu machen und haben damit gleichzeitig Teile des Systems beschrieben, das Emotionen generiert. In dieser ethologischen Sicht sind Emotionen die subjektiven Korrelate angeborener (mimischer) Ausdrucksbewegungen. Diese Ausdrucksbewegungen (und damit wohl auch die zugehörigen Emotionen) geraten im Laufe der Evolution – wahrscheinlich erst beim Menschen – unter voluntative Kontrolle. An klinischen Beispielen konnte gezeigt werden, daß die voluntativ kontrollierte und die emotionale Mimik dissoziiert gestört und unter pathologischen Umständen Mimik und Affekterleben entkoppelt werden können. Dies schien uns eine wichtige Stütze für die Annahme zu sein, daß Emotionen die subjektiven Korrelate angeborenen Verhaltens sind.

Von der neurologisch eingrenzbaren Störung des Affektausdrucks zur affektiven Erkrankung führt der nächste Schritt. Es ist außerordentlich wahrscheinlich, daß die affektiven Störungen in einer Psychose in demselben zerebralen System entstehen, das uns durch die Anatomie und Physiologie der Emotionen bekannt ist. Einblick in dieses System verschafft uns die Analyse der mimischen Ausdrucksbewegungen. Diese wurde im Verlaufe von endogenen und neurotischen Depressionen in erster Annäherung versucht. Dabei waren Reduzierungen des mimischen Verhaltensrepertoires in verschiedenen Kombinationen festzustellen, die sich mit Besserung der Befindlichkeit substantiell verändern. Es gab individuelle mimische Musterbildungen im Zusammenhang mit dem jeweiligen Befinden, und einige Veränderungen verliefen bei endogenen und neurotischen Depressionen gegenläufig. Mit der Methode der mimischen Analyse läßt sich womöglich eine verhaltensorientierte Differenzierung in das Spektrum der depressiven Erkrankungen bringen, die für die Behandlung und Prognose von Nutzen werden kann.

Literatur

Avarello M (1983) Nonverbales Verhalten in klinisch-diagnostischen Gesprächssituationen. Eine Eindrucksstudie. Dissertation, Leopold-Franzens-Universität, Innsbruck

Bear DM (1983) Hemispheric specialization and the neurology of emotion. Arch Neurol 40:195–202

Brodal A (1981) Neurological Anatomy in Relation to Clinical Medicine. 3rd ed. Oxford Univ Press, New York Oxford

Chevalier-Skolnikoff S (1973) Facial expression of emotion in nonhuman primates. In: Ekman P (Ed) Darwin and Facial Expression. Academic Press, New York London, pp 11–89

Clara M (1959) Das Nervensystem des Menschen. Joh. Ambrosius Barth, Leipzig

Darwin Ch (1874) Der Ausdruck der Gemüthsbewegungen bei dem Menschen und den Thieren. Schweizerbarth'sche Verlagshandlung (E Koch), Stuttgart. (The Expression of the Emotions in Man and Animals. Murray, London 1872)

Eibl-Eibesfeldt I (1984) Die Biologie des menschlichen Verhaltens. Grundriß der Humanethologie. Piper, München Zürich

Ekman P (1979) About brows. Emotional and conversational signals. In: Cranach M v, Foppa K, Lepenies W, Ploog D (Eds) Human Ethology. Cambridge Univ Press, Cambridge

Ekman P, Friesen WV (1978) The facial action coding system. Consultant Psychiatrist Press, Palo Alto

Ellgring H (1981) Nonverbal communication. A review of research in Germany. German J Psychol 5:59–84

Ellgring H (1984) Nonverbale Kommunikation im Verlauf der Depression – zum Ausdruck der Stimmung und des Befindens in Mimik, Blickzuwendung, Sprechen und Gestik. Habilitationsschrift, Gießen

Ellgring H, Ploog D (1985) Sozialkommunikatives Verhalten in klinischer Perspektive. In: Benk D, Coper H, Kanowski S (Hrsg) Hirnorganische Psychosyndrome – Methoden zur Objektivierung der therapeutischen Wirksamkeit. Springer, Berlin, S 217–236

Gruhle H (1948) Verstehende Psychologie (Erlebnislehre). Thieme, Stuttgart

Heimann H, Spoerri Th (1957) Das Ausdruckssyndrom der mimischen Desintegrierung bei chronischen Schizophrenen. Schweiz Med Wschr 1126

Hjortsjö Ch (1970) Man's face and mimic language. Nordens Boktryckeri, Malmoe

Jürgens U (1979) Neural control of vocalization in nonhuman primates. In: Steklis HD, Raleigh MJ (Eds) Neurobiology of Social Communication in Primates. Academic Press, New York, pp 11–44

Jürgens U, Ploog D (1974) Von der Ethologie zur Psychologie. Kindler, München

Lorenz K (1937) Über die Bildung des Instinktbegriffes. Naturwiss 25:289–300; 307–318; 324–331

Pattay S (1982) Stimmungsbeeinflussung und Stimmausdruck. Diplomarbeit, Universität München

Ploog D (1964) Verhaltensforschung und Psychiatrie. In: Gruhle HW, Jung R, Mayer-Gross W, Müller M (Hrsg) Psychiatrie der Gegenwart. Band I/1B. Springer, Berlin Göttingen Heidelberg, S 291–443

Ploog D (1977) Sozialverhalten und Hirnfunktion beim Menschen und seinen Verwandten. Klin Wschr 57:857–867

Ploog D (1980) Soziobiologie der Primaten. In: Kisker KP, Meyer JE, Müller C, Strömgren E (Hrsg). Psychiatrie der Gegenwart. 2. Aufl, Band I/2. Springer, Berlin Heidelberg New York, S 379–544

Ploog D (1981) Neurobiology of primate audio-vocal behavior. Brain Res Rev 3:35–61

Poeck K (1969) Pathophysiology of emotional disorders associated with brain damage. In: Vinken PJ, Bruyn GW (Eds) Handbook of Clinical Neurology. Vol 3, Disorders of higher nervous activity, Wiley, New York, pp 343–367

Rinn WE (1984) The neuropsychology of facial expression: a review of the neurological and psychological mechanisms for producing facial expressions. Psychol Bull 95:52–77

Schmidt WD (1984) Die Erkennung komplexen mimischen Ausdrucks – Eine experimentelle Studie (Mimeo). Max-Planck-Institut für Psychiatrie, München

Verhaltensmodifikation in der Psychiatrie: ein Überblick

N. Birbaumer

Verhaltensmodifikation ist die Anwendung von Theorien und Ergebnissen der experimentellen Psychologie. Insofern ist also Verhaltensmodifikation (VM) oder Verhaltenstherapie (VT) keine bestimmte umschriebene therapeutische Richtung oder therapeutische Methode vergleichbar der Psychoanalyse, Gesprächspsychotherapie, Gestalt- und Familientherapie. VM ist auch keine therapeutische Schule – wie häufig behauptet wird – die sich bevorzugt auf lernpsychologische Modelle stützt; VM umfaßt heute mehr als hundert höchst verschiedene Verfahren und beruht nicht nur auf Lernpsychologie, sondern bezieht genauso Erkenntnisse von Kognitions- und Sozialpsychologie, sowie in letzten Jahren verstärkt biologisch-physiologische Grundlagen mit ein. Die Bezeichnung VT stammt aus den späten 50er und frühen 60er Jahren, in denen primär auf der Grundlage neobehaviouristischer Psychologie die Änderung motorischen Verhaltens als Ziel der therapeutischen Intervention angesehen wurde. Gegenwärtig dominiert eine andere theoretische Sichtweise: „*Verhalten*" bedeutet die Gesamtheit aus kognitiver Variation (Denken, Vorstellen, Sprechen), motorischen Änderungen (Sozialverhalten, emotionaler Ausdruck) *und* physiologisch-körperlichen Reaktionen (vegetativ-emotionale, zentralnervöse und hormonelle Variationen). Diese ganzheitliche Sicht (3-Ebenen-Konzept, s. Birbaumer 1977) hat die ursprünglich behavioristische Konzeption sowohl aus theoretischen als auch praktisch-klinischen Gründen abgelöst, ohne dabei den Anspruch einer quantitativen Messung des Verhaltens auf den drei genannten Ebenen aufzugeben.

R. Cohen (1984) hat in einem Leitartikel („VT zu Beginn der 80er Jahre") diesen Wechsel hin zur allgemeinen Psychologie unnachahmlich klar und humorvoll beschrieben. In dieser Arbeit hat er sich auch wieder auf die oft zitierten *Vergleichsuntersuchungen* und *Metaanalysen* zwischen verschiedenen Psychotherapieformen bezogen und nach meiner Auffassung etwas generalisierend den Schluß nahegelegt, daß bei unausgelesenen neurotischen Patienten zwischen den beiden wesentlichen Psychotherapieformen Psychoanalyse (PA) und VT kein Unterschied bestehe, beide aber deutlich besser als keine Psychotherapie seien. Sowohl die Studie von Sloane et al. (1975), der Vergleich unausgelesener neurotischer Patienten als auch die Metaanalysen von Smith u. Glass (1977) scheinen bei oberflächlicher Betrachtung den Schluß vieler Kliniker, vor allem der pharmakologisch-biologisch orientierten, zu unterstützen, daß es eigentlich unwichtig sei, welche Psychotherapieform man bei welcher Störung anwende, Psychotherapie sei besser als keine. Ich kann hier aus zeitlichen Gründen nicht erschöpfend auf die Problematik solcher Vergleiche eingehen, die

[1] Mit Unterstützung der Deutschen Forschungsgemeinschaft (SPP Verhaltensmodifikation).
Rudolf Cohen zugeeignet.

Das Verhältnis der Psychiatrie
zu ihren Nachbardisziplinen
Herausgeber: H. Heimann, H. J. Gaertner

methodische Unsinnigkeit des Vergleiches von unvergleichbaren Verfahren wurde in der Literatur wiederholt herausgestrichen (s. Cotton u. Cook 1982). Aber selbst wenn man die Methode der Metaanalyse von Smith u. Glass akzeptiert, bei der die Effektgröße (ES) einer Psychotherapieform als die gewichtete Differenz des Mittelwertes der Kontrollgruppe (KG) geteilt durch die Standardabweichung der KG definiert wird, so kommen auch die problematischen Metaanalysen

$$ES = \frac{X_{EX} - X_{KG}}{SD_{KG}}$$

vor allem bei dem Vergleich von Effekten bei Angststörungen, Zwangsstörungen, chronisch Schizophrenen mit Minussymptomatik und in Ansätzen bei Depressionen und Sexualstörungen zu einer signifikanten Überlegenheit von VM gegenüber den damit verglichenen Therapieformen. Cohen weist zwar mit Recht darauf hin, daß die *Voraussetzung* für erfolgreiche Psychotherapie, egal welcher Provenienz, überall gleich seien (Persönlichkeit des Therapeuten, Hilfe beim Verstehen der Probleme, aktive Problemauseinandersetzung, Vertrauen zum Therapeuten, erhöhte Selbsteffizienz), er unterläßt es aber, herauszustellen, daß die meisten kontrollierten Studien an schweren psychiatrischen, neurologischen und organmedizinischen Störungen und Erkrankungen mit einer adäquaten Methodologie der Effektprüfung verhaltenstherapeutische Studien sind. Die übrigen Psychotherapieformen sind den methodologischen Ansprüchen der experimentalpsychologisch fundierten Interventionen nur in den seltensten Fällen nachgekommen. Mit der Verbesserung der Methodologie der Effektprüfung wird die Wahrscheinlichkeit größer, daß neben positiven Effekten auch negative Seiteneffekte oder Effektlosigkeit dokumentiert wird. Die übrigen, oben genannten Psychotherapieformen sind weit davon entfernt, bei einer *vergleichbaren Breite* von behandelten Störungsformen auch nur annähernd die Mindestkriterien einer sorgfältigen Verlaufsmessung, die Homogenisierung der diagnostischen Kriterien, Behandlung eine Plazebokontrollgruppe und ausreichende Nachuntersuchungen zu erfüllen. Daran ändert auch die Tatsache nichts, daß aus sozialpolitischen und historischen und *nicht* aus wissenschaftlichen Gründen hierzulande VM als heilpraktische Methode und nur Psychoanalyse als wahrhaft heilend institutionalisiert ist.

Nach diesem kurzen Hinweis auf methodologische Probleme und die Schwierigkeiten von Therapievergleichen, möchte ich Ihnen einen kurzen, notwendigerweise fragmentarischen Überblick über den gegenwärtigen Forschungsstand der VM in der Psychiatrie geben. Allgemein hat sich die VM in den letzten Jahren weniger in der Psychiatrie und der angewandten Psychologie fortentwickelt, sondern die z.Z. deutlichsten Fortschritte liegen im Bereich der Organmedizin, wo die Einführung experimentalpsychologischer Prinzipien bei der Behandlung körperlicher Erkrankungen unter dem Begriff der *"Verhaltensmedizin"* z.T. ein offeneres Forschungsklima vorfand als in weiten Teilen der Psychiatrie (s. Miltner, Birbaumer, Gerber 1986). Sowohl aus den Ergebnissen der Verhaltensmedizin als auch aus den Anwendungen der VM in der Psychiatrie können folgende allgemeine Schlüsse gezogen werden:

a) VM scheint besonders bei schweren und häufig bei als organisch angenommenen Erkrankungen die besten Effekte zu erzielen.
b) Mit Ausnahme jener schizophrenen Störungen, die positiv-floride Symptome aufweisen, den paranoiden Störungen und den bipolaren Depressionen, für die

keine ausreichende Zahl von Untersuchungen vorliegen, in denen VM eingesetzt wurde, gibt es keine psychiatrische Störung, für die schlüssig eine überlegene Effizienz psychopharmakologischer Behandlung gegenüber VM nachgewiesen worden wäre. Bei jenen Störungsformen, mit Ausnahme der oben genannten, für die kontrollierte Vergleichsstudien zwischen VM und Psychopharmaka vorliegen, ist die psychopharmakologische Behandlung entweder vergleichsweise uneffizient (z.B. funktionelle Sexualstörungen, psychogene Schlafstörungen ohne depressive Grundstörung, Phobien, generalisierte Ängste, Abhängigkeiten, psychosomatische Erkrankungen) oder nur passager wirksam, wie z.B. bei kindlichen Aufmerksamkeitsstörungen und Hyperaktivität, oder es liegen widersprüchliche Ergebnisse vor, wie z.B. bei monopolaren Depressionen, Anorexien und einigen kinderpsychiatrischen Störungsformen.

Daß psychopharmakologische Behandlung in Doppelblindstudien in der Regel gegenüber Plazebogruppen überlegen ist, erscheint ebensowenig *allein* als ein Nachweis ihrer Wirksamkeit, wie der Vergleich von gezielter Psychotherapie mit einer unstrukturierten Plazebokontrollgruppe, in der das gezielt-spezifische Verfahren stets positiver abschneiden muß. Studien, in denen VM mit psychopharmakologischen Interventionen verglichen wurde, sind noch relativ selten und dort wo sie vorgenommen wurden, ergab sich kaum eine Überlegenheit der pharmakologischen Behandlung. Auch die Kombination beider führt keineswegs zu einer Addition der positiven Effekte, genauso wie die Kombination verschiedener psychotherapeutischer Strategien eher zu Ratlosigkeit auf Seiten von Patienten und Therapeut, als zu Verbesserung der Effekte führt. Es ist für den Neurowissenschaftler, der auch VM betreibt, immer wieder erstaunlich, wie wenig wir über den Chemismus des menschlichen Gehirns und seine pharmakologische Beeinflussung wissen; dieser Mangel an Wissen scheint hoch mit der Überzeugung vieler Anwender von der Wirksamkeit psychopharmakologischer Therapeutika zu korrelieren.

Ich werde in der folgenden Kurzübersicht, die auf den einschlägigen Publikationen, vor allem dem Annual Review of Behavior Therapy (Guilford Press, New York), dem International Handbook of Behavior Therapy (1982), dem Comprehensive Handbook of Psychopathology (1984) und den entsprechenden Zeitschriftenarbeiten, sowie eigenen Arbeiten beruht, in der Reihenfolge und Terminologie von DSM-III (1981) vorgehen. Nur solche Vergleichsstudien nehme ich in die Kurzübersicht auf, in denen mindestens eine vergleichbare Wartelisten- und/oder Plazebokontrollgruppe verwendet wurde, mindestens eine Nachuntersuchung über möglichst langen Zeitraum vorliegt und quantitative Veränderungsmessung in mehreren Meßvariablen durchgeführt wurde. Unerwähnt bleiben dabei auch jene Vielzahl von Studien, in denen als Änderungskriterien ausschließlich qualitative Ratings wie „geheilt, gebessert, unverändert" etc. verwendet wurde, auch wenn sie Kontrollgruppen erfaßten.

Zunächst kurz zu den kindlichen Störungen, die im DSM-III am Anfang genannt werden. Angesichts des Umfanges der Literatur muß ich mich hier auf Hinweise beschränken. Gemeinsam mit heilpädagogischen Ansätzen stellt die VM, meist unter Einbezug des familiären Umfeldes die dominierende Behandlungsform für kindliche Verhaltensstörungen in den angloamerikanischen und skandinavischen Ländern dar.

Bei der häufigsten Störung, der *geistigen Retardierung* sind vor allem bei den schweren Formen (318.1 und 318.2 im DSM-III) *operante Trainingsverfahren* als der sinnvollste Zugang zum Aufbau neuer und Abbau störender Verhaltensweisen zu nennen. Eine erste Übersicht zu den Ergebnissen kann der Leser im „Handbook of Mental Retardation“ (1983) gewinnen. Die leichteren Formen (317.0, 318.0) werden mit verhaltenstherapeutischem Sprachtraining, Selbstkontrollprogrammen, familienpädagogischen und neuropsychologischen Interventionen behandelt (s. Matson u. Mulick 1983).

Weniger klar als bei schweren Retardierungen ist die Situation bei *Aufmerksamkeitsstörungen* mit und ohne *Hyperaktivität* (314). Nach wie vor bereitet die diagnostische Eingrenzung dieser Gruppe Schwierigkeiten. Wir haben in einem kürzlich abgeschlossenen Projekt gemeinsam mit Schlottke und Lempp zeigen können, daß eine Homogenisierung unter Verwendung hirnelektrischer *und* testpsychologischer Kriterien jene schwere Fälle zu selegieren erlaubt, die positiv auf VM ansprechen: Abbildung 1 zeigt die evozierten Potentiale dieser Gruppe auf Zielreize und Reize, auf die eine Reaktion gehemmt werden muß. Die enge Gruppe der Aufmerksamkeitsgestörten weist verringerte Positivierung in den Potentialen auf Zielreize, verlangsamtes Spontan-EEG und gestörte Selbstregulationsleistung von langsamen Hirnpotentialen auf (s. Elbert et al. 1984). In der nachfolgenden VM

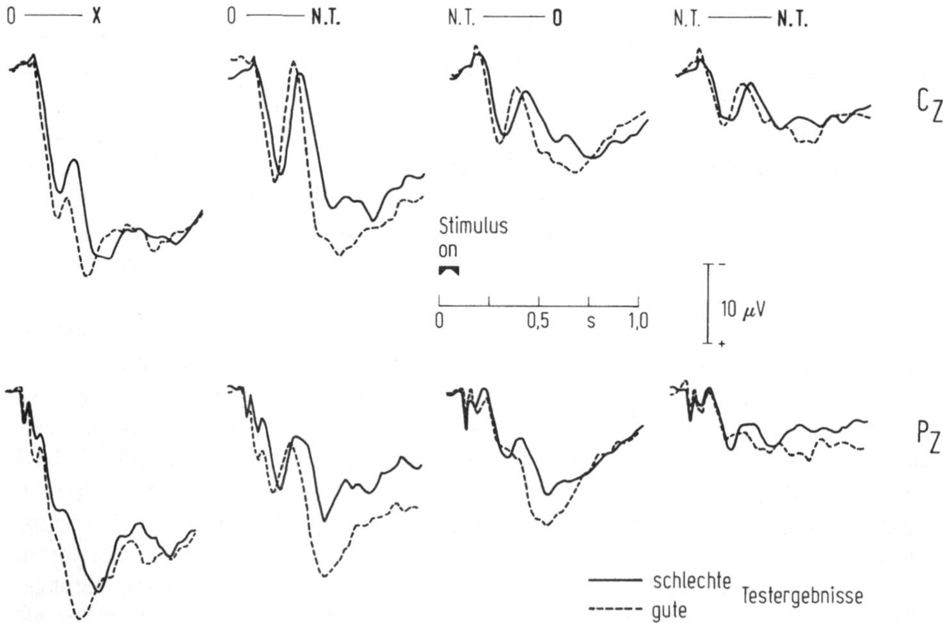

Abb. 1. Ereigniskorrelierte Potentiale (in µV) 100 ms vor und 1 s nach Darbietung eines Buchstaben, der den Kindern entweder eine Reaktion oder das Unterlassen einer Reaktion signalisiert. Ausgezogen sind jene Kinder dargestellt, die deutlich schlechtere Ergebnisse in einem Aufmerksamkeitstest (Continuous Performance Test) aufwiesen. Kinder mit vielen Fehlern und langsamer Reaktionszeit in diesem Test haben trotz gleicher Diagnose (Aufmerksamkeitsstörung) eine deutlich reduzierte Positivierung in der zentralen (Cz) und auch der parietalen (Pz) Ableitung. o – x... das Kind muß nach Darbietung von o auf das Erscheinen von x drücken (target), o-N.T... das Kind muß nach Darbietung von o bei Erscheinen eines Buchstaben (nicht-x) die Reaktion unterdrücken, N.T.-o... evoziertes Potential auf o, wenn irrelevanter Buchstabe vorausgegangen (Kontrolle), N.T.-N.T... non-target-non-target. Reaktion auf irrelevanten Buchstaben, wenn kein o vorausgegangen (Kontrolle). (Aus Stamm et al. 1982)

wurde ein *Impulsivitätstraining* mit einem kognitiven *Selbstkontrolltraining* und einer psychologisch betreuten Nachhilfegruppe verglichen (Schlottke 1984). Am deutlichsten profitierten jene Kinder mit den hirnelektrischen Auffälligkeiten und schlechten Testleistungen im Continuous Perfomance Test (CPT) vom Impulsivitätstraining, bei dem die Kinder systematisch für zunehmend längeres „Aushalten" von Verzögerungen der Verstärkergabe belohnt wurden. Kinder, die nur vom Lehrer und/oder Eltern als gestört eingestuft wurden und *keine deutlichen neurophysiologischen Abweichungen* zeigten, *profitierten kaum* mehr von VM als von der Kontrollbehandlung.

Angesichts der heute weit verbreiteten Gabe von *stimulierenden Drogen* an Hyperaktive kann nicht oft genug darauf hingewiesen werden, daß diese Substanzen keinen Langzeiteffekt aufweisen, Nebenwirkungen entfalten und andere effiziente psychologische Verfahren zur Verfügung stehen. Für Lern- und Verhaltensstörungen bei Kindern gilt Ähnliches, die VM-Strategien unterscheiden sich nicht prinzipiell von denen für Erwachsene, der Einbezug der familiären Bezugspersonen ist in der Regel Vorbedingung für dauerhafte Erfolge.

Weniger positiv als bei den bisher genannten ist die Situation bei den Eßstörungen *Anorexie* (307.1) und *Bulimie* (307.51). Trotz des kombinierten Einsatzes von Familientherapie und VM liegen die Mortalitätsquoten unverändert hoch, dies gilt auch für die vielfältigen psychopharmakologischen Maßnahmen. Z.Z. liegen etwa 30 einigermaßen kontrollierte VM-Studien vor, die Familientherapie behauptet hervorragende Effekte, hat sie aber methodisch sauber bisher nicht dokumentiert (Hoppe 1982). Die Langzeiteffekte operanter Ansätze sind wenig befriedigend. Die Anorexie dürfte eine der wenigen Störungen sein, bei der eine *Kombination* aus physiologisch-medizinischen Maßnahmen (Ernährung, Flüssigkeitsbalance), operanten und familientherapeutischen Interventionen sinnvoll sein könnte.

Unklar ist die Situation für *infantilen Autismus* (299) und kindliche Psychosen. Aus ethischen und methodischen Gründen sind gut kontrollierte Studien schwer möglich. Der Effekt jeder Art von psychologischer Therapie wird mehr vom intellektuellen Ausgangsniveau und dem Erwerb von Sprache als von der aktuellen therapeutischen Methode bestimmt. In einer strukturierten Umgebung sind die von Lovaas u.a. entwickelten operanten Programme zur Aufmerksamkeits- und Sprachförderung zweifellos äußerst wirksam. Die Generalisation auf Situationen außerhalb der therapeutischen Umgebung ist aber schlecht. Auch hier muß eine strukturierte Einbeziehung der Bezugspersonen folgen (Übersicht bei Lord u. Ward 1984).

Ich komme zur Erwachsenenpsychiatrie: Zunächst die *hirnorganischen Störungen*. Angesichts der extremen Heterogenität dieser Gruppe sind auch hier kontrollierte Studien eher die Ausnahme als die Regel. Als ein bedeutsamer Fortschritt sind jene Behandlungsprogramme anzusehen, bei denen auf der Grundlage einer ausgedehnten *neuropsychologischen* und *neurologischen Diagnostik* psychologische Rehabilitationsprogramme für einzelne gestörte kognitive Funktionen, wie Kurz- und Langzeitgedächtnis, Sprachstörungen, sensorische und motorische Ausfälle sowie soziale Fertigkeiten entwickelt wurden. Dabei wird meist die Luria-Nebraska-Testbatterie und/oder die Halstead-Reitan-Testbatterie zur Erhebung der Ausfälle und als Grundlage auch des Behandlungsprogrammes verwendet. In dem Buch „Verhaltensmedizin" (Miltner, Birbaumer, Gerber 1986) habe ich einen Großteil der hierzu vorliegenden Arbeiten zusammengefaßt (siehe auch Edelstein u. Couture 1984): Vor allem bei traumatischen Hirnschäden wurden *kognitive Selbstkontrollprogramme, Gedächtnistraining, EMG-Biofeedback zur neuromuskulären Reedukation, verhaltenstherapeutische Familienintervention zur sozialen und beruflichen Eingliederung* und kognitive Therapie für die mit Hirnschäden oft verbundenen Depressionen untersucht. Es ist müßig, in diesem therapeutisch sträflich vernachlässigten Bereich über Effizienzfragen zu spekulieren. Zweifellos handelt es sich um „unattraktive" Patienten für viele Forscher, die Trainingsprogramme sind mühsam und die Erfolge, wenn überhaupt nur nach extensiven Sitzungszahlen in der Klinik *und* häuslicher Umgebung sichtbar. Die „Husch-Husch-Pharmakologie" und verbale Psychotherapie mit „interessanten" emotionalen Störungen bei intellektuell attraktiven Patienten greift bei hirnorganischen Störungen nicht.

DSM-III differenziert zwischen „substance abuse" und „substance dependence" also zwischen *Mißbrauch und Abhängigkeit*. Ich möchte diese Unterscheidung fallen lassen, sowohl aus theoretischen als auch praktischen Gründen. In diesem Bereich sind therapeutische Erfolge – wie Sie alle wissen – besonders rar. Dies liegt u.a. daran, daß man den theoretischen und experimentellen Grundlagen zum Erwerb und zur Aufrechterhaltung von Abhängigkeiten zu wenig Aufmerksamkeit gewidmet hat. Abbildung 2 zeigt die Gegensatz-Prozeß-Theorie der Sucht von Solomon (1977), aus der folgende Vorhersagen resultieren, die auch empirisch gut gesichert sind:

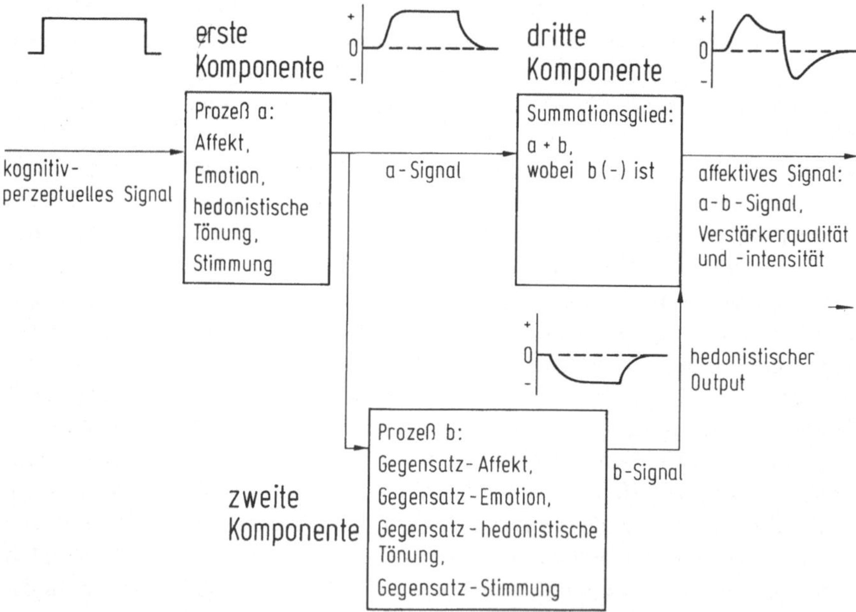

Abb. 2. Grundgedanken der Gegensatz-Prozeß-Theorie der Sucht von Solomon (1977). Die Aktivierung eines (z.B. positiven) affektiven Zustandes löst etwas zeitverzögert einen gegensätzlichen b-Prozeß aus, der innerhalb des Systems summiert wird: die affektive Intensität des a-Prozesses wird zur affektiven Intensität des b-Prozesses hinzugezählt. Der b-Prozeß beginnt in der Regel etwas später und weist auch eine längere Zeitkonstante (Abfallzeit) aus. Wird während des Abfalls des negativen b-Prozesses neuerlich die Droge (a-Prozeß) eingenommen, so kommt es zur Addition des b-Prozesses. (Aus Solomon 1977)

1. Jede Wiederaufnahme der Substanz *vor* Abklingen des meist negativ-emotional getönten b-Prozesses verstärkt den b-Prozeß (meist negative Verstärkung = Beseitigung von Unlust).
2. Der b-Prozeß wird *klassisch* an eine Vielzahl von Umgebungsreize und organismusinterne Reize (Gedanken, Gefühle) konditioniert. Erst nach einer vollständigen Löschung oder Entfernung dieser klassisch konditionierten b-Prozeß-„Suchtreize" besteht die Chance einer Verhaltensänderung.
3. Toleranzentwicklung ist nicht nur ein physiologischer Vorgang, sondern wird auch und primär über klassische Konditionierung gelernt (Siegel 1983). Dabei konnte vor allem für Morphin- und Alkoholtoleranz gezeigt werden, daß in Erwartungssituationen, also all jenen Situationen, in denen die Droge bisher eingenommen wurde (den konditionalen Reizen) *kompensatorische* konditionierte pharmakologische Reaktionen auftreten. Wenn also Morphineinnahme ursprünglich zu Analgesie (UCR) führte, so löst die Darbietung des konditionalen Reizes (CS, z.B. Ort der Einnahme) Hyperalgesie (CR) aus, deren Reduktion nur durch Neueinnahme erreicht werden kann.

Aus diesen Befunden muß für Substanzabhängigkeiten therapeutisch gefolgert werden: Nur vollständiger und dauerhafter Umgebungswechsel schaltet die konditionalen Reize für den b-Prozeß aus (s. Vietnamerfahrung, Alkoholabhängigkeit wird eher durch Heirat, Berufswechsel etc. reduziert als durch Therapien). Ohne Umgebungswechsel kann eine vollständige Löschung nur durch extrem häufige Darbietung *möglichst aller* den b-Prozeß auslösenden CS ohne Droge erfolgen.

Da dies selten möglich ist, bleibt die Rückfallquote bei allen Abhängigkeiten etwa gleich hoch (nach 2 Jahren 50–70% Rückfälle). Wesentliche Hinweisreize für den b-Prozeß, die in den meisten Extinktionstherapien nicht verwendet wurden, sind Geruchs- und Geschmacksreize. Da die Drogentherapie selten in der *ursprünglichen Umgebung* unter Einbezug der Geruchs- und Geschmacksreize erfolgen, sind Rückfälle wahrscheinlich. Auch die pharmakologische Löschung, z.B. bei Heroin und Morphium mit Naltrexon und/oder Zyklazokin wird nur dann dauerhaft wirksam sein, wenn die Gabe der Substanz in der „Drogensituation" erfolgt. Da interozeptive und emotionale Hinweisreize häufig den b-Prozeß auslösen (Unwohlsein, Depression), müssen zur Löschungstherapie jene verhaltenstherapeutischen Verfahren hinzugenommen werden, die diese emotionalen CR verändern (Desensibilisierung, Entspannung, kognitive Therapie, etc.). Dabei ist zu bedenken – und dies wird selten bedacht –, daß diese CR häufig kompensatorischer Natur sind (z.B. Müdigkeit bei Amphetaminen, Erregung bei Barbituraten).

In diesem Zusammenhang ist auch die Diskussion um kontrolliertes *Trinken* bzw. kontrollierte Drogeneinnahme zu sehen. Brownell (1984) gibt eine Übersicht über dieses Problem und die bisherigen Effektivitätsvergleiche. Etwa 1/4 aller Alkoholiker, vor allem jüngere und organisch-neurologisch Gesunde profitieren mehr von einem verhaltenstherapeutischen Programm, bei dem kontrolliertes Trinken das Therapieziel darstellt. Obwohl ein Teil der Ergebnisse, vor allem die von Sobell u. Sobell (s. Brownell 1984), in Frage gestellt wurden, liegen hinreichend viele andere Untersuchungen vor, die bei einer geeigneten Subgruppe von Alkoholikern dieses Therapieziel als durchaus sinnvoll erscheinen lassen. Im Zusammenhang mit der oben besprochenen theoretischen Formulierung ist eine erfolgreiche Behandlung mit kontrolliertem Trinken als Ziel dann sinnvoll, wenn die verhaltenstherapeutischen

Prozeduren in der Lage sind, die konditionalen Stimuli für das Auslösen des b-Prozesses so zu verändern, daß die ursprünglichen konditionierten Reaktionen nicht mehr auftreten oder aber in ihrer emotionalen Qualität, z.B. durch Gegenkonditionierung in ihr Gegenteil verändert werden.

Die Verhaltensmodifikation von Suchtstörungen hat sich konsequent auf der Grundlage dieser Erkenntnisse in Richtung auf eine stärkere Kontrolle der sozialen Umgebung von Kindern und Jugendlichen im Sinne einer präventiven Maßnahme konzentriert. Zumindest im Bereich der Behandlung von Adipositas zeigte sich, daß die Behandlung fettsüchtiger Kinder mit Selbstkontrollmethoden zu weit besseren Ergebnissen führt als die von Erwachsenen, bei denen die entsprechenden assoziativen Verknüpfungen zwischen Auslösereizen und dem süchtigen Verhalten sehr viel enger geknüpft sind (s. Brownell 1984).

Die schizophrenen Störungen (295)

Eine ausgezeichnete Übersicht über die bisherigen Effekte psychologischer Behandlung bei den Schizophrenien findet sich in Neale u. Oltmanns (1980) und in Bellack et al. (1982). Die Ergebnisse sind insgesamt einheitlich: Unterscheidet man zwischen jenen Schizophrenien, bei denen eine akut floride („positive") Symptomatik dominiert, von den chronischen, prämorbid schlecht angepaßten mit „Negativ-Symptomatik", so scheint Verhaltensmodifikation, vor allem eine Kombination aus Münzökonomie und Training sozialer Fertigkeiten zum jetzigen Zeitpunkt die Behandlungsmethode der Wahl bei negativer Symptomatik zu sein. Die Wirksamkeit pharmakologischer Behandlung bei den „negativen" Gruppen ist umstritten, die z.Z. umfangreichste Arbeit von Paul u. Lentz (1977), sowie die Arbeiten von Cohen et al. (1972) zeigen, daß Verhaltensmodifikation der Standardbehandlung in der Institution sowie einer Milieutherapie überlegen ist. In der Studie von Paul u. Lentz ergab sich kein Unterschied zwischen dem Behandlungserfolg in Abhängigkeit von der Medikation. Unabhängig, ob ein Patient eine neuroleptische Behandlung erhielt oder nicht, der Behandlungserfolg wurde von der psychologischen Maßnahme bestimmt.

Tabelle 1 gibt die Ergebnisse der Studie von Paul u. Lentz (1977) bezogen auf ein Therapiemaß wieder. Gemessen wurde hier die Zahl jener Patienten, die mehr als 90 Tage nach Abschluß der Therapie in der Kommunität verbleiben konnten. Die 4jährige Nachuntersuchung ergab ähnliche Unterschiede.

Tabelle 1. Anzahl der entlassenen Patienten, die mehr als 90 Tage in der Gemeinde ohne neuerliche Wiederaufnahme verbleiben konnten (aus Paul u. Lentz 1977)

	Prozent dauerhaft Entlassener			
Behandlung	N	ursprüngliche Vergleichs-gruppen	N	Alle Patienten
Soziales Lernen	28	96.4%	40	97.5%
Milieutherapie	28	67.9	31	71.0
Klinik-Vergleichsgruppe	28	46.6	29	44.8

Unklar ist die Situation bei den produktiv-halluzinatorischen Schizophrenien und den paranoiden Störungen. Mehrmals konnte gezeigt werden, daß verbale (dynamische) Psychotherapie bei diesen Störungen ineffizient ist und nur in Kombination mit der Phenothiazinbehandlung zu Effekten führt. Zum jetzigen Zeitpunkt ist allerdings unklar, ob nicht verhaltenstherapeutische Maßnahmen, die auf die mögliche biologische Genese dieser Störung abgestimmt sind, nicht doch die Rückfallwahrscheinlichkeit bei diesen Patienten, bzw. die Compliance für die Dauermedikation erhöhen könnten. Insgesamt wäre gerade in diesem Bereich angesichts der Nebeneffekte der psychopharmakologischen Behandlung eine psychologische Alternative mit vergleichbarer Effizienz wichtig. Zum jetzigen Zeitpunkt liegt allerdings wenig Evidenz für die Wirksamkeit psychologischer Maßnahmen vor.

Zusammenfassend darf für die schizophrenen Störungen angenommen werden, daß verhaltenstherapeutische Maßnahmen bei den chronischen Patienten mit Negativsymptomatik z.Z. die Methode der Wahl darstellt. Weder die psychologische noch die pharmakologische Methode kann eine „Heilung“ der Störung bewirken. Im Gegensatz zur pharmakologischen Maßnahme allein ermöglicht allerdings das verhaltenstherapeutische Vorgehen eine raschere und dauerhafte Integration des Patienten in eine institutionelle oder nichtinstitutionelle Umgebung, wenngleich betont werden muß, daß auch in der Studie von Paul u. Lentz nur 10% der verhaltenstherapeutischen Gruppe dauerhaft auf sich allein gestellt in der Gemeindeumgebung existieren konnte (die reine Klinikgruppe hat dagegen 0% „Selbständigkeit“).

Affektive Störungen

In Bezug auf die *affektiven Störungen* ergab sich in den letzten zwei Jahrzenten eine Neuentwicklung dahingehend, daß kognitiv-verhaltenstherapeutische Maßnahmen auch bei schweren (major-endogenen) monopolaren Depressionen eingesetzt wurden. Frau Rötzer-Zimmer (in diesem Buch) faßt die hierzu vorliegenden kontrollierten Studien zusammen: Die meisten Studien zeigen, daß kognitiv-verhaltenstherapeutische Verfahren dieselben Effekte wie trizyklische antidepressive Medikation erzielen, daß aber in den Nachuntersuchungen die Rückfälle und die Zahl der Patienten, die nicht wieder zur Therapie erscheinen, bei Verhaltensmodifikation geringer ist. Sollten diese nun mehrmals replizierten Befunde weiter bestätigt werden, so wäre auch hier eine verhaltenstherapeutische Behandlung einer langfristigen medikamentösen Einstellung mit Nebeneffekten, Complianceproblemen und erhöhter Rückfallgefahr vorzuziehen. Auch in diesem Bereich scheint sich die anfangs formulierte These zu bestätigen, je schwerer die Störung, umso besser der verhaltenstherapeutische Effekt.

Unklar ist die Situation bei bipolaren depressiven Störungen, hier liegen ähnlich wie bei den produktiv-paranoiden Schizophrenien nicht ausreichend viele kontrollierte Studien vor, um überhaupt von einer Indikation für psychologische Behandlung bei diesen Störungen sprechen zu können. Solange dies nicht geschehen ist, bleibt selbstverständlich die bisherige pharmakologische Behandlung (Lithiumprophylaxe) die einzige Indikation. Aber auch hier gilt ähnliches wie bei den monopolaren Depressionen und den Schizophrenien: Die psychopharmakologische Behandlung wirkt primär auf körperinterne Prozesse, Emotionen und Kognitionen, Änderung des Sozialverhaltens und der Verstärkerstruktur, die wesentlich die Rückfallhäufigkeit bestimmen, werden in der Regel durch Pharmaka nicht beeinflußt. Eine Generalisation von explizit nicht-therapiertem Verhalten (Sozialverhalten) von einer therapierten Verhaltensebene (emotional-biochemische Ebene) ist, wie die meisten Studien zur vergleichenden Wirksamkeit von Pharmaka und Psychotherapie zeigen, eher die Ausnahme als die Regel. Dasselbe gilt übrigens für die psychologischen Behandlungsmaßnahmen, auch dort wird in der Regel nur jene Ebene verändert, die therapiert wurde: Verbale Therapie ändert die verbale Ebene, Änderung des Verhaltens die soziale Ebene u.ä. Worauf die positiven Effekte kognitiver Therapie bei affektiven Störungen zurückzuführen sind, ist unklar; es ist unwahrscheinlich, daß es ausschließlich kognitive Effekte auf die Stimmung sind. Vermutlich wird über die kognitive Verhaltenstherapie, die auch viele Elemente operanter Verfahren beinhaltet, die Qualität und Häufigkeit wichtiger sozialer positiver Verstärker verbessert und damit das Aktivitätsniveau angehoben. Die Kombination von psychologischer Behandlung und trizyklischer Pharmakabehandlung ergibt in den meisten Studien keinen zusätzlichen Effekt. Allerdings beeinflussen sich bei der Behandlung von affektiven Störungen die Pharmaka und psychologische Behandlung nicht unbedingt negativ, wie dies für Angststörungen gezeigt wurde.

Angststörungen

Verhaltensmodifikation stellte heute die indizierte Therapie sowohl für spezifische Phobien, als auch Agoraphobien, Zwangsstörungen und funktionelle Sexualstörungen dar. Andere Behandlungsformen sollten erst dann erwogen werden, wenn das entsprechende verhaltenstherapeutische Verfahren keine anhaltenden Effekte zeigt. Der einzige Bereich, in dem noch keine ausreichende Zahl von empirischen Untersuchungen vorliegt, sind diffuse Ängste und Panik, die häufig auf eine Reduktion der körperlichen Symptomatik durch Psychopharmaka gut ansprechen. Dies ist bei den übrigen Angststörungen nicht der Fall. Eine ausführliche Übersicht über die Vielzahl der bisher vorliegenden Untersuchungen, die im wesentlichen alle zu einem ähnlichen Resultat kommen, gibt Emmelkamp (1982) und Wilson et al. (1984), die Zusammenhänge mit der pharmakologischen Behandlung erläutert Marks (1982). Die erfolgreichste Behandlung sowohl bei spezifischen Phobien, Agoraphobien und sozialen Ängsten, sowie bei Zwangsritualen ist die Konfrontation des Patienten mit den maximal angstauslösenden Situationen („exposure in vivo") und gleichzeitiger Verhinderung von Vermeidungsverhalten in diesen Situationen („response prevention"). Bei der Behandlung der Agoraphobien erwies sich ein selbst initiiertes, vom Therapeuten überwachtes, aber nicht persönlich begleitetes Konfrontationstraining als sinnvoller. Die Patienten werden angehalten, in einer schrittweisen Form sich den einzelnen Situationen auszusetzen. Der Therapeut überwacht das Vorgehen, unterstützt es mit Kontrakten und Verstärkung und baut den Behandlungsplan so auf, daß keine neuerlichen erfolgreichen Flucht- und Vermeidungsversuche erfolgen. Die Behandlungsergebnisse, sowohl bei Zwangspatienten als auch bei den diffusen Phobien sind außerordentlich gut. Es liegen Nachuntersuchungen über mehr als 5 Jahre vor, die zeigen, daß die Konfrontationsbehandlung die wesentlichen Angstverhaltensweisen bei 60–80% der Patienten substantiell reduziert oder beseitigt. Selbst wenn Rückfälle auftreten, werden sie durch eine kurze Nachbehandlung in der Regel dauerhaft gesenkt. Die Kombination mit Psychopharmaka erwies sich generell als ungünstig, dies gilt vor allem für die Kombination von Verhaltensmodifikation und Betablockern. Alle drei bisher vorliegenden kontrollierten Untersuchungen (siehe Adams u. Sutker 1984) ergeben eine Verschlechterung der Angstsymptomatik durch die Gabe von Betablockern. Auch die eigentlich für die Behandlung von Ängsten entwickelten Benzodiazepine weisen keinen anhaltenden Effekt auf Angststörungen auf; wenn sie mit Verhaltensmodifikation kombiniert werden, *ist die Wahrscheinlichkeit von Rückfällen bei Absetzen des Pharmakons deutlich erhöht.*

Es ist dem Autor dieser Zeilen unklar, wie es möglich sein konnte, daß Benzodiazepine heute die weitest verbreitete Methode zur Behandlung von Ängsten darstellt, obgleich ihre Effizienz nur in sogenannten Doppelblindstudien untersucht wurde, die Doppelblindstudie in diesem Zusammenhang aber methodisch völlig ungeeignet ist. Patienten in einer Doppelblindstudie merken naturgemäß sofort, ob sie Mitglieder der Plazebo- oder der Experimentalgruppe sind, alle weiteren Effekte sind mit großer Wahrscheinlichkeit auf das Erkennen dieser Tatsache zurückzuführen.

Marks (1982) konnte zeigen, daß bei Patienten mit Zwangsstörungen, die gleichzeitig depressive Verstimmungen aufwiesen, die depressiven Verstimmungen durch die Gabe trizyklischer Antidepressiva reduziert werden, ohne daß das Zwangsverhalten beeinflußt wird, und umgekehrt durch Konfrontationsbehandlung die Zwangsrituale gesenkt werden, ohne daß die Stimmung beeinflußt wird. Bei jenen Patienten, bei denen die depressiven Veränderungen zu Rückfällen in die alten Zwangsrituale führten, konnte er eine höhere Compliance mit den verhaltenstherapeutischen Instruktionen nachweisen, wenn die Patienten weiter trizyklische Antidepressiva erhielten.

Zusammenfassend kann festgestellt werden, daß ausreichend empirisches Material vorliegt, das die überlegene Wirksamkeit von Verhaltensmodifikation bei der Behandlung von spezifischen Phobien, Agoraphobien und Zwangsstörungen nachweist. Die Behandlung dieser Störungen mit Benzodiazepinen und Betablockern erscheint zum jetzigen Zeitpunkt nicht ausreichend gesichert und angesichts der möglichen Nebeneffekte (Sucht) nicht indiziert. Trizyklische Antidepressiva haben sich in Kombination mit Verhaltensmodifikation zumindest als nicht negativ erwiesen, sondern üben einen stimmungsverbessernden und bei Zwangsstörungen die Rückfallgefahr senkenden Effekt aus.

Ähnlich wie bei den Angststörungen ist die Situation bei funktionellen *Sexualstörungen* sowohl beim weiblichen als auch beim männlichen Geschlecht. Die wesentlichen Behandlungsmethoden in diesem Bereich sind systematische Desensibilisierung, „sensate focus“, Masturbationsverfahren und Selbstkontrollmethoden, die sowohl mit als auch ohne Partnerschaftsbehandlung eingesetzt wurden. Sofern keine massiven und anhaltenden Partnerschaftsprobleme vorliegen, ist die Prognose bei der verhaltenstherapeutischen Behandlung von funktionellen Sexualstörungen außerordentlich gut, wenngleich die ursprünglich von Masters u. Johnson (1970) berichteten 90–100%igen Erfolgsquoten nicht repliziert werden konnten. Eine Übersicht in Bezug auf dic Behandlung der organischen Dysfunktion der Frau gibt Andersen (1983), bei beiden Geschlechtern Zimmer (1984).

Zusammenfassung

1. Die psychologische Behandlung psychiatrischer Störungen soll auf der biologischen, sozialen und psychologischen Analyse der Störung aufbauen und es soll nicht – wie heute üblich – eine existierende Psychotherapieform über die verschiedensten Störungen „ausgegossen" werden. Vergleichbar dem Aderlaß vor wenigen Jahrhunderten lautet die Verschreibung für eine psychologische Behandlung in der Psychiatrie heute häufig: Entweder psychoanalytisch fundierte Psychotherapie oder Verhaltenstherapie. Obwohl sowohl aus biologischer als auch aus psychologischer Sicht sehr viel mehr über die Ätiologie der einzelnen Störungsformen bekannt ist, haben die verschiedenen Psychotherapieschulen mit Ausnahme der Verhaltensmodifikation von diesem verbreiteten biologischen und psychologischen Wissen kaum Kenntnis genommen.
2. Mit Ausnahme von schizophrenen Störungen mit „positiv-produktiver" Symptomatik und bipolaren Depressionen liegen eine ausreichende Zahl von kontrollierten Untersuchungen für alle psychiatrischen Störungen über die Wirksamkeit von Verhaltensmodifikation vor. Die neuere Entwicklung der Verhaltensmodifikation ist deshalb nicht mehr an einer Wiederholung des Effektnachweises ad nauseam interessiert, sondern wird in den nächsten Jahrzehnten vor allem die Frage der differentiellen Indikation (bei welcher Störung ist welche Strategie unter welchen Umständen effektiv) untersuchen und eine bessere Anpassung und Entwicklung der Behandlungsmaßnahmen an die Ergebnisse der biologischen und psychologischen Ursachenforschung anstreben.
3. Vergleiche zwischen den verschiedenen heute üblichen Psychotherapieformen (Verhaltenstherapie, Psychoanalyse, Familientherapie) sind nur bei inhomogenen, unspezifizierten Störungsformen methodisch durchführbar, dann ergeben sich wenig Unterschiede zwischen den einzelnen Psychotherapieformen. Mit einer fortschreitenden Homogenisierung und Spezifizierung der einzelnen Störungsgruppen (z.B. nach DSM-III) werden solche Psychotherapievergleiche obsolet.
4. Verhaltensmodifikation ist häufig bei besonders „schweren" Störungen wirksam und erzielt vor allem auch bei jenen Störungsformen ein besseres Ergebnis, bei denen ein pathophysiologisches Substrat entweder nachgewiesen oder sehr wahrscheinlich ist. Dagegen sind die Effekte der Verhaltensmodifikation bei Störungsformen, die üblicherweise als psychologisch bedingt angesehen werden (somatoforme Störungen), oft weniger überzeugend. Gerade auch im Hinblick auf eine effektive Behandlung psychiatrischer Patienten sollte die Unterscheidung, biologisch verursacht, daher Pharmakotherapie, psychogen verursacht, daher Psychotherapie endgültig fallengelassen werden. Welche Behandlungsform für eine gegebene Patientengruppe die effektivste ist, muß empirisch geklärt werden und kann nicht aus einer scheinbaren Dichotomie, organisch-psychisch bedingt, abgeleitet werden.
5. Die Kombination von Psychopharmaka und Verhaltensmodifikation ist ebenfalls ausschließlich eine Frage der empirischen Forschung. Keineswegs gilt die Formel organische Ursache, daher Psychopharmaka, psychische Ursache, daher Psychotherapie. Die Kombination von psychopharmakologischer Behandlung und Verhaltensmodifikation hat sich bei den meisten der bisher untersuchten Störungen als nicht additiv erwiesen, in einigen Fällen (z.B. Ängste) erscheint die Kombination von Pharmakotherapie und Verhaltensmodifikation eher ungünstig.

Literatur

Adams H, Sutker PD (eds) (1984) Comprehensive Handbook of Psychopathology. Plenum, New York

Andersen BL (1983) Primary orgasmic dysfunction: diagnostic considerations and review of treatment. Psychol Bull 93: 105–136

Bellack AS, Hersen M, Kazdin AE (1982) International Handbook of Behavior Modification and Therapy. Plenum Press, New York

Birbaumer N (1977) Psychophysiologie der Angst. Urban & Schwarzenberg, München

Brownell K (1984) The addictive disorders. In: Wilson TG, Franks C, Brownell K, Kendall PC Annual Review of Behavior Therapy Guilford, New York

Cohen R (1984) Verhaltenstherapie zu Beginn der achtziger Jahre. Psychol Rundschau 35: 1–9

Cohen R, Florin I, Grusche A, Meyer-Osterkamp S, Sell H (1972) The Introduction of a token economy in a psychiatric ward with extremely withdrawn chronic schizophrenics. Behav Res Ther 10: 69–74

Cotton SL, Cook MS (1982) Meta-analysis and the effects of various reward systems. Psychol Bull 92: 176–183

Edelstein B, Couture E (eds) (1984) Behavioral Assessment and Rehabilitation of the Traumatically Brain-Damaged. Plenum, New York

Elbert T, Rockstroh B, Lutzenberger W, Birbaumer N (1984) Self-Regulation of the Brain and Behavior. Springer, New York

Emmelkamp RM (1982) Phobic and Obsessive Compulsive Disorders. Plenum, New York

Hoppe R (1982) Anorexia Nervosa. D-I, Berlin

Lord C, Ward M (1984) Autism and childhood psychosis. In: Adams H, Sutker P (eds) Comprehensive Handbook of Psychopathology. Plenum, New York

Marks I (1982) Drugs combined with behavioral psychotherapy. In: Bellack AS, Hersen M, Kazdin AE International Handbook of Behavior Modification and Therapy. Plenum, New York

Masters WM, Johnson VE (1970) Human Sexual Inadequacy. Little Brown, Boston

Matson J, Mulick J (eds) (1983) Handbook of Mental Retardation. Pergamon, New York

Miltner W, Birbaumer N, Gerber WD (1986) Verhaltensmedizin. Springer Verlag, Heidelberg, New York

Neale JM, Oltmanns TF (1980) Schizophrenia. Wiley, New York

Paul G, Lentz RJ (1977) Psychosocial Treatment of Chronic Mental Patients. Harvard University Press, Cambridge Mass

Schlottke P (1984) Psychologische Behandlung von Aufmerksamkeitsstörungen bei Kindern. Eine kontrollierte Studie. Habilitation an der Fak.f.Sozial-u. Verhaltenswissenschaften d. Universität Tübingen

Siegel S (1983) Classical conditioning, drug tolerance and drug dependence. In: Smart S et al (eds) Research Advances in Alcohol and Drug Problems, vol 7. Plenum, New York

Sloane RB, Staples FR, Cristol AH, Yorkston NJ, Whipple K (1975) Psychotherapy versus Behavior Therapy. Harvard University Press, Cambridge, Mass.

Smith ML, Glass VG (1977) Meta-analysis of psychotherapy outcome studies. Amer Psychol 32: 752–760

Solomon RL (1977) An opponent process theory of acquired motivation: the affective dynamics of addiction. In: Maser JD, Seligman MEP (eds) Psychopathology. Freeman, San Francisco

Stamm J, Birbaumer N, Lutzenberger E, Elbert T, Rockstroh B, Schlottke P (1982) Event-related potentials during a continuous performance test vary with attentive capacities. In: Rothenberger A (ed) Event-Related Potentials in Children. Elsevier, Amsterdam

Wilson TC, Franks C, Brownell K, Kendall PC (1984) Annual Review of Behavior Therapy. Guilford, New York

Zimmer D (1984) Sexualität und Partnerschaft. Urban & Schwarzenberg, München

Zum Verhältnis von Psychiatrie und Psychoanalyse aus gegenwärtiger Sicht[1]

(Psychoanalytisches Verstehen und psychotherapeutisches Handeln)

W. Bräutigam

Jeder Versuch, ein so vielschichtiges und kontroverses Thema, wie das der Beziehungen zwischen Psychiatrie und Psychoanalyse zu behandeln, muß subjektive Züge tragen. Es kann so nur aus persönlicher Sicht dargestellt werden, wie sich das Verhältnis in den letzten 4 Jahrzehnten bis zur gegenwärtigen Problemlage gestaltet hat. Meine Sicht ist geprägt durch die Erfahrungen eines jungen psychoanalytischen Studenten, meine späteren klinischen Eindrücke als Neurologe und als Psychiater und jetzt schließlich durch die Perspektive eines psychotherapeutisch tätigen Arztes und Hochschullehrers, der sich fragt, was er als Summe eigenen Lernens zu fassen vermag. Es sollen die theoretischen Grundlagen mit einigen Blicken auf die Krankheitslehre und die Ursachenforschung, vor allem aber der therapeutische Bereich behandelt werden. Mit der Gegenüberstellung von psychoanalytischem Verstehen und psychotherapeutischem Handeln spreche ich eine aktuelle Problematik und Entwicklungstendenz unserer Therapeutik an.

An die Stelle der früheren Gegnerschaft und Polemik ist heute eine Toleranz zwischen Psychiatrie und Psychoanalyse getreten, die zunächst einmal positiv anmutet. Vorbei die Zeiten, da über die Diagnose Psychopathie oder Neurose heftig gestritten, Schizophrenie als Neurosenvariante beansprucht und überhaupt Psychogenese und Somatogenese alternativ verfochten wurden. Vorbei auch die Zeiten, in denen der Klinikchef nicht wissen durfte, daß sich der Assistent bei Psychoanalytikern eine psychotherapeutische Ausbildung verschaffte.

Was ist nun eigentlich, so kann man sich in der Rückschau auf die 100jährige Geschichte der Psychoanalyse fragen, der tiefere Grund für diese Kämpfe in der Vergangenheit und das Fortbestehen der zwei Disziplinen Psychiatrie und Psychoanalyse mit der von ihr inspirierten Psychotherapie und Psychosomatischen Medizin? Worin lag und liegt noch heute die Sprengkraft der psychoanalytischen Gedanken, die dazu führen, daß beide bestenfalls nachbarschaftlich miteinander leben können und nicht längst zu einer einzigen Disziplin geworden sind. Warum muß man als Psychiater und Psychoanalytiker zwei Seelen und Denkweisen in seiner Brust vereinigen? Die Entdeckung des Mikroskopes hat das Fach Anatomie auch nicht gesprengt, wenn man das alte Freudsche Gleichnis von psychoanalytischer Histologie und psychiatrischer Anatomie noch einmal bemüht.

1 Prof. Dr. med. Walter v. Baeyer zu seinem 80. Geburtstag gewidmet.

Das Verhältnis der Psychiatrie
zu ihren Nachbardisziplinen
Herausgeber: H. Heimann, H. J. Gaertner

Es ist wohl nicht die Tatsache allein, daß Freud die anstößigen Themen der Zeit – Sexualität, Aggression, Selbstzerstörung – angerührt hat. Andere haben das vor und nach ihm auch gewagt. Die Provokation liegt auch nicht allein darin, daß er mit seiner Trieblehre und dem Begriff des Unbewußten die Tür zu den elementaren und irrational bewegenden Kräften im Menschen aufgestoßen hat. Auch das haben Philosophen wie Novalis, Schelling, Carus und Nietzsche vor ihm gewagt. Allerdings tat es Freud im Rahmen der Medizin am Beginn ihrer naturwissenschaftlichen und technisch geprägten Epoche. Freud entwarf ein geschlossenes psychologisches System und trat letztlich mit dem Anspruch auf, der Psychiatrie eine psychologische Grundlage zu geben. Dabei hat Freud die Stollen psychoanalytischer Interpretation kühn und tief in den Felsen der psychischen und der physischen Natur des Menschen hineingetrieben. Und er und seine Nachfolger haben nicht nur der Neurose, sondern auch dem körperlichen Krankheitsprozeß und den großen Psychosen ihr psychotherapeutisches Engagement entgegengeworfen. Bei allen Erfolgen im Bereich der Neurosen und Psychosomatosen ist Freuds psychologischer Determinismus gerade in der Psychiatrie am Urgestein des Unverstehbaren und des Unveränderlichen gescheitert. Die Frage, ob dieses letztlich Unverstehbare und Unveränderliche in der physischen Natur oder in dem bewußten oder unbewußten Aktzentrum der seelischen Verfassung liegt, muß offen bleiben.

Vor 50 Jahren hat Binswanger (1955), den ich hier noch einmal sprechen lassen möchte, in einem Aufsatz über „Freud und die Verfassung der klinischen Psychiatrie" ausgeführt, daß die Psychiatrie, wie jede medizinische Wissenschaft, nur ein ganz bestimmtes, scharf ausbalanciertes Maß von Theorie vertrage. Wer dieses Maß im geringsten überschreite, werde von ihr nicht in die verfassungsgebende Versammlung ihres Reiches aufgenommen und deswegen seien wohl Kraepelin, Bleuler und andere, aber nicht Freud, in dieser Versammlung vertreten.

Für die psychoanalytischen Generationen nach Freud ist es schwer, sich von dem Gewicht des mächtigen Gedankengebäudes der psychoanalytischen Theorie, in der originelle Beobachtungen, innovative Begriffe und paradigmatische Konzeptionen mit zeitbedingten Konstruktionen in schwer durchschaubarer Weise gemischt sind, freizumachen. Sie müssen aus dem hermetisch abgeschlossenen Denk- und Theoriegebäude herausfinden und zu eigenen Aussagen angesichts der Krankheitsformen unserer Epoche und neuer wissenschaftlicher Paradigmen kommen. Notwendig scheint mir das vor allem bei den ätiologischen Vorstellungen, im Hinblick auf die Wirkfaktoren und die Wirksamkeit der psychoanalytischen Behandlungsmethoden und auch im Bereich der Metatheorien, die sich verselbständigt und immer weiter von der Erfahrung mit dem Patienten entfernt haben. In unserem Staat, der jetzt wie Deutschland vor 1933 die größte Zahl psychoanalytischer Ausbildungskandidaten hat, zugleich die Last des Erbes des 3. Reiches und des Antisemitismus noch austragen muß, scheint diese psychoanalyseinterne kritische Auseinandersetzung und eine Annäherung an Forschungsergebnisse anderer Disziplinen besonders erschwert.

Jedenfalls ist an die Stelle des Streites zwischen Psychiatrie und Psychoanalyse eine respektvolle Distanz getreten, bei allerdings nur begrenzter Kooperation. Am intensivsten erscheint mir die Zusammenarbeit realisiert in der Weiterbildung für die Zusatzbezeichnung „Psychotherapie", die von den meisten jungen Psychiatern anvisiert und von Psychoanalytikern theoretisch und in der Supervision vermittelt wird. Die Institutionalisierung von Psychotherapie und Psychoanalyse an den Universitäten zu selbständigen Einheiten, hat beide auseinandergehen lassen, ja durchweg zu einer totalen Trennung im Hinblick auf die beobachteten Krankheitsgruppen und zu einer weitgehenden Spezialisierung in den Behandlungsmethoden geführt. Das wirkt sich negativ in beiden Disziplinen aus. In ihrer psychiatrischen Weiterbildung in den Kliniken fehlt vielen jungen Psychiatern die unmittelbare Erfahrung mit Neurosen und Psychosomatosen, mit Konfliktreaktionen und mit seelischen Reaktionsweisen auf körperliche Krankheiten, die später in ihrer Praxis bei der Mehrzahl ihrer Patienten vorzufinden sind. Andererseits fehlt vielen ärztlichen und psychologischen Psychoanalytikern, auch solchen, die weiterbildend als Psychiater auftreten, eine Erfahrungsgrundlage an psychiatrischen Erkrankungen, vor allem endogenen Depressionen, schizophrenen und schweren Persönlichkeitsstörungen.

Nicht nur in der Weiter- und Fortbildung, auch für die wissenschaftliche Entwicklung bringt die Trennung Probleme mit sich. Fallvorstellungen, theoretische und kasuistische Seminare, wie überhaupt interdisziplinäre Veranstaltungen, die in den 50er Jahren Psychiater und Psychoanalytiker in oft heftiger Kontroverse vereinigten, sind heute zur Ausnahme geworden. Die gemeinsame Aufgabe, sowohl den verstehenden und den sozialwissenschaftlichen Zugang zum Patienten zu vertreten und zugleich die wachsenden naturwissenschaftlichen und biologischen Erkenntnisse zu nutzen, wird kaum realisiert. Die unterschiedlichen Traditionen, gewachsenen Standorte und sich verfeinernde Methoden treten kaum miteinander in eine produktive Konkurrenz. Leicht geht aus dem Blick auch verloren, daß beide Traditionen die gleichen Instrumente in der Versorgung zu spielen haben. Eine der modernen Herausforderungen an beide Disziplinen, im Rahmen von Konsiliardiensten somatopsychische Zusammenhänge zu verfolgen, entsprechend den amerikanischen liaison services, ist ja nur von dem zu leisten, der sowohl psychiatrische Erfahrungen besitzt, wie auch psychoanalytische Kenntnisse in psychotherapeutische Interventionen umzusetzen vermag.

Kein Psychiater und kein Psychoanalytiker wird sich heute gerne in die altmodische Alternative von Somatiker oder Psychiker einreihen lassen, jeder wird Lippenbekenntnisse zum Ergänzungsverhältnis von Somato- und Psychogenese, somatischer Therapie und Psychotherapie leisten. Die jeweils herrschenden, im Hinblick auf die komplexen somato-psycho-somatischen Zusammenhänge eindimensionalen Krankheitsmodelle und die entsprechenden Forschungsmethoden verführen aber bei einseitiger klinischer Erfahrungsgrundlage zu einer für den Patienten gefährlichen Einengung. Es ist Aufgabe der Forschung, methodisch und begrifflich die Wirkung körperlicher Gegebenheiten und biologischer Daten auf die Affektivität und die kognitive Einstellung durchsichtig zu machen. In der gegenwärtigen Lage wie in der Entwicklungsgeschichte des Menschen muß die Wechselwirkung von Person und Situation beachtet werden. Es ist schwer für den Psychiater wie für den Psychoanalytiker sich im Spannungsfeld so unterschiedlicher Wirklichkeiten zu behaupten.

Die Psychiatrie hat heute neben ihrem naturwissenschaftlich-biologischen Standbein (z.B. in der Pharmakotherapie) weiter ihr psychopathologisches und ihr sozialpsychiatrisches Spielbein. Eine solche Ausfaltung in ihren Grundlagen, etwa als Neurophysiologie der kindlichen Entwicklung, als differenzierte experimentelle Ätiologieforschung bei Neurosen und eine praxisrelevante Therapieforschung hat die Psychoanalyse nicht. Sie ist noch auf Kennerschaft und Tradition ausgerichtet, wenn sie auch vorläufig ganz gut dabei lebt.

Bei Psychoanalytikern ist zu beobachten, daß eine letztlich doch psychogenetisch ausgerichtete Phantasie mit immer weiter in die Kindheit vordatierten Konstrukten über Umwelteinflüsse, „frühe Störungen", die Perspektive und vor allem die Ausbildung des Nachwuchses bestimmen. Die Mitgift an Besonderheiten des jeweiligen Patienten, die sein Erlebnisfeld und seine innere Lebensgeschichte von früh an bestimmt haben, geht aus der Sicht verloren. Solche ätiologischen Phantasien führen in der therapeutischen Ausrichtung in der Einzeltherapie wie auch vor allem in der Familientherapie heute häufig zu Schuldvorwürfen an die Familie und auch zu einer Überforderung der Patienten an Entwicklungsmöglichkeiten. Ich kann mir denken, daß ein entsprechend einseitig somatogen ausgerichteter Psychiater, der die situativen Einflüsse bei Ausbruch der Erkrankung und die Persönlichkeitsentwicklung im Vorfeld unterschätzt, zu einer Unterschätzung der Entwicklungsmöglichkeiten seines Patienten und einer Einengung der therapeutischen Initiativen kommen kann.

Es müßte im Jahre 1984 eigentlich nicht mehr betont werden, daß Psychotherapie nicht mehr mit der Behauptung Psychogenese steht und fällt, daß ätiologisch an die Stelle der linearen Kausalität eine zirkuläre Kausalität von Person und Situation getreten ist. Die methodische und begriffliche Durchdringung des Verhältnisses von Anlage und Umwelt in der Lebensgeschichte, aber auch die Gewichtung dieser Faktoren ist der Forschung als Aufgabe gegeben.

In einer Darstellung, die die Erkenntnisse moderner Erbforschungen in klinische Zusammenhänge einzuordnen versucht, hat Ernst (1984) kürzlich die plausible Formulierung gegeben, daß bei den meisten Neuroseformen wie bei den Psychosen die Art der psychischen Erkrankung überwiegend erbmäßig determiniert ist. Umwelteinflüsse sind bestimmend, ob diese Reaktionsbereitschaft stumm bleibt oder manifest wird; Psychotherapie, ob sie im weiteren Verlauf wieder in die Latenz tritt. Für den Analytiker wie für den Psychiater sind solche ätiologischen Konzepte in der therapeutischen Ausrichtung bedeutsam, sie bestimmen seine Phantasien und die therapeutischen Zielvorstellungen.

Auch für die Neurosen und abnormen Persönlichkeiten gilt, daß sich im Bezug auf Art der Störung und Zeitpunkt ihres Auftretens Verstehbares und Unverstehbares mischt. Ichschwache, in ihrem Selbstgefühl Schwankende, im Realitätsbezug Unsichere, heute gewöhnlich als Narzißtische oder Borderlinepersönlichkeiten beschriebene sind trotz aller Konstrukte und Behauptungen nicht als „frühe Störungen" aus bestimmten äußeren familiären Konstellationen abzuleiten. Die Problematik liegt in der Verarbeitung und Sinnentnahme des jeweiligen Patienten, in seiner Fähigkeit Gegensätze im Laufe der Entwicklung zu integrieren etc.

Was Abgrenzungstendenzen und methodischen Purismus betrifft, so waren in den 50er und 60er Jahren Psychiater wie von Baeyer, Tellenbach, Kisker und Blankenburg, um nur einige zu nennen, weniger behutsam. Von Baeyer (1966) hat vor 20 Jahren bei der Schizophrenie als komplementäre Komponente zur Endogenität eine Situagenie beschrieben, die sowohl die Leiblichkeit wie auch die Erlebnissphäre in der Erschütterung von Krise und Krankheit einbezieht. Die Wechselwirkung von gewachsener Persönlichkeit und sozialer wie innerer Situation waren das Forschungsthema. Von Baeyer hat damals die Verfeinerung und handliche Gestaltung eines situationsanalytischen Begriffsapparates gefordert. Ist ihm die Entwicklung seither gefolgt?

In der Psychiatrie herrschen heute objektivierende Suchmethoden mit Fragebogen, Taxonomien der Diagnostik und überindividuelle Auswertungen in der Therapie.

Diagnostische Verhaltensmerkmale, die additiv wie körperliche Meßwerte eingesetzt werden, beherrschen etwa im DSM III die Szene. Scheinbar objektive, aber höchst unterschiedliche, oft voneinander abhängige Merkmale, vor allem des beobachtbaren Verhaltens, werden in diesem neuen Diagnosemanual nebeneinandergestellt, die Gewichtung und Bedeutsamkeit einzelner Symptome tritt dabei ganz zurück. In anderen Untersuchungen werden faktische life events mit familiären emotionalen Belastungen summiert. Aus kasuistischer und biographischer Sicht muß man sich fragen, wohin das führen kann, wenn nicht die subjektive Bedeutsamkeit der Situation beachtet wird. Wie Kisker (1984) feststellte, besteht die Gefahr, daß heute nicht nur die biologische, sondern auch die sozialwissenschaftliche Forschung an dieselbe Leine einer strengen Verifikationsmethode gelegt wird. Psychologische und psychopathologische Forschung geschieht hier eben nicht aus der Kommunikation, im verbalen Austausch und im Verstehen des Kranken und in der Arzt-Patient-Beziehung. Solche Bedenken sind keine Bilderstürmerei dagegen, zu messen, was meßbar und zu zählen, was zählbar ist. Sie drücken nur die Sorge aus, daß die subjektive Bedeutsamkeit, das was der Patient zu sagen hat, dabei aus dem Blick schwindet.

Die Autorität methodischer Puristen ist bei der Psychoanalyse kaum geringer. Die Psychoanalytiker haben sich aus dem szientistischen Selbstmißverständnis (Habermas) herausgearbeitet und zu einer hermeneutischen Wissenschaftsmethode gemausert. Sie vergleichen die Psychoanalyse und die Arzt-Patient-Beziehung in der Therapie mit der tiefenhermeneutischen Auslegung und Deutung eines Sprachtextes. Es gehört nun schon zur Tradition in der Psychoanalyse, daß sie in ihrem theoretischen Selbstverständnis weit hinter ihrem therapeutischen Tun zurückbleibt. In der Reduktion des therapeutischen Prozesses auf eine Hermeneutik, wird der komplexe Prozeß der Psychotherapie erheblich reduziert. Indem die emotionale und letztlich auch leibliche Beziehung, die Berührung in der realen Begegnung aus dem Selbstverständnis des therapeutischen Prozesses ausgeklammert wird, erfährt Psychotherapie eine entscheidende Reduktion. Häufig sind es gerade die Krisen des psychotherapeutischen Zeremoniells, in denen sich Patient und Therapeut nicht mehr verstehen, die bisherige sprachliche Interaktion gesprengt wird und eine unmittelbare Begegnung und eine neue Abgrenzung erfolgt, die sich für den Patienten und seine Entwicklung fruchtbar erweisen.

In der psychotherapeutischen Versorgung gibt es gegenwärtig zwei Entwicklungsmöglichkeiten: Eine ist die der weiteren Spezialisierung und methodenorientierten Ausrichtung. Sie führt dazu, daß in der psychoanalytischen Praxis immer leichtere Fälle von Neurosen immer intensiver und länger behandelt werden. Es fehlt in der Praxis wie in der Ausbildung die Breite der klinischen Erfahrung und die Berührung mit den akuten und schwereren Krankheitsbildern. Die zweite Entwicklungsmöglichkeit, die eigentliche Herausforderung, liegt nicht im Bereich der klassischen neurotischen und psychosomatischen Krankheiten, sie ist in diffusen körperlichen Beschwerdebildern und in den seelischen Reaktionen auf schwere körperliche Erkrankungen sowie die intensiven diagnostischen und therapeutischen Eingriffe im Rahmen der modernen Medizin zu finden. Es sind Krankheitsformen, wie man sie nur in der vordersten Linie der ärztlichen Versorgung zu sehen bekommt. Der Allgemeinmediziner vor allem, aber auch der Kliniker in einem modernen Krankenhaus, hat es heute meist mit somatopsychosomatischen Krankheitszusammenhängen zu tun und muß, wie es im Grunde von jedem Arzt gefordert wird, in seinem methodischen Zugang und therapeutischen Zugriff unterschiedliche Wirklichkeitsebenen nebeneinander vertreten.

Seelische Auswirkungen körperlicher Krankheiten, psychosoziale Folgen gesellschaftlicher Krisen, Erlebnis- und Verhaltensformen von sozialen und psychischen Randgruppen treten immer mehr in den Mittelpunkt der eigentlichen Versorgungsaufgabe. Der praktische Arzt und die Ärzte anderer Fachgebiete fragen uns als Psychoanalytiker, was wir aus unserer Erfahrung und Sicht an gezielten Eingriffen und Hilfen geben können. Die Psychoanalyse hat die Balintgruppe hervorgebracht, die Pharmakopsychiatrie gibt dem Praktiker immer neue Benzodiazepinderivate in die Hand. Beide sind nur ein Tropfen auf den heißen Stein, sie reichen nicht aus, um die weitgestreuten Aufgaben einer patientenzentrierten Psychotherapie des Kranken in der Gesellschaft (Kisker 1984) zu bewältigen.

Patienten mit klassischen „funktionellen" neurotischen Störungen machen in unserer Klinik etwa 3% der Kranken in der Ambulanz aus. Die psychoanalytische Standardtechnik, wie sie heute dem psychoanalytischen Studenten vermittelt wird, ist im Äußeren und in den wichtigsten Begriffen – z.B. Übertragung; Regression; Abstinenz; Heilung durch mutative Deutungen – nicht wesentlich von dem theoretisch-wissenschaftlichen Selbstverständnis verschieden, das Freud praktizierte. Im Laufe der Jahre bin ich immer weniger von dem Gewicht der kognitiven Faktoren und einer heilsamen Wirkung der Deutung überzeugt, zumindest wenn der Patient nicht zugleich ermutigt, ja bedrängt wird, neue Lernschritte in seiner realen Lebenssituation zu wagen. Die psychoanalytische Ausbildung, die zeitlich immer länger und teurer wird, in ihrer Erfahrungsbasis immer schmaler, idealisiert noch die Standardtechnik, die lange, hochfrequente Behandlung. Sie geht immer weiter an den tatsächlich gegebenen Versorgungsaufgaben vorbei, trainiert eine kommunikativ schmale und einseitige Einstellung. Die Ausbildung muß, will sie der Herausforderung gerecht werden, die der Patient unserer Zeit bietet, praxeologisch experimentierend und variierend bereit sein, aus eigenen neuen Erfahrungen zu lernen.

Liegt nicht in den, in den letzten Jahrzehnten aufgekommenen neuen Therapieverfahren, vor allem in der Verhaltenstherapie und auch in der Gesprächstherapie eine berechtigte Kritik an der Einseitigkeit der Psychoanalyse, ein Anlaß für notwendige Erweiterungen der Theorie und Praxis? Gibt es nicht viele Hinweise auf den zu geringen wissenschaftlichen Grundumsatz der Psychoanalyse, ihre defensive Einstellung und eine zu schwache Tendenz, sich innerlich angesichts des sozialen Wandels und der fortschreitenden wissenschaftlichen Erkenntnisse zu erneuern? Ist die Sprachbarriere zwischen der psychoanalytischen Begriffswelt und den medizinischen, psychologischen und soziologischen Nachbardisziplinen ihr selbst nicht schädlich?

Die Einseitigkeit des theoretischen Selbstverständnisses und die Notwendigkeit einer Veränderung der psychotherapeutischen Praxis sind in den letzten Jahren durchaus auch von Psychoanalytikern registriert und verarbeitet worden. Im Hinblick auf die Therapie hat am deutlichsten Fürstenau (1977) die Notwendigkeit eines Perspektivenwechsels und einer neuen Praxeologie in der Psychoanalyse Ausdruck gegeben. Er spricht von einem Paradigmawechsel und fordert ein neues Repertoire von Einstellungen und Interventionen, die über die gleichschwebende Aufmerksamkeit und die Beschränkung auf Deutungen in der klassischen Psychoanalyse hinausgehen. Schon immer war für erfahrene Therapeuten deutlich, daß nicht nur ein großer Abstand, sondern eine ausgesprochene Diskrepanz zwischen der psychoanalytischen

Neurosentheorie und der Praxis der Psychotherapie besteht. Soweit sie nicht blind an methodenorientierten Einstellungen fixiert waren, tasteten sich Psychoanalytiker wie andere Psychotherapeuten in der Behandlungssituation an den Möglichkeiten ihrer Patienten und an unmittelbaren positiven und negativen Erfahrungen mit ihnen voran. Sie folgten mehr den Erfordernissen ihrer Patienten als den strengen Anweisungen der klassischen Behandlungstheorie.

Unter dem Begriff der strukturellen Ichstörung hat sich eine breitere Indikation für Psychotherapie mit neuen Formen therapeutischer Aktivität entwickelt. Fürstenau hat ein Repertoire von Einstellungen und Interventionen beschrieben. Als Deklaration oder Verschreibung hat er die Möglichkeit von aktiven Stellungnahmen des Therapeuten aufgezeigt, die den klassischen Rahmen sprengen. Es sind nicht etwa alles einfache Handlungsanweisungen, wenn solche Eingriffe als Verschreibungen auch vereinzelt auftauchen. In den Deklarationen vor allem werden angesichts der eingeengten verfälschten Wahrnehmung und Einstellung des Patienten neue Sichtweisen vertreten, die unter dem Begriff der stellvertretenden Übernahme von Ichfunktionen erfolgen. Sie sind vor allem auf ein besseres Verständnis der Behandlungssituation ausgerichtet und sollen dem Patienten zunächst im Rahmen der Behandlung eine neue Realitätsorientierung vermitteln, darüber hinaus in seiner gesamten gegenwärtigen Lebenssituation. Daß dabei der Therapeut und seine Einstellung als Vorbild übernommen wird, er zum Modell wird, ist hier ebenso unverkennbar wie die Tatsache, daß die reale Beziehung zu ihm wichtiger wird, als die Rekonstruktion der Vergangenheit und die Wiederholung in der Übertragung. Die Beziehung zu lerntheoretischen Therapien ist deutlich gegeben, wenn bei Fürstenau auch alles noch wenig konkret und auf hohem Abstraktionsniveau dargestellt ist. Es spiegelt sich hier jedenfalls die Erfahrung wider, daß nur wenige unserer Patienten allein aus einem neuen Verstehen als Ergebnis von Deutungsarbeit zu neuen Einstellungen finden können, wenn sie nicht in ihrer alltäglichen familiären und beruflichen Welt zu neuen Lernschritten und heilsamen Erfahrungen geführt werden.

Ist das nur für Psychoanalytiker wichtig? Die schwerer gestörten Patienten sind heute, wie erwähnt, vor allem beim Allgemeinpraktiker und bei den Nervenärzten zu finden, wenn auch häufig unter weichen somatischen und psychischen Diagnosen. Psychiater, die für die Zusatzbezeichnung „Psychotherapie" ausgebildet werden, lernen noch immer am Modell der klassischen Neurosen und Neurosentherapie. Die durch die strukturellen Ichstörungen aufgekommenen neuen therapeutischen Strategien werden dabei nicht ausreichend theoretisch reflektiert und in der Praxis vermittelt.

Psychiatrie und Psychoanalyse sind zwei Traditionen, die sich aus verschiedenen Erfahrungsbereichen und theoretischen Entwürfen historisch ausdifferenziert haben. Ihre Perspektive überschneidet sich aber nicht allein in der Ausrichtung auf die untersuchten und behandelten Formen der Krankheiten. Sie haben die Aufgabe gemeinsam, den verbalkommunikativen und verstehenden Zugang zum Patienten mit der distanzierten Beobachtung, die subjektive Erfahrung und Einfühlung in den Patienten mit der objektivierenden Einstellung therapeutisch und wissenschaftlich zu verbinden. Wenn die Psychoanalyse mehr die eine Seite, die Psychiatrie mehr die andere Perspektive betont, so muß in der Versorgung und in der auf sie gerichteten Weiterbildung immer wieder ein Miteinander beider Gesichtspunkte hergestellt werden. Und wenn die Trennung und Abgrenzung von Psychiatrie und Psychoanalyse als wissenschaftliche Disziplinen zunächst auch wohl bleiben wird und weiterhin fruchtbar sein kann, muß dieses Miteinander in der theoretischen Reflexion wie im ärztlich-therapeutischen Bereich immer wieder geleistet werden, letztlich zum Wohle des Patienten.

Literatur

Baeyer W v (1966) Situationen, Jetztsein, Psychose (Bemerkungen zum Problem der komplementären Situagenie endogener Psychosen). In: Baeyer W v, Griffith RM (eds) Conditio Humana. Erwin W. Strains on his 75th birthday. Springer, Berlin Heidelberg New York

Binswanger L (1955) Freud und die Verfassung der klinischen Psychiatrie. In: Binswanger L Ausgew. Vorträge und Aufsätze II. Franke, Bern

Ernst K (1984) Psychogene Entwicklungen: Verlauf, Heilung, Chronifizierung. In: Heimann H, Förster K Psychogene Reaktionen und Entwicklungen. Fischer, Stuttgart New York

Fürstenau P (1977) Die beiden Dimensionen des psychoanalytischen Umgangs mit strukturell ichgestörten Patienten. Psyche 31: 197 u. 361

Habermas J (1969) Erkenntnis und Interesse. Suhrkamp, Frankfurt

Kisker KP (1984) Psychiatrie in dieser Zeit. Vortrag auf der 100. Wanderversammlung Südwestdeutscher Neurologen und Psychiater. Baden-Baden am 17.6.1984

Der Beitrag der Biochemie zur Psychiatrischen Forschung und Therapie

P. C. Waldmeier

Einleitung

Vorstellungen über die Materie, aus welcher das Gehirn besteht, und welchen Änderungen sie während dessen Funktion unterworfen sein könnte, gab es natürlich schon früh in der Geschichte der Menschheit, und im weitesten Sinne ist das Konzept einer chemischen Ursache von Geisteskrankheiten wohl so alt wie die Geschichte der Medizin. Eine wichtige Voraussetzung jedoch, dieses Konzept systematisch zu analysieren und zu konkretisieren, nämlich eine genauere Kenntnis der chemischen Zusammensetzung des Hirns, wurde erst mit dem Entstehen und der Entwicklung der organischen Chemie und ihren analytischen Techniken geschaffen.

Geschichtlicher Hintergrund

Die Erforschung der chemischen Zusammensetzung des Hirns hat im 18. Jahrhundert mit der Beschreibung seiner anorganischen Bestandteile begonnen. Hirnmaterial wurde damals im wesentlichen als eine Art Fett oder Seife betrachtet; seine chemische Heterogenität wurde erst um die Wende zum 19. Jahrhundert erkannt. Das erste eigentliche Verzeichnis von Hirnbestandteilen stammt wohl aus dem Jahre 1811 vom französischen Forscher Vauquelin, der Hirnmaterial mittels Alkoholextraktionen und Fällungen mit Bleisalzen auftrennte und eine Bilanz erstellte. Seine „Fraktionen" bestanden aus Wasser, Salzen, organischen Materialien und Protein. Er fand auch „ungewöhnliche fettähnliche Substanzen", welche Phosphor enthielten, was wohl den ersten Hinweis in der Literatur auf zerebrale Phospholipide darstellt. Die erste Isolierung und Charakterisierung einer Reinsubstanz aus Hirngewebe gelang Gmelin 1826 mit dem Cholesterin. In der Mitte des 19. Jahrhunderts wurde dessen Identität mit dem Material von Gallensteinen erkannt, und gefunden, daß weiße Masse mehr Lipide enthält als graue. Milchsäure, Creatin, Inositol und Bernsteinsäure, deren Vorkommen im Muskel damals schon bekannt war, wurden als Bestandteile des Hirns identifiziert.

Couerbe setzte Vauquelin's Fraktionierungen fort und wendete seine Methode auch auf menschliches Hirnmaterial an. In seiner Arbeit von 1834 figuriert auch die erste vergleichende chemische Untersuchung an Hirnen von Gesunden und Geisteskranken, deren Resultat sich allerdings bald als falsch erwies: Couerbe behauptete, der Phosphorgehalt bei Schwachsinnigen sei geringer und derjenige bei Geisteskranken höher als bei gesunden Kontrollen.

Das Verhältnis der Psychiatrie
zu ihren Nachbardisziplinen
Herausgeber: H. Heimann, H. J. Gaertner

Der Vater der biochemischen Psychiatrie war wohl Thudichum, der 1884 schrieb, daß viele Formen von Geisteskrankheiten Auswirkungen auf das Gehirn von im Körper gebildeten Giften seien, so wie die Geistesverwirrung nach übermäßigem Genuß von Alkohol durch ein exogenes Gift verursacht werde. Thudichum befaßte sich mit der Isolierung und Charakterisierung von Hirnbestandteilen und unter seinem Einfluß wurde die damalige Neurochemie zu einer vorwiegend chemischen, statischen Wissenschaft mit wenig Bezug zur Physiologie.

In der zweiten Hälfte des 19. Jahrhunderts glaubten viele Forscher an eine ursächliche Beteiligung von Störungen des zerebralen Energiestoffwechsels bei verschiedenen Geisteskrankheiten, denen man anhand von Messungen der Phosphatkonzentration im Urin auf die Spur zu kommen hoffte. Dabei erkannten einige Autoren schon früh die Bedeutung einer standardisierten Diät. Versuche zur Messung des Hirnstoffwechsels verliefen weitgehend ergebnislos, hingegen wurden einige Erkenntnisse über die zerebrale Kontrolle des Körpermetabolismus gewonnen. Auch erste Ergebnisse bezüglich der hormonalen Kontrolle durch die Hypophyse fallen in diese Zeit.

Was die neuronale Reizübertragung angeht, war die Idee einer wichtigen Rolle chemischer Faktoren weit verbreitet. Obschon kaum eine detaillierte Vorstellung bestand, wie Nervenendigungen aussahen und mit ihren Zielorganen verbunden waren, wurde der Transfer von Materie als Mechanismus der Nervenwirkung angesehen. Die Hauptgründe für diese Annahmen bestanden hauptsächlich darin, daß natürliche und synthetische Stoffe zentrale Prozesse beeinflussen konnten, daß gewisse Substanzen imstande waren, abnorme Geisteszustände hervorzurufen, und die schon damals zur Kenntnis genommenen familiären Tendenzen bei der Schizophrenie und den affektiven Erkrankungen. Ein Fortschritt in dieser Richtung war erst möglich, als man sich nicht nur mehr für die Erstellung eines chemischen Inventars des Hirns interessierte, sondern versuchte, den Bestandteilen auch eine Funktion zuzuordnen. Dies aber setzte eine Einstellung und auch experimentelle Techniken voraus, welche erst im 20. Jahrhundert vorhanden waren (für eine detailliertere Übersicht siehe McIlwain 1958).

In den 20er Jahren des 20. Jahrhunderts begann das Zeitalter der ausgedehnten Studien der Nervenreizübertragung, der Funktion und des Metabolismus der Überträgerstoffe heraufzudämmern. Als Folge der zunehmenden Interesse für die Funktion endogener Substanzen verwischten sich auch zusehends die Grenzen zwischen der Biochemie und der Physiologie.

Die neurophysiologische Aktivität des Azetylcholins war seit der Jahrhundertwende bekannt und seine Transmitterrolle etwa seit den 20er Jahren. 1904 schlug Elliot vor, bei der Stimulation sympathischer Nerven würde Adrenalin freigesetzt. Löwi arbeitete in den 20er Jahren über die Acceleranssubstanz aus dem Froschherz, und Cannon begann eine Substanz zu studieren, die er Sympathin nannte. In den 30er Jahren kristallisierte sich die Identität der Acceleranssubstanz mit Adrenalin und des Symphathins mit Noradrenalin heraus, und es wurden die Grundsteine zur Aufklärung des Metabolismus und der Funktion der Katecholamine gelegt. Das Vorkommen von Histamin im Hirn wurde in den 40er Jahren entdeckt, und dasjenige von GABA 1950. Erspamer beschrieb 1940 das Vorkommen einer von ihm Enteramin genannten Substanz in der Magenschleimhaut, welche Anfang der 50er Jahre als Serotonin identifiziert wurde. Das Vorkommen im Hirn wurde 1953 berichtet (an der historischen Entwicklung interessierte Leser seien auf die folgenden Arbeiten verwiesen: Erspamer 1965; Lajtha 1970; Blaschko 1972). Das Zeitalter einer wahrscheinlich außerordentlich wichtigen Gruppe von Neurotransmittern oder -Hormonen, den Neuropeptiden, ist eben erst angebrochen.

Der Boom der „Neurosciences" im allgemeinen und der Neurochemie im speziellen begann nach dem 2. Weltkrieg. In der Neurochemie bildeten sich Schwerpunktgebiete: Zell- und Energiestoffwechsel, Neuroendokrinologie, und chemische Nervenreizübertragung und Metabolismus der Überträgerstoffe. Es ist wohl gerechtfertigt, zu sagen, daß das letztere Gebiet am intensivsten beforscht wurde (und wird), wozu wohl 2 Faktoren besonders beitrugen. Erstens standen bald geeignete biochemische Methoden wie auch radioaktiv markierte Substanzen zur Verfügung, und zweitens fand man rasch kreislauf- und zentralaktive Substanzen, welche offensichtlich diese Mechanismen beeinflußten. Dementsprechend bot sich dieses Teilgebiet der Neurobiochemie auch am meisten für die Untersuchung allfälliger biochemischer Ursachen oder Korrelate der psychiatrischen Erkrankungen an, wobei der Schizophrenie bevorzugte Aufmerksamkeit gewidmet wurde.

Ältere biochemische Hypothesen psychischer Erkrankungen

Ungezählte Parameter sind untersucht worden, angefangen von Bestimmungen von Enzymaktivitäten in Blutzellen über Messungen von Metaboliten biogener Amine oder Aminosäuren in Körperflüssigkeiten bis zu entsprechenden Untersuchungen oder auch Bindungsstudien in postmortem Hirnmaterial. Es ist sicher von einem gewissen Interesse, einige der zu ihrer Zeit aufsehenerregenden Befunde und Hypothesen kurz Revue passieren zu lassen.

Das Auftreten gewisser, an Symptome der Schizophrenie erinnernder, psychischer Veränderungen bei Anoxie ließ eine ursächliche Rolle von Störungen der zerebralen Durchblutung oder des Sauerstoffverbrauchs vermuten; die effektive Messung dieser Parameter nach der Entwicklung entsprechender Techniken bestätigte dies jedoch nicht.

Die Idee der „Selbstvergiftung" des Körpers mit endogen gebildeten Stoffen, an welche schon Thudichum glaubte, ist in verschiedenen Varianten immer wieder aufgetaucht. Berichte über abnorme Konzentrationen gewisser stickstoffhaltiger Substanzen – u.a. Hippursäure – im Urin von Schizophrenen, vermutlich infolge Verstopfung, führte zur Durchführung von Dickdarmresektionen in therapeutischer Absicht. Es wurde auch behauptet, im Blut und Urin von Schizophrenen käme Adrenochrom vor, ein Autoxidationsprodukt von Adrenalin, dem eine halluzinogene Wirkung zugeschrieben wurde, und das man deshalb für ein „Schizotoxin" hielt. Der Glaube an eine wichtige Rolle von Adrenochrom, zusammen mit der Transmethylierungshypothese in ihren verschiedenen Formen, liegt der orthomolekularen Hypothese der Schizophrenie und der darauf basierenden Megavitamintherapie zugrunde. Man gab hohe Dosen von Nikotinsäure in der Annahme, sie würde Methylgruppen abfangen und so die Bildung „toxischer" methylierter Substanzen verhindern. Mangels experimenteller Beweise, und weil sich anfängliche Berichte über sensationelle Therapieerfolge nicht bestätigten, wäre die Geschichte wohl bald den Weg alles Irdischen gegangen, hätte nicht 1968 eine Autorität wie Pauling postuliert, daß der allgemein angenommene Minimalbedarf an Vitaminen bei gewissen Personen nicht genüge, und daß dies zu psychischen Erkrankungen führen könne. Dies verlieh der orthomolekularen Therapie wieder Auftrieb, und nun wurde Schizophrenen nicht nur Nikotinsäure, sondern auch andere Vitamine und Spurenelemente in hohen Dosen und mit zweifelhaftem Erfolg verabreicht.

Heath et al. berichteten 1957, daß die Injektion von Taraxein, einer Proteinfraktion aus dem Serum von Schizophrenen, bei Freiwilligen schizophrene Symptome verursache. Es wurde angenommen, Taraxein hätte etwas mit Caeruloplasmin, einem kupferhaltigen Globulin mit Oxidaseaktivität, zu tun, von dem man glaubte, es sei im Blut von Schizophrenen erhöht und führe zu einer vermehrten Bildung von Adrenochrom. Nachdem gezeigt worden war, daß die vermeintliche Erhöhung der Oxidaseaktivität im Blut von Schizophrenen auf einen ernährungsbedingten Mangel an Ascorbinsäure zurückzuführen war, berichteten Heath et al., Taraxein sei jetzt „als spezifische Subfraktion des schizophrenen Gamma-G-Immunoglobulins charakterisiert", und verbanden es mit einer Autoimmunhypothese der Schizophrenie. Vereinzelte Versuche, diese Arbeiten zu reproduzieren, scheiterten, und die Hypothese wurde bald vergessen.

Eine andere Gruppe behauptete in den 60er Jahren, in Schizophrenen ein Plasmalipoprotein mit einer abnormalen Konformation gefunden zu haben, welches an Hühnererythrozyten die Tryptophanaufnahme und die Laktatbildung erhöhte. Sie glaubten, die abnormale Konformation und Aktivität würde durch ein anderes Protein aufgehoben, welches bei Schizophrenen fehle. Andere zeigten aber, daß die Veränderungen an Hühnererythrozyten nicht durch ein Lipoprotein, sondern aufgrund einer durch einen komplementabhängigen Antikörper ausgelösten Hämolyse zustande kamen; der Antikörper war in keiner Weise charakteristisch für Schizophrene.

Die Idee einer wichtigen Rolle fehlerhaft verlaufender Methylierungsprozesse bei der Schizophrenie tauchte in verschiedenen Varianten immer wieder auf. 1952 postulierte Harley-Mason, beeindruckt durch die Tatsache, daß viele Halluzinogene Methylgruppen enthielten, gewisse O-methylierte Katecholamine, insbesondere das 3,4-Dimethoxyphenylethylamin oder DIMPEA, könnten als „Schizotoxine" fungieren. Therapieversuche mit Niazin, dem man fälschlicherweise eine Methylgruppenfängerfunktion zuschrieb, verliefen nach anfänglichen Erfolgsberichten im Sand. Nach 1961 bekam die Hypothese erneuten Auftrieb, als bekannt und bestätigt wurde, daß Methionin allein oder in Kombination mit MAO-Hemmern bei Schizophrenen Schübe auslösen kann, und in Chromatogrammen des Urins von Schizophrenen der berühmte „pink spot" gefunden wurde. Die Substanz wurde zunächst als DIMPEA identifiziert, bevor sich zeigte, daß Metabolite von Phenothiazinen ähnlich gefärbte Flecken mit ähnlichen Retentionszeiten lieferten. Nun konzentrierte sich das Interesse auf methylierte Indole mit halluzinogenen Eigenschaften, wie Dimethyltryptamin, Bufotenin etc. Gewisse Autoren fanden auch solche Halluzinogene im Urin und Blut von Schizophrenen, dies konnte aber mit besseren Methoden nicht bestätigt werden. Eine Indolamin-N-Methyltransferase wurde im Hirn von Mensch und Tier gefunden, deren Aktivität jedoch sehr schwach war. Das Interesse erlahmte, als plötzlich 1972 ein neues Enzym in der Literatur auftauchte, das nicht S-Adenosylmethionin, sondern Methyltetrahydrofolat als Kofaktor benutzte und eine wesentlich höhere Aktivität zu haben schien. Bald kam auch hier das klägliche Ende: die Methylierungsreaktion mit Methyltetrahydrofolat als Methyldonor erwies sich als Artefakt. Wer jetzt glaubte, die

Methylierungshypothese sei jetzt endgültig vom Tisch, mußte sich Anfang dieses Jahres eines Besseren belehren lassen: Smythies (1984) postulierte einen grundlegenden Defekt von Transmethylierungsprozessen, von welchem über Phospholipidmethylierungen Membranprozesse allgemein und Rezeptorkupplungsprozesse und die Transmitterfreisetzung speziell, aber auch über Nukleinsäuremethylierungen Genexpressionsprozesse betroffen würden. Er führte Evidenz an, wonach dieser grundlegende Transmethylierungsprozeß bei Schizophrenen und Depressiven defizient und bei Manikern überaktiv sei, und wies auf verschiedene Berichte über eine antidepressive Wirkung von Adenosylmethionin hin.

Aufgrund von Befunden, wonach der ADP-induzierte Anstieg der Synthese von Prostaglandin-E_1 und die Stimulierbarkeit von Adenylzyklase durch letzteres in den Plättchen von Schizophrenen verringert seien, postulierte Horrobin 1977 eine Prostaglandindefizienz als Ursache der Schizophrenie. Die Evidenz war und blieb mager; der Mangel an Berichten über schizophreniforme Effekte von prostaglandinsynthesehemmenden Antiphlogistika spricht auch nicht besonders für die Hypothese. Andererseits hatte Feldberg ein Jahr zuvor schon vorgeschlagen, Schizophrenie sei die Folge eines Prostaglandin-E_1-Überschusses. Sein Hauptargument waren die katatonieähnlichen Zustände, die man in Tieren nach Injektion von PGE_1 in den CSF beobachtet hatte. Neuerdings wurden auch erhöhte PGE_1-Konzentrationen im CSF von Schizophrenen gefunden. Stark gegen diese Hypothese spricht allerdings die Unwirksamkeit von Parazetamol gegenüber schizophrenen Symptomen. (Übersichtsartikel zu diesem Abschnitt: Kety 1975; Ragheb u. Ban 1982)

Aktuelle Hypothesen

Außer diesen Hypothesen, welche kaum etwas von bleibendem Wert gebracht haben und meist von kurzer Lebensdauer waren, gibt es aber auch solche, die die Psychiatrie über längere Zeit nachhaltig und in vielfältiger Weise beeinflußt haben. So z. B. die Dopaminhypothese der Schizophrenie, welche 1963 von Carlsson und Lindquist aufgrund des Befundes postuliert wurde, daß antipsychotisch wirksame Substanzen in Tieren den zerebralen Dopaminumsatz steigerten, klinisch unwirksame Analoge hingegen nicht. Es würde zu weit führen, hier die ganze Evidenz aufzuführen, welche für eine wichtige Rolle des Dopamins bei der Schizophrenie spricht. Es muß aber klar gesehen werden, daß sie praktisch vollständig pharmakologischer Natur ist: Direkte biochemische Hinweise auf eine Hyper- oder Fehlfunktion dopaminerger Systeme bei Schizophrenen sind rar. Messungen der Konzentration des Dopaminmetaboliten Homovanillinsäure im CSF von Kranken, oder deren Akkumulation nach dem Säuretransporthemmer Probenezid, ergaben keine eindeutigen Hinweise auf einen veränderten Dopaminumsatz und damit auf eine veränderte neuronale Aktivität. Die u.a. auch von einem dopaminergen System gesteuerte Sekretion von Prolaktin, gemessen anhand dessen Plasmakonzentration und Anstieg nach Neuroleptika, war ebenfalls weitgehend normal. Post-mortem-Studien an Hirngewebe zeigten zwar eine Erhöhung der Anzahl von Dopamin-D_2-Rezeptoren; da ein solcher Effekt jedoch typischerweise bei Tieren nach chronischer Behandlung mit Neuroleptika auftritt, und kaum Hirne von unbehandelten Schizophrenen für solche Untersuchungen zur Verfügung standen, muß man annehmen, daß er eher mit der Behandlung als mit der

Krankheit zusammenhängt. In post-mortem-Untersuchungen der Konzentration von Dopamin und seinen Metaboliten in verschiedenen Hirnregionen wurden zwar gelegentlich kleine Dopaminerhöhungen insbesondere im Nucleus accumbens im limbischen System gefunden, aber insgesamt ergaben sich bis vor kurzem auch keine eindeutigen Hinweise auf eine Störung dopaminerger Systeme (Übersichtsartikel: Bowers 1980; Rodnight 1983). Letztes Jahr aber fand Reynolds (1983; siehe auch Mackay 1984) eine sehr deutliche Erhöhung der Dopaminkonzentration in den Amygdalae der linken Hemisphäre von Schizophrenen. Die rechte Seite war normal, und im Nucleus caudatus war weder eine Veränderung gegenüber Kontrollen noch eine Asymmetrie zu sehen. Der links-rechts-Unterschied war so klar, daß man hoffen darf, daß hier etwas wirklich Substantielles gefunden wurde. Ob es eine primäre Prädisposition widerspiegelt oder eine Folge relevanter pathologischer Vorgänge ist, ist zwar letztlich von großem Interesse, aber zum jetzigen Zeitpunkt von sekundärer Bedeutung. Wichtig ist zunächst eine Reproduktion des Ergebnisses und weitergehende Studien betreffend Dopaminmetaboliten und -Rezeptoren, aber auch hinsichtlich Veränderungen in anderen Transmittersystemen in dieser Region.

Der Befund ist auch besonders interessant im Zusammenhang mit einer Reihe von Hinweisen ganz anderer Art, welche ebenfalls auf eine Störung im linken Temporallappen deuten (s. u.a. Flor-Henry 1976). Wenn er sich bestätigt, eröffnen sich nicht nur neue Möglichkeiten in bezug auf das Studium der Ursache der Schizophrenie, sondern auch für die Entwicklung neuer und besserer Medikamente. Es ist z.B. bekannt, daß elektrische Stimulation der Amygdala (Kindling) bei Tieren nicht nur epileptische Anfälle, sondern auch charakteristische Verhaltensänderungen hervorruft (Post et al. 1982). Stimulation im ventralen Tegmentum, dem Ursprungsort dopaminerger Bahnen, welche u.a. auch in die Amygdala ziehen, verursacht bei Katzen Verhaltensänderungen, die an psychotisches Verhalten erinnern, soweit man dies bei Tieren beurteilen kann, und diese sind eindeutig von einer intakten dopaminergen Innervation abhängig (Stevens u. Livermore 1978).

So viele biochemische Hypothesen der Schizophrenie es auch gegeben hat, so wenige gibt es merkwürdigerweise bezüglich der Depression. Vor den Monoaminhypothesen (Schildkraut 1965; Lapin u. Oxenkrug 1969) scheint ein Vakuum geherrscht zu haben. In „The chemical basis of clinical psychiatry" aus dem Jahre 1960 schreiben Hoffer u. Osmond diesbezüglich: „Campbell (1953) in his extensive und scholarly review of the aetiology of manic-depressive illness, repeatedly emphasizes the importance of the autonomic nervous system, but he and the authors whom he quotes do not suggest anything very specific. It is curious that there seems to be an absence of biochemical hypotheses in this regard in spite of much evidence that many authors by implication believe in such hypotheses."

Angesichts dessen erstaunt es nicht, daß die ersten biochemischen Hypothesen der affektiven Erkrankungen nicht anhand von biochemischen Befunden aufgestellt wurden, sondern in erster Linie aufgrund der pharmakologischen Eigenschaften und biochemischen Wirkungen der damals gerade eingeführten ersten Antidepressiva und einiger Substanzen wie Reserpin und α-Methyldopa, von denen eine depressogene Wirkung bei gewissen damit behandelten Hochdruckpatienten berichtet wurde. Diese Monoaminhypothesen boten nun Ansatzpunkte zu biochemischen Studien an Depressiven: Klare Veränderungen des Metabolismus oder der Funktion biogener Amine hätten die Hypothese gestützt, deren Fehlen sie verworfen. Der Einfluß der Monoaminhypothesen auf Therapie und Erforschung der Depression reichte jedoch und reicht immer noch weit darüber hinaus, indem sie über die letzten 20 Jahre die Basis für die Entwicklung neuer Antidepressiva bildeten, und in den nächsten Jahren immer noch bilden werden.

Die Untersuchungen der Konzentration von biogenen Aminen und ihren Metaboliten in Körperflüssigkeiten von Patienten wie übrigens auch das Studium von Rezeptorfunktionen anhand neuroendokriner oder kardiovaskulärer Parameter konnte bisher die Monoaminhypothesen weder bestätigen noch verwerfen. Das bedeutet, daß nichts Klares und Einfaches, aber auch nicht nichts herausgekommen ist. Als sicher gelten kann, daß man anhand von Messungen von Metaboliten von biogenen Aminen in Körperflüssigkeiten per se einen Depressiven nicht von einem Normalen unterscheiden kann. Hingegen stimmen mehrere Gruppen darin überein, daß bipolare Depressive weniger 3-Methoxy-4-Hydroxyphenylglykol (MHPG) ausscheiden als unipolare oder Gesunde (s. z.B. Muscettola et al. 1984). Ob eine niedrige basale Ausscheidung von MHPG ein gutes Ansprechen auf vorwiegend die Noradrenalinwiederaufnahme hemmende Antidepressiva, eine höhere basale MHPG-Ausscheidung jedoch eine bessere Wirkung von mehr serotoninaufnahmehemmenden Substanzen voraussagen kann, wie ursprünglich von Beckmann u. Goodwin (1975) berichtet, muß zumindest als noch offen gelten. Den etwa 10 Studien, in denen ein solcher Zusammenhang gefunden wurde, stehen etwa gleichviel negative gegenüber (s. Kelwala et al. 1983). Niedrige Liquorkonzentrationen des Serotoninmetaboliten 5-Hydroxyindolessigsäure (5-HIAA) werden mit gutem Ansprechen auf Zimeldin und Clomipramin assoziiert, welche vorwiegend die Serotoninaufnahme hemmen; bei Amitriptylin allerdings, das letztere Eigenschaft neben der Noradrenalinaufnahmehemmung auch besitzt, sollen Patienten mit höherer Liquorkonzentration von 5-HIAA besser ansprechen. Die Resultate einiger Studien scheinen anzudeuten, daß als Folge erfolgreicher Behandlung mit Antidepressiva die MHPG-Konzentrationen zu einem mittleren Wert hin konvergieren, d.h. man fand einen Anstieg bei Patienten mit niedrigen Ausgangswerten und eine Senkung bei jenen mit hohen Ausgangswerten. Infolge der mit solchen Studien verbundenen Unsicherheitsfaktoren ist es schwierig abzuschätzen, ob bei den negativen Studien etwaige vorhandene Unterschiede in den durch andere Variablen verursachten Streuung untergegangen, oder ob sie in den positiven Studien durch Kumulation der Effekte solcher Variablen vorgetäuscht worden sind.

Studien von Rezeptorfunktionen bei Depressiven mit verschiedenen Techniken haben Hinweise für eine verringerte Empfindlichkeit postsynaptischer α_2-noradrenerger Rezeptoren und eine reduzierte serotonerge Übertragung geliefert. Präsynaptische α_2-Rezeptoren scheinen im Verlaufe und als Folge der Behandlung mit Antidepressiva an Empfindlichkeit zu verlieren. (Für Übersichten siehe Kelwala et al. 1983; Siever et al. 1983.)

Problematik biochemischer Untersuchungen an psychisch Kranken

Angesichts der vielfältigen technischen, methodischen und konzeptuellen Probleme, mit welchen humanbiochemische Untersuchungen an psychisch Kranken behaftet sind, darf es nicht wundern, daß wir uns mit der Überprüfung der aktuellen

Hypothesen psychischer Erkrankungen schwer tun. Die elementarste Voraussetzung ist eine spezifische, reproduzierbare und genügend genaue Technik; dies kann nicht genügend betont werden. Es kann mit Sicherheit angenommen werden, daß bei vielen früheren Untersuchungen – hoffentlich ist dies heute weniger der Fall – die Methodik nicht über alle Zweifel erhaben war; die entsprechenden Ergebnisse sind nicht nur wertlos, sondern verwirren nur das an sich schon genügend komplizierte Bild zusätzlich. Leider ist es nur in relativ krassen Fällen und mit einiger Erfahrung möglich, aus einer publizierten Arbeit auf Mängel in der Technik zu schließen.

Das geht schon besser bei den methodischen oder Studien-Design-Problemen, welche für die Untersucher allerdings aus den verschiedensten Gründen oft nur unvollkommen in den Griff zu kriegen sind. Daß sorgfältige Diagnose und Auswahl der Patienten von größter Wichtigkeit sind, ist selbstverständlich; auch unter optimalen Verhältnissen verbleibt noch genügend Heterogenität im Patientengut. Ein weiteres wesentliches Problem liegt in Unterschieden der Behandlung im weitesten Sinn inklusive Umweltbedingungen zwischen der Testgruppe und den Kontrollen. Emotionaler Streß und physische Aktivität beeinflussen biochemische Parameter in ausgeprägtem Maße. Es ist deshalb wichtig, sich über diesbezügliche Unterschiede in den Untersuchungsgruppen und ihre etwaigen Auswirkungen auf die Ergebnisse Gedanken zu machen. Ein weiterer ernstzunehmender Faktor besteht in der Vorgeschichte bezüglich medikamentöser Vorbehandlung: einerseits sind die vielerorts praktizierten Auswaschphasen von 3–7 Tagen ungenügend, und andererseits kann eine jahrelange medikamentöse Behandlung adaptative Veränderungen hervorrufen, welche auch nach adäquater Auswaschphase persistieren. Ich möchte in diesem Zusammenhang nur an die Diskussion über die Bedeutung der erhöhten Dopaminrezeptorenzahl in post-mortem-Hirngewebe von Schizophrenen erinnern, welche für die einen gewichtige Evidenz für die Dopaminhypothese darstellt und für andere nur die Folge jahrelanger Neuroleptikabehandlung ist.

Was das Konzept betrifft, über den Vergleich biochemischer Parameter bei Gesunden und Kranken Hinweise auf die Ursache der Erkrankungen finden zu wollen, müssen folgende Punkte bedacht werden: Erstens ist es trotz der Gemeinsamkeiten in der Symptomatologie z.B. depressiver oder schizophrener Patienten sehr unwahrscheinlich, daß diese homogene Gruppen mit einheitlichen Ursachen darstellen. Sogar wenn dem so wäre, und wenn wirklich eine Störung in einem oder mehreren Transmittersystemen bestünde, welche sich in Veränderungen des Metabolismus oder der Rezeptorfunktionen von Überträgersubstanzen im Hirn äußern würde, so bedeutet dies zweitens noch lange nicht, daß man dies unter den beschränkten Voraussetzungen solcher Studien auch finden kann. Schließlich stehen außer der Möglichkeit der Abschätzung der Aktivität der Rezeptoren gewisser Teilsysteme über die Beeinflussung neuroendokriner Parameter nur Metabolitenmessungen in Körperflüssigkeiten und Studien der Enzym- und Rezeptoraktivität in Blutzellen zur Verfügung. Man kann nicht voraussetzen, daß sich Störungen zerebraler Enzyme oder Rezeptoren in ihren Pendants in Blutzellen widerspiegeln. Was die Metabolitenstudien angeht, so stammt ein nur vage bekannter Anteil aus dem Hirn, der eher größere Rest aber aus der Peripherie, und man steht vor der Aufgabe, eine Veränderung in einem Teilsegment aus einem Ganzen von beträchtlicher Variabilität herauszufischen. Schlimmer noch sieht es aus, wenn man die Möglichkeit in Betracht zieht, daß eine solche Störung nur in einem Hirngebiet lokalisiert ist.

Es ist nicht der Sinn dieses Abschnitts, biochemische Untersuchungen an psychisch Kranken im vornherein als zwecklos zu erklären, sondern einerseits auf mögliche Ursachen von Artefakten und andererseits auf die Möglichkeit hinzuweisen, daß charakteristische Veränderungen aufgrund der Grobheit des Rasters nicht erfaßt werden könnten.

Ausblick

Aufgrund des heutigen Wissensstandes muß man annehmen, daß vielfältige und an verschiedenen Orten im Gehirn lokalisierte biochemische Störungen in ähnlicher Symptomatik konvergieren können. Kein Transmittersystem im Hirn ist losgelöst von anderen, und Änderungen in der Funktion des einen ziehen Anpassungen bei den anderen nach sich. Dies kann u.a. bedeuten, daß Fehlfunktionen eines Systems bis zu einem gewissen Grad ausgeglichen werden können, indem ein oder mehrere damit in Wechselwirkung stehende Systeme ihre Aktivität kompensatorisch verändern. Je nach Qualität oder Ausmaß der Störung werden sie (oder eines davon) so weit aus der Mittellage abgedrängt, daß die Funktion des Gesamtsystems nicht ganz korrigiert oder sogar zusätzlich und auf andere Weise beeinträchtigt wird. Wenn diese Vorstellung richtig ist, heißt das aber, daß man eine Fehlfunktion eines neuronalen Systems auch angehen kann, indem man in einem benachbarten Transmittersystem pharmakologisch eingreift, um über kompensatorische Mechanismen eine Korrektur zu erreichen.

In diesem Sinne muß man z.B. aus der antidepressiven Wirkung von der noradrenergen Übertragung fördernder Substanzen eben nicht schließen, die primäre Störung liege im noradrenergen System selbst. Vielmehr könnten noradrenerge Neuronen an einer schalttechnisch wichtigen Stelle liegen, und um zu kompensieren, in der Depression weit aus ihrer Normallage gedrängt werden. In diesem Falle kann man Veränderungen des Noradrenalinmetabolismus und/oder der Rezeptorenfunktion erwarten, wenn auch möglicherweise nicht der Basalwerte, so doch in der Dynamik, d.h. im Ausmaß und der Geschwindigkeit der Reaktion auf eine pharmakologische Intervention. Die Neuroendokrinologen haben bereits derartige Versuche unternommen, z.B. die Messung der Wachstumshormonausschüttung nach Clonidin (s. Siever et al. 1983). In bezug auf den Noradrenalinmetabolismus ist aber in dieser Beziehung wenig getan worden.

Eine andere Möglichkeit, die antidepressive Wirkung von die noradrenerge Übertragung fördernden Substanzen zu erklären, besteht in der Annahme, noradrenerge Neuronen stellten einen strategisch besonders günstigen Angriffspunkt dar, um Störungen in anderen Systemen über Gleichgewichtsverschiebungen zu beeinflussen. In diesem Falle müßte man nicht a priori erwarten, beim unbehandelten Patienten Veränderungen im Noradrenalinmetabolismus oder in der Rezeptorenfunktion finden zu können.

Selbstverständlich kann man diese Art Überlegungen auch auf andere neuronale Systeme anwenden, deren Beeinflussung sich bei der Behandlung der Depression als nützlich erwiesen hat, z.B. das dopaminerge, das serotonerge, und vielleicht auch das cholinerge. Ebenfalls kann man die Rolle des Dopamins bei der Schizophrenie in diesem Lichte betrachten.

Für die Suche nach neuen und besseren Medikamenten ergeben sich aus dieser Sicht zwei Ansatzpunkte: Erstens sollte man versuchen, andere und noch günstigere Interventionspunkte bzw. Transmittersysteme zu identifizieren; dies bedingt aber relevante und z.Zt. noch nicht existierende Tierverhaltensmodelle für die entsprechenden Krankheiten und muß aus heutiger Sicht leider noch mit der Taube auf dem Dach verglichen werden. Der Spatz in der Hand besteht wohl darin, daß man zweitens versucht, Präparate zu entwickeln, welche zwei oder mehrere der vermuteten günstigen Eigenschaften besitzen, in der Hoffnung, daß dies zu einem Synergismus im therapeutischen Sinne führt. Es bedeutet eine Abkehr vom Trend der letzten Jahre, immer spezifischere Substanzen zu suchen, der uns zwar viele pharmakologische Erkenntnisse, aber letztlich keine besseren Medikamente gebracht hat.

In künftigen biochemischen Untersuchungen an psychiatrischen Patienten sollte man das Gewicht vermehrt auf das Studium der Dynamik der neuronalen Systeme und nicht nur auf ihre Gleichgewichtslage legen. Was Katecholamine betrifft, zeichnet sich sogar die Möglichkeit ab, die Aktivität zentraler Systeme zu studieren; es ist kürzlich gezeigt worden, daß der periphere Beitrag von desaminierten Katecholaminmetaboliten im Plasma mit Hilfe eines nicht hirngängigen Monoaminoxidasehemmers weitgehend unterdrückt werden kann (Swann et al. 1980). Mehr noch, die neuesten Entwicklungen auf dem Gebiet der Positronenemissionstomographie lassen hoffen, daß man bald einmal Metabolismus und Rezeptoraktivität verschiedener Überträgerstoffe in vivo im Hirn von Kranken regional untersuchen kann. Kürzlich konnten die dopaminergen Bahnen bei Affen (Garnett et al. 1983b) und Menschen (Garnett et al. 1983a) unter Verwendung von ^{18}F-markiertem DOPA sichtbar gemacht werden, und es konnte eine einseitige Abnahme der Akkumulation dieser Substanz in Putamen und Caudatum von Patienten mit Hemiparkinsonismus gezeigt werden (Garnett et al. 1984). In vivo Dopaminrezeptorbindungsstudien am Menschen mit einem ^{11}C-markierten Spiperonanalogen sind auch schon berichtet worden (Wagner et al. 1983, 1984). Entsprechende Untersuchungen an Serotonin-, Opiat- und Benzodiazepinrezeptoren sind in Vorbereitung oder im Gang (Phelps 1984).

Die Frage, ob das lange Festhalten an der Dopaminhypothese der Schizophrenie und den Monoaminhypothesen der Depression damit zusammenhängt, daß sie der Wahrheit irgendwie in die Nähe kommen, oder ob es nur Ausdruck der Hilflosigkeit gegenüber der Komplexität der Aufgabe ist, die Ursachen psychischer Erkrankungen zu ergründen, wird wohl noch eine Weile ihrer Antwort harren müssen. Gelohnt hat es sich auf alle Fälle, weil diese Hypothesen die Motivation gegeben haben, die Funktion der betreffenden neuronalen Systeme intensiv zu studieren. Dies hat zu einer Akkumulation an Wissen und zur Entwicklung von Techniken geführt, wovon auch dann profitiert werden kann, wenn sich die Hypothesen letztlich als falsch erweisen sollten.

Literatur

Blaschko H (1972) Catecholamines 1922–1971 (Chap.1). In: Eichler O, Farah A, Herken H, Welch AD (eds) Handb. exp. Pharmakol., Band XXXIII. Berlin, Springer pp 1–15

Beckmann H, Goodwin FK (1975) Antidepressant response to tricyclics and urinary MHPG in unipolar patients: clinical response to imipramine or amitriptyline. Arch gen Psychiat 32: 17–21

Bowers MB (1980) Biochemical processes in schizophrenia: an update. Schizophrenia Bull 6: 393–430

Campbell JD (1953) Manic-depressive disease. Lippincott JB, Philadelphia

Carlsson A, Lindquist M (1963) Effect of chlorpromazine and haloperidol on formation of 3-methoxytyramine and normetanephrine in mouse brain. Acta Pharmacol Toxicol 20: 140–144

Erspamer V (ed) (1965) Handb. exp. Pharmacol. Band XIX. Springer, Berlin

Flor-Henry P (1976) Lateralized temporal-limbic dysfunction und psychopathology. Ann N Y Acad Sci 280: 777–795

Garnett ES, Firnau G, Nahmias C, Lang AE, Ballinger McMaster J (1984) Intracerebral and quantitative measurement of intracerebral dopamine metabolism in health and disease. Clin Neuropharmacol 7 (Suppl.1): 530–531 (S 290)

Garnett ES, Firnau G, Nahmias C (1983) Dopamine visualized in the basal ganglia of living man. Nature 305: 137–138

Garnett S, Firnau G, Nahmias C, Chirakal R (1983) Striatal dopamine metabolism in living monkeys examined by positron emission tomography. Brain Res: 280: 169–171

Hoffer A, Osmond H (1960) The chemical basis of clinical psychiatry. Thomas ChC, Springfield Ill

Horrobin DF (1977) Schizophrenia as a prostaglandin deficiency disease. Lancet I: 936–937

Kelwala S, Jones D, Sitaram N (1983) Monoamine metabolites as predictors of antidepressant response: a critique. Prog Neuro Psychopharmacol & Biol Psychiat 7: 229–240

Kety SS (1975) Biochemistry of the major psychoses (Chap.2.7). In: Freedman AM, Kaplan HI, Sadock BJ (eds) Comprehensive textbook of psychiatry. Williams & Wilkins, Baltimore pp 178–187

Lapin IP, Oxenkrug GF (1969) Intensification of the central serotonergic processes as a possible determinant of the thymoleptic effort. Lancet I: 132–136

Lajtha A (ed) (1970) Handb. of Neurochemistry. Plenum Press, New York

Mackay AV (1984) High dopamine in the left amygdala. Trends in Neurosci 7: 107–108

McIlwain H (1958) Chemical contributions, especially from the nineteenth century, to knowledge of the brain and its functioning. In: Poynter FN (ed) The brain and its functions. Blackwell Scientific Publications, Oxford, pp 167–186

Muscettola G, Potter WZ, Pickar D, Goodwin, FK (1984) Urinary 3-methoxy-4-hydroxyphenylglycol and major affective disorders. Arch gen Psychiat 41: 337–342

Pauling L (1968) Orthomolecular psychiatry. Science 160: 265–271

Phelps ME (1984) Principles of biochemical assays with positron CT. Clin Neuropharmacol 7 (Suppl 1): 520–521 (S 285)

Post RM, Uhde TW, Ballenger JC, Bunney WE (1982) Carbamazepine, temporal lobe epilepsy, and manic-depressive illness. In: Koella WP, Trimble MR (eds) Temporal lobe epilepsy, mania, and schizophrenia and the limbic system. Karger, Basel, pp 117–156

Ragheb M, Ban TA (1982) Prostaglandins and schizophrenia: a review. Prog Neuro Psychopharmacol Biol Psychiat 6: 87–93

Reynolds GP (1983) Increased concentrations and lateral asymmetry of amygdala dopamine in schizophrenia. Nature 305: 527–529

Rodnight R (1983) Schizophrenia: some current approaches. J Neurochem 41: 12–21

Schildkraut JJ (1965) The catecholamine hypothesis of affective disorders: A review of supporting evidence. Amer J Psychiat 122: 509–522

Siever LJ, Uhde TW, Jimerson DC, Kafka MS, Lake CR, Targum S, Murphy DL (1983) Clinical studies of monoamine receptors in the affective disorders and receptor changes with antidepressant treatment. Prog Neuro Psychopharmacol Biol Psychiat 7: 249–261

Smythies JR (1984) The transmethylation hypotheses of schizophrenia reevaluated. Trends in Neurosci 7: 45–47

Stevens JR, Livermore A (1978) Kindling of the mesolimbic dopamine system: animal model of psychosis. Neurology 28: 36–46

Swann AC, Maas JW, Hattox SE, Landis H (1980) Catecholamine metabolites in human plasma as indices of brain function: effects of debrisoquin. Life Sci 27: 1857–1862

Wagner HN, Burns HD, Dannals RF, et al. (1983) Imaging dopamine receptors in the human brain by positron tomography. Science 221: 1264–1266

Wagner HN, Wong DF, Dannals RF, et al. (1984) Effect of age on dopamine receptors in the human brain. Clin Neuropharmacol 7 (Suppl 1): 540–541 (S 296)

Klinischer Nutzen psychoneuroendokrinologischer Untersuchungen[1]

F. Holsboer

Einleitung

Lange vor der Entdeckung der Psychopharmaka erhoffte man durch die Erforschung hormoneller Vorgänge Grundlagen für die gesunde psychische Entwicklung zu finden. Der Schweizer Psychiater Manfred Bleuler definierte 1954 die Aufgaben dieses Forschungsgebietes, das er in Anlehnung an Laignel-Lavastine „endokrinologische Psychiatrie“ nannte. Er verstand darunter die Lehre von den Zusammenhängen zwischen endokrinologischen und psychischen Krankheitserscheinungen. Besonders hervorzuheben ist, daß Bleuler die Hypothese überprüfen wollte, ob psychopathologische und endokrinologische Auffälligkeiten verschiedene Seiten ein und desselben Lebensvorganges sind, oder ob sie sich gegenseitig beeinflussen. In engem Zusammenhang mit diesen ätiologisch ausgerichteten Fragen stand der Wunsch, die aus der endokrinologisch-psychiatrischen Forschung gewonnenen Erfahrungen klinisch umzusetzen. Man erwartete zu dieser Zeit Kenntnisse darüber zu erlangen, „ob und wie sich die Persönlichkeit und ihre Störungen durch das Endokrinium treffende Behandlungen beeinflussen lassen und umgekehrt“. Die Hypothese, vom Endokrinium aus die Psyche und von der Psyche aus das Endokrinium zu beeinflussen, erweckte große therapeutische Hoffnungen. Man glaubte bald, mit Hilfe von Hormontherapien manisch-depressive Patienten, Schizophrenie, Epilepsie, Neurosen, Psychopathien und andere psychische Erkrankungen heilen zu können. Auch hoffte man, die Reifung des Gesunden lenken und sein Altern verzögern zu können. Die Folge der Begeisterung für die neue Fachrichtung waren verschiedenste Hormonkuren, Drüsenimplantationen und Kastrationen, bei denen klinische Erfolge selten, der angerichtete Schaden aber häufig war. Die großen Fortschritte der Psychopharmakologie haben die endokrinologische Psychiatrie schließlich ganz in den Hintergrund gedrängt.

Zwei Entwicklungen belebten das Interesse an der Wechselwirkung zwischen psychiatrischen Erkrankungen und hormonellen Funktionsabläufen neu. Einmal ermöglichten die Fortschritte der analytischen Chemie die Messung kleinster Hormonmengen in Harn, Blut und Liquor. Zum anderen lieferte die Neuroendokrinologie Hinweise darauf, wonach die gleichen Neurotransmitter und Modulatoren, deren gestörte Regulation wir für die Genese der Depression und Schizophrenie für relevant

1 Einige der zitierten Arbeiten des Autors wurden durch die Unterstützung der Deutschen Forschungsgemeinschaft (Ho – 940 1/1) ermöglicht.

Das Verhältnis der Psychiatrie
zu ihren Nachbardisziplinen
Herausgeber: H. Heimann, H. J. Gaertner

halten, auch an der Neuroregulation der hormonellen Sekretion beteiligt sind. Diese Transmittersysteme werden auch durch Psychopharmaka beeinflußt, die ihrerseits wieder Einfluß auf die hormonelle Sekretion nehmen. Diese Neuentwicklung führt die ursprünglich definierten Ziele der endokrinologischen Psychiatrie fort. Allerdings liegt der Schwerpunkt der Psychoneuroendokrinologie heute weniger bei ihren therapeutischen Möglichkeiten, als in dem Versuch, mit Hilfe endokrinologischer Parameter die Pathogenese psychischer Erkrankungen zu verstehen und psychiatrische Krankheitsbilder zu charakterisieren (Matussek 1978; Holsboer u. Benkert 1985).

Möglichkeiten und Grenzen der Psychoneuroendokrinologie sollen im folgenden an einigen Beispielen aus der Depressionsforschung aufgezeigt werden.

Endokrinologische Funktionstests bei depressiven Patienten

Der Thyreotropin-Releasing-Hormone-(TRH)-Test

TRH ist ein Tripeptid, das auf Hypophysenebene Thyreotropin (TSH) stimuliert. Die unmittelbar nach intravenöser Applikation von 200–500 μg TRH meßbare TSH-Sekretion ist in der überwiegenden Zahl von Untersuchungen an Patienten mit Depression niedriger als bei altersgleichen gesunden Kontrollpersonen (Übersicht: Loosen u. Prange 1982). In Abhängigkeit von der applizierten TRH-Dosis, der laboranalytischen Methode und den Kriterien, nach denen eine TSH-Antwort vermindert ist, variiert die Häufigkeit, ein abnormales TRH-Test-Ergebnis bei depressiven Patienten zu finden. Ein maximal meßbarer TSH-Wert von weniger als 5 μU/ml über dem Ausgangswert findet sich bei etwa 25–30% aller untersuchten Patienten mit einer Depression, sofern diese nicht Folge einer anderen psychischen oder körperlichen Erkrankung ist. Die verminderte TSH-Ausschüttung nach TRH während einer depressiven Erkrankung normalisiert sich in der Mehrzahl der Fälle nach klinischer Remission. Es gibt allerdings einige Untersuchungen, die ein Persistieren der verminderten TSH-Antwort nach TRH auch im erkrankungsfreien Intervall beobachteten. Von einigen Arbeitsgruppen wurde die Hypothese aufgestellt, wiederholt durchgeführte TRH-Tests ließen sich verlaufsprädiktiv verwerten. Langer et al. (1984) zeigten, daß kein einfacher zeitlicher Zusammenhang zwischen verminderter TSH-Antwort nach TRH und Psychopathologie besteht. So kann eine TSH-Unterdrückung trotz klinischer Remission weiter beobachtbar sein, wobei die Wahrscheinlichkeit für einen klinischen Rückfall bei Fortbestehen der verminderten TSH-Stimulierbarkeit größer ist. Umgekehrt soll die Normalisierung einer verminderten TSH-Sekretion als Hinweis für eine bevorstehende klinische Remission angesehen werden können. Es gibt auch einige Versuche, den TRH-Test als diagnostisches Hilfsmittel einzusetzen (Gold et al. 1980; Extein et al. 1982). Allerdings fehlen ausreichend große kontrollierte Studien zur nosologischen Anwendung des TRH-Test. Fest steht jedoch, daß eine verminderte TSH-Antwort nach TRH sich nicht nur bei Patienten mit einer depressiven Erkrankung, sondern auch bei solchen mit Anorexia nervosa, Manie oder Alkoholismus findet. Bei schizophrenen Patienten dagegen scheint eine TSH-Unterdrückung seltener zu sein.

Wie Loosen u. Prange (1982) zusammenstellten, gibt es eine Reihe von Störfaktoren, die zu verminderter TSH-Sekretion führen können. Hierzu gehören

Unterernährung, Einnahme von Glukokortikoiden, erhöhte Plasmakonzentration von Schilddrüsenhormonen und Niereninsuffizienz. Besondere Beachtung verdient hierbei der Zusammenhang zwischen der Aktivität der Hypophysen-Nebennierenrinden-Achse und der TRH-stimulierbaren TSH-Sekretion. Bei exogener Zufuhr von Glukokortikoiden ist die TSH-Antwort ebenso vermindert, wie bei Patienten mit Morbus Cushing (Re et al. 1976). Da auch bei depressiven Patienten sehr oft die Kortisolsekretion erhöht ist, muß geprüft werden, ob die verminderte TSH-Antwort nach TRH nicht die Folge gesteigerter Nebennierenrindenaktivität ist. Diese Vermutung wurde auch von Loosen u. Prange (1982) geäußert. Demgegenüber fand sich bei einem Vergleich der Dexamethason-Suppressions-Test (DST)- und TRH-Test-Ergebnisse bei den gleichen Patienten, daß nur 30% in beiden Tests abnormale Werte zeigten (Extein et al. 1981). Bei dieser Untersuchung wurde aber nicht ausreichend beachtet, daß ein pathologischer DST nicht identisch mit Kortisolhypersekretion ist (Holsboer et al. 1984a). Eigene Untersuchungen, in denen der TRH-Test 12 Stunden nach Vorstimulation der Hypophysen-Nebennierenrinden-Achse durch Kortikotropin-Releasing-Faktor durchgeführt wurde, führt bei gesunden Probanden zu verminderter TSH-Antwort nach TRH. Zwischen der Kortisolsekretion während der TRH-Stimulation und der gleichzeitigen TSH-Sekretion fanden wir eine inverse Beziehung (Holsboer et al. 1985a). Beide Befunde sprechen dafür, daß zwischen der Sekretion von TSH und der von ACTH und Kortisol ein Zusammenhang besteht und daß beide endokrine Achsen nicht als voneinander unabhängig betrachtet werden dürfen.

Abgesehen von der Möglichkeit, wonach die TSH-Antwort durch die Kortisolsekretion moduliert wird, existieren noch andere Hypothesen über die Ursache verminderter TSH-Sekretion nach TRH. Loosen u. Prange (1982) schließen aus, daß eine verminderte Zirkulation von Trijodthyronin (T_3) und Thyroxin (T_4) hierfür verantwortlich ist, und vermuten, daß erhöhte endogene Sekretion von TRH die thyreotropen Zellen der Hypophyse unempfindlicher macht. Dies stimmt mit der Beobachtung überein, wonach wiederholte Anwendung von TRH allmählich zu immer niedrigerer TSH-Sekretion führt (Winokur et al. 1984). Die neuroendokrinologische Kontrolle des hypothalamischen TRH ist komplex (Morley 1981). Noradrenalin soll stimulatorisch und Serotonin inhibitorisch auf die TRH-Sekretion wirken. Von besonderem Interesse ist der Befund, wobei nach Dopamingabe ebenfalls eine verminderte TRH-induzierte TSH-Sekretion beobachtbar ist. Daraus wurde die Hypothese abgeleitet, daß bei depressiven Patienten mit TSH-Unterdrückung möglicherweise vermehrte zentrale dopaminerge Neurotransmission eine pathogenetische Rolle spielen könnte. Sofern gezeigt werden kann, daß diese Dysregulation auch ätiologisch wichtig ist, sollten solche Patienten dann gut auf Neuroleptika ansprechen. Die Überprüfung dieser Hypothese könnte Aufschluß darüber liefern, ob ein TRH-Testergebnis möglicherweise eine Entscheidungshilfe bei der Pharmakotherapie depressiver Erkrankungen sein kann.

Eine andere Ursache für die TSH-Unterdrückung könnte das gestörte Wechselspiel mit anderen zentralen Neuropeptiden und Steroidhormonen sein. Ausgehend von dieser Hypothese verglichen wir die durch CRF induzierbare Kortikotropin (ACTH)-Sekretion mit der TSH-Antwort nach TRH und beobachteten dabei, daß zwischen beiden Hypophysenhormonstimulationen eine positive Korrelation besteht (Holsboer et al. 1985a). Da CRF auch Somatostatin stimuliert und dieses neben dem Wachstumshormon auch die TSH-Sekretion inhibiert, überprüfen wir zur Zeit die

Hypothese, ob eine erhöhte CRF-Aktivität der pathologische Mechanismus sowohl für die supprimierte TSH-Antwort nach TRH, die verminderte HGH-Antwort nach Insulin oder Clonidin, als auch für die Kortisolhypersekretion bei depressiven Patienten ist.

Überaktivität der Hypophysen-Nebennierenrinden-Achse und der Dexamethason-Suppressions-Test (DST)

Untersuchungen zwischen 1960 und 1970 wiesen übereinstimmend darauf hin, daß depressive Patienten vermehrt Harnsteroide ausscheiden. Später konnte gezeigt werden, daß diesem Befund eine erhöhte Aktivität der Hypophysen-Nebennierenrinden-Achse zugrunde liegt (Übersicht: Sachar 1975). Ähnlich wie beim Cushing-Syndrom läßt sich diese Hypersekretion von ACTH und Kortikosteroiden bei vielen depressiven Patienten durch das synthetische Glukokortikoid Dexamethason nicht unter einen definierten Referenzwert supprimieren. Vor allem von amerikanischen Autoren (s. Tabelle 1) wurde Mitte der 70er Jahre postuliert, nur diejenigen Patienten, die klinisch als endogen depressiv diagnostiziert werden, zeigten erhöhte Kortisolplasmakonzentration nach Dexamethason. Diese Hypothese war aufsehenerregend, da die Möglichkeit einer psychiatrischen Diagnosenvalidierung durch einen Labortest – abgesehen von stoffwechselbedingten Schwachsinnsformen – völlig neu war.

Diagnostische Validität des DST

Aus der Zusammenstellung einiger repräsentativer Studien zur diagnostischen Validität des DST (Tabelle 1) geht hervor, daß hinsichtlich seiner Spezifität für die Diagnose „endogene Depression" unterschiedliche Auffassungen existieren. Verschiedene Ursachen können für diese Diskrepanz verantwortlich sein. Neben den unten diskutierten medizinischen und technischen Störfaktoren müssen vor allem die Unsicherheiten im diagnostischen Prozeß, der sich auf klinische Merkmale stützt, betont werden. Die zunehmende Akzeptanz von operationalisierten und skalierten Diagnostikmanualen hat bis jetzt das Problem diagnostischer Varianz zwischen verschiedenen Untersuchern nicht lösen können. In allen Validierungsstudien zum DST wurden diagnostische Zuordnungen als unabhängige Variable vorgegeben und anschließend die Verteilung pathologischer DST-Ergebnisse auf diagnostische Kategorien analysiert. Da die unabhängige Variable (Diagnose) aber selbst mit erheblicher Varianz belastet ist (Bech et al. 1983), kann deren Validierung mit einem Labortest kaum gelingen. Von Kritikern des DST als diagnostisches Hilfsmittel werden Befunde zitiert, wonach sich pathologische Testergebnisse ebenfalls sowohl bei Patienten mit Anorexia und Bulimia nervosa, als auch bei solchen mit schizoaffektiven Psychosen und Manie finden. Während bei Anorexia nervosa ein pathologisches DST-Ergebnis auch durch akuten Gewichtsverlust zustande gekommen sein kann, ist das Vorkommen bei Patienten mit Bulimia ungeklärt und mag als Hinweis für eine biologische Verwandtschaft zwischen endogener Depression und Erkrankungen des Eßverhaltens interpretiert werden (Cantwell et al. 1977). Ähnlich ist die Situation bei Patienten mit Manie und oder schizoaffektiver Psychose, für die ebenfalls eine der endogenen Depression ähnliche Ätiologie diskutiert werden kann. Bei schizophrenen Patienten finden sich wesentlich seltener pathologische DST-Ergebnisse. Dies wird durch die Studie von Dewan et al. (1982) nicht widerlegt, da deren angewandte Labortechnik

Tabelle 1. Zusammenstellung der Ergebnisse einiger repräsentativer Studien zur diagnostischen Validität des DST

	mg Dex	Vergleichspopulationen				Empfindlichkeit	Spezifität
		endogene Depression	nicht-endogene Depression	nicht-depressive psych. Pat.	gesunde Kontrollpersonen		
Brown et al., 1979	1 oder 2	20	–	29	–	40	100
Holsboer et al., 1980	2	59	43	–	–	24	86
Carroll et al., 1981	1 oder 2	215	100	53	70	43	96
Berger et al., 1982	1,5	44	23	26	–	39	84
Rush et al., 1982	1 oder 2	32	38	–	–	41	95
Peselow et al., 1983	1	53	36	–	–	25	81
Stokes et al., 1984	1	94	–	–	77	29	90
Evans u. Nemeroff, 1984	1	105	36	–	–	65	86

Tabelle 2. Empfindlichkeit und Spezifität diagnostischer Test

Test	Empfindlichkeit	+	Spezifität	=	Gesamt
Körperliche Untersuchung bei					
Hepatomegalie	50		47		97
BD, EKG, Rö-Thorax bei Hochdruck	40		59		99
DST für endogene Depression					
RDC	39		85		124
ICD–9	40		87		127
DEX-korrigiert:*					
RDC	35		91		126
ICD–9	36		94		130
EEG im anfallsfreien Intervall					
für Epilepsie	52		96		148
Plasma CEA für kolorektales CA	72		80		152
EKG für Li-Herzhypertrophie	58		97		155

Vergleich der Empfindlichkeit und der diagnostischen Spezifität einiger Laboruntersuchungsinstrumente verschiedener medizinischer Fachrichtungen. *DEX-korrigiert bedeutet, daß diejenigen Kortisolwerte nach Dexamethasongabe nicht in die Analyse einbezogen wurden, bei denen die Dexamethasonplasmakonzentration zu niedrig (d.h. kleiner 2000 pg/ml um 8.00 h) war.

(fluorimetrische Bestimmung von Kortisol) den niedrigen Referenzwert von 50 ng/ml nicht rechtfertigt.

Zusammenfassend muß zum jetzigen Stand der Diskussion über die diagnostische Validität des DST festgestellt werden, daß die hohen Erwartungen, nosologische Konzepte durch diesen Funktionstest zu validieren, nicht erfüllt wurden. Aufgrund neuerer Untersuchungsergebnisse den DST als unspezifisches Epiphänomen abzutun, wäre jetzt ebenso unkritisch, wie es vor Jahren voreilig war, den DST als „Bluttest für die endogene Depression“ zu propagieren. Vergleichen wir den DST mit etablierten Laboruntersuchungen in anderen Fachdisziplinen, dann läßt sich sein Stellenwert in der Psychiatrie realistischer abschätzen (s. Tabelle 2). Einige Autoren wiesen darauf hin, daß der prädiktive Wert eines pathologischen DST-Ergebnisses für die Diagnose „Depression“ wesentlich von der Häufigkeit der Erkrankung in der untersuchten Population (Prävalenz) abhängt (Galen 1983; Baldessarini et al. 1983; Holsboer 1985). Die Zusammenstellung in Tabelle 3 zeigt, daß der DST, selbst bei der Annahme sehr günstiger Testeigenschaften, nicht als „screening“-Methode geeignet ist und nur in Einrichtungen mit hoher Prävalenz für depressive Erkrankungen klinisch sinnvoll ist.

Der DST als Verlaufsprädiktor

In vielen Bereichen der Medizin ist die Möglichkeit, mit Hilfe eines objektiven Laborparameters die Therapie zu überwachen, klinische Routine geworden. Da pathologische DST-Ergebnisse zustandsabhängig sind, d.h. fast ausschließlich während einer depressiven Phase auftreten, untersuchten wir, welcher Zusammenhang zwischen klinischer Remission und Normalisierung eines initial pathologischen DST besteht. Dabei beobachteten wir eine schrittweise Abnahme der Kortisolwerte nach DST parallel zur klinischen Besserung (Holsboer et al. 1982a). Die Normalisierung

Tabelle 3. Einfluß der Prävalenz für endogene Depression (ICD–9) auf den prädiktiven Wert des DST unter der Annahme einer Empfindlichkeit von 36% und einer diagnostischen Spezifität von 95%

Prävalenz der Erkrankung endogene Depression %	Prädiktiver Wert eines positiven DST für die Diagnose endogene Depression %	
10	36	} ambulante Praxis
20	56	
30	68	} Nervenklinik
40	77	
50	83	
60	88	} Psychiatrische Universitätsklinik
70	92	
80	95	} Depressionsforschungseinrichtung
90	98	

des DST-Ergebnisses geht dabei zumeist der vollständigen klinischen Remission etwa 2–3 Wochen voraus. In einigen Fällen beobachteten wir ferner, daß ein Persistieren pathologischer DST-Ergebnisse oder erneute DST-Nichtsuppression nach vorübergehender Normalisierung ein erhöhtes Rückfallrisiko anzeigt (Holsboer et al. 1982a, 1983a). Auch von anderen Untersuchern wird über die Anwendung des DST als Verlaufsparameter berichtet (Greden et al. 1983; Georgotas 1984). Eingeschränkt wird diese Anwendung durch die eigentliche Schwäche des DST, nämlich seine geringe Empfindlichkeit, die je nach Wahl der oralen Dosis, des Referenzwertes und der Zahl der Blutabnahmen nach Gabe von Dexamethason zwischen 30–60% schwankt. Durch gleichzeitige Messung mehrerer Glukokortikosteroide läßt sich die Empfindlichkeit des Tests für die verlaufsprädiktive Anwendung des DST steigern (Holsboer et al. 1982b,c, 1983b, 1984b; Wilens et al. 1984). Einige neuere Arbeiten diskutieren, ob das DST-Ergebnis ein Hinweis für das therapeutische Ansprechen auf Schlafentzugstherapie (Nashralla u. Coryell 1982; King et al. 1982; Trachsler et al. 1985) sein könnte. Auch die von Beckmann et al. (1984) und Brown et al. (1979) unterschiedlich diskutierte Möglichkeit, wonach ein DST-Ergebnis das Ansprechen auf spezifische Antidepressiva vorhersagen könnte, wird in Zukunft weiter geklärt werden müssen.

Medizinische und technische Störfaktoren des DST

Der DST wird bei psychiatrischen Patienten mit einer niedrigen Dosis von 1–2 mg durchgeführt und ist daher anfällig für medizinische und technische Störfaktoren (s. Abb.1). Besonderes Interesse rief der Einfluß von akutem Gewichtsverlust auf das DST-Ergebnis hervor, da einmal experimenteller Gewichtsverlust bei Kontrollpersonen zu pathologischem DST führen kann (Berger et al. 1983), zum anderen Appetit- und Gewichtsverlust oftmals Begleitsymptome des depressiven Syndroms sind. Es ist bekannt, daß die Kortisolsekretion altersabhängig zunimmt und auch DST-Ergebnis-

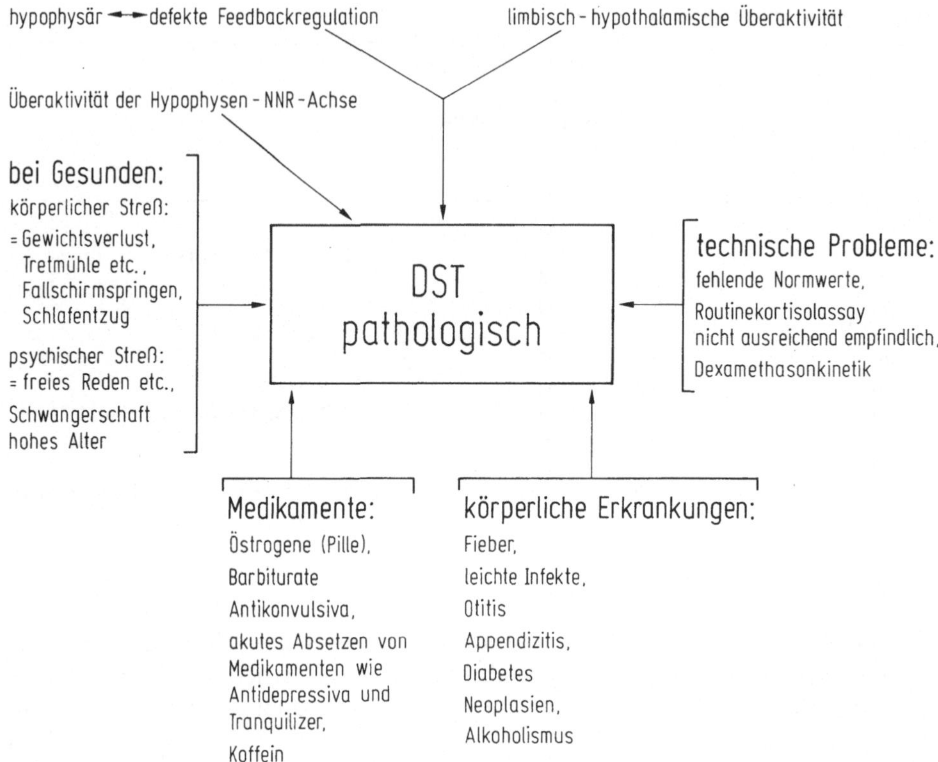

Abb.1. Physiologische, medizinische und technische Faktoren, die zu pathologischen DST-Ergebnissen führen können

se bei älteren Patienten häufiger pathologisch sind als bei jüngeren. Verlaufsbeobachtungen zeigten allerdings, daß DST-Nichtsuppression nicht allein auf Gewichtsverlust zurückgeführt werden kann (Holsboer et al. 1984c; Gerken et al. 1985). Vielmehr wurde die Hypothese aufgestellt, daß erhöhte Sekretion von CRF im zentralen Nervensystem einerseits zu Hypersekretion von ACTH und Kortisol führt, darüberhinaus aber wegen seiner zentralen und von der Peripherie unabhängigen Wirkung auch zu Appetitverlust und nachfolgendem Gewichtsverlust führen kann (Holsboer et al. 1984c).

Der Einfluß der Pharmakokinetik von Dexamethason wird unterschiedlich bewertet. Während Carroll et al. (1980) und Rubin et al. (1980) anhand kleiner Fallzahlen die Möglichkeit ausschlossen, das DST-Ergebnis könne durch die Pharmakokinetik der Testsubstanz beeinflußt werden, berichteten wir erstmals, daß die Dexamethasonplasmakonzentration bei Patienten mit pathologischem DST-Ergebnis niedriger ist als bei DST-Suppressoren (Holsboer 1983; Holsboer et al. 1984b). Dieser Befund wurde auch von anderen Untersuchern repliziert (Berger et al. 1984; Johnson et al. 1984; Arana et al. 1984). Interessanterweise ist dieser Unterschied in der Plasmadexamethasonkonzentration nach klinischer Remission und Normalisierung im DST nicht mehr zu beobachten (Holsboer et al. 1985a im Druck). Dabei ist bemerkenswert, daß die Berücksichtigung der Plasmadexamethasonkonzentration die diagnostische Präzision für die Diagnose endogene Depression zu verbessern scheint (s. Tabelle 2). Alle bislang vorliegenden Studien zum Einfluß der Dexamethasonpharmakokinetik auf den DST analysierten die Testsubstanz 9–17 h nach oraler Applikation. Da die pharmakodynamische Wirkung (ACTH-Suppression auf Hypophysenebene) von der Bioverfügbarkeit und Bindung von Dexamethason an den kortikotrophen Zellen des Hypophysenvorderlappens in den ersten Stunden nach Applikation abhängt, und Dexamethason eine Halbwertszeit von 2.0–6.5 h besitzt, wäre es voreilig, aus den vorliegenden Daten den Schluß zu ziehen, ein DST-Ergebnis wäre im wesentlichen durch Resorption und Metabolismus der Testsubstanz bestimmt. Bisherige Untersuchungen zur Dexamethasonkinetik in der früheren Biophase zeigen allerdings, daß die Halbwertszeit bei DST-Nichtsuppression deutlich niedriger ist als bei Suppression (Holsboer et al. im Druck). Demnach scheint die Frage nach der Rolle der Dexamethasonbioverfügbarkeit für die Weiterführung der Arbeiten am DST vordringlich zu sein.

Physiologisches Modell des DST

Von jedem Labortest ist zu fordern, daß er in enger Beziehung zur Pathophysiologie der zu charakterisierenden Erkrankung steht. Dies ist für einen biologischen Marker in der Psychiatrie besonders schwierig, da die den psychiatrischen Erkrankungen zugrundeliegenden pathogenetischen Faktoren weitgehend unbekannt sind. In der Depressionsforschung vermutet man, daß neuronale Transmissionsvorgänge in limbischen und supralimbischen Strukturen gestört sind, und daß sich diese Störungen auch in benachbarte hypothalamische Areale ausbreiten. Im Falle der Hypophysen-Nebennierenrinden-Aktivität wäre vor allem der Nucleus paraventricularis betroffen, wo CRF synthetisiert wird und durch das Pfortadersystem den spezifischen ACTH-sezernierenden Zellen des Hypophysenvorderlappens zugeführt wird. ACTH stimuliert an den Zellen der Nebennierenrinden verschiedene Enzyme, was schließlich zu vermehrter Biosynthese und Sekretion von Kortisol und anderen Kortikosteroiden führt. Kortisol und Kortikosteron hemmen sowohl zentral als auch auf Hypophysenebene weitere ACTH-Freisetzung (negative Rückkopplung). In diesen von der zirkulierenden Glukokortikoidkonzentration abhängigen Rückkopplungsmechanismus greift Dexamethason ein. Wie ein Vergleich zwischen Kortisolsekretion und DST-Ergebnissen zeigt, ist der DST vor allem ein Test zur Überprüfung des Rückkopplungsmechanismus und weniger ein „screening"-Test für Hypersekretion (Asnis et al. 1981; Holsboer et al. 1984a). Wir verglichen die Kortikosteroid- und ACTH-Sekretion nach exogener Gabe von CRF mit der Glukokortikoidkonzentration nach Stimulation mit synthetischem ACTH und Suppression nach Dexamethason bei depressiven Patienten (Holsboer et al. 1984d,e; 1985b im Druck). Dabei fanden sich keine signifikanten Korrelationen, was die Hypothese stützt, daß periphere Mechanismen, wie Überempfindlichkeit der Hypophyse oder Nebennierenrinde gegenüber spezifischen Stimuli (CRF oder ACTH) nicht für die mangelnde Supprimierbarkeit nach Dexamethason verantwortlich sind. In einer weiteren Untersuchung verglichen wir die basale Kortisolsekretion mit der ACTH- und Kortisolantwort nach Stimulation durch CRF (Holsboer et al. 1984f). Dabei war die ACTH-Sekretion bei depressiven Patienten niedriger als bei Kontrollpersonen, während sich die Kortisolsekretion bei beiden Vergleichsgruppen nicht unterschied. Daraus leitet sich folgendes Funktionsmodell für Kortisolhypersekretion bei depressiven Patienten ab: Durch Dysregulation in hypothalamischen und höheren Arealen kommt es zu vermehrter Sekretion von Neuropeptiden, die an den ACTH-sezernierenden Hypophysenvorderlappenzellen stimulierend wirken. Durch erhöhte ACTH-Sekretion werden die Nebennierenrindenzellen zu vermehrter Sekretion von Kortikosteroiden angeregt. Zugleich kommt es durch persistierende ACTH-Stimulation zu funktionaler Hyperplasie der Nebennierenrindenzellen, da ACTH nicht nur die Biosynthese von Kortikosteroiden induziert, sondern auch ein trophisches Hormon ist. Als Folge wird nach längerer erhöhter ACTH-Exposition die Nebennierenrinde empfindlicher, so daß kleinere ACTH-Mengen bei depressiven Patienten ausreichen, um eine normale Kortisolantwort hervorzurufen. Weiterhin ist bei depressiven Patienten mit Dexamethason-Nichtsuppression die Kortisol- und Kortikosteronausschüttung nach exogener Gabe von synthetischem ACTH größer (Gerken u. Holsboer im Druck).

Wir überprüften, ob erhöhte CRF-Sekretion allein für die Dexamethason-Nichtsuppression verantwortlich ist. Bei gesunden Kontrollpersonen mit adäquater Kortisolsuppression nach Dexamethason versuchten wir, diese durch CRF-Infusion zu durchbrechen (Bardeleben et al. 1985). Dabei stellten wir fest, daß CRFF, selbst nach Applikation supraphysiologischer Dosen, nicht in der Lage ist, solche Plasmakortisolkonzentrationen zu provozieren, wie sie bei depressiven Patienten nach DST oft gesehen werden. Auch Vasopressin, das vor der Entdeckung von CRF lange Zeit für das ACTH freisetzende Hormon gehalten wurde, vermochte nicht die Dexamethasonsuppression von Kortisol aufzuheben. In einer plazebokontrollierten Studie konnten wir zeigen, daß durch Applikation von CRF während einer Vasopressininfusion die Kortisol-Plasma-Konzentration trotz Dexamethasonvorbehandlung ähnlich hohe Werte erreichte, wie bei depressiven Patienten nach DST (Bardeleben et al. 1985). Dieser Befund unterstreicht die Komplexität der Mechanismen, die der Kortisolhypersekretion und DST-Nichtsuppression bei depressiven Patienten zugrunde liegt. Nicht nur Vasopressin, sondern auch andere Modulatoren sind an der CRF-induzierten ACTH-Sekretion beteiligt. Zu beachten ist dabei, daß Neurotransmitter zentral (N. paraventricularis) und peripher (Hypophysenvorderlappen) unterschiedlich wirken können. So inhibieren Adrenalin und Noradrenalin am CRF-sezernierenden Neuron im Hypothalamus dessen Freisetzung, auf Hypophysenebene aber stimulieren diese Katecholamine die ACTH-Sekretion (Mezey et al. 1984; Labrie et al. 1984).

Pharmakoendokrinologie

Von Neuroleptika ist bekannt, daß sie mit wenigen Ausnahmen in der Lage sind, die Prolaktinsekretion zu erhöhen (Sachar 1978). Auch zahlreiche Antidepressiva haben einen Einfluß auf die hormonelle Sekretion (Laakmann u. Benkert 1978). So werden nach Gabe von trizyklischen Antidepressiva wie Imipramin, Amitriptylin oder Desmethylimipramin, oft vermehrt Prolaktin, Wachstumshormon und Kortisol ausgeschüttet. Die pharmakoendokrinologische Forschung versucht nun, über die Beeinflussung der Hormonsekretion durch spezifische Psychopharmaka, Informatio-

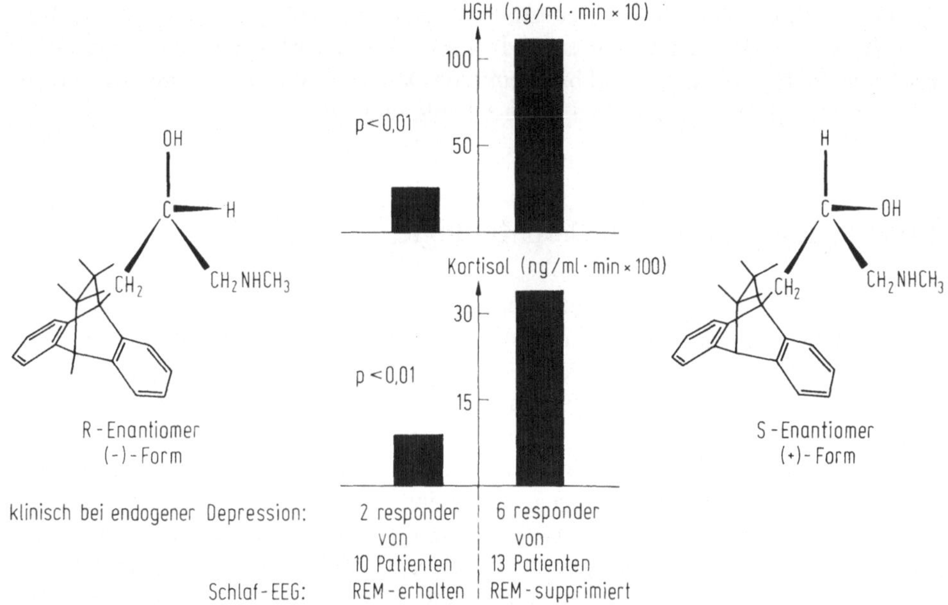

Abb.2. Auf der linken Seite ist die Strukturformel des R-Enantiomer von Hydroxymaprotilin abgebildet, das sich von den S-Enantiomeren (rechte Bildhälfte) durch die räumliche Anordnung der vier Liganden, am gesondert dargestellten Kohlenstoffatom unterscheidet. Die nach oraler Applikation (75 mg) des S-Enantiomers induzierte Kortisol- und HGH-Sekretion ist größer als die korrespondierenden Hormonwerte nach Gabe des R-Enantiomers (siehe Bildmitte). Im Schlaf-EEG führt nur das S-Enantiomer zur ausgeprägten Suppression des REM-Schlafs, während das R-Enantiomer die Schlafarchitektur nicht wesentlich beeinflußt. Vorläufigen Pilotstudien zufolge unterscheiden sich die beiden Substanzen auch in ihrer antidepressiven Wirksamkeit. Während unter Therapie mit den S-Enantiomeren 6 von 13 Patienten mit endogener Depression gut ansprachen, war die Erfolgsrate mit 2 Therapierespondern von insgesamt 10 Patienten bei den R-Enantiomeren deutlich geringer.

nen über deren Wirkungsmechanismus zu erhalten (Checkley 1980), um auf diesem Wege möglicherweise auch deren klinische Eigenschaften abschätzen zu können.

Hierzu ein Beispiel: Wir verglichen die antidepressive Wirkung zweier Substanzen (CGP 12103 und CGP 12104), deren einziger Unterschied in der räumlichen Konfiguration vier ungleicher Liganden an einem Kohlenstoffatom liegt (s. Abb.2).

Hieraus ergibt sich physikalisch-chemisch eine gegensätzliche Drehung des polarisierten Lichts (optische Aktivität), pharmakologisch vermag nur das eine der beiden Stereoisomere (S-Enantiomer) die Noradrenalinwiederaufnahme in die präsynaptische Nervenendigung zu hemmen (Waldmeier et al. 1982). Interessanterweise bewirkte das S-Enantiomer nach oraler Applikation eine wesentlich ausgeprägtere Kortisol- und Wachstumshormonsekretion als das R-Enantiomer. Im klinischen Vergleich an 23 Patienten mit endogener Depression war die endokrinologisch aktivere Substanz der wenig aktiven überlegen. Weiterhin war nur die endokrinologisch aktivere und klinisch wirksamere Substanz in der Lage, im Schlaf-EEG den Rapid-Eye-Movement (REM)-Schlaf zu supprimieren. Diese REM-suppressive Eigenschaft ist den meisten klinisch wirksamen Antidepressiva gemeinsam. Auch wenn es nicht erlaubt ist, aus pharmakoendokrinologischen Untersuchungsergebnissen auf den klinisch relevanten Wirkmechanismus zu schließen, so kann solch ein Befund doch von Nutzen sein. Möglicherweise sind wir eines Tages in der Lage, durch endokrinologische, neurophysiologische und biochemische Daten das Wirkprofil einer psychotropen Substanz präziser anzugeben als dies heute möglich ist.

Endokrinologie und Psychopathologie

Wohl keine andere Nachbardisziplin der Psychiatrie wurde so intensiv mit psychopathologischem Datenmaterial konfontriert wie die Endokrinologie. Die Ausbeute war eher enttäuschend. Alles was wir heute sagen können ist, daß die Wahrscheinlichkeit, einen pathologischen Hormonwert zu finden um so größer ist, je schwerer das psychiatrische Krankheitsbild ausgeprägt ist. Zur Diagnosenvalidierung sind endokrinologische Labormarker sicher nicht geeignet. Dies stellt aber keinesfalls nur ein Problem für die endokrinologischen Tests dar, sondern charakterisiert auch die gegenwärtige Konfusion in der Anwendung diagnostischer Systeme (Kendell 1976; Carroll im Druck). Die Diskrepanz zwischen der ICD-Klassifikation und dem DSM-III-System (American Psychiatric Association 1980) bei der Diagnose Endogene Depression bzw. Melancholie ist nur eines von vielen Beispielen. Eine aussichtsreichere Strategie scheint diejenige zu sein, aus allen derzeit gebräuchlichen diagnostischen Systemen diejenigen Symptommuster zu extrahieren, bei denen ein pathologischer Laborwert besonders häufig auftritt (Philipp et al. im Druck).

Diese Vorgehensweise gestattet es vielleicht herauszufinden, ob ein bestimmtes Verhaltensmuster ein peripher meßbares endokrinologisches Korrelat besitzt. Solche objektiven Laborwerte sind wünschenswert, da eine ganz auf sich gestellte Psychopathologie nicht in der Lage ist, alle Informationen über psychische Erkrankungen in einen geordneten verständlichen Zusammenhang zu bringen. Dabei darf aber nicht verkannt werden, daß psychopathologische Phänomene als gemeinsame Endstrecke sehr komplexer Bedingungszusammenhänge aufgefaßt werden müssen (Heimann 1979). Diese Problematik bleibt auch dann erhalten, wenn man psychopathologische Daten auf noch so umfänglichen und sorgfältig ausgestalteten psychopathometrischen Skalen abzubilden versucht. Hier läuft die Psychopathologie eher Gefahr, den Empiriebegriff auf das Meßbare zu verengen, ohne daß sie den wesentlichen Nachteil gegenüber biologischen Daten aufholen könnte: Leiten wir beispielsweise bei einem psychiatrischen Patienten ein Kortisolprofil ab, so können wir auf das Nanogramm genau angeben, wie hoch seine mittlere Kortisolsekretion ist. Für das Ausmaß seiner Angst oder etwa seiner formalen Denkstörungen lassen sich solche präzisen Angaben nicht machen. Diese Ungleichheit der Qualität der Kennwerte darf aber über zwei wichtige Punkte nicht hinwegtäuschen: (1) Auch die peripher meßbare Hormonsekretion liefert nur Kennwerte, die das Ergebnis verschiedener hochkomplexer weitgehend unbekannter Vorgänge ist. Wie die moderne Tierverhaltensforschung zeigt, können in einen solchen biologischen Kennwert auch frühe Prägungsergebnisse eingehen. So wurde gezeigt, daß bei Ratten, die nach der Geburt von ihrer Mutter getrennt wurden, die Reagibilität der Hypophysen-Nebennierenrinden-Achse lebenslang wesentlich höher war als bei Vergleichstieren (Thomas et al. 1968). (2) Steroid- und Peptidhormone beeinflussen im zentralen Nervensystem das Verhalten unabhängig von ihrer Wirkung an der Hypophyse. Im Tierexperiment führt zentral appliziertes CRF zu einer dosisunabhängigen Zunahme motorischer Aktivität (Sutton et al. 1982), einer Verringerung der Nahrungsaufnahme (Britton et al. 1982) und einer Steigerung der Aktivität noradrenerger Neurone des locus coeruleus (Valentino et al. 1983). Diese Effekte zeigen sich auch bei hypophysektomierten Tieren. Immunohistochemische Experimente zeigten, daß es zahlreiche CRF-haltige Fasern nicht nur im Hypothalamus, sondern auch in nahezu allen anderen ZNS-Arealen gibt, und daß diese nicht immer Verbindungen zum Nucleus paraventricularis des Hypothalamus besitzen (Swanson et al. 1983). CRF wird demnach bei einer Streßsituation auch in verschiedenen anderen Arealen vermehrt ausgeschüttet und scheint über eine multiple Aktivitätssteigerung die Adaptation zu regulieren. Es handelt sich hier aber nicht um einen unidirektionalen Prozeß in dem Sinne, daß nur in einem einzigen Kerngebiet CRF produziert wird, das in Fasern zu verschiedenen Hirnarealen gelangt und hierzu parallel und dosisäquivalent durch das Pfortadersystem die kortikotrophen Hypophysenzellen stimuliert. Damit ist auch ausgeschlossen, daß man aus der Aktivität nur eines endokrinologischen Systems wie der Hypophysen-Nebennierenrinden-Achse, notwendigerweise auch Schlüsse auf die Aktivität anderer Systeme wie Amygdala, Hippocampus, oder Locus coeruleus ziehen dürfte.

Diese Einschränkungen wurden aus Ergebnissen von Tierversuchen abgeleitet. Da bisher aber keine Zelle oder Synapse gefunden wurde, die strukturell oder funktionell irgendwelche humanspezifische Eigenschaften aufgewiesen hätte, darf vermutet werden, daß diese Schlußfolgerungen auch beim Menschen gelten. Die griffige Formel, die Hypophyse sei ein Fenster zum Hirn, hat zu falschen Hoffnungen verführt und müßte modifiziert heißen: Die Hypophyse ist ein Fenster zum Hypothalamus. Demnach ist durch Messung peripherer Hormone nur ein Teilaspekt zentraler Hormonwirkung zugänglich. Vor diesem Hintergrund wird verständlich, wieso die vielen Versuche psychopathologische oder Verhaltens-Korrelate mit peripher meßbaren Hormonwerten in Beziehung zu setzen, so wenig Greifbares hervorgebracht haben.

Schlußbemerkung

Die Psychoneuroendokrinologie hat die Erwartung, mit ihrer Hilfe Ätiologien psychiatrischer Erkrankungen aufzuklären und nosologische Theorien zu validieren, nicht erfüllen können. Die Erkenntnisse der Neuroendokrinologie haben gezeigt, daß peripher gemessene Hormonkonzentrationen nur Kennwerte hochkomplexer neurogener und humoraler Stoffwechselvorgänge sind, deren physiologische Ursache wir nicht kennen. Solche Meßwerte sollten nicht global als periphere Abbildung zentraler hormoneller oder neuronaler Aktivität aufgefaßt werden. Diese vorsichtige Haltung darf aber nicht zu Pessimismus verleiten, sondern soll daran erinnern, was Manfred Bleuler vor 30 Jahren in seinem Lehrbuch „Endokrinologische Psychiatrie" vermerkte (Bleuler 1954):

„Die endokrinologische Psychiatrie hat andere höhere Aufgaben, als spekulativ und simplizistisch konzipierte Kausalzusammenhänge zu stützen. Sie hat sich mit den Wechselwirkungen zwischen dem ganzen Menschen und seinen endokrinen und psychischen Einzelfunktionen auseinanderzusetzen."

Hinsichtlich der unvermindert heftig diskutierten Frage, ob es sich bei den verschiedenen diagnostischen Entitäten um biologisch voneinander abgrenzbare Krankheitseinheiten handelt, sollte sich die psychoneuroendokrinologische Forschung offen verhalten. Bislang fehlt es nämlich an schlüssigen Beweisen, die widerlegen könnten, daß der Übergang zwischen Depressionsformen unterschiedlichster Typologie und Schweregrade (Angst u. Dobler-Mikola 1984) oder zwischen verschiedenen Psychoseformen fließend ist. Dieser Problematik wird durch die Entwicklung multiaxialer Klassifikationssysteme teilweise Rechnung getragen. Es ist zu wünschen, daß in einigen Jahren ein DSM-IV- oder DSM-V-System vorgelegt wird, das auf einer unabhängigen Achse biologische Daten aufführt. Hier ist die Psychoneuroendokrinologie gefordert, ausreichend valide Labortests vorzulegen, die in diagnostische Klassifikationssysteme aufgenommen werden können. Wenn dies gelänge, wären wir in der Lage, homogenere Patientenpopulationen zu definieren als dies durch die heutigen diagnostischen Verfahren möglich ist. Dies wäre für die Forschung einerseits, wegen der besseren Vergleichbarkeit von Studienergebnissen verschiedener Zentren, sowie für die Klinik andererseits, zur Konstruktion von selektiven Behandlungsplänen, vorteilhaft.

Die Psychoneuroendokrinologie kann diese Aufgabe aber nur bewältigen, wenn methodische Fortschritte in endokrinologischen und neurochemischen Laboratorien gemacht werden. Hierzu ist ein ständiger Dialog der Psychiater mit analytischen Chemikern, Endokrinologen und Neuroanatomen erforderlich.

Literatur

American Psychiatric Association (1980) Diagnostic and Statistic Manual of Mental Disorders (DSM-III), 3rd ed. American Psychiatric Association, Washington DC

Angst J, Dobler-Mikola A (1984) The Zurich Study. II. The continuum from normal to pathological depressive mood swings. Eur Arch Psychiat Neurol Sci 234: 21–29

Arana GW, Workman RJ, Baldessarini RJ (1984) Association between low plasma levels of dexamethasone and elevated levels of cortisol in psychiatric patients given dexamethasone. Amer J Psychiat 141: 1619–1620

Asnis GM, Sachar EJ, Halbreich U, Nathan RS, Ostrow L, Halpern FS (1981) Cortisol secretion and dexamethasone response in depression. Amer J Psychiat 138: 1218–1221

Baldessarini R, Finklestein S, Arana GW (1983) The predictive power of diagnostic tests and the effect of prevalence of illness. Arch Psychiat 40: 569–573

Bardeleben U v, Holsboer F, Stalla GK, Müller OA (1985) Combined administration of human corticotropin-releasing factor and lysine vasopressin induces cortisol escape from dexamethasone suppression in healthy subjects. Life Sciences 37: 1613–1618

Bech P, Gjerris A, Anderson J (1983) The melancholia scale and the Newcastle scales: item-combination and inter-observer reliability. Brit J Psychiat 143: 58–63

Beckmann H, Holzmüller B, Fleckenstein P (1984) Clinical investigations into antidepressive mechanisms. II. Dexamethasone suppression test predicts response to nomifensine or amitriptyline. Acta psychiat scand 70: 342–353

Berger M, Doerr P, Lund T, Bronisch T, Zerssen D v (1982) Neuroendocrinological and neurophysiological studies in major depressive disorders: Are there biological markers for the endogenous subtype? Biol Psychiat 17: 1217–1242

Berger M, Pirke KM, Doerr P, Krieg JC, Zerssen D v (1983) Influence of weight loss on the dexamethasone suppression test. Arch gen Psychiat 40: 585–586

Berger M, Pirke KM, Doerr P, Krieg JC, Zerssen D v (1984) The limited utility of the dexamethasone supression test for the diagnostic process in psychiatry. Brit J Psychiat 145: 372–382

Bleuler M (1954) I. Einleitung: Ziele, Grundlagen und Grenzen. In: Bleuler M (ed) Endokrinologische Psychiatrie. Thieme, Stuttgart, S 1–27

Britton DR, Koob GF, Rivier J, Vale W (1982) Intraventricular corticotropin-releasing factor enhances behavioral effects of novelty. Life Sci 31: 363–367

Brown WA, Johnston R, Mayfield D (1979) The 24-hour dexamethasone suppression test in a clinical setting: relationship to diagnosis, symptoms and response to treatment. Amer J Psychiat 136: 543–547

Brown WA (1980) Dexamethasone suppression test identifies subtypes of depression which respond to different antidepressant. Lancet I: 928–929

Cantwell DP, Sturzenberger S, Burroughs J, Salkin B, Green JK (1977) Anorexia nervosa, an affective disorder? Arch gen Psychiat 34: 1037–1093

Carroll, BJ (to be published) Dexamethasone suppression test: a review of contemporary confusion. J Clin Psychiat

Carroll BJ, Schroeder K, Mukhodpadhyay S et al. (1980) Plasma dexamethasone concentrations and cortisol suppression response in patients with endogenous depression. J Clin Endocrinol Metab 51: 433–437

Carroll BJ, Feinberg M, Greden JF et al. (1981) A specific laboratory test for the diagnosis of melancholia. Arch gen Psychiat 38: 15–22

Checkley SA (1980) Neuroendocrine tests of monoamine function in man: a review of basic theory and its application to the study of depressive illness. Psychol Med 10: 35–53

Dewan MJ, Pandurangi AK, Boucher ML, Levy BF, Major LF (1982) Abnormal dexamethasone suppression test results in chronic schizophrenic patients. Amer J Psychiat 139:1501–1503

Evans DL, Nemeroff CB (1984) Clinical use of the dexamethasone suppression test in DSM III affective disorders. Arch gen Psychiat, submitted

Extein I, Pottash ALC, Gold MS (1981) Relationship to thyrotropin-releasing hormone test and dexamethasone suppression test abnormalities in unipolar depression. Psychiat Res 4: 49–53

Extein I, Pottash ALC, Gold MS, Cowdry RW (1982) Using the protirelin test to distinguish mania from schizophrenia. Arch gen Psychiat 39: 77–81

Galen RS (1983) The predictive value of laboratory diagnoses. Bull Mol Biol Med 8: 159–169

Georgotas A, Stokes PE, Krakowski M, Fanelli C, Cooper T (1984) Hypothalamic-pituitary-adrenocortical function in geriatric depression: diagnostic and treatment implications. Biol Psychiat 19: 685–693

Gerken A, Holsboer F (1985) Cortisol and corticosterone response after syncorticotropin in relationship to dexamethasone suppressibility of cortisol. Psychoneuroendocrinol

Gerken A, Maier W, Holsboer F (to be published) Weekly monitoring of dexamethasone suppression response in depression: its relationship to change of body weight and psychopathology. Psychoneuroendocrinol 10: 261–271

Gold MS, Pottasch ALC, Ryan N, Sweeney DR, Davies RK, Martin DM (1980) TRH-induced TSH response in unipolar bipolar and secondary depressions: possible utility in clinical assessment and differential diagnosis. Psychoneuroendocrinol 5: 144–155

Greden JF, Gardner R, King D, Grunhaus L, Kronfol Z, Carroll BJ (1983) Dexamethasone suppression tests in antidepressant treatment of melancholia. The process of normalization and test-retest reproducibility. Arch gen Psychiat 40: 493–500

Heimann H (1979) Klinische und psychopathologische Grundlagen. In: Kisker KP, Meyer JE, Müller C, Strömgren E (eds) Psychiatrie der Gegenwart, Forschung und Praxis, Grundlagen und Methoden der Psychiatrie, Teil 1. Springer, Berlin Heidelberg New York, S 2–42

Holsboer F, Bender W, Benkert O, Klein HE, Schmauss M (1980) Diagnostic value of dexamethasone suppression test in depression. Lancet I: 706

Holsboer F, Liebl R, Hofschuster E (1982a) Repeated dexamethasone suppression test during depressive illness. Normalization of the test result compared with clinical improvement. J Affect Dis 4: 93–101

Holsboer F, Winter K, Doerr HG, Sippell WG (1982b) Dexamethasone suppression test in female patients with endogenous depression: determination of plasma corticosterone, 11-deoxycorticosterone, 11-deoxycortisol, cortisol and cortisone. Psychoneuroendocrinol 7: 329–338

Holsboer F, Doerr HG, Sippell WG (1982c) Dexamethasone suppression of 11-deoxycorticosterone, corticosterone, and cortisol in depressed female patients and normal controls. Acta psychiat scand 66: 18–25

Holsboer F (1983) Prediction of clinical course by dexamethasone suppression test (DST) response in depressed patients – physiological and clinical construct validity of the DST –. Pharmacopsychiat 16: 186–191

Holsboer F, Steiger A, Maier W (1983a) Four cases of reversion to abnormal dexamethasone suppression test response as indicator of clinical relapse: a preliminary report. Biol Psychiat 18: 911–916

Holsboer F, Doerr HG, Sippell WG (1983b) Increased sensitivity of the dexamethasone suppression test in depressed female patients based on multisteroid analysis. Psychiat Res 8: 49–57

Holsboer F, Gerken A, Steiger A, Fass V (1984a) The mean 14.00h–17.00h plasma cortisol concentration and its relationship to the 1 mg dexamethasone suppression response in depressives and controls. Acta psychiat scand 69: 383–390

Holsboer F, Haack D, Gerken A, Vecsei P (1984b) Plasma dexamethasone concentrations and differential glucocorticoid suppression response in depressives and controls. Biol Psychiat 19: 281–291

Holsboer F, Philipp M, Gerken A (1984c) Dexamethasone suppression test (DST) and weight loss. Psychiat Res 13: 353–354

Holsboer F, Müller OA, Doerr HG et al. (1984d) ACTH and multisteroid responses to corticotropin-releasing factor in depressive illness: relationship to multisteroid responses after ACTH stimulation and dexamethasone suppression. Psychoneuroendocrinol 9: 147–160

Holsboer F, Gerken A, Steiger A, Benkert O, Müller OA, Stalla GK (1984e) Corticotropin-releasing factor induced pituitary-adrenal response in depression. Lancet I: 55

Holsboer F, Bardeleben U v, Gerken A, Stalla GK, Müller OA (1984f) Blunted corticotropin and normal cortisol response to human corticotropin releasing factor (h–CRF) in depression. New Engl J Med 311: 1127

Holsboer F (1985) Die Entwicklung endokrinologischer Tests in der Depressions-Forschung am Beispiel des Dexamethason-Suppressions-Test. In: Hippius H, Matussek N (Hrsg) Advances in Pharmacotherapy. S Karger AG, Basel (Differentialtherapie der Depression – Möglichkeiten und Grenzen, Vol II, pp 101–119)

Holsboer F, Benkert O (1985) Neuroendokrinologische und endokrinologische Forschung bei depressiven Patienten. Nervenarzt 56: 1–11

Holsboer F, Gerken A, Bardeleben U v, Grimm W, Stalla GK, Müller OA (1985a) Relationship between pituitary responses to human corticotropin-releasing factor and thyrotropin-releasing hormone in depressives and normal controls. Europ J Pharmacol 110: 153–154

Holsboer F, Wiedemann K, Gerken A, Boll E (to be published) The plasma dexamethasone variable in depression – test retest studies and early biophase kinetics. Psychiat Res

Johnson GF, Hunt G, Kerr K, Caterson I (1984) Dexamethasone suppression test (DST) and plasma dexamethasone levels in depressed patients. Psychiat Res 13: 305–313

Kendell RE (1976) The classification of depressions: a review of contemporary confusion. Brit J Psychiat 129: 15–28

King D, Dowdy S, Jack R, Gardner R, Edwards P (1982) the dexamethasone suppression test as a predictor of sleep deprivation antidepressant effect. Psychiat Res 7: 93–99

Laakmann G, Benkert O (1978) Neuroendokrinologie und Psychopharmaka. Arzneim Forsch/Drug Res 28: 1277–1280

Labrie F, Giguere V, Proulx L, Lefevre G (1984) Interactions between CRF epinephrine vasopressin and glucocorticoids in the control of ACTH secretion. J Steroid Biochem 20: 153–160

Langer G, Resch F, Aschauer H, Keshavan MS, Koinig G, Schönbeck G, Dittrich R (1984) TSH-response patterns to TRH stimulation may indicate therapeutic mechanisms of antidepressant and neuroleptic drugs. Neuropsychobiol 11: 213–218

Loosen PT, Prange AJ jr (1982) Serum thyrotropin response to thyrotropin-releasing hormone in psychiatric patients: a review. Amer J Psychiat 139: 405–416

Matussek N (1978) Neuroendokrinologische Untersuchungen bei depressiven Syndromen. Nervenarzt 49: 569–575

Mezey E, Kiss JZ, Skirboll LR, Goldstein M, Axelrod J (1984) Increase of corticotropin-releasing factor staining in rat paraventricular nucleus neurones by depletion of hypothalamic adrenaline. Nature 310: 140–141

Morley JE (1981) Neuroendocrine control of thyrotropin secretion. Endocrine Reviews 2: 396–436

Nasrallah HA, Coryell WH (1982) Dexamethasone nonsuppression predicts the antidepressant effects of sleep deprivation. Psychiat Res 6: 61–64

Peselow ED, Goldring N, Fieve RR, Wright R (1983) The dexamethasone suppression test in depressed outpatients and normal control subjects. Amer J Psychiat 140: 245–247

Philipp M, Maier W, Holsboer F (to be published) Psychopathological correlates of plasma cortisol after dexamethasone suppression: a polydiagnostic approach. Psychoneuroendocrinol

Re RE, Kourides IA, Ridway EC, Weintraub BD, Maloof F (1976) The effect of glucocorticoid administration on human pituitary secretion of thyrotropin and prolactin. J Clin Endocrinol Metab 43: 338–346

Rubin RT, Poland RE, Blodgett ALN, Winston RA, Forster B, Carroll BJ (1980) Cortisol dynamics and dexamethasone pharmacokinetics in primary endogenous depression: preliminary findings. Progr in Psychoneuroendocrinol: 223–234

Rush J, Giles DE, Roffwarg HP, Parker CR (1982) Sleep EEG and dexamethasone suppression test findings in outpatients with unipolar major depressive illness. Biol Psychiat 17: 327–341

Sachar EJ (1975) Neuroendocrine abnormalities in depressive illness. In: Sachar EJ (ed) Topics in psychoneuroendocrinology. Grune & Stratton, New York San Francisco London, p 135–156

Sachar, EJ, (1978) Neuroendocrine responses to psychotropic drugs. In: Lipton MA, DiMascio A, Killam KF (eds) Psychopharmacology: a generation of progress. Raven Press, New York, p 499–507

Stokes PE, Stoll PM, Koslow SH, Maas JW, Davis JM, Swann AC, Robins E (1984) Pretreatment DSt and hypothalamic-pituitary-adrenocortical function in depressed patients and comparison groups. Arch Gen Psychiat 41: 257–267

Sutton RE, Koob GF, Le Moal M, Rivier J, Vale W (1982) Corticotropin releasing factor produces behavioral activation in rats. Nature 297: 331–333

Swanson LW, Sawchenko PE, Rivier J, Vale W (1983) Organization of ovine corticotropin-releasing factor immunoreactive cells and fibers in the rat brain: an immunohistochemical study. Neuroendocrinol 36: 165–186

Thomas EB, Levine S, Arnold WJ (1968) Effects of maternal deprivation and incubations rearing upon adrenocortical activity in the adult rat. Develop Psychobiol 1: 21–23

Trachsler E, Höchli D, Luckner N v, Woggon B (1985) Dexamethasone suppression test before and after partial sleep deprivation in depressed schizophenic and schizoaffective patients. Pharmacopsychiat 18: 110–111

Valentino RJ, Foote SL, Aston-Jones G (1983) Corticotropin-releasing factor activates noradrenergic neurons of the locus coeruleus. Brain Res 270: 363–367

Waldmeier PC, Baumann PA, Hauser K, Maitre L, Storni A (1982) Oxaprotiline, a noradrenaline uptake inhibitor with an active and an inactive enantiomer. Biochem Pharmacol 31: 2169–2176

Wilens TE, Ritchie JC, Carroll BJ (1984) Comparison of plasma cortisol and corticosterone in the dexamethasone suppression test for melancholia. Psychoneuroendocrinol 9: 45–55

Winokur A, Caroff SN, Amsterdam JD, Maislin G (1984) Administration of thyrotropin-releasing hormone at weekly intervals results in a diminished thyrotropin response. Biol Psychiat 5: 695–702

Möglichkeiten und Grenzen der genetischen Forschung innerhalb der Psychiatrie

E. Strömgren

Während der letzten 20 Jahre ist die genetische Forschung innerhalb der Psychiatrie nach einer langen Pause tatkräftig in Gang gekommen. Vor dem letzten Krieg wurde diese Forschungsrichtung besonders auf dem europäischen Kontinent betrieben. Nach dem Krieg trat aus verständlichen Gründen eine lange Pause ein. Die Diskrimination der Genetik war weit verbreitet, und die Psychiatrie und Psychologie waren, besonders in Amerika, ganz überwiegend auf Psychogenese und Psychotherapie eingestellt. Unter amerikanischen Psychiatern war Genetik lange ein beinahe unanständiges Wort. Ganz paradox kann es wirken, daß in den letzten Jahren amerikanische Forscher auf diesem Gebiet besonders aktiv geworden sind. Gleichzeitig ist das Interesse der Psychiatrie im allgemeinen mehr auf organische und genetische Faktoren eingestellt worden.

In dieser Zeit, wo die genetisch-psychiatrische Literatur von Jahr zu Jahr anschwillt, kann es angezeigt sein, sich zu vergegenwärtigen, wie weit diese Forschungsrichtung uns in der Psychiatrie führen kann.

Von vornherein ist es deutlich, daß die Genetik uns in der Nosologie helfen kann. In einigen Fällen beweist sie die Homogenität eines Krankheitsbildes, demonstriert also Krankheitseinheiten; in anderen Fällen zeigt es sich, daß in klinischer Hinsicht ähnliche Krankheitsbilder sich in ätiologisch ganz verschiedene Gruppen trennen lassen. Das ist für die weitere Erforschung der betreffenden Krankheiten, und in vielen Fällen auch für die Behandlung, von entscheidender Bedeutung. Gelegentlich kann uns die Genetik auch wichtige Aufschlüsse geben über den Umfang und die Art von klinischer Variation von Krankheitseinheiten. Oft kann die Genetik auch für eine Diagnose entscheidend sein. Und für die Eugenik und für die Familienberatung ist die Genetik selbstverständlich das Fundament.

Ich kann nicht anstreben, eine Übersicht über die Bedeutung der Genetik bei allen verschiedenen psychiatrischen Krankheitsbildern zu geben. Ich werde aber versuchen, mit Hilfe von einigen Beispielen die Möglichkeiten und Grenzen dieser Forschungsrichtung zu illustrieren.

Die Methodik der psychiatrischen Genetik hat sich im Laufe des letzten Jahrhunderts weitgehend geändert. Nach Überwindung der faszinierenden aber wissenschaftlich ganz unbegründeten Degenerationslehre wurde die Forschung vor allem durch das Bestreben geprägt, die neuentdeckten Mendelschen Mechanismen auch als Grundlagen für psychische Krankheiten zu entschleiern. Das Ergebnis war für die meisten und wichtigsten Krankheiten enttäuschend. Zwar konnten Zwillingsuntersuchungen oft eine hohe Heritabilität nachweisen; der Erbgang war aber oft schwer

Das Verhältnis der Psychiatrie
zu ihren Nachbardisziplinen
Herausgeber: H. Heimann, H. J. Gaertner

festzustellen, und bestimmte Gene, die für die Ätiologie entscheidend sein könnten, ließen sich nicht auffinden, mit Ausnahme von einigen recht seltenen Krankheitsformen, besonders innerhalb des Gebietes der Oligophrenie. Hier ließen sich im Laufe der Jahrzehnte viele Krankheitsbilder abgrenzen, die in erster Linie von genetisch bedingten Stoffwechselstörungen abhängig waren. Der prozentuale Anteil aller dieser Krankheiten an der Oligophrenie war aber nicht groß. Innerhalb der übrigen Psychiatrie wurde eine nicht gerade häufige, aber sehr wichtige Krankheit, die Erbchorea, das Musterbeispiel. Recht früh konnte einfache autosomale Dominanz mit voller Penetranz als Grundlage nachgewiesen werden. Auch bei einigen anderen, noch selteneren Krankheiten konnte man die Ätiologie auf einfache Mendelsche Mechanismen zurückführen. Bei den großen Psychosen, bei der Schizophrenie und der manisch-depressiven Psychose, blieb trotz ausgedehnter Forschungen das wichtigste noch unklar.

Was die Genetik für die Psychiatrie leisten *kann,* kann man sich am Beispiel der Huntingtonschen Krankheit klar vergegenwärtigen. Die im Jahre 1942 von Panse veröffentlichte klassische Monographie über diese Krankheit hat vor allem dargelegt, wie groß die klinische Variation dieser Krankheit ist, was in vielen Fällen die frühe Diagnose möglich macht und sogar in nichtfamiliären Fällen wahrscheinlich machen kann. Für die eugenische Beratung ist die Frühdiagnose bzw. Feststellung des Vorhandenseins des Gens noch vor Auftreten klinischer Symptome von entscheidender Bedeutung. Viele Versuche einer solchen Feststellung sind gescheitert. Endlich ist es vor knapp einem Jahr bekanntlich einer amerikanischen Forschergruppe unter der Leitung von Gusella (1983) in Boston gelungen, einen Marker zu finden, der mit dem Chorea-Gen gekoppelt ist. Da dieses Gen sich auf dem 4. Chromosom befindet, muß auch das Chorea-Gen dort vorhanden sein. Hier öffnet sich dann die Möglichkeit sehr früh, wahrscheinlich schon im fötalen Zustand die Diagnose zu stellen. Unter der Voraussetzung genügender Kooperation mit den Mitgliedern der Choreafamilien bestünde dann prinzipiell die Möglichkeit, die Krankheit auszumerzen. Eine Bedingung ist, daß es sich um nur *eine* Krankheit handelt. Möglich ist es ja, daß in einigen Familien ein anderswo gelegenes Gen für die Krankheit verantwortlich ist. Bisher wurden nur wenige nordamerikanische und südamerikanische Familien von der Forschergruppe in Boston untersucht. Es ist bis jetzt überhaupt zu früh, praktische Konsequenzen zu ziehen. Eine große Anzahl von Choreafamilien müssen erst untersucht werden; denoch ist es wohl wahrscheinlich, daß die Probleme in wenigen Jahren abgeklärt werden. Dann erheben sich aber Probleme anderer Art. Soll man darauf bestehen, daß alle Mitglieder von Chorea-Huntington-Familien auf das Vorhandensein des Gens untersucht werden sollen? Das geht selbstverständlich nicht an. Einige Mitglieder werden sicher darauf bestehen, untersucht zu werden, andere werden sich entziehen. Es wird eine sehr schwierige Aufgabe werden, zu entscheiden, wie man sich solchen Mitgliedern gegenüber verhalten soll. Hier können keine Regeln aufgestellt werden. Gut ist es aber, daß man sich in vielen Ländern entschlossen hat, Vereine für Choreapatienten und ihre Angehörigen zu gründen. Innerhalb solcher Vereine können die Probleme jedenfalls diskutiert und geklärt werden

Die Huntingtonsche Krankheit ist ein Musterbeispiel für wissenschaftliche Durchsichtigkeit. Ganz anders sind die Verhältnisse, was die großen, sogenannten endogenen Psychosen betrifft. Bei der manisch-depressiven Psychose z.B. hat die außerordentlich fleißige Forschung der letzten Jahre eigentlich nichts entscheidend Neues gebracht. Die

Zwillingsuntersuchungen sind zwar jetzt umfangreich und genau genug, um den Schluß zu erlauben, daß ungefähr 70–80% Konkordanz vorliegt. Ob es sich aber um eine oder viele Krankheiten handelt, die sich hinter den Namen manisch-depressive Psychose oder affektive Psychose verbergen, ist bis vor kurzem unklar geblieben. Hier wie auch bei der Schizophrenie stoßen wir auf die Schwierigkeit einer sicheren Diagnose. Viele Forscher scheinen sich dennoch viel von der Anwendung von sogenannten diagnostischen Forschungskriterien zu versprechen. Prinzipiell ist es ja wichtig, daß bei Abgrenzung einer Krankengruppe bestimmte Kriterien gebraucht werden, und daß dieselben Kriterien bei verschiedenen Materialien gebraucht werden, wodurch ein Vergleich zwischen diesen möglich wird. Eine recht hohe Reliabilität kann auch für viele dieser „Research Diagnostic Criteria" nachgewiesen werden. Dadurch entsteht eine scheinbare Zuverlässigkeit der Kriterien, die viele Forscher zu beruhigen scheint. Wenn dann außerdem die Ergebnisse mit raffinierten statistischen Techniken bearbeitet werden, scheint alles wunderbar zu sein. Leider wissen wir aber sehr wenig über die Validität der Kriterien. Schlimm ist es, daß gewöhnlich überhaupt keine Validierung der Kriterien versucht wird, was doch prinzipiell möglich wäre. Kurz und gut, wir wissen nicht, ob die verschiedenen Krankengruppen, die verglichen werden, in biologischer Hinsicht wirklich vergleichbar sind.

Besonders beliebt ist die Unterscheidung zwischen bipolaren und unipolaren Fällen affektiver Psychose geworden. Zahllose Arbeiten befassen sich mit diesem Problem. Das Gesamtergebnis ist, glaube ich, bescheiden. Es gibt zweifellos gewisse Korrelationen zwischen Geschlecht, Erkrankungsalter, Schwere der Krankheit, Vorkommen von manischen Phasen usw. Aber dadurch wird keineswegs ausgeschlossen, daß es sich um eine im Grunde homogene Krankheitseinheit handeln könnte, deren Form und Verlauf dann wesentlich von der Stärke des genetischen Hintergrundes abhinge. Also: Starke Anlage gibt frühe Erkrankung, außer depressiven auch manische Phasen, sowie relativ häufiges Auftreten auch bei dem sonst gegen diese Krankheit mehr resistenten männlichen Geschlecht.

Von geschlechtsgebundenem Erbgang wurde viel geredet. Daß dieser Erbgang doch für die Mehrzahl der Fälle nicht zutreffen kann, leuchtet ein, wenn man bedenkt, daß die Übertragung des Gens von Vater zu Sohn zu häufig ist, um eine solche Geschlechtsgebundenheit zu erlauben. Das schließt aber nicht aus, daß gewisse selbständige Unterformen von affektiven Psychosen geschlechtsgebunden sein könnten. Risch u. Baron (1982) scheinen eine relevante Koppelung festgestellt zu haben, zwischen bipolarer Form und Farbblindheit sowie Glukose-6-Phosphat Dehydrogenasemangel. Das würde bedeuten, daß ein Gen für die Krankheit am distalen Ende des langen Armes des X-Chromosoms vorhanden ist. Dieser Sachverhalt gilt aber nur für eine wahrscheinlich nicht sehr häufige Unterform der manisch-depressiven Krankheit. Möglich ist es, daß im Laufe der nächsten Jahre mehrere solche Sonderformen festgestellt werden. Das würde nicht bedeuten, daß nicht ein großer Teil der manisch-depressiven Psychosen doch eine Krankheitseinheit ausmachen könnte.

Bei der Schizophrenie sind die Verhältnisse eher weniger geklärt. Wir wissen jetzt, daß die genetischen Faktoren eine bescheidenere Rolle spielen als es noch vor ein paar Jahrzehnten angenommen wurde. Die Konkordanz bei eineiigen Zwillingen beträgt 35 oder 40% und nicht 70–80% wie früher angenommen. Dieser Sachverhalt hat die Suche nach exogenen Faktoren als besonders wichtig erscheinen lassen. Bis jetzt weiß man wohl gar nicht, ob diese Faktoren mehr psychogener oder mehr organischer Art sind. Der häufig gemachte Befund einer Dilatation der Gehirnhohlräume wird verständlicherweise als Zeichen einer organischen Genese gedeutet. Andererseits wird die Häufigkeit solcher Befunde von anderen Forschern bestritten. Hierzu kommt noch, daß es klar geworden ist, daß solche scheinbaren Atrophien bisweilen rückgängig werden, und daß auch gewisse toxische Schäden intermittierende Änderungen hervorrufen können. Es wurde versucht, die Schizophrenien in wahrscheinlich organisch bedingte und andersweitig bedingte Gruppen zu scheiden, und es wurde behauptet, daß die sog. organischen Fälle weniger genetische Belastung hätten als die übrigen. Das ist möglich, aber keineswegs bewiesen.

Einige wichtige Ergebnisse sind dadurch erreicht worden, daß sich gewisse schizophrenieähnliche Zustände aus der Gesamtgruppe der Schizophrenien haben herausschälen lassen. So haben z.B. die amerikanisch-dänischen Adoptionsstudien, die in Kopenhagen durchgeführt worden sind, klar dargelegt, daß die sog. „akuten schizophrenen Episoden“ in genetischer Hinsicht nicht zu dem „schizophrenen Spektrum“ gehören. Gleicherweise ist es allmählich klar geworden, daß das Kannersche Syndrom, der frühinfantile Autismus, genetisch mit den Schizophrenien nichts zu tun hat. Die Heritabilität des Syndroms ist aber beträchtlich. Gillberg (1983) in Gothenburg hat neulich Drillinge beschrieben, die für Kanner-Syndrom konkordant sind. Die Drillinge hatten alle ein fragiles X-Chromosom, eine Anomalie, die auch bei anderen Familienmitgliedern vorkam. Ferner ließ sich im Urin der Kranken eine besondere peptidhaltige Substanz nachweisen, die auch in einigen anderen Fällen des Kanner-Syndroms gefunden wurde. Diese Befunde sind aber nicht spezifisch für Kanner-Kinder und werden nicht bei allen Kanner-Kindern gefunden. Von der Lorna Wing-Gruppe liegt eine Publikation über Drillinge vor, die konkordant für das Asperger-Syndrom waren (Burgoine u. Wing 1983). Wing betrachtet das Aspergersche Syndrom als eine milde Variante des Kanner-Syndroms. Bei den Drillingen fanden sich keine fragilen X-Chromosomen.

Über das fragile X sind in den letzten Jahren sehr viele Veröffentlichungen erschienen. Die Anomalie ist bei Oligophrenen relativ häufig. Es wird sogar behauptet, daß von Schwachsinnigen mit einem Intelligenzquotienten zwischen 30 und 55 bis zu 20% ein fragiles X-Chromosom haben. Prinzipiell sind solche Beobachtungen sehr wichtig. Es ist ja von größter Bedeutung, daß man aus den großen heterogenen Krankheitsgruppen gewisse ätiologisch selbständige Sonderformen ausscheiden kann. Dadurch wird eine größere Homogenität des übrigbleibenden Materials wahrscheinlich gemacht, was eine Erforschung dieser Gruppe sinnvoller macht.

Zum Schluß möchte ich die Möglichkeiten und Grenzen der Genetik innerhalb der Psychiatrie durch Erwähnung eines eigenartigen Forschungsbefundes illustrieren, der vor einigen Wochen veröffentlicht worden ist. Es handelt sich um eine Studie, die von zwei dänischen Forschern vorgenommen wurde (Geertinger u. Theilade 1984), die beide im Universitätsinstitut für Gerichtliche Medizin in Kopenhagen arbeiten. Geertinger hat sich seit Jahrzehnten mit dem Problem des plötzlichen unerwarteten Todes von Säuglingen beschäftigt. Wie bekannt handelt es sich um ein rätselhaftes Krankheitsbild, über dessen Genese viele Theorien aufgestellt worden sind, von denen aber keine besonders wahrscheinlich oder gar überzeugend wirkt. Geertinger hat sich mit der Frage beschäftigt, ob Korrelationen, vielleicht genetischer Art, zwischen diesem Syndrom und anderen Krankheitsbildern bestehen. Da Familienuntersuchungen, ausgehend von Probanden im Säuglingsalter, schwierig durchführbar sein würden und sich über viele Jahre erstrecken müßten, hat man sich einer selbsterfundenen, originalen Methode bedient, die sog. „Telefonkatalogmethode“. Der Vorgang war der folgende: In der Periode 1910–1984 wurden 1350 solche kryptogenen Todesfälle bei Säuglingen im Institut für Gerichtliche Medizin untersucht. Das Prinzip war nun, daß man sich auf diejenigen Probanden begrenzt hat, die seltene Familiennamen hatten. Seltenheit eines Namens wurde dadurch definiert, daß der Name im Telefonbuch von Kopenhagen durch weniger als 45 Personen repräsentiert war. 113 Probanden hatten solche seltene Namen. Für jeden Namen wurde gezählt, wie viele Personen diesen Namen hatten. Danach schuf man ein Kontrollmaterial, indem man jedem dieser 113 Probandennamen einen Namen an die Seite stellte, der dieselbe Anzahl von Telefonabonnenten hatte, und der alphabetisch am nächsten hinter dem Probandennamen stand. Es enstanden somit zwei Populationen, die eine A genannt, in welcher für jeden Namen wenigstens ein Fall von Wiegentod vorgekommen war, und eine andere, B, mit genau so seltenen Namen und ohne bekannte Fälle von Wiegentod. Die Namen der Serien A und B wurden dann in den Archiven des Instituts gesucht. Aus Tabelle 1 geht hervor, daß 94 der A-Namen in diesen Archiven vorkamen, und 84 der Namen der B-Gruppe. In Tabelle 2 ist ersichtlich, in wie vielen Fällen Personen mit den betreffenden seltenen Namen einer psychiatrischen Begutachtung unterzogen worden waren. Das waren insgesamt für die A-Gruppe 78, und für die Kontrollgruppe 80. Dabei ist besonders bemerkenswert, daß die Schizophrenie in 25 Fällen in der A-Gruppe vorkam, verglichen mit nur 3 Fällen in der B-Gruppe. Außerdem gab es noch 10 Fälle in der A-Gruppe mit Verdacht auf Schizophrenie. Sonstige psychiatrische Diagnosen waren über die beiden Gruppen gleichmäßig verteilt.

Diese Befunde sind ganz auffallend. Der Unterschied zwischen den beiden Gruppen ist mit Bezug auf Schizophrenie so groß, daß er hochsignifikant ist.

Tabelle 1. Vorkommen von gerichtsärztlichen Begutachtungen. (Nach Geertinger u. Theilade 1984)

Vorkommen von gerichtsärztlichen Begutachtungen bei Personen mit	Namen der A-Gruppe:	Namen der B-Gruppe:
Ja:	94	84
Nein:	19	29
	113	113

Tabelle 2. Psychiatrische Begutachtung. (Nach Geertinger u. Theilade 1984)

	Gruppe A:	Gruppe B:
Schizophrenie	25	3
Verd. auf Schiz.	10	0
Sonstige Diagnosen	43	37
	78	40

Die Frage meldet sich sofort, ob Fehlerquellen für das Ergebnis entscheidend gewesen sein könnten. Ich habe diese Frage mit mehreren sachverständigen Kollegen diskutiert. Keiner von uns kann sich Fehler ausdenken, die ein solch frappantes Ergebnis hervorrufen könnten.

Wir haben somit allen Grund, eine Korrelation zwischen Wiegentod und Schizophrenie zu vermuten. Dieser Zusammenhang kann verschiedener Art sein. Er kann genetischer Natur sein, so zu verstehen, daß dieselbe Veranlagung irgendwie für Entstehen sowohl von Wiegentod wie von Schizophrenie verantwortlich sei. Eine andere Deutung ist aber auch möglich: Man weiß, daß es bei Kindern, die später einem Wiegentod erliegen, bisweilen vorgekommen ist, daß sie kürzere oder längere Zeit vor ihrem Tode Perioden mit Atemstillstand gehabt haben, oft von minutenlanger Dauer, so daß die Umgebung geglaubt hat, daß die Kinder tot seien. Solche Fälle werden in der englischen Literatur „near misses" genannt. Es ist wohl dann wahrscheinlich, daß einige Kinder, die eine Disposition zum Atemstillstand haben, sterben, während andere überleben, und es wäre theoretisch möglich, daß eben diese Kinder dann später schizophren würden, oder jedenfalls eine Disposition zur Schizophrenie hätten, die unter gewissen äußeren Umständen den Ausbruch einer Schizophrenie möglich machen könnte.

Diese Befunde sind zu aufregend, um zu erlauben, daß man weitere Untersuchungen unterläßt. Was kann man machen? Selbstverständlich kann man mühsame und schwer durchführbare Familienuntersuchungen machen. Eine andere, sehr einfache Lösung ist aber naheliegend: In Dänemark gibt es ein zentrales psychiatrisches Fallregister, das alle Aufnahmen in psychiatrische Institutionen umfaßt. Es wird nun geplant, die früher erwähnten A-Namen und B-Namen in diesem Fallregister aufzusuchen und die Diagnosen in den beiden Gruppen zu vergleichen.

Ich möchte die Gelegenheit benutzen, hervorzuheben, daß außerordentlich große Möglichkeiten für wichtige Forschungen bestehen, wenn man über ein Fallregister verfügt. Dieser Umstand vergegenwärtigt aber auch, welche künstlichen Grenzen der Forschung gesetzt werden können, wenn einflußreiche, der Psychiatrie fernstehende Kräfte eingreifen. Ich denke dabei besonders an die Tatsache, daß in einem der deutschen Länder ein vorbildliches, außerordentlich gewissenhaft geleitetes psychiatrisches Fallregister vor ein paar Jahren gesperrt worden ist, ohne daß irgendeine rationale Begründung für diesen Schritt vorliegt. Das ist nicht nur für die deutsche psychiatrische Forschung eine Katastrophe. Es liegt leider auch in der Natur der Sache, daß solche irrationalen, rein emotional begründeten destruktiven Prozesse Kettenreaktionen auslösen, die auch für andere Fallregister katastrophal werden können. Es ist für die ganze internationale Situation auf dem Gebiet dringend notwendig, daß die erwähnte Sperrung des betreffenden Fallregisters rückgängig gemacht wird.

So viel über einige Möglichkeiten und einige Grenzen der genetischen Forschung innerhalb der Psychiatrie.

Literatur

Burgoine E, Wing L (1983) Identical triplets with Asperger's Syndrome. Brit J Psychiat 143: 261–265

Geertinger P, Theilade P (1984) Vuggedød og skizofreni. I. Månedsskr Prakt Lægegern 9: 553–560

Gilberg C (1983) Identical triplets with infantile autism and the fragile-X syndrome. Brit J Psychiat 143: 256–260

Gusella JF, Wexler NS, Conneally PM, et al. (1983) A polymorphic DNA marker genetically linked to Huntington's disease. Nature 306: 234–238

Panse F (1942) Die Erbchorea. Eine klinisch-genetische Studie Thieme, Leipzig

Risch N, Baron M (1982) X-linkage and genetic heterogeneity in bipolar-related major affective illness: reanalysis of linkage data. Ann hum Genet 46: 153–166

Methodik empirischer Forschung: Wandel im Selbstverständnis der Psychologie – Auswirkungen und Parallelen in der Psychiatrie?

U. Baumann

Einleitung

In der Psychiatrie, Psychologie, Soziologie sind im Laufe ihrer Geschichte immer wieder unterschiedliche wissenschaftstheoretische Positionen beobachtbar gewesen, die vor allem dadurch gekennzeichnet waren, welcher Stellenwert der Empirie zugemessen wurde.

Zwei Hauptströmungen sind Ende des letzten Jahrhunderts feststellbar, die bis heute an Bedeutung nicht verloren haben. Die eine Richtung wurde durch Kraepelin repräsentiert, dessen Ansatz wie folgt umrissen werden kann: „Es ist höchste Zeit, daß auch bei uns in psychologischen Fragen an die Stelle der geistreichen Behauptungen und tiefsinnigen Erfindungen die ernste, gewissenhafte Einzeluntersuchung trete. Mit dem Unbeweisbaren und Unwiderlegbaren kommen wir nicht mehr weiter. Wir brauchen Tatsachen und keine Theorien. Gewiß kann keine Wissenschaft zusammenfassende Anschauungen und vorläufige Annahmen gänzlich entbehren, allein wir dürfen dabei niemals vergessen, daß ihnen kein selbständiger, in sich begründeter Wert zukommt. Sie sind nichts als Mittel zum Zweck; ihre Berechtigung kann immer nur darin liegen, daß sie zu bestimmten Fragestellungen und damit zu neuen Untersuchungen führen. Solche Fragen sind hier, denke ich, genug aufgeworfen worden. Wir sollen nun daran gehen, sie auch zu beantworten, nicht am grünen Tisch, sondern im Laboratorium, nicht mit glänzenden Einfällen, sondern durch Messung und Beobachtung" (Kraepelin 1895, S.91). Ein ganz anderer Zugang zum Patienten findet sich bei Freud, der seine Ausgangsdaten mittels Empathie und Introspektion gewann: „Der Fortschritt in der wissenschaftlichen Arbeit vollzieht sich ganz ähnlich wie in einer Analyse. Man bringt Erwartungen in die Arbeit mit, aber man muß sie zurückdrängen. Man erfährt durch die Beobachtung bald hier, bald dort etwas neues, die Stücke passen zunächst nicht zusammen. Man stellt Vermutungen auf, macht Hilfskonstruktionen, die man zurücknimmt, wenn sie sich nicht bestätigen, man braucht viel Geduld, Bereitschaft für alle Möglichkeiten, verzichtet auf frühe Überzeugungen, um nicht unter deren Zwang neue, unerwartete Momente zu übersehen, und am Ende lohnt sich der ganze Aufwand, die zerstreuten Funde fügen sich zusammen, man gewinnt den Einblick in ein ganzes Stück des seelischen Geschehens, hat die Aufgabe erledigt und ist nun frei für die nächste. Nur die Hilfe, die das Experiment der Forschung leistet, muß man in der Analyse entbehren" (Freud 1932, Ausgabe 1967, S.188). Dieses

Das Verhältnis der Psychiatrie
zu ihren Nachbardisziplinen
Herausgeber: H. Heimann, H. J. Gaertner

Spannungsverhältnis unterschiedlicher Empiriezugänge hat die Psychiatrie, Psychologie und Soziologie bis heute bewegt, angeregt, teilweise aber auch in wissenschaftstheoretische Positionskämpfe verwickelt. Das Spannungsfeld ist – wie Heimann (1976) zeigte – nicht durch Einseitigkeit lösbar, da klinisches Handeln und Forschen vielschichtiger Denk- und Arbeitsweisen bedarf. Meine im folgenden eingegangene Begrenzung auf empirische Methodik sensu Kraepelin soll daher nicht als Einseitigkeit verstanden werden, sondern als vom Thema her gegebene Eingrenzung.

Das Wort Methodik bzw. empirische Methodik erweckt den Anschein, als sei dies ein Kürzel für ein Fachgebiet, das durch Institute, Lehrstühle, Studiengänge etc. repräsentiert wird. Dies trifft aber nicht zu: Methodik stellt in der Regel kein eigenes Fach dar, sondern ist jeweils *innerhalb* einer Disziplin angesiedelt, womit die Fachspezifität der Methodik ausgedrückt wird. So finden wir z.B. *innerhalb* der Psychologie das Gebiet der Psychologischen Methodenlehre, das im Grundstudium gleichrangig neben der Entwicklungs-, Sozialpsychologie und anderen Teilgebieten der Psychologie steht. die Aufgaben dieses Faches werden in dem Vorschlag der Studienreformkommission Psychologie (1983, Musterstudienordnung S.243) mit folgenden Stichworten umschrieben: Klärung der Erkenntnisstrategien, Einweisung in die experimentellen Forschungsverfahren und statistische Methodik. Methodik umfaßt nach diesen Vorschlägen und dem allgemeinen Konsens nicht nur Modelle der Datenerhebung und Datenauswertung, sondern auch Theorien psychologischer Erkenntnisgewinnung und deren wissenschaftstheoretischer Fundierung.

Die Methodik empirischer Forschung, wie sie in der Psychologie betrieben wurde, hat die psychiatrische Forschung lange Zeit stark beeinflußt (vgl. die Vielzahl an Psychologen, die wegen ihrer methodischen Kompetenz in psychiatrischen Forschungseinrichtungen eingestellt worden sind). In den letzten Jahren scheint mir dieser Einfluß geringer geworden zu sein. Im folgenden soll daher untersucht werden, wie weit sich in der Relation Psychologie – Psychiatrie eine Änderung ergeben hat. Insbesondere ist zu prüfen, ob sich die Psychologie in ihrer Methodik gewandelt hat und ob dieser Wandel auch in der Psychiatrie beobachtbar ist.

Psychologische Methodik im Wandel

Im Vordergrund der psychologischen Methodologie der 50er und 60er Jahre standen Überlegungen zur stringenten Versuchsplanung (vgl. Validitätstheorie in ihrer ursprünglichen Formulierung nach Campbell u. Stanley 1963) und zur Statistik. Manche grundsätzlichen Probleme bleiben dabei nur am Rande oder gar nicht erwähnt. Im Laufe der siebziger Jahre wandelte sich das methodische Selbstverständnis in der Psychologie (Groeben u. Westmeyer 1975; Herrmann 1976). Dies läßt sich in verschiedenen Bereichen und auf verschiedenem Abstraktionsniveau zeigen; die folgenden Beispiele sollen dies verdeutlichen, ohne Anspruch auf Vollständigkeit zu erheben.

Versuchsperson vs. Proband

Es ist ein Wandel von der willfährigen, täuschbaren, dem Versuchsleiter unkritisch zur Verfügung stehenden *Versuchsperson* hin zum aufgeklärten, in seinen Persönlichkeitsrechten zu respektierenden, um Kooperation zu ersuchenden *Probanden* ersichtlich. Dies geht einher mit dem Wandel von der privaten unkodifizierten Forschungsethik hin zur kodifizierten, justiziablen Ethik. Ist z.B. im deutschsprachigen Standardlehrbuch der Methodik von Traxel (1974) Ethik bzw. Forschungsethik nicht abgehandelt, finden wir diese Thematik in den englischsprachigen Lehrbüchern am Ende der 70er Jahre vielfach als eigenes Kapitel (z.B. Lewin 1979). Aber nicht nur ethische Überlegungen haben zum Wandel in der Konzeption der untersuchten Person beigetragen, sondern auch psychologische Untersuchungen zur „Sozialpsychologie des Experimentes" (Mertens 1975; Kazdin 1980; Bungard 1984). Danach reagieren Versuchspersonen nicht nur, sondern erarbeiten sich eigenständige Situationsdefinitionen, die durchaus handlungsrelevant werden können.

Objektive vs. subjektive Daten

Der Wandel empirischer Methodologie zeichnet sich auch in der Technologie der Datenerhebung ab. In der früheren Methodologie ging man davon aus, daß „objektive" Daten dann am besten erzielt werden, wenn die Versuchsperson nicht um das Untersuchungsziel wüßte. So suchte man – und sucht es auch heute noch – Veränderungen zu erfassen, indem man den Patienten mehrmals zu seinem aktuellen Befinden befragt (Statusdiagnostik; Pawlik 1976) und aus diesen Aussagen Differenzen berechnet, die den Veränderungswert darstellen. Direkte Veränderungsaussagen („es geht mir besser") sind in der Erhebungstechnologie der Patienten verpönt, da Verzerrungen durch Kenntnis des Untersuchungsziels befürchtet werden.

Den Aussagen der Versuchspersonen brachte man also eine gewisse Skepsis entgegen, da diese – absichtlich oder nicht – vielfach von der „Objektivität" abwichen. Konnte man die Versuchspersonen über die Untersuchungsziele nicht im Ungewissen lassen, so suchte man durch Kontrollmechanismen die Objektivität der Daten zu sichern. Diesem Anliegen dienten die verschiedenen Kontrollskalen (z.B. Lügenskalen, Offenheitsskalen, Skalen zur sozialen Erwünschtheit), die im Rahmen der Persönlichkeitsforschung entwickelt worden sind. Einen Versuch, die Subjektivität auszuschalten und objektive Daten zu erhalten, ist in dem Bemühen Cattels zu sehen, „objektive Persönlichkeitstests" zu konstruieren. Diese sollten „frei von subjektiven Verfälschungen" sein (Schmidt 1975, S.17).

Haben wir also in der älteren Methodologie eine zu überlistende Versuchsperson, so zeichnet sich auch hier ein Wandel ab. Mit der Favorisierung kognitiver Ansätze wurden introspektive Daten als sinnvolle Aussageform wiederentdeckt. Innere Prozesse von Therapeuten, Denkabläufe bei der Lösung komplexer Probleme, Bewältigungsstrategien etc. sucht man vermehrt mittels introspektiver Daten zu erforschen. Die Methode des „lauten Denkens" (Nisbett u. Wilson 1977; Lauth 1984) stellt dazu einen wichtigen Zugang dar. Der Forscher ist sich dabei möglicher Verzerrungen, Umdeutungen etc. der Befragten bewußt, konzipiert diese aber nicht als Täuschungsvorgang oder Diskrepanz zur Objektivität, sondern als ein zu interpretierendes psychologisches Phänomen.

Univariates vs. unkritisches multivariates vs. theoriebezogenes multivariatives Vorgehen

Das ursprüngliche Experiment war univariat angelegt, indem je eine unabhängige und eine abhängige Variable untersucht worden ist. Im Laufe der 40er, 50er Jahre finden wir immer mehr den multivariaten Ansatz, bei dem pro Person eine Vielzahl an Daten erhoben wurde. Die sich ausbreitende Computertechnologie ermöglichte rasch und manchmal ohne großen Sachverstand Datenfluten zu kanalisieren und der multivariaten Statistik zuzuführen. Die Verfahren selbst wurden teilweise als hypothesengenerierend angesehen (vgl. Faktorenanalyse). Der Mehrebenenansatz, die multimethodale Betrachtungsweise (Seidenstücker u. Baumann 1978) brachten zwar viele interessante Befunde, ließen aber auch viele Fragen offen: wie soll man sich vor zufälligen Signifikanzen schützen, was bedeuten diskordante Ergebnisse, d.h. wie soll man die Nichtübereinstimmung zweier Indikatoren desselben Konstruktes (z.B. Selbst- und Fremdbeobachtung der Angst) interpretieren. Zeigen sich darin echte Divergenzen oder wurde vielleicht Verschiedenes erfaßt (Fahrenberg 1984)? Wenn auch weiterhin multivariates Vorgehen als sinnvoll betrachtet wird, so wird dennoch stärker für eine sorgfältige, theorienbezogene Datenauswahl plädiert, so daß letztlich das theoretische Konzept und nicht die Rechnerkapazität die Datenmenge bestimmt. Das unkritische multivariate Vorgehen ist aber nicht nur aus forschungsmethodischen Gründen relativiert worden, sondern auch aus äußeren, politischen Gesichtspunkten. Das Bemühen um Wahrung der Privatsphäre, Überlegungen zum Datenschutz haben in nicht unerheblichem Ausmaß die Menge der potentiellen Erhebungsdaten eingeschränkt.

Empirie vs. Theorie

Die methodische Problematisierung des multivariaten Ansatzes ist nicht isoliert zu sehen, sondern in einem größeren Kontext, in dem die Relation Empirie zur Theorie neu überdacht wurde (Herrmann 1976). Es wurde ein platter Empirismus beklagt, bei dem vor allem Fragen der Formalstruktur von Untersuchungen (Reliabilität von Instrumenten, Adäquatheit der statistischen Verfahren, Versuchspläne etc.) diskutiert wurden. So hat die Validitätstheorie von Campbell u. Stanley (1963) in ihrer ersten Formulierung ihre Hauptakzente auf die Schlüssigkeit und die Generalisierbarkeit von Untersuchungen gelegt und dabei formale Aspekte in den Vordergrund gestellt. In der revidierten Fassung von Cook u. Campbell (1976) zeichnet sich insofern eine Akzentverschiebung ab, als mit dem Konzept der Konstruktvalidität deutlich auf die Relation zwischen Konstrukt und dessen Operationalisierung hingewiesen wurde. Danach muß die Frage gestellt werden, wie eng und stringent die jeweilige Operationalisierung mit dem theoretischen Konstrukt verbunden ist. Die Methodendiskussion wird damit um den inhaltlichen Aspekt erweitert. Während die Reliabilität eines Angsttests ohne Kenntnis der Angstliteratur beurteilt werden kann, ist die Frage, in welcher Form Angst angemessen operationalisiert ist, nur noch inhaltlich beantwortbar (Köhnken et al. 1979). Insgesamt gesehen läßt sich eine Akzentverschiebung von der – z.T. theorielosen – Empirie zugunsten eines stärkeren Theoriebezuges konstatieren.

Wissenschaft vs. Technologie

In der Methodendiskussion der früheren Zeit bis hin zu Beginn der 70er Jahre wurde vorwiegend die Position vertreten, daß sich aus der Wissenschaft die Anwendung direkt ableiten ließe (vgl. entsprechende Diskussionen der Verhaltenstherapie; Westmeyer u. Hoffmann 1977). Immer mehr zeigt sich aber, daß zwischen Wissenschaft und Anwendung teilweise nur lose Verbindungen vorhanden sind. Zum einen suchte man dies mit der Forderung nach Forschung, die stärker auf den Anwendungssektor bezogen sei, zu beheben: Kritik an der Laborforschung und Favorisierung der Feldforschung (Patry 1982), Reduktion der Analogstudien zugunsten der Untersuchungen an „echten" Patienten. Die wissenschaftstheoretischen Diskussionen (Westmeyer 1978; Herrmann 1979) wiesen darauf hin, daß der Wissenschaftsbereich und der Anwendungssektor teilweise unterschiedliche Strukturen aufweisen; die Stichworte Wissenschaft und Technologie wurden als Kürzel für die beiden Bereiche verwendet. In der Psychologie wurde deutlich, daß die Forschung oft unreflektiert gleichzeitig beiden Zielen zu dienen versuchte. In neuerer Zeit zeichnet sich eine neue Reflexion des Anwendungssektors ab, für den eine eigene Methodologie gefordert wird. Kriterien wie Kosten/Nutzen, Sicherheit, Fragen nach der Evaluation von Institutionen etc. sind Aspekte, die in einer derartigen Methodologie im Vordergrund stehen.

Vergleichbarer Wandel in der Psychiatrie?

An einigen Beispielen wurde der Wandel des Methodikselbstverständnisses in der Psychologie gezeigt. Es stellt sich nun die Frage, wieweit vergleichbare Akzentverschiebungen in der Psychiatrie beobachtbar sind. Dabei sei bereits hier betont, daß ein gleichsinniger Wandel nicht von vornherein notwendig ist, da die beiden Forschungsdisziplinen unterschiedliche Aufgaben wahrnehmen.

Versuchsperson vs. Proband

Als erstes wurde der Wandel von der Versuchsperson zum Probanden angesprochen. Ethisch und juristisch ist dieser Wandel in der Psychiatrie auf breiter Basis vollzogen worden und hat vermutlich mehr Diskussionen als in der Psychologie hervorgerufen (Helmchen u. Müller-Oerlinghausen 1978). Forschungstechnologisch ist aber eine vergleichbare Änderung weniger ersichtlich. Dies drückt sich insbesondere dadurch aus, daß die „Sozialpsychologie der psychiatrischen Untersuchungssituation" bisher zu wenig thematisiert und für einzelne Projekte nutzbar gemacht worden ist. So geben z.B. Psychopharmakastudien in der Regel keine Auskünfte über die Person der behandelnden Ärzte: Dies zeigt, daß der Stellenwert interaktiver Aspekte in der Untersuchungssituation für gering geachtet wird (vgl. dazu die Psychotherapieforschung: Gurman u. Razin 1977; Zimmer 1983).

Objektive vs. subjektive Daten

Ein weiterer Wandel wurde durch die Stichworte „objektive versus subjektive" Daten angesprochen. In der psychiatrischen Forschung haben Fremdbeurteilungsverfahren immer besondere Bedeutung gehabt, da Selbstbeurteilungsverfahren bei verschiedenen Patienten nicht durchführbar sind (Baumann et al. 1974). Die herkömmlichen Verfahren (CIPS 1981) stellen aber keine reinen Fremdbeurteilungen dar, sondern sind vielfach mit Selbstbeurteilungsaussagen vemischt (Testmanual AMDP 1983). Im Zweifelsfall wird der Fremdbeurteilung größeres Gewicht beigemessen (vgl. AMDP), da sie letztlich für die Patientenbeurteilung entscheidend ist. Innere Prozesse von Patienten in dem oben erwähnten Sinne (s. oben) sind dagegen in der empirischen Forschung auf geringeres Interesse gestoßen; die empirische Psychopathologie hat keine zur Psychologie vergleichbaren Akzentverschiebungen aufzuweisen.

Univariates vs. unkritisches multivariates vs. theoriebezogenes multivariates Vorgehen, Empirie vs. Theorie

In der psychiatrischen Forschung haben wir vielfach die technologische Frage, *ob* etwas wirkt. Diese Frage hat gegenüber der Prozeßforschung („*warum* etwas wirkt") Priorität (Müller-Oerlinghausen u. Linden 1981). In Ermangelung adäquater theoretischer Fundierungen für die Wirkforschung ist man oft genötigt, Wirkungen multimethodal zu erfassen, so daß die Variablenauswahl pragmatisch und erfahrungsbedingt, weniger aber theoriebezogen vorgenommen wird. Dies hat u.a. auch zur Folge, daß den empirischen Daten in Relation zur Theorienbildung weiterhin ein sehr großes Gewicht zugemessen wird. Eine zur Psychologie vergleichbare theoretische Diskussion zur Relation „Empirie versus Theorie" finden wir in der Psychiatrie nicht.

Wissenschaft vs. Technologie

Psychiatrie und damit ihre Forschung hat sich (s. oben) jeweils als technologische Forschung verstanden, so daß eine Auseinandersetzung zur Beziehung zwischen Wissenschaft und Anwendung nicht notwendig war. Im Gegensatz zu vielen psychologischen Analogstudien bei Gesunden, die nicht zuletzt auf einen erschwerten Patientenzugang der Psychologie hinweisen, ist die psychiatrische Forschung immer mit dem psychiatrischen Tätigkeitsfeld verschränkt gewesen. Dies hat zu einer Akkumulierung des Erfahrungsschatzes und zu einem gemeinsamen Nenner in der psychiatrischen Forschung geführt, wie es in der Psychologie, insbesondere der Klinischen Psychologie nicht zu beobachten ist.

Konsequenzen für die Relation Psychologie/Psychiatrie

Die empirische Methodologie der früheren Psychologie ist in der Psychiatrie auf großes Interesse gestoßen. Das „somatische" und das „psychische" Experiment führten nicht zu methodischen Widersprüchen und Problemen. Durch die stärkere Orientierung auf die inneren Prozesse des Menschen mit den damit verbundenen Konsequenzen, mit der stärkeren wissenschaftstheoretischen Reflexion des eigenen

Forschungsgebietes, mit der Betonung des Theoriebezuges und damit geringeren Bewertung der „pragmatischen Empirie“ (Effektforschung) ist die Psychologie und die damit in ihr repräsentierte Methodologie nicht mehr so leicht in die somatisch geprägte Forschung der Psychiatrie zu integrieren; vor ähnlichen Problemen stehen auch die Psychophysiologie oder biologische Psychologie. Teilweise wird diese Diskrepanz zu lösen versucht, indem der *eine* Bereich vereinfacht wird (z.B. Klinisch-physiologische Therapiestudien unter Einbezug einfacher physiologischer Parameter ohne Berücksichtigung der Komplexität psychophysiologischer Forschung; z.B. physiologische Studien mit Verwendung einiger Persönlichkeitsfragebögen ohne Berücksichtigung neuerer Überlegungen zum Interaktionismus). Dies führt letztlich nicht zu einer Synopsis der unterschiedlichen Perspektiven, sondern zur Reduktion auf *eine* Hauptbetrachtungsweise. Dieser Gefahr kann nur dadurch begegnet werden, wenn stärker als bisher versucht wird, psychologische Denk- und Arbeitsweisen in die Psychiatrie zu *integrieren*, anstatt zu importieren. In der gemeinsamen Auseinandersetzung um den psychiatrischen Patienten ist eine *eigene psychiatrische* Methodologie zu entwickeln, in der die verschiedenen Problembereiche mit den angemessenen Lösungswegen diskutiert werden.

Diese Zusammenarbeit ist leichter zu vollbringen, wenn sich die Klinische Psychologie stärker als bisher in eine Forschungsrichtung entwickelt, bei der ihre Fragestellungen und Lösungswege am konkreten Patienten orientiert sind. Sucht sie dagegen – teilweise der Not gehorchend, da ohne Patientenzugang – eher grundlagenwissenschaftliche Fragen, losgelöst von konkreten Patienten zu beantworten, so wird die Möglichkeit, die Psychiatrie mit psychologischen Konzepten zu bereichern, erschwert. Auf die sich daraus ergebenden Konsequenzen für Lehre und Forschungsorganisation der Klinischen Psychologie kann hier nicht näher eingegangen werden, doch ist zusammenfassend zu sagen, daß die in den deutschsprachigen Ländern vorhandenen Modelle den Transfer psychologischen Wissens und Methodik in die Psychiatrie nur erschwert zulassen. Dies ist umso schwerwiegender, als die jeweiligen Konzepte sich nicht – wie früher – reibungslos ergänzen.

Literatur

Baumann U, Meyer B, Suter U (1974) Formale und inhaltliche Überprüfung der PND-Skalen. Diagnostica 1: 3–21

Bungard W (1984) Sozialpsychologische Forschung im Labor. Hogrefe, Göttingen

Campbell DT, Stanley JC (1963) Experimental and quasi-experimental designs for research on teaching. In: Gage NL (ed) Handbook of research on teaching. Rand McNally, Chicago

CIPS (1981) Internationale Skalen für Psychiatrie. Beltz, Weinheim

Cook TH, Campbell DT (1976) The design and conduct of quasi-experiments and true experiments in field settings. In: Dunnette MD (ed) Handbook of industrial and organizational psychology. Rand McNally, Chicago

Empfehlungen der Studienreformkommission Psychologie (1983) Veröffentlichungen zur Studienreform 15, Geschäftsstelle für Studienreformkommissionen, Bonn

Fahrenberg J (1984) Methodische Überlegungen zur Mehrebenen-Prozeßforschung. In: Baumann U (Hrsg) Psychotherapie: Makro-/Mikroperspektive. Hogrefe, Göttingen

Freud S (1967) Neue Folge der Vorlesungen zur Einführung in die Psychoanalyse. 1932. Gesammelte Werke XV 4. Auflage. Fischer, Frankfurt

Groeben N, Westmeyer H (1975) Kriterien psychologischer Forschung. Juventa, München
Gurman AS, Razin AM (1977) (eds) Effective Psychotherapy. Pergamon, New York
Heimann H (1976) Psychiatrie und Menschlichkeit. Confin Psychiat 19: 24–36
Helmchen H, Müller-Oerlinghausen B (1978) (Hrsg) Psychiatrische Therapie-Forschung. Springer, Berlin
Herrmann Th (1976) Die Psychologie und ihre Forschungsprogramme. Hogrefe, Göttingen
Herrmann Th (1979) Psychologie als Problem. Klett-Cotta, Stuttgart
Kazdin AE (1980) Research design in clinical psychology. Harper & Row Publishers, New York
Köhnken G, Seidenstücker G, Baumann U (1979) Zur Systematisierung von Methodenkriterien. In: Baumann U, Berbalk H, Seidenstücker G (Hrsg) Klinische Psychologie, Trends in Forschung und Praxis, Bd.2. Huber, Bern
Kraepelin E (1895) Der psychologische Versuch in der Psychiatrie. In: Kraeplin E (Hrsg) Psychologische Arbeiten, Bd.1. Engelmann Leipzig
Lauth G (1984) Erfassung von Kognitionsverläufen in Problemlösungstherapien. Z klin Psychol 1: 18–38
Lewin M (1979) Understanding psychological research. Wiley, New York
Mertens W (1975) Sozialpsychologie des Experiments. Das Experiment als soziale Interaktion. Hoffmann und Campe, Hamburg
Müller-Oerlinghausen B, Linden M (1981) Rationalität der Indikation zu psychopharmakologischer Behandlung. In: Baumann U (Hrsg) Indikation zur Psychotherapie. Urban & Schwarzenberg, München
Nisbett RE, Wilson TD (1977) Telling more than we can know: verbal reports on mental processes. Psychol Rev 84: 231–259
Patry JL (Hrsg) (1982) Feldforschung. Methoden und Probleme sozialwissenschaftlicher Forschung unter natürlichen Bedingungen. Huber, Bern
Pawlik K (Hrsg) (1976) Diagnose der Diagnostik. Beiträge zur Diskussion der psychologischen Diagnostik in der Verhaltensmodifikation. Klett-Cotta, Stuttgart
Schmidt LR (1975) Objektive Persönlichkeitsbestimmung in diagnostischer und klinischer Psychologie. Beltz, Weinheim Basel
Seidenstücker G, Baumann U (1978) Multimethodale Diagnostik. In: Baumann U, Berbalk H, Seidenstücker G (Hrsg) Klinische Psychologie, Trends in Forschung und Praxis, Bd.1. Huber, Bern
Testmanual zum AMDP-System. (1983) Verfaßt von Baumann U, Stieglitz RD. Springer, Berlin
Traxel W (1974) Grundlagen und Methoden der Psychologie, 2. erw Aufl. Huber, Bern
Westmeyer H (1978) Wissenschaftstheoretische Grundlagen Klinischer Psychologie. In: Baumann U, Berbalk H, Seidenstücker G (Hrsg) Klinische Psychologie, Trends in Forschung und Praxis, Bd.1. Huber, Bern
Westmeyer H, Hoffmann N (1977) (Hrsg) Verhaltenstherapie. Grundlegende Texte. Hoffmann & Campe, Hamburg
Zimmer D (1983) (Hrsg) Die therapeutische Beziehung. Edition psychologie, Weinheim

Zum Paradigmenwechsel der soziologischen Forschung in der Psychiatrie

U. Müller, K. Heinrich

Versucht man Paradigmenwandlungen einer Disziplin in ihren Auswirkungen auf ein anderes wissenschaftliches Fach zu beschreiben, so ergibt sich die Notwendigkeit, das Verhältnis beider Disziplinien zueinander darzustellen. Unsere Ausführungen haben deshalb zwangsläufig zum Inhalt, einige Aspekte der Beziehungen von Soziologie und Psychiatrie zu skizzieren. Wandlungen in wissenschaftlichen Fächern erfolgen nicht unabhängig von Änderungen in der Gesellschaft, in der diese Wissenschaften etabliert sind. Ideologische, soziale und ökonomische Faktoren stellen die gesellschaftlichen Rahmenbedingungen dar, in denen sich wissenschaftliche Paradigmen in jeweils bestimmter Weise entwickeln. Die so entstehenden Wirkungszusammenhänge rufen in den betroffenen Disziplinen und in ihren Kooperationsweisen Interdependenzen hervor, die ihrerseits Änderungen innerhalb der Disziplinen bewirken.

Psychiatrie und Soziologie sehen sich seit dem Ende der 60er Jahre einem veränderten gesellschaftlichen Umfeld gegenüber. Die mit der journalistischen Wortschöpfung „Tendenzwende" bezeichneten Veränderungen von Werten und Haltungen in den 70er Jahren entspringen nach Auffassung von Inglehart (1977) der Studentenbewegung von 1968, die im wesentlichen aus dem Drang der Mittelklasse nach gesellschaftlicher Veränderung entstand. Sie richtete sich vor allem gegen eine Überbetonung ökonomischer Fragen und gegen eine angeblich fetischisierte Industrieproduktion, die sich von wichtigen menschlichen und gesellschaftlichen Zwecken abgekoppelt hatte. Die Vernunftkritik ersetzte das frühere Vertrauen in den emanzipatorischen Charakter der Rationalität. Die schon Ende der 70er Jahre einsetzende Gegenbewegung des neuen Konservatismus wendet sich nun gegen die subkulturelle Bewegung der Revolte und Nachrevolte mit ihrer Wiederentdeckung der Sinne, der Bedeutung der Lebenswelt und des Mythos. Inglehart meint, daß die Subkultur der 68er Jahre schwächer sei als die materialistische Gegenreaktion. Die Propagierung neokonservativer Werte wie Triebverzicht, Rationalität und Normierung der Sinnlichkeit durch Teilstrukturen der Gesellschaft wird von anderen Teilen dieser Gesellschaft mit einer Verstärkung gegenkultureller Aktivitäten beantwortet, die sich als individuelle Formen einer Suche nach dem Sinn von Leben und Welt erweisen.

Die Psychiatrie hat seit dem Ende des 2. Weltkrieges erhebliche Paradigmenveränderungen erfahren. Nach einer kaum umstrittenen Feststellung der Medizin- bzw. Psychiatriegeschichtsschreibung wird die Psychiatrie in ganz besonderer Weise von den Leitideen der jeweiligen Epoche beeinflußt. Ihr Zustand ist eine direkte Spiegelung herrschender Ideologien. Theorie und Praxis dieser Disziplin reflektieren auch die politischen Strukturen eines Landes mit großer Deutlichkeit. Es ist kennzeichnend,

Das Verhältnis der Psychiatrie
zu ihren Nachbardisziplinen
Herausgeber: H. Heimann, H. J. Gaertner

daß die Psychiatrie in der Bundesrepublik nach 1945 wieder an die paradigmatischen Traditionen anzuknüpfen versuchte, die ihre Weltgeltung vor Beginn der nationalsozialistischen Herrschaft begründet hatten. Die Morde an psychisch Kranken und geistig Behinderten durch die Nationalsozialisten und ihre psychiatrischen Handlanger hatten nach 1945 eine Art Totstellreflex zur Folge, die Psychiatrie war offenbar nicht in der Lage, diese schreckliche Verstrickung aufzuarbeiten. Man suchte dort weiterzumachen, wo man früher internationale wissenschaftliche Anerkennung gewonnen hatte und betrieb eine traditionelle Psychopathologie und eine Praxis, die ohne innovatorische Tendenz war.

Die Einführung der Psychopharmaka seit 1952 war in dieser Situation ein Glücksfall, in dem das abgenutzte psychopathologische Paradigma durch das neue, erfolgversprechende psychopharmakologische Paradigma ersetzt wurde. Mit der Psychopharmakologie blühten Biochemie, psychiatrische Statistik, standardisierte Befunderhebungsmethoden auf, der Paradigmenwechsel von der eher geisteswissenschaftlich orientierten Psychopathologie zu einer erfolgreich arbeitenden biologischen Psychiatrie wurde mit Enthusiasmus vollzogen. Die Psychiatrie wollte glauben, noch einmal davongekommen zu sein, sie wurde jedoch von der Geschichte ihrer Versäumnisse eingeholt. Diese waren allerdings gleichzeitig auch die Versäumnisse der Gesellschaft. Erst mit der Studentenbewegung 1968 brach eine neue Sensibilität für das gesellschaftliche und psychiatrische Elend der psychisch Kranken und geistig Behinderten auf, die Antipsychiatrie entwickelte sich in hektischer Intensität, aus berechtigter Psychiatriekritik wurde stellenweise auch Diffamierung. Gleichzeitig wurde das sozialpsychiatrische Paradigma wirksam, es trat in Konkurrenz und nicht selten auch in Widerspruch zu Leitideen und Praxis der biologischen Psychiatrie. Die Soziologen leisteten sozialpsychiatrischen Bestrebungen energisch Hilfestellung, die sog. Schulpsychiatrie sah sich nicht zuletzt auch deshalb in die Defensive gedrängt, weil der 1975 veröffentliche Bericht der Enquête-Kommission über die Lage der Psychiatrie in der Bundesrepublik schwerwiegende Mängel vor allem in den Landeskliniken beschrieben hatte. Die Folgen der Studentenbewegung, vor allem auch das durch Soziologen gestützte Paradigma der Sozialpsychiatrie, ermöglichten eine wesentliche funktionale und humanitäre Verbesserung der psychiatrischen Verhältnisse. Sie verdient den Namen Reform, ist jedoch sicher nicht als Revolution zu bezeichnen. Das biologische Paradigma ist intakt, die Relevanz des sozialpsychiatrischen Paradigmas erscheint jetzt zum Teil, etwa im Hinblick auf soziogenetische Theorien der endogenen Psychosen, verbraucht. Nach den moralischen und emotionalen Erschütterungen der späten 60er und 70er Jahre ist nun wieder Ruhe eingekehrt, die einen preisen sie als Voraussetzung einer gedeihlichen Weiterentwicklung, die anderen schelten sie Restauration.

Auch die Sozialwissenschaften sind nach 1945 ein Spiegel gesamtgesellschaftlicher Haltungen und Änderungen, wie Loiskandl 1984 ausführte. Er sieht den Bogen gespannt vom Suspektwerden des Subjektiven in der Nachkriegszeit mit seinem Gipfel, dem Positivismusstreit, zum Suspektwerden der Rationalität und weiter zu einer neuen Respektabilität des Subjektiven. Dabei setzt er eine Zäsur Ende der 60er Jahre. Der bis dahin von der Soziologie bekämpfte unwissenschaftliche Irrationalismus wurde damals nicht mehr als Hauptgegner betrachtet. Der Höhepunkt dieses Wandels sozialwissenschaftlicher Paradigmata wird von Loiskandl im Erscheinen der von Dürr publizierten „Traumzeit" (1978) und der Herausgabe von „Der Wissenschaftler und das Irrationale" gesehen. Nach Loiskandl steht der Soziologe „in einer langen Tradition, berufen zur Verteidigung der archaischen Dimensionen von Lebenssinn und innerer Freiheit".

Im Gefolge der Politisierung der Soziologie der frühen 60er und 70er Jahre hat einerseits eine neue Konzentration auf makrosoziologische Dimensionen im Sinne der Analyse von Gesellschaftstypen stattgefunden, andererseits ist gleichzeitig eine Rückwendung zur Mikrosoziologie eingetreten, die Kleingruppen, Familien und persönliche Einstellungen untersucht (Tenbruck 1979). Große Bedeutung kommt der Rezeption der Zivilisationstheorie von Elias (1976) zu, der in seinem Werk von soziogenetischen und psychogenetischen Grundlagen der Zivilisation spricht und auf die Informationen aus der Alltagswelt als Voraussetzungen soziologischer Erklärungsansätze aufmerksam gemacht hat. Das Handeln des Individuums im Alltag ist noch nie so aufmerksam wie jetzt von Soziologen registriert worden. Der Ansatz von Elias eröffnet z.Z. noch gänzlich ungenutzte Möglichkeiten der Analyse psychischen Krankseins. Aussichtsreich erscheint eine Verflechtung der Konzeption von Elias mit der des interpretativen Paradigmas, nach dem komplexe soziale Probleme zum Untersuchungsgegenstand gemacht werden, wobei die Verkürzung der konzeptionellen Methodologie vermieden werden soll. Die soziologische Debatte über qualitative bzw. quantitative Sozialforschung hat in beiden Methodenbereichen einen innovativen Schub hervorgerufen.

Der Medizin hatte sich die Soziologie 1958 zugewandt. Aus einer Darstellung über die Geburt dieses Faches von Pflanz (1973) wird manches auch an der heutigen Situation ersichtlich: „Die Mutter Soziologie erholte sich rasch, zeigte jedoch kein sonderlich lebhaftes Interesse an dem noch unreifen Neugeborenen ... Der Vater Medizin versuchte sich lange Zeit elegant den Unterhaltsverpflichtungen zu entziehen, bis er sich weniger aus dem Gefühl der Vaterpflichten heraus, als vielmehr um der wenig geliebten Mutter eins auszuwischen, sich in verdächtiger Weise des inzwischen kräftiger gewordenen Kindes annahm."

Die von Pflanz als verdächtig bezeichnete Weise der Zuwendung beschreibt Gerhardt (1982) so, als habe die Medizin die Soziologie in jener Zeit zu einer ihrer Teildisziplinen gemacht, um die eigene Disziplin aus ihrer damaligen Krise befreien zu können, ohne daß dabei der Medizin und ihrer Struktur hatte wehgetan werden müssen. Die Soziologie hatte sich ein Jahrzehnt zuvor, nicht ohne eigenes Zutun, zu einer Art Universalwissenschaft entwickelt, die garantieren zu können glaubte, sie müsse nur Konfliktpotentiale der Gesellschaft und der Wissenschaft offenlegen und könne dann Harmonie stiften. Diesem Selbstgefühl entsprachen dann Bedenken von Medizinrepräsentanten, von denen die Sorge geäußert wurde, die Soziologie sei dabei, die Medizin imperial beherrschen zu wollen (Verband der Niedergelassenen Ärzte Deutschlands). Bereits 1980 erklärte allerdings der Vorstand der Gesellschaft für Medizinische Soziologie, daß es zu einer Stagnation des Faches gekommen sei und Kisker verwies 1982 darauf, daß die Soziologie, die medizinische Soziologie und auch die Sozialmedizin marginale Positionen innerhalb des medizinischen Wissenschaftssystems einnehmen. Vorher war Medizinsoziologie nahezu ein halbes Jahrhundert psychiatrische Soziologie gewesen, in den USA wurde dieser Begriff bereits 1928 gebraucht. In der Bundesrepublik hatten Kulenkampff und König 1968 an der Düsseldorfer Klinik ein umfangreiches Forschungsvorhaben eingeleitet. Die Zahl der Soziologen in psychiatrischen Kliniken wuchs rasch an. Mitte der 70er Jahre wurde parallel zum Abflauen der antipsychiatrischen Bewegung der Versuch gemacht, mit der Hereinnahme von Soziologen in das System Psychiatrie psychiatrisches Handeln effektiver zu machen. Danach allerdings ging dann die Zahl der Sozialwissenschaftler in der Psychiatrie sehr stark zurück. Dieser Entwicklung waren häufig Konflikte über Arbeitsrichtungen, Leistungs- und Einordnungsbereitschaft der Soziologen vorausgegangen. Infolge der Dominanz des epidemiologischen Paradigmas gab es nicht wenige Soziologen, die diese Arbeitszuteilung im Vergleich zu den früheren Erwartungen als unbefriedigend ansahen. Möglicherweise waren weitergehende soziologische Hoffnungen naiv gewesen, weil sie der organisierten Struktur und der medizinischen Vitalität der Psychiatrie in ihrem Beharrungsvermögen nicht gerecht geworden waren. Das gleichsam lautlose, selbstverständliche Funktionieren der Sozialpsychiatrie als Psychiatriebestandteil liegt auf der gleichen Ebene und hätte die jetzige psychiatrisch-soziologische Situation für alle Beteiligten eigentlich vorhersehbar machen können.

Von einer Professionalisierung der Soziologie im Bereich der Psychiatrie kann demnach nicht gesprochen werden. In soziologischer Terminologie ist Professionalisierung als zur Klasse der Machtprozesse gehörig zu bezeichnen, in denen über die gesellschaftliche Monopolisierung von Chancen entschieden wird. Die jetzigen Beziehungen zwischen Soziologen und Psychiatern sind klar zu überblicken: Letztere bedienen sich ersterer unter medizinischen Denkansätzen. Die von Strauss bereits 1957 (Schatzmann u. Strauss 1966) aufgestellte Forderung, der Soziologe solle endlich aufhören, Soziologie *für* die Psychiatrie zu betreiben und endlich zur Soziologie *der* Psychiatrie kommen, ist nicht verwirklicht worden. Die Psychiatrie ist sich ihrer selbst wieder sicherer geworden, sie bewegt sich auf ihr Ziel zu, eine „ordentliche" naturwissenschaftliche Teildisziplin der Medizin zu werden, an deren Rändern Exotisches, Sozialwissenschaftler z.B., Berechtigung hat. Kisker und von Ferber (1975) haben ironisch gemeint, es scheine doch Sachverhalte zu geben, die durch den „sozialen Abräumtrupp" beseitigt werden müßten, ehe die „biologische Sanitätsstaffel" wieder wirksam werden könne.

Dieser Tatbestandserweiterung kann auch der Psychiater zustimmen, er darf allerdings auch um die Zulassung der Frage bitten, ob nicht auch ein Grund für die bloße Instrumentalisierung der Soziologie durch die Psychiatrie in der möglichen Blockierung der zum Handeln verpflichteten medizinischen Disziplin, infolge einer fortgesetzten Infragestellung, gelegen haben könnte.

Mit gesamtgesellschaftlichen Prozessen hängt die Tatsache zusammen, daß im Rahmen konjunktureller Entwicklungen, so z.B. in Rezessionsphasen, Forschungen im Bereich der Psychiatrie verstärkt werden, die biologisch, insbesondere pharmakologisch, orientiert sind. Forschungen im Zusammenhang mit der pharmazeutischen Industrie sind angeblich volkswirtschaftlich relevant, sie eröffnen die Aussicht auf eine Verbesserung der medikamentösen Behandlungsverfahren und letztlich auch auf die Aufklärung der biochemischen Korrelate psychischer Erkrankungen. Der Soziologe sieht die Gefahr, daß die epidemiologische Richtung in der psychiatrischen Soziologie infolge ihres hohen Anpassungsvermögens an fremde Denkvorgaben zum bloßen Technikenlieferanten reduziert wird.

Diese Prozesse werden von Soziologen analysiert, allerdings zumeist von außerhalb des psychiatrischen Systems. Der Soziologe (U.M.) bezweifelt, ob die Psychiatrie gut beraten ist, sich des systemanalytischen und strukturreformatorischen Potentials der Soziologie, weil unbequem, zu entledigen. Der Psychiater (K.H.) meint, die

Soziologie bleibt, zumindest in Düsseldorf, eingeladen, mit ihren frei gewählten Methoden die ihr wichtig erscheinenden Befunde zu erheben. Die Diskussion wird dann weitergehen.

Literatur

Dürr HP (1978) Traumzeit. Syndikat, Frankfurt

Dürr HP (1981) Der Wissenschaftler und das Irrationale, Bd II. Syndikat, Frankfurt

Elias N (1976) Über den Prozeß der Zivilisation. Soziogenetische und psychogenetische Untersuchungen. 2 Bände, Suhrkamp, Frankfurt/Main

Ferber C v (1984) Die Praxisrelevanz der Sozialwissenschaften und die Handlungskompetenz von Sozialwissenschaftlern in außeruniversitären Berufsfeldern. In: Höhmann P, Lange E, Schneider HR (Hrsg) Die Praxisrelevanz der Sozialwissenschaften und die Handlungskompetenz von Sozialwissenschaftlern in ausgewählten Berufsfeldern. Ref. u. Stat. zur 3. Tagung für angewandte Soziologie in Bielefeld 1983 AJZ-Druck und Verlag, Bielefeld

Ferber C v, Kisker KP (1975) Interdisziplinarität, ein Kernproblem der Sozialmedizin. Der Beitrag der Medizinsoziologie und der Sozialpsychiatrie. In: Blohmke M et al. (Hrsg) Handbuch der Sozialmedizin Enke, Stuttgart, S 26–43

Gerhardt U (1982) Vom Nutzen und Nachteil der Medizinsoziologie. In: Medizinische Soziologie, Jahrbuch 2, Campus, Frankfurt New York, S 206–219

Inglehart R (1977) The silent revolution. Changing values and political styles among western publics.

Kisker KP (1982) Medizin und Sozialwissenschaft. MMG 7: 248–255

Loiskandl H (1984) Tendenzwende in den deutschen Sozialwissenschaften. In: Roberts D (Hrsg) Tendenzwenden. Aspekte des Kulturwandels der 70er Jahre. Lang, Frankfurt Bern New York S 57–68

Lüschen G (Hrsg) (1979) Deutsche Soziologie seit 1945. Sonderheft 21/1979 Kölner Zeitschrift für Soziologie und Sozialpsychologie. Westdeutscher Verlag, Opladen

Pflanz M (1973) Die zunehmende Soziologisierung der Medizin. In: Albrecht G et al. (Hrsg) Soziologie. Sprache, Bezug der Praxis, Verhältnis zu anderen Wissenschaften. Westdeutscher Verlag, Opladen, S 588–600

Schatzmann L, Strauss AR (1966) A sociology of psychiatry. A perspective and organizing foci. Social problems 14: 4

Tenbruck FH (1979) Deutsche Soziologie im internationalen Kontext. Ihre Ideengeschichte und ihr Gesellschaftsbezug. In: Lüschen G (Hrsg) Deutsche Soziologie seit 1945, Sonderheft 21/1979 Kölner Zeitschrift für Soziologie und Sozialpsychologie. Westdeutscher Verlag, Opladen, S 71–107

Zwischen Selbstbestimmung und Unmündigkeit – ethische Fragen in der Psychiatrie

D. Rössler

Selbstbestimmung auf der einen Seite und Unmündigkeit auf der anderen: Das sind die Grenzen, die das Verhältnis zwischen Arzt und Patient einschließen. Auf der einen Seite der Kranke, der in voller und uneingeschränkter Autonomie über sich selbst verfügt und also auch in allen Fragen, die seine Krankheit betreffen, allein und selbständig seine Entscheidung trifft; und auf der anderen Seite der zu jeder Wahrnehmung seiner eigenen Verantwortung Unfähige, der am wenigsten über das bestimmen könnte, was mit seiner Krankheit zusammenhängt.

Freilich: Der ganz und gar selbständige und über sich verfügungsfähige Patient, der am Ende auch oder gerade in den Entscheidungsfragen über diagnostische und therapeutische Maßnahmen in seinem Krankheitsfall souverän urteilt, ist offensichtlich eine Fiktion. Nicht erst bei psychiatrischen Patienten, sondern überall in der Medizin lehrt die Erfahrung, daß die Fähigkeit zu klaren und nüchternen, zu objektiven, distanzierten und rationalen Urteilsbildungen, mag sie primär auch noch so deutlich ausgebildet sein, im Fall eigener Krankheit rapide schwindet. Nirgends wird diese Erfahrung bekanntermaßen so eindrücklich bestätigt, wie dort, wo ein ärztlicher Kollege zum Patienten geworden ist. Die Situation der Krankheit ist offensichtlich eine Grenzsituation, in der alltägliche Regeln und selbstverständliche Fähigkeiten eben nicht mehr ohne weiteres gelten und verfügbar sind. Der Kranke ist in seinen Persönlichkeitsleistungen eingeschränkt und irritiert. Das mag bei banalen Infekten keine große Rolle spielen – feststellen ließen sich Einschränkungen auch in solchem Fall. Um so erheblicher aber wird diese Einschränkung dann, je schwerer, je akuter, je bedrohlicher die Erkrankung ist und je eingreifender die notwendigen Maßnahmen werden. Es ist sehr die Frage, ob die Unterschiede zwischen psychiatrischen und etwa internistischen Krankheiten im Blick auf diese von ihnen verursachten Einschränkungen andere sind, als graduelle.

Gleichwohl wird nun gerade die Autonomie des Patienten zum Leitbild für das gemacht, was das Verhältnis zwischen Arzt und Patient bestimmen soll. Er, der Kranke, soll entscheiden, und man rechnet es heute zu den wichtigsten ärztlichen Pflichten, den Kranken eben so aufzuklären und zu unterrichten, daß er das kann. Der Bundesgerichtshof hat in allen Entscheidungen zur Aufklärungspflicht das Selbstbestimmungsrecht des Patienten über das ärztliche Handeln gesetzt (Mallach 1982), und Helmchen hat jüngst darauf hingewiesen, daß dieses Selbstbestimmungsrecht des Patienten durch die Rechtsprechung der letzten Jahre bis hin zum Recht, auch sich selbst zu schädigen, ausgelegt wird, daß damit der Wille des Kranken höher gesetzt wird, als sein Wohl, und daß diese Entwicklung notwendig Rückwirkungen auf das

Das Verhältnis der Psychiatrie
zu ihren Nachbardisziplinen
Herausgeber: H. Heimann, H. J. Gaertner

Selbstverständnis der Psychiatrie haben müsse (Helmchen 1983). Aber es sind nicht nur Juristen, die diesen Standpunkt geltend machen. Er wird auch in der Psychiatrie selbst vertreten. Der amerikanische Psychiater Thomas Szasz, leitender Arzt am Upstate Medical Center in New York, bekennt sich zu dem Grundsatz, daß die menschliche Freiheit in jedem Fall höher zu bewerten sei als geistige Gesundheit, und daß also dieser Freiheit des Einzelnen, auch und gerade der des Kranken, alles andere unterzuordnen ist (Szasz 1982). Dieser Autor gehört zu jener Gruppe von Psychiatern, die die Regeln des ärztlichen Handelns auf dem Gebiet der Psychiatrie allein nach den allgemeinen gesellschaftlichen Normen gestaltet wissen wollen: Jeder ist für sich selbst verantwortlich, jeder hat das Recht, in Freiheit alle seine Handlungen zu bestimmen, jeder freilich wird sodann für die Folgen seines Tuns einzustehen haben. In dieser Psychiatrie ist man daher mit dem tatsächlichen Verlauf des in Amerika viel diskutierten Falles der zwei stummen Frauen ganz einverstanden. Diese zwei jungen Frauen waren dadurch aufgefallen, daß sie stundenlang auf dem Campus der Universität standen und sich anstarrten. Sie wurden von der Polizei einer Ambulanz vorgeführt, mußten aber entlassen werden, weil sie jede Untersuchung ablehnten. Am Tage danach fand man sie auf einem selbsterrichteten Scheiterhaufen, die eine mit schwersten Verbrennungen, die andere bereits tot (Szasz 1982). Der Verlauf dieses Falles entsprach übrigens auch den gesetzlichen Bestimmungen des Staates Michigan, die einen Eingriff in die persönliche Freiheit nur bei offensichtlicher Gefahr zulassen.

Die Akklamationen, die dort und nicht viel weniger auch hierzulande dem Autonomieprinzip und dem Selbstbestimmungsrecht des einzelnen entgegengebracht werden, sind nun freilich auch nicht unverständlich. Eine prinzipielle Alternative zu diesem Recht des einzelnen ist für humanitäres Denken kaum vorstellbar, und jede Einschränkung stößt mit vielen, wenn auch unterschiedlichen Gründen, auf starke Bedenken. Freilich geht es hier um mehr als um ein bloßes und einzelnes Prinzip. Der Gedanke der Autonomie hat seinen Ort im Zusammenhang eines ethischen Programms und einer ganz bestimmten Auffassung vom Menschen. Das Selbstbestimmungsrecht ist keine isolierte Idee, die von den verschiedensten Standpunkten doch in gleicher Weise geteilt werden könnte. Das Prinzip der Autonomie hat eigene Voraussetzungen und unvermeidliche Folgen. In ihnen repräsentiert sich eine ganze und eigene Ethik.

Diese ethische Theorie ist in der amerikanischen Literatur von vielen Seiten her ausgearbeitet worden. Sie ist dadurch charakterisiert, daß der einzelne Mensch ihren Ausgangspunkt und ihr Zentrum bildet. Der einzelne definiert hier nicht nur seine Bedürfnisse, sondern vor allem die Bestimmung seines Daseins überhaupt. Gemeinschaft zwischen Menschen hat demgegenüber sekundäre Bedeutung und nur abgeleitete Funktionen. Sie entsteht, wenn einzelne sich zusammenschließen, um gemeinsam ihren individuellen und also ganz unterschiedlichen Selbstverwirklichungs- oder Lebenserfüllungsbestrebungen nachzugehen. Daraus ergeben sich Vorteile für den einzelnen, aber auch Pflichten, die er einzuhalten hat. Diese Theorie ist von der Vorstellung geleitet, daß die menschliche Gemeinschaft sich auf bestimmte Prinzipien einigt, die von allen anerkannt werden und Respekt erwarten dürfen. In den Mittelpunkt dieser Prinzipien aber rückt notwendig das Prinzip der Autonomie: Kein anderes Prinzip darf ihm Konkurrenz machen oder gar Einschränkungen fordern. Denn in ihm, im Prinzip der Autonomie, formuliert sich, was dem Ganzen seinen Sinn und seinen Zweck gegeben hat. Deshalb kann es im Rahmen dieser Theorie keinen

Grund geben, dieses Prinzip, um dessentwillen alles andere ist, auch nur im geringsten aufzuheben. Manche Theoretiker der Ethik gehen so weit, das Vertretungs- oder Delegationsrecht im Blick auf die Verantwortung des Menschen für sein Leben grundsätzlich auszuschließen. Darin liegt nicht nur, daß keinem Menschen erlaubt ist, für einen anderen Verantwortung zu übernehmen, es ist, umgekehrt, auch dem Betroffenen untersagt, die ihn und sein Leben tragende Verantwortung an einen anderen zu delegieren. Das Recht zur Selbstbestimmung ist hier zur Pflicht der Selbstbestimmung geworden. Es nimmt nicht Wunder, daß der Versuch, diese Grundsätze auf das Gebiet der Psychiatrie zu übertragen, zu jener „Antipsychiatrie" geführt hat, die am Ende um des Prinzips willen, die medizinischen Grundlagen der Psychiatrie und jeden Krankheitsbegriff auf diesem Felde abgelehnt hat. Die Patientinnen, die einem spektakulären Suizid erliegen, werden als unvermeidliche Opfer in Kauf genommen.

Ethische Theorien dieser Art sind uns natürlich nicht völlig fremd, weil sie zum selbstverständlichen Bestand unserer eigenen philosophischen Vorgeschichte gehören. Sie sind uns aber andererseits auch keineswegs vertraut, und zwar deshalb nicht, weil bei uns die Ethik, die im öffentlichen Bewußtsein eine Rolle spielt, aus einer anderen Tradition erwachsen ist. Vor allem aber ist die medizinische Ethik, die bei uns und auf dem europäischen Kontinent in Geltung steht, dieser anderen Tradition zu verdanken. Wir sind es nicht gewöhnt, vom Autonomieprinzip her zu denken – nicht, weil ein entsprechendes Denken bei uns zu wenig Bedeutung hätte, sondern, weil eine andere Überlieferung hier die Ethik geprägt hat. Wir erleben nun freilich, nicht zuletzt in der Entwicklung des Rechts und der Rechtsprechung, die Konfrontation beider Strömungen, und wir finden uns mitten in den Problemen, die daraus entstehen.

Die medizinische Ethik heißt im deutschen Sprachraum gelegentlich auch hippokratische Ethik, und sie wird aus guten Gründen so bezeichnet. Denn tatsächlich hat die ethische Tradition, die im Abendland zu allgemeiner Geltung gelangt ist, wesentliche Züge vom hippokratischen Denken empfangen. Eigenart und Selbstverständnis dieser Ethik kommen schon, bevor überhaupt einzelne Bestimmungen eine Rolle spielen könnten, in der äußeren Form und Gestalt zum Ausdruck, die ihr von Anfang an gegeben war: Sie ist als „Eid" formuliert, sie beginnt also mit einer Selbstverpflichtung, mit der öffentlichen Deklaration der Bereitschaft, sich für eine Aufgabe einzusetzen und diesen Einsatz der eigenen Person gegen Widerstände und Hindernisse – „rein", wie der hippokratische Eid sagt – durchzuhalten. Danach hat der ärztliche Stand seine eigene und hervorgehobene Ethik. Wer diesen Beruf ergreift, übernimmt eine verpflichtende Lebensform, die gerade nicht die Lebensform auch aller anderen Zeitgenossen ist. Vom Arzt soll mehr erwartet werden als von anderen: Er verpflichtet sich in Person zu steter und uneingeschränkter Hingabe an seine Berufspflicht, und damit begründet er die Vertrauenswürdigkeit des Standes, in den er eintritt. Deshalb ist es die gewöhnliche und selbstverständliche Einstellung dem Arzt gegenüber, daß man von ihm erwartet, er werde ohne Zögern zu jeder Tages- und Nachtzeit zur Verfügung stehen, wenn man ihn braucht – und viele Patienten sind aufs Höchste überrascht, wenn das einmal nicht zutrifft.

Von dieser Grundfigur der Ethik ist eine Bestimmung hergeleitet, die vielleicht nicht als ihre erste gedacht war, die aber ihre wichtigste geworden ist und die vor allem in der Psychiatrie ihre Bedeutung hat. „Ich werde", so heißt es im hippokratischen Eid, „die Verordnungen treffen zum Nutzen der Kranken nach meinem Vermögen und nach meinem Urteil". Es ist diese Bestimmung, in der festgehalten wird, daß der Arzt zu entscheiden hat über das, was dem Patienten von Nutzen ist, über das, was als das Bessere angesehen werden soll und was ihm wirklich zum Wohle dienen wird, und zwar soll der Arzt hier ausdrücklich nach seinem eigenen Urteil und Vermögen entscheiden: Wohl und Nutzen des Patienten sind in seine Hände gelegt.

Deshalb kann man sagen, daß der psychiatrische Patient der exemplarische Patient dieser Ethik ist. Der Kranke ist für Hippokrates sicher nicht einfach unmündig – mündig aber ist er auch nicht, zumindest nicht im Blick auf das, was seiner Krankheit wegen zu tun und zu lassen sein wird. Die Fachkompetenz des Arztes soll hier die Verantwortung übernehmen, und man kann getrost alles in seine Hände legen, denn man darf seiner Integrität und Vertrauenswürdigkeit in jedem Augenblick gewiß sein.

Es liegt auf der Hand, daß diese Ethik widerlegt werden konnte. Sie hat unübersehbare Schwächen, und es sind gerade solche Schwächen, die dann auch öffentlich und als Skandal hervortreten. Steht einmal fest, daß die Selbstverpflichtung des Arztes Grenzen hat, da beginnt der Zweifel überall. War einmal an den Tag gekommen, daß der Arzt, bei allem Vertrauen, keineswegs nur zum Nutzen des Patienten entschieden hat, dann beginnt der Ruf nach Aufsicht und Kontrolle. Aber muß diese Ethik deshalb aufgegeben werden?

Aus der Sicht der Selbstbestimmungs- und Autonomieethik ist es vor allem der Paternalismus in der hippokratischen Tradition, dem in der neuzeitlichen Gesellschaft kein Platz mehr eingeräumt wird. Danach geht es nicht mehr an, daß von vornherein und auf jeden Fall der Arzt zu wissen und zu entscheiden habe, was das Beste für seinen Patienten sein wird. „Gefährlich" hat Veatch (1981) gerade dieses hippokratische Prinzip des Paternalismus genannt. Man verweist für diese Gefahr in Amerika auf den Fall Donaldson, als dessen Ergebnis der Leiter einer psychiatrischen Anstalt zu einer Strafe und zu Schadensersatz verurteilt wurde, weil der Patient, Donaldson, 15 Jahre gegen seinen Willen entmündigt und asyliert gehalten wurde. Der Patient war in jüngerem Alter mit einer psychiatrischen Diagnose aufgenommen worden und hatte dann wiederholt seine Entlassung verlangt. Das aber war ihm verwehrt worden und zwar mit dem Argument, daß er draußen nicht lebensfähig sein würde, zumal die Eltern selbst hilfsbedürftig waren. Eben das aber, das paternalistische Argument dessen, der glaubte, beurteilen zu dürfen, was für den Kranken richtig war und was nicht, wurde vom Richter verworfen. So hat jede Seite den Fall, auf den sie sich berufen kann. Man wird auch bei uns nicht bestreiten wollen, daß der Anspruch der hippokratischen Ethik, der so gern bei öffentlichen Diskussionen zitiert wird, von der alltäglichen Praxis in der Medizin nicht gedeckt ist.

Das ethische Bewußtsein in der Medizin steht heute also unter der Anleitung von zwei ethischen Theorien, die sich nicht ohne weiteres miteinander vereinbaren oder verbinden lassen. Sie haben ihre Grundlagen an den Grenzen, die das Verhältnis zwischen Arzt und Patient einschließen, aber eben an den Grenzen der entgegengesetzten Seiten. Einstweilen scheint nicht sichtbar zu werden, wie dieser Konflikt ausgehen könnte. Daß eine der beiden ethischen Richtungen sich allein durchsetzen wird, kann nach allem nicht erwartet und sollte vielleicht nicht einmal gewünscht werden.

Nun stimmen aber diese beiden ethischen Richtungen darin überein, daß ihnen heute eine Bestimmung fehlt, die ursprünglich ihren Bestand wesentlich geprägt hatte. Beide Anschauungsweisen sind auf dem Boden der Religion entstanden und haben im religiösen Zusammenhang ihre wirksame Gestalt gefunden: Die hippokratische

Verantwortungsethik ist durch die christliche Rezeption geformt und aus dem schon neutestamentlichen Gedanken der Verpflichtung dem anderen, zumal dem leidenden Menschen gegenüber, verstanden worden: Hier war der Leidende der exemplarische Mensch; der Selbstbestimmungsethik liegt die christliche Idee vom unendlichen Wert des einzelnen Menschen zugrunde, dem seine Bestimmung verpflichtend vorgegeben war. In beiden ethischen Traditionen spielte also der Gedanke der Verpflichtung eine entscheidende Rolle und zwar einer Verpflichtung, die aus der Beziehung auf den aller menschlichen Verfügbarkeit entnommenen Grund unseres Daseins folgte, nicht aus bloßen Absichtserklärungen oder widerrufbaren Zusagen. Eine ärztliche Ethik, der der verpflichtende Charakter ihrer Verpflichtung fraglich geworden ist, vermag wohl nicht mehr zu überzeugen.

Vielleicht darf man hoffen, daß gerade der ethische Konflikt unserer Zeit Anlaß wird, die Einsicht in die grundlegende Rolle der Verpflichtung und damit sie selbst zu erneuern.

Literatur

Helmchen H (1983) Das Gesunde im Kranken bestimmen. In: Helmchen H, Pietzcker A (Hrsg) Psychiatrie und Recht. Werksverlag Dr. E. Banaschewski, München

Mallach J (1982) Aufklärungspflicht, Haftpflicht, ärztliches Risiko. In: Koslowski L, Irmer W, Bushe KA (Hrsg) Lehrbuch der Chirurgie, 4. erw Aufl. Schattauer Verlag, Stuttgart New York, S 265–269

Szasz T (1982) Involuntary mental hospitalisation: a crime against humanity. In: Beauchamp TL, Walters L (eds) Contemporary issues in bioethics. Wadsworth Publishing Company, Belmont, pp 148

Veatch RM (1981) A theory of medical ethics. Publishers, New York

Round-Table-Diskussion: Das Verhältnis der Psychiatrie zu ihren Nachbardisziplinen

Moderator: H. Heimann
Teilnehmer: W. Blankenburg, R. Cohen, H. Häfner, P. Pichot, D. Rössler
Zusammenfassung: H. Heimann

Im Zentrum des Gesprächs stand die Frage, was denn eigentlich *die Psychiatrie an sich* sei, deren Nachbarschaft durch Physiologie und Biochemie, also naturwissenschaftlichen Fächern, Psychologie und Soziologie als drei Arbeitsrichtungen, Programme oder Wissenschaften definiert werden könnte und in schärferer Formulierung, was denn eigentlich übrig bleibe von der Psychiatrie, wenn man diese drei Wissenschaftsbereiche wegnähme (Rössler)? Eine klare Antwort auf diese Frage wurde gefunden in der Tatsache, daß sich *die Psychiatrie unter dem ärztlichen Auftrag psychisch Kranke zu behandeln konstituiert hat*. Unabhängig von allem, was über psychisches Kranksein aus den verschiedensten wissenschaftlichen Perspektiven gesagt werden kann, aus naturwissenschaftlicher, geisteswissenschaftlicher, psychologischer und soziologischer Sicht, besteht dieser Auftrag weiter, weil aus der historischen Entwicklung sich im Umgang mit psychisch Kranken ein *ärztlicher Erfahrungsschatz* gesammelt hat, welchen die Psychiatrie verantwortlich zu verwalten und anzuwenden hat (Heimann).

Am brisantesten zeige sich dies, weil dem Psychiater durch den Gesetzgeber ein „Freiheitsentzugsmonopol“ anvertraut wurde, im Maßregelvollzug und nach den Unterbringungsgesetzen (Heinrich). Psychische Krankheiten führten in vielen, nicht in allen Fällen *zu einem Verlust oder einer Einschränkung der menschlichen Freiheit*, der Möglichkeit, frei über sich zu verfügen und verantwortlich zu handeln. Dafür sei der Psychiater Sachverständiger und zuständig sei er auch, um dem betroffenen Patienten wieder zu dem Grad an Selbstverfügbarkeit zu verhelfen, den er im gesunden Alltagsleben benötige (Blankenburg). Dieser Aspekt psychiatrischer Sachkompetenz und Verantwortung ließe sich in der historischen Entwicklung der Psychiatrie als durchgehenden Auftrag der Gesellschaft verfolgen. An diesem Punkt zeige sich auch *die Gefährdung der Psychiatrie*, welche stets in Gefahr stehe, zum Ausführungsorgan staatlicher oder sonstiger Instanzen zu werden, der Psychiater zum Handlanger dieser Instanzen, wenn nicht innerhalb der Psychiatrie der Psychiater gemäß seiner ärztlichen Verantwortung die Sensibilität bewahre für die Bedeutung und Größe der Verantwortung, die ihm mit dieser Aufgabe zukommt (Heinrich).

In diesem Zusammenhang wurde nochmals die Alternative zwischen *Selbstbestimmungsethik* und *hippokratischer Ethik* diskutiert, die Herr Rössler in seinem Vortrag dargestellt hatte. Sein Vorschlag, das Dilemma zwischen diesen beiden Ethiken nicht auf andere Wissenschaften, Philosophie, Theologie oder Politik abzuschieben, sondern *im Bereich der Psychiatrie selbst* immer wieder neu zu bearbeiten, fand

Das Verhältnis der Psychiatrie
zu ihren Nachbardisziplinen
Herausgeber: H. Heimann, H. J. Gaertner

allgemeine Zustimmung. Nur im lebendigen Umgang mit psychisch Kranken könnten die Probleme, die durch diesen Gegensatz aufgeworfen werden, adäquat beurteilt und human gelöst werden.

Die Frage, wieweit *die empirische Forschung in der Psychiatrie* dazu einen Beitrag leisten könne, blieb kontrovers. Empirische Wissenschaften seien dazu nicht in der Lage, man müsse die Frage notgedrungen den Politikern überlassen (Cohen). Dies treffe nur *für den gegenwärtigen Stand der empirischen Forschung* in der Psychiatrie zu, weil diese methodologisch *das Heteronomieprinzip* bereits als Voraussetzung habe, deshalb nicht in der Lage sei, zu Fragen der Autonomie oder Heteronomie psychisch Kranker Stellung zu nehmen (Blankenburg). Empirie in ihrer gegenwärtigen Ausprägung untersuche stets *Abhängigkeitsbeziehungen*, untersuche, welche Bedingungen sich für dieses oder jenes herauskristallisieren lassen. Denkbar wäre es dennoch, daß sich auch die empirische Forschung an die Frage der Autonomie des Patienten herantasten könnte, durch die Feststellung empirischer Kriterien für die Beurteilung, ob man einem Patienten zutrauen könne zu wissen, was für ihn das Richtige sei, oder von welchem Punkt an man hippokratisch für ihn zu entscheiden habe (Blankenburg). Hier wäre anzumerken, daß in dem anderen Bereich der Einschränkung der Autonomie durch psychische Erkrankungen, *der Verantwortung für Handlungen, die andere beeinträchtigen*, die *forensische Psychiatrie* in der Tat empirische Kriterien erarbeiten konnte, was in dem Gespräch nicht zur Sprache kam.

Die Diskussion dieser Kernpunkte der *Psychiatrie als einer ärztlichen Disziplin und der Lebensaufgabe des Psychiaters* bewegte sich in dem großen Rahmen, der durch die Vorträge von Herrn Pannenberg und Herrn Rössler abgesteckt wurde. Ohne daß dies ausgesprochen wurde, zeigte sich deutlich, *daß Anthropologie nicht eine Nachbardisziplin der Psychiatrie*, sondern sozusagen *deren Fundament* ist, weil diese Kernfragen nur in einem anthropologischen Horizont beleuchtet und angegangen werden können. Es zeigte sich ferner, daß dieses anthropologische Fundament einer Praxis und eines Arbeitsfeldes für die darin Arbeitenden und Forschenden nicht in allen Details explizit gemacht zu werden braucht, sondern daß ein Konsens über minimale Bestimmungen ausreicht: Personsein, Autonomie, Heteronomie, Verantwortung usw., was hier nicht weiter ausgeführt werden kann.

Nach der *pragmatischen und historischen Definition der Psychiatrie als Arbeitsfeld*, dem Auftrag ärztlicher Behandlung psychisch Kranker mit den damit verbundenen ethischen und anthropologischen Implikationen, befaßten sich die Teilnehmer des Rundtischgesprächs eingehend mit dem komplementär zum Arbeitsfeld gegebenen *Problemfeld*, nämlich *den wissenschaftlichen Aspekten seiner Bearbeitung*. Hier erschienen die sog. *Nachbardisziplinen nicht als territorial abgegrenzte Nachbarschaften*, sondern es zeigten sich die durch die Nachbardisziplinen aufgewiesenen Aspekte psychischer Erkrankungen *als sich überlappende Problemebenen*. Diese Ebenen seien, was von den Teilnehmern besonders unterstrichen wurde, in ihrer Beziehung zueinander heute nicht *durch ein allgemein anerkanntes und einsichtiges Modell zu vereinigen*. Empirische Informationen, die auf diesen verschiedenen Ebenen gewonnen werden, könnten noch nicht modellhaft zur Erklärung psychischer Störungen oder Krankheitsbilder wirklich genutzt werden, weil das Problemfeld der Psychiatrie ein heterogenes Gegenstandsgebiet aus mehreren Ebenen umfasse, die mit verschiedenen Instrumentarien untersucht, und eben verschiedenen Disziplinen entstammen würden (Häfner).

Darüber hinaus wurde betont, daß diese Ebenen, wie sie in den verschiedenen Referaten zum Thema dargestellt wurden, nicht nur heterogen seien, wenn man an die Extrembereiche des Biochemischen und des Religiösanthropologischen denke, sondern daß die erhobenen Daten wenig gesicherte und unreliable Informationen lieferten. *Ein Großteil unseres Wissens ändere sich im Verlaufe der Zeit*, weil sich die Verhältnisse ändern unter denen die Leute krank werden und die Form, in der sie erkranken (Cohen). Die Heterogenität der Bezugsebenen verlocke zu dem Wunsch einer Vermischung, wie das in dem Zitat Ideler's postuliert werde, welches dem Kongreß vorausgeschickt wurde, nämlich, daß aus der Vermischung philosophischer und medizinischer Begriffe, aus welcher die Seelenheilkunde hervorgehen müsse, kein lebenskräftiges Ganzes entspringen könne, weil diese „so disparater Natur seien wie Feuer und Wasser", weshalb sich das meiste bisher „in Dampf und Nebel aufzulösen scheine". Die Ebenen gehörten zusammen, aber man sollte sie nicht vermischen, denn wie beim Teekochen, müsse man Feuer und Wasser zusammenbringen, aber der Topf sei dazwischen. Ähnlich sei es sinnvoll, daß Geistes- und Naturwissenschaften zusammengehören, wenn man die aber vermische, komme eben auch nur Rauch und Nebel dabei heraus, sonst nichts (Cohen). Es wurde klar, daß die sich überlappenden Wissenschaftsbereiche, in welchen das Problemfeld psychischer Erkrankungen bearbeitet werde, nebeneinander zu bestehen hätten, ohne sich zu vermischen, daß aber *eine intensivere interdisziplinäre Zusammenarbeit erforderlich sei*, um das Ganze voranzubringen. Die Diskussion zeigte deutlich die methodisch bedingten Grenzen unseres Wissens im Sinne des methodologischen Bewußtseins von Karl Jaspers.

Einig war man sich in der Feststellung, daß *der Nachweis der Effizienz von Behandlungsverfahren nichts über die Verursachung der behandelten Störungen aussagen kann*. Psychotherapeutische Interventionen, die gerade bei biologisch bedingten Störungen effizient seien, zeigten dies deutlich, wie im Vortrag von Herrn Birbaumer dargestellt worden sei (Cohen). In diesem Zusammenhang wurde die Frage einer *Grenze zwischen biologischen und psychologischen Gegenstandsbereichen* aufgeworfen und eingehend diskutiert. Eine scharfe Trennungslinie sei nicht möglich, ebensowenig eine einfache Trennungslinie zwischen biologisch bedingten und psychisch bedingten psychiatrischen Syndromen. Als besonders typisches Beispiel wurde die „high-expresse-demotion"-Forschung erwähnt, bei welcher man überhaupt nicht wissen könne, was hier Ursache und was Wirkung sei (Cohen).

An diesem Punkt zeigte sich die durch die Entwicklung und Institutionalisierung der verschiedenen Wissenschaften bedingte Verführung, *einfache Kausalitätsbeziehungen für psychische Störungen* zu postulieren. Es erscheine hinter diesen durch das Kausalitätsbedürfnis bedingten Verkürzungen *die Dichotomie von Descartes*, der res extensa und der res cogitans: Was mit Händen zu greifen sei, sei biologisch, was in der Seele schwebe psychisch, eine Konzeption, die heute überwunden werden müsse (Heimann). Psychische Störungen seien, wie die genetischen Untersuchungen von Herrn Strömgren gezeigt hätten, multigenetisch bedingt, durch Prozesse unterschiedlicher Art, welche sich in den heute bekannten psychiatrischen Krankheitseinheiten verbergen. Was uns fehle seien *Modelle von begrenzter Reichweite*, welche z.B. Zusammenhänge zwischen Transmitterfunktionsänderungen und psychologischen Prozessen untersuchen ließen, und zwar nicht nur bei krankhaften Störungen, sondern auch bei normalem Geschehen, sozusagen *eine normale Psychophysiologie* (Häfner).

Noch einmal kam *die Frage der Modellkonstrukte in der Psychiatrie* zur Sprache, etwa das *Infektionskrankheitsmodell*, welches Symptome als einfache Folgen eines einheitlichen Krankheitsgeschehens deute, wobei diesen Symptomen eine spezifische Ursache zugrunde liege (Häfner). Demgegenüber wurde auf den Aspekt der *Evolution und Ontogenese* hingewiesen, welche andere Erklärungswege für die Organisation des Verhaltens und des Gehirns auch unter pathologischen Bedingungen nahelegten. Einfachere Tiermodelle ließen z.B. verstehen, *welchen adaptativen Wert Emotionen* haben können. Es gäbe viele biologische Aspekte beim Menschen, die über einfache Transmittermodelle oder neuropsychopharmakologische Ansätze hinausgingen. Vor allem seien Analysen des Ausdrucksverhaltens bei Gesunden und Kranken Wege, um dem Problem der *Wechselwirkung zwischen neurobiologischer Struktur und Verhalten* näher zu kommen (Ploog). Dem Modell der Infektionskrankheiten in der Psychiatrie sei entgegenzuhalten, daß das Erscheinungsbild des psychisch Kranken so komplex sei, daß es zur Zeit schwierig sei zu unterscheiden zwischen *primärer Schädigungswirkung, einer primären neurobiologischen Noxe* und den *Folgen der Kompensationsleistung der noch gesunden Teile des Organismus*. Dieser Aspekt führe zu neuen pathophysiologischen Modellvorstellungen, welche an den nosologischen Grenzen nicht Halt machen, sondern diese übergreifen. Ähnlich wie die Immunbiologie in der inneren Medizin führe dieser Aspekt zu neuen Vorstellungen für eine schrittweise Auflösung der Komplexität psychischer Störungen (Heimann).

Im Zusammenhang mit der Diskussion über Modellvorstellungen wurde auch *das Problem des Verhältnisses von Theorie und Empirie* diskutiert. Herr Pichot warnte ausdrücklich vor den in der Geschichte der Psychiatrie und Medizin immer wieder feststellbaren *Anwendung analogischer Modelle*, z.B. physikalischer oder mechanischer Modelle, weil sie dazu verleiten würden, „psychologische Spannungen" oder „Kräfte" als real existierend aufzufassen. Vereinfachend könne man zwischen zwei Tendenzen oder Grundrichtungen in der Psychiatrie unterscheiden: Die *Amerikaner* seien empirisch eingestellt. Sie suchten nach Methoden, die es ihnen erlaubten, etwas zu erreichen, positive Ergebnisse zu haben. Ob die damit verbundene Theorie stimmig sei, sei ihnen egal. Dagegen sei für *europäische Psychiater*, besonders für die Deutschen, aber auch für die Franzosen, die Theorie wichtig, sogar auch die Ästhetik der Theorie. Als Beispiel erwähnte er Ludwig Binswanger, der über eine psychotische Patientin ein dreihundert Seiten langes Buch geschrieben habe. Auf die Frage, wie er denn die Patientin behandelt habe, habe Binswanger jedoch dann festgestellt: Mit Insulin natürlich, das sei keine Frage!

Noch pointierter formulierte es Herr Rössler. Es gäbe die *Theorie mit Kopf und ohne Hände* und die *Theorie mit Händen ohne Kopf*, und für beide ein prominentes Beispiel von ungeheurer Wirksamkeit, gerade in der Psychiatrie, nämlich Freud und Skinner. Die eine Theorie sei ganz unpraktisch und erkläre furchtbar viel, die andere dagegen nur praktisch, und man wisse gar nicht, weshalb die Praxis wirke. Beide aber seien für die Behandlung psychisch Kranker wesentlich, so daß man nicht auf sie verzichten wolle.

Angesprochen wurde in diesem Zusammenhang auch *die Bedeutung statistischer Methoden für die Forschung*, ihr Mißbrauch etwa dadurch, daß man empirisch Daten sammle, sie dem Computer füttere und „faktorenanalytisch verwurste" in der Hoffnung, daß etwas Gescheites dabei herauskomme (Pichot), ferner, *das Problem der großen Zahl von untersuchten Patienten* und der damit verbundenen Problematik von *Mittelwerten* als Generalisierungsmöglichkeiten von Ergebnissen.

Herr Pichot erwähnte das eindrucksvolle Beispiel von Claude Bernard, der, weil er sich mit einfachen Ursachewirkungsprinzipien befaßte, für Statistik überhaupt kein Verständnis hatte. Statistische Methoden anzuwenden, sei nach Claude Bernard der gleiche Unsinn, als wenn jemand, der etwas über die Nierenfunktion der Pariser Bevölkerung aussagen wolle, zum Pissoir des „Gare du Nord" gehen würde, um dort eine Probe zu entnehmen, die er dann als aussagekräftigen Mittelwert betrachte!

Dennoch erschien auf den verschiedenen Ebenen die *Anwendung statistischer Methoden unabdingbar*, um *theoretische Annahmen, Überzeugungen von Zusammenhängen überprüfen zu können*. Es gelte sowohl für die psychiatrische Forschung, wie für die Forschung auf dem Gebiete der Nachbardisziplinen, daß wir auf verallgemeinerungsfähiges Wissen, wenigstens auf nachweisbare Zusammenhänge angewiesen seien, welche schließlich *für die Behandlung der Patienten zu rational begründeten Handlungsanweisungen führen*. So seien in der Psychiatrie sowohl statistische Methoden erforderlich *wegen der Fülle der erhobenen Daten* und ihrer Interpretation, aber ebenso unverzichtbar seien *Beobachtungen und Interpretationen am Einzelfall*, die *Hinwendung vom Quantitativen zum Qualitativen*, was auch immer man darunter verstehen könne (Heimann). Am Beispiel der Soziologie, einer bisher rein quantitativ und statistisch ausgerichteten Wissenschaft, sei, wie der Vortrag von Herrn Finzen gezeigt habe, ebenfalls eine Wendung zur Einzelfallforschung zu verzeichnen und bei der heute so dringlich erscheinenden Erforschung der Bedingungen, die zur Chronifizierung schizophrener Verläufe führen, sei die Erfassung des Einzelfalls, *Biographieforschung* im Sinne einer qualitativen soziologischen Forschung unabdingbar (Heimann). Auf der anderen Seite verlocke die *Korrelationsforschung*, wie sie heute in der Psychiatrie auf verschiedenen Ebenen üblich sei *zur Verwechslung von Korrelation mit Kausalität*, und Herr Pichot illustrierte dies mit einer Anekdote: Man habe in England beobachtet, daß der Klee besonders üppig wachse in den Gegenden, wo viele alte Jungfern leben. Man könnte daraus schließen, daß alte Jungfern einen fördernden Einfluß auf das Wachstum des Klees hätten. In der Psychiatrie finde man, häufiger als man glaube, ähnliche Aussagen. Die wirkliche Verbindung sei natürlich folgende: Der Klee wachse um so besser, je besser die Blüten bestäubt würden. Kleeblüten würden von Hummeln bestäubt, die von Feldmäusen gefressen würden und die Feldmäuse wiederum von Katzen. Alte Jungfern neigen zur Katzenhaltung. Deshalb, je mehr alte Jungfern, je mehr Katzen, desto weniger Mäuse, desto mehr Hummeln, desto mehr Klee!

Schließlich wurden *die Vorteile und Gefährdungen durch eine zu starke Spezialisierung respektive Unterteilung des Faches Psychiatrie* diskutiert, vor allem im Zusammenhang mit der *Psychotherapie*. Die Verselbständigung der Lehre und Forschung durch die Einrichtung psychotherapeutischer Lehrstühle an den Universitäten habe dazu geführt, daß die psychotherapeutische Weiterbildung des Psychiaters, der Schwerkranke zu behandeln habe, wesentlich durch Institutionen erfolge, die sich gerade nicht mit Schwerkranken, sondern mit leichter gestörten Patienten befaßten (Häfner). Der Vortrag von Herrn Bräutigam zeige, daß dieses Problem von psychoanalytischer Seite durchaus gesehen werde, daß nicht dadurch, daß *wenige leicht Erkrankte sehr lange Behandlungen erhielten, die schwer Erkrankten zu kurz kämen*. Zum Verhältnis der *Psychoanalyse* und *Verhaltenstherapie* im Hinblick auf die Anwendung psychotherapeutischer Methoden in der Psychiatrie wurde betont, daß die *Verabsolutierung einer Methode* oder eines Blickpunktes in der Psychiatrie *sich immer antitherapeutisch auswirke* (Heimann). Psychoanalytisches Verstehen, wenn es in vernünftiger Weise in psychiatrische, klinische Horizonte eingebunden sei, eröffne einen Einblick in *die innere Lebensgeschichte psychiatrischer Patienten*. Die aktuellen situativen Bedingungen, in denen unsere Patienten leben, die Lernmöglichkeiten, die Veränderungen, die man konkret in seinem Leben schaffen könne, seien jedoch für psychotherapeutisches Vorgehen in der Psychiatrie ebenso entscheidend (Heimann). Psychotherapie in der Psychiatrie sei eklektisch, weil sie verschiedene Elemente und Techniken aus verschiedenen Erklärungshorizonten übernehmen müsse, um das für den konkreten Fall geeignete Vorgehen auszuwählen. Entscheidend sei für die Forschung die Frage *welche therapeutischen Strategien bei welcher Störung am besten helfen*, Psychoanalyse oder Verhaltenstherapie (Häfner). Man war sich darüber einig, daß Kooperation zwischen Psychotherapeuten verschiedenster Provenienz und Psychiatern erforderlich sei, und zwar so, daß jeder von dem anderen so viel lerne, daß er verstehen könne, was am Patienten wirklich geschehe. *Dabei müsse aber die Verantwortung der Behandlung klargestellt sein* (Cohen). In der psychiatrischen Praxis, dem Anwendungsbereich psychotherapeutischer Methoden, seien *Differenzierungen* erforderlich, jedoch im Rahmen einer *Behandlungseinheit* (Blankenburg).

Kommentar des Moderators:

Das Gespräch zeigt die *Schwierigkeiten* deutlich, die auftreten, wenn innerhalb des großen Rahmens, der durch die Vorträge von Herrn Pannenberg und Herrn Rössler gespannt wurde, Vertreter einzelner Disziplinen und Psychiater über das Verhältnis ihrer Nachbarschaft, ihrer Kooperation in Forschung und Praxis nachdenken. Es zeigt aber auch *die Notwendigkeit einer solchen Reflexion*, die in immer wieder neuen Ansätzen gemeinschaftlich und kollegial erfolgen sollte, damit das Ganze, der psychisch kranke Mensch und seine Behandlung, nicht aus den Augen verloren wird, daß unser Wissen über ihn nicht in zusammenhanglose Einzeldaten zersplittert, und daß schließlich eine echte Kooperation in Forschung und Behandlung ermöglicht wird. Man könnte die Diskussion, die hier in einem ersten Ansatz erfolgte, dadurch in die richtige Perspektive bringen, daß man sich an ein Wort von Blaise Pascal erinnert: „L'homme dépasse infiniment l'homme“ (der Mensch übersteigt in unendlicher Weise den Menschen)! Das gilt auch für den psychiatrischen Patienten und natürlich für alle, die sich mit ihm befassen.

II Schwerpunktthemen

Chronisch Kranke

Demenzen im Alter – Forschungsprobleme der klinischen Psychiatrie und ihrer Nachbardisziplinen

H. Lauter, R. Zimmer

Epidemiologische Gesichtspunkte

Zu den chronisch Kranken, die ein Leitthema dieses Kongresses darstellen, gehören auch etwa 500000 Personen in der Bundesrepublik mit einer mittelgradigen oder schweren Form der Altersdemenz. Infolge des relativen Anstiegs der Höchstaltrigen in der Gesamtbevölkerung und der verbesserten Möglichkeiten von Infektionsprophylaxe und medizinischer Technik wird ihre Zahl in den nächsten zwanzig Jahren voraussichtlich weiter anwachsen. Nur wenige von ihnen werden im Rahmen von stationären oder ambulanten psychiatrischen Einrichtungen betreut; die weitaus überwiegende Mehrzahl dieser Menschen lebt außerhalb von medizinischen oder sozialen Institutionen, gestützt von einem familiären System von Hilfeleistungen, das zuletzt vor 20 Jahren von Townsend (1964) untersucht wurde. Jede Abschwächung dieses Selbsthilfepotentials durch veränderte soziale Strukturen oder kulturelle Normen würde die Leistungskapazität der öffentlichen Gesundheitsfürsorge vor schwere Probleme stellen.

Abgrenzung der Demenzen von normalen Altersveränderungen des Gehirns

Mindestens die Hälfte dieser älteren Menschen sind von einer Krankheit betroffen, die Alzheimer vor 77 Jahren bei einer präsenilen Patientin beschrieb (Alzheimer 1907) und die seither mit seinem Namen verbunden ist. Alzheimer selbst stellte bald darauf die Zugehörigkeit dieser Erkrankung zur senilen Demenz fest (Alzheimer 1910). Dies bedeutete, daß die häufigste Form der Altersdemenz nicht länger als eine zwangsläufige Folge des Alterns gesehen, sondern als eine Krankheit betrachtet wurde. Mit dieser Einführung eines Krankheitsmodells war der Weg frei für eine klare Abtrennung normalen und pathologischen Alterns und für die Beschreibung anderer psychiatrischer Alterserkrankungen mit und ohne Demenz.

Alzheimer war seiner Zeit allerdings um 50 Jahre voraus. Bald nach seiner Entdeckung der Plaques und Neurofibrillenveränderungen zeigte sich, daß die gleichen morphologischen Läsionen auch bei zahlreichen anderen neurologischen Erkrankungen, bei Patienten mit endogenen Psychosen, vor allem aber bei geistig rüstigen alten Menschen vorkommen. Die qualitative Gleichartigkeit dieser Gehirn-

Das Verhältnis der Psychiatrie
zu ihren Nachbardisziplinen
Herausgeber: H. Heimann, H. J. Gaertner

veränderungen bei gesunden und dementen Personen führte dazu, daß der pathogenetische Erklärungswert dieser neuropathologischen Marker bezweifelt und nach zusätzlichen, für die Entstehung der Demenz verantwortlichen Faktoren gesucht wurde, die man z.B. in der Primärpersönlichkeit, in besonderen biographischen Erfahrungen oder in der Umwelt des betreffenden Patienten zu finden glaubte. Damit wurden die Grenzen zwischen normalem Alter und verschiedenartigen psychiatrischen Alterserkrankungen wieder verwischt. In der klinischen Praxis hatte dies zur Folge, daß das Etikett einer „Cerebralsklerose" im Sinne einer Einheitspsychose manchmal für so gut wie jede Art der psychiatrischen Alterssymptomatik verwandt wurde.

Morphologische und klinische Untersuchungen über die relative Häufigkeit bestimmter Demenzerkrankungen im Alter

Erst durch die Arbeit von Roth (1955) wurde auf dem Gebiet der Alterspsychiatrie in den fünfziger Jahren eine Entwicklung nachgeholt, die im Bereich der Erwachsenenpsychiatrie schon viel früher von Kraepelin (1920) vollzogen worden war: Die klare Abtrennung der organischen und der nichtorganischen Psychosen des höheren Lebensalters durch eindeutige Kriterien der Anamnese, der klinischen Symptomatologie, den neuropathologischen Befund, vor allem aber den Gesichtspunkt des Verlaufs, insbesondere der Lebenserwartung und der Todesursachen. Mit der epidemiologischen Wende der Alterspsychiatrie und der dadurch bewirkten Veränderung der Blickrichtung auf das weite Feld außerhalb von psychiatrischen Institutionen wurde das Bewußtsein für Häufigkeit und Bedeutung des Nichtorganischen im höheren Lebensalter geweckt: auf die Paraphrenien und Depressionen, abnormen Erlebnisreaktionen und Neurosen alter Menschen. Heute hat es den Anschein, als würde diese wichtige Unterscheidung zwischen organischen und nichtorganischen Psychosen des höheren Lebensalters durch die mit der Entwicklung des DSMIII einhergehenden Klassifikationstendenzen erneut verwässert.

Auch innerhalb des engeren Bereichs der Altersdemenz veränderten sich die Perspektiven. Eine kleine, aber nichtsdestoweniger hoch bedeutsame Gruppe reversibler Demenzzustände rückte in den Vordergrund des Interesses, unter ihnen endokrine und Vitaminmangelkrankheiten (Cummings u. Benson 1983) und der kommunizierende Hydrozephalus (Katzman 1977). Sektionsstatistiken (Tomlinson u. Henderson 1976) zeigen, daß die Hirnarteriosklerose entgegen früheren Annahmen nur für einen relativ kleinen Teil von 15 bis 20% der Altersdemenzen verantwortlich ist. Auch klinische Untersuchungen über die relative Häufigkeit verschiedener Demenzprozesse bei Patienten mit fortschreitender intellektueller Leistungseinbuße erbrachten das gleiche Ergebnis (Benson 1982; Freemon 1976; Hutton 1981; Maletta et al. 1982; Marsden u. Harrison 1972; Smith u. Kiloh 1981; Victoratos et al. 1977; Wells 1977). In den meisten dieser Studien entfiel – je nach Lebensalter, Art der Institution und anderen Selektionsfaktoren – etwa die Hälfte der Fälle auf die von Alzheimer beschriebenen präsenilen und senilen atrophisierenden Hirnerkrankungen.

Diese Erkrankungen werden heute in der Weltliteratur als Demenzen vom Alzheimer-Typ (DAT) bezeichnet. Innerhalb dieser als Einheit angesehenen Krankheitsgruppe werden die präsenilen Krankheitsformen (PSDAT) von den senilen

Formen (SDAT) nur noch typologisch unterschieden. Diese Kontinuitätshypothese hat sich mit Recht durchgesetzt. Denn ungeachtet gewisser alterstypischer Prägnanztypen gibt es keine qualitativen klinischen, neuropathologischen oder neurochemischen Unterscheidungsmerkmale, die eine Segregation der senilen und präsenilen Form der Alzheimerschen Krankheit rechtfertigen; außerdem kommen unter den Angehörigen von präsenilen Alzheimer-Kranken gehäuft senil Demente vor und umgekehrt. Mehr als eine vorläufige Hypothese ist die Vorstellung von der Einheitlichkeit der beiden Krankheiten aber gegenwärtig nicht. Die quantitativen Unterschiede sind teilweise beträchtlich, gerade auch in bezug auf den neuropathologischen und neurochemischen Befall bestimmter Neuronensysteme, wie etwa den Locus coeruleus (Bondareff et al. 1982). Aber erst die Erweiterung unserer pathogenetischen und ätiologischen Kenntnisse wird sinnvollere und möglicherweise auch therapeutisch relevante nosologische Grenzziehungen ermöglichen. Das Beispiel der experimentellen Scrapie-Erkrankung bei Mäusen (Dickinson et al. 1979), bei der es zur massenhaften Bildung von senilen Plaques im Gehirn kommt, zeigt, daß Einteilungsversuche, die sich am Erscheinungsbild oder dem Ausbreitungsmuster der neuropathologischen Veränderungen orientieren, zu völlig anderen Ergebnissen führen als biologische sicher sinnvollere Klassifikationen, die von dem jeweiligen Virusstamm und dem Allel des Wirtgens ausgehen.

Quantifizierende morphologische und psychopathometrische Verfahren – die Schwellentheorie

Ein wesentlicher Fortschritt für das pathogenetische Verständnis der Demenzen vom Alzheimer-Typ wurde durch die Einführung quantifizierender Verfahren in die Psychopathologie und Neuroanatomie erzielt. Wenn man den klinischen Befund eines älteren Menschen noch zu seinen Lebzeiten mit einfachen psychometrischen Testverfahren erfaßt und ihn mit morphometrischen Parametern des neuropathologischen Befundes in Beziehung setzt – z.B. mit der Zahl der senilen Plaques im Gesichtsfeld – so besteht zwischen diesen beiden Meßgrößen bei einem gemischten Krankengut von psychisch normalen, endogen psychotischen und senil dementen Patienten eine enge Korrelation (Blessed et al. 1968). Dies bedeutet, daß mehr als 60% der Varianz des psychologischen Leistungsvermögens durch den morphologischen Befund erklärt wird. Aus diesen quantifizierenden Untersuchungsergebnissen geht eindeutig hervor, daß die neuropathologischen Veränderungen bei der Altersdemenz einem Schwelleneffekt unterliegen. Unterhalb eines gewissen Ausprägungsgrades der morphologischen Läsionen – bei den senilen Drusen liegt er in einer Größenordnung von ca. 12 Plaques pro Gesichtsfeld – sind die betreffenden Menschen zu Lebzeiten geistig nicht beeinträchtigt. Oberhalb dieser Schwelle ist dagegen in der Mehrzahl der Fälle mit einer Demenz zu rechnen. Bei Personen, die nicht an einer Alzheimerschen Krankheit sondern an einer Hirnarteriosklerose erkrankt sind, wird die klinische Demenzschwelle dann überschritten, wenn die Infarktherde im Hirn ein Gesamtvolumen von 50 ml überschreiten (Tomlinson u. Henderson 1976).

Die häufigsten Formen der Demenz im Alter sind also ebenso wie die essentielle Hypertonie oder der Altersdiabetes Schwellenerkrankungen. Sie manifestieren sich dann, wenn die zugrundeliegende Störung einen bestimmten Punkt überschritten hat. Das ätiologische Problem besteht darin, durch welche Faktoren das Überschreiten dieser Schwelle kontrolliert wird und warum einige Personen in einem subklinischen Stadium bleiben, andere dagegen dement werden.

Es gibt noch ein anderes Modell einer solchen Schwellenkrankheit, nämlich den Parkinson-Demenzkomplex, der in bestimmten Gebieten des Westpazifiks endemisch ist, nämlich in Westguinea, auf der Kii-Halbinsel in Japan und auf der Marianeninsel Guam (Gajdusek u. Salazar 1982). Im Gehirn solcher Patienten werden Neurofibrillenveränderungen und granulovacuoläre Zelleinschlüsse im Hippokampus beobachtet. Interessanterweise sind im Gehirn der betroffenen Bevölkerungsgruppen Neurofibrillenveränderungen schon normalerweise in einem viel früheren Lebensalter und mit sehr viel größerer Häufigkeit vorhanden als bei anderen Populationen der gleichen Gebiete oder der westlichen Welt (Matsuyama 1983). Offensichtlich sind also die morphologischen Veränderungen im Gehirn normaler älterer Menschen und bei bestimmten Demenzformen nicht in allen ethnischen Gruppen gleich. Möglicherweise wirkt sich der verstärkte Aluminiumgehalt im Trinkwasser und im Erdboden der betroffenen Endemiegebiete als ein neurotoxischer Faktor aus, denn im Kernbereich der von den Neurofibrillenveränderungen betroffenen Neuronen sind erheblich erhöhte Aluminiumwerte gemessen worden (Perl 1983). Eine neuronale Aluminiumintoxikation ist auch eine der heute diskutierten ätiologischen Hypothesen bei der Alzheimerschen Demenz (Crapper et al. 1978).

Die Schwellentheorie der Demenzen im Alter ist auch eine Erklärung dafür, daß bestimmte zerebrale Krankheitsprozesse die Wirkung einer zweiten Hirnschädigung verstärken können. So gibt es unter den Altersdemenzen etwa 15% der Fälle, bei denen weder Plaques oder Neurofibrillenveränderungen noch Erweichungsherde allein ausreichen, um die kritische Demenzschwelle zu überschreiten, sondern erst die Kombination argentophiler Veränderungen mit kleineren Infarktzonen zur Manifestation einer Demenz führen (Tomlinson u. Henderson 1976). Ähnliche Kombinationen wie bei solchen Mischfällen von seniler und hirnarteriosklerotischer Demenz können auch durch das Zusammenwirken von hirntraumatischen Schädigungen mit senilen Gewebsveränderungen zustandekommen und erklären möglicherweise die Entstehung hirntraumatischer Demenzen im Alter oder die lange Latenzzeit zwischen Hirntraumata und intellektuellen Leistungseinbußen bei der Boxerdemenz.

Die Lehre, die aus solchen Erfahrungen gezogen werden kann, liegt vor allem auf dem Gebiet der Prävention. Die Schwellentheorie erlaubt nämlich die Voraussage, daß jeder Versuch, das Gehirn vor Schädigungen zu schützen, welche die altersabhängigen Gewebsläsionen potenzieren können, vermutlich zu einer Verringerung der Altersdemenz beiträgt. Die epidemiologische Untersuchung von Hagnell et al. (1981) in Südschweden, bei der die Anzahl der Neuerkrankungen mit einer Altersdemenz innerhalb von zwei aufeinander folgenden Zeitabschnitten erfaßt wurde, hat gezeigt, daß die Inzidenz innerhalb des zweiten untersuchten Zeitabschnitts gegenüber dem ersten zurückging, zumindest bei der Gruppe der über 80jährigen Höchstaltrigen, bei Männern aber sogar bei den Demenzprozessen vor dem 80. Lebensjahr. Vielleicht haben Verbesserungen in der gesundheitlichen Versorgung der Älteren zu diesem Absinken der Krankheitshäufigkeit geführt. In den USA gibt es heute Anhaltspunkte dafür, daß in letzter Zeit nicht nur die Mortalität sondern auch die Morbidität des Schlaganfalls zurückgegangen ist. Auch die Zwillingsuntersuchungen von Jarvik u.

Blum (1971), wonach der Verlust kognitiver Fähigkeiten im Alter als Prädiktor einer verkürzten Lebenserwartung anzusehen ist, zeigen die enge Verknüpfung zwischen körperlicher Gesundheit und kognitivem Status im Alter.

Neurochemische Untersuchungen

Neben der Morphologie und der Epidemiologie hat in den letzten zehn Jahren auch die Neurochemie zu neuen Erkenntnissen über die Alzheimersche Krankheit geführt. Dabei stand vor allem die Neurotransmitterforschung und hier wieder besonders die Neurochemie cholinerger Neuronen im Vordergrund. Klinisch experimentelle Untersuchungen ergaben, daß Skopolamin – ein cholinerger Rezeptorantagonist – bei jüngeren Menschen zu Gedächtnisstörungen führt (Drachman 1978), die eine starke Ähnlichkeit mit den kognitiven Leistungseinbußen normaler älterer Individuen aufweisen und die sich mit noradrenergen oder dopaminergen Antagonisten – wie Propranolol oder Haloperidol – nicht erzielen lassen. Die gleichzeitige Verabreichung von Physostigmin, einem Hemmer des Acetylcholin abbauenden Fermentes Acetylcholinesterase, verringert die durch Skopolamin-induzierte Amnesie. Aber auch mit Cholin (Sitaram et al. 1978a), der biosynthetischen Vorstufe des Acetylcholins und mit Arekolin (Sitaram et. al 1978b), einem Agonisten cholinerger Muskarinrezeptoren, läßt sich die Gedächtnisleistung normaler Versuchspersonen verbessern.

Dies gab zu Untersuchungen cholinerger Marker im Autopsie- und Biopsiematerial von Alzheimer-Patienten Anlaß. Zahlreiche Studien in verschiedenen Laboratorien ergaben, daß im Neokortex und in einigen Hirnstammregionen solcher Patienten die Aktivität des acetylcholinsynthetisierenden Enzyms Cholinacetyltransferase ganz erheblich erniedrigt war (Bowen 1983; Davies u. Maloney 1976; Perry et al. 1977). Das gleiche gilt für verschiedene andere Marker cholinerger Neuronen. Außerdem besteht eine enge Korrelation zwischen der Reduktion dieser neurochemischen Marker und der Dichte von Plaques und Neurofibrillenveränderungen im Kortex sowie dem Schweregrad kognitiver Leistungseinbußen (Perry et al. 1978).

Die weiteren Untersuchungen konzentrierten sich zunächst auf die Frage nach dem Ursprungsort der betroffenen Neuronensysteme. Dabei zeigte sich, daß experimentelle Läsionen des Neokortex nur zu einer geringfügigen Reduktion der Cholinazetyltransferase in der Hirnrinde führen, während nach subkortikalen Läsionen die Aktivität dieses Markers im Neokortex auf 10–30% der Normalwerte absinkt (Johnston et al. 1981). Zunächst konnte bei Ratten ein cholinerger Neuronenverband lokalisiert werden, der sich vom Globus pallidus über die Substantia innominata bis zum diagonalen Band und zum medialen Septum erstreckt und Projektionsbahnen in die Amygdala, den Hippokampus, Gyrus cinguli und sämtliche Bereiche des Neokortex entsendet (Whitehouse et al. 1982). Bei Primaten haben Mesulam et al. (1983) diese Neuronenverbände als das Ch1–Ch4-System beschrieben; die Ch4-Region mit ihrem deutlich abgehobenen Neuronenbereich und ihren neokorticalen Projektionen entspricht dabei dem von Meynert (1872) erstmals dargestellten Basalkern. Insgesamt handelt es sich bei dem Ch1–Ch4-System um eine cholinerge Relaisstation, die zwischen limbischem System und Kortex eingeschaltet ist. Sie nimmt Meldungen über den emotionalen und motivationalen Zustand des Organismus entgegen und paßt das

Verhalten durch die Steuerung der neuronalen Entladungen innerhalb der cholinergen Schaltstelle an die jeweiligen Reizbedingungn an; Projektionen zum Hippokampus sind beispielsweise an der Gedächtnissteuerung und solche zur oberen Temporalwindung an der Regulierung der Sprache beteiligt.

Untersuchungen dieses Kerngebietes bei der Alzheimerschen Krankheit ergaben, daß die Aktivität der Cholinazetyltransferase in der Substantia innominata im Vergleich mit psychisch gesunden Personen deutlich erniedrigt ist (Rossor et al. 1982), und daß gleichzeitig ein Neuronenverlust im Meynertschen Basalkern eintritt (Whitehouse et al. 1983). Damit lag es nahe, den primären Ursprungsort des Krankheitsprozesses im Bereich des subkortikalen Graus zu suchen. Es wurden Parallelen zur Parkinsonschen Krankheit gezogen, bei der ja der primäre Angriffspunkt des Prozesses ebenfalls nicht im Striatum sondern in den subkortikalen Kerngebieten der Substantia nigra und ihren aufsteigenden dopaminergen Projektionen zum Nucleus caudatus zu orten ist. Es zeigte sich jedoch, daß die Neuronenverluste im Meynertschen Basalkern bei der Alzheimerschen Demenz nur in einer Größenordnung von etwa 35% lagen, während die Cholinazetyltransferase im Kortex um 90% reduziert war (Perry et al. 1982). Offenbar liegt also eine Downregulation cholinerger Enzyme im Kortex bei teilweise intakten subkortikalen Neuronen vor. Der Verlust der Nervenzellen im Nucleus basalis ist daher nicht der primäre Ursprungsort des Krankheitsprozesses. Vielmehr ist dieser Neuronenverlust in den basalen Regionen des Stammhirns offenbar ein sekundärer Vorgang. Die primären Veränderungen setzen aus bisher unbekannten Ursachen an den kortikalen Nervenendigungen cholinerger Axone ein und haben erst sekundär einen Verlust der Perikarya im subkortikalen Kernbereich zur Folge.

Nun wird aber eine Erkrankung, die derart ausgedehnte Gebiete des Neokortex befällt, kaum ausschließlich durch den Befall eines einzigen Neurotransmittersystems zu erklären sein. Dies ist schon deshalb ausgeschlossen, weil bei der Alzheimerschen Krankheit über 30% der neurochemischen Bestandteile der Nervenzellen im Neokortex verloren gehen (Bowen 1983). Aber nur ein ganz geringer Teil neokortikaler Nervenendigungen sind cholinergen Ursprungs. Untersuchungen skandinavischer Autoren (Windblad et al. 1982) haben gezeigt, daß auch die Marker noradrenerger, serotonerger und dopaminerger Neuronenverbände bei den Demenzen vom Alzheimer-Typ betroffen sind, allerdings weder in so regelmäßiger noch in so schwerwiegender Weise wie das cholinerge System. Nur ein Teil der für die Alzheimersche Krankheit typischen Plaques kommt also durch Veränderungen solcher Nervenendigungen zustande, die dem cholinergen System angehören. Andere Plaques stammen aus extrinsischen Neuronenverbänden, die dem monaminergen System zugehören und ihren Ursprungsort in der Raphe des Mittelhirns bzw. im Nucleus coeruleus haben (Price et al. 1983). Wieder andere Plaques stammen von intrinsischen Neuronen innerhalb des Kortex. Deutliche Erniedrigungen des Somatostatins im Neokortex (Rossor et al. 1984) deuten darauf hin, daß solche intrinsischen Neuronen dieses Neuropeptid als Überträgersubstanz benutzen. Vermutlich gibt es auch Plaques, die nicht homogen, sondern heterogen entstehen, an deren Zustandekommen also unterschiedliche neuronale Systeme mit verschiedenartigen Neurotransmittern beteiligt sind.

Neuropharmakologische Befunde

Natürlich haben diese neurochemischen Befunde zu der Hoffnung Anlaß gegeben, daß die Alzheimersche Krankheit in ähnlicher Weise einer neuropharmakologischen Substitutionstherapie zugänglich sei, wie der Morbus Parkinson. So wie bei dieser Krankheit Dopaminvorstufen, Dopaminabbauhemmer und dopaminerge Rezeptoragonisten eingesetzt werden, hat man auch bei der Alzheimerschen Krankheit in den letzten Jahren Behandlungsversuche mit Vorstufen des Azetylcholins – vor allem Cholin und Lezithin – mit Hemmern des Azetylcholinabbaus – vor allem Physostigmin – und mit cholinergen Rezeptoragonisten – vor allem dem Arecolin und Oxotremorin – unternommen. Insgesamt sind alle diese Bemühungen bisher nicht sehr erfolgreich gewesen. Es war schwierig, standardisierte Lezithinpräparate mit ausreichendem Reinheitsgrad und bekanntem Gehalt an Phosphatidylcholin zu gewinnen, cholinomimetische Substanzen mit längerer Halbwertszeit zu synthetisieren oder unerwünschte psychische und somatische Nebenwirkungen cholinerger Pharmaka zu verringern. Auch die L-Dopa-Behandlung des Morbus Parkinson wurde ja erst durch die Gewinnung und die Verbesserung peripherer Dekarboxylasehemmer ermöglicht. Im Vergleich zur Neuropharmakologie dopaminerger Substanzen ist aber die der Cholinomimetika noch auf einem niedrigeren Entwicklungsstand. Neben der Weiterentwicklung bereits vorhandener cholinerger Pharmaka wären Substanzen wünschenswert, die beispielsweise die Entladungsfrequenz cholinerger Neuronen erhöhen, die Azetylcholinausschüttung vermehren oder cholinerge Autorezeptoren blockieren. Es ist daher mit weiteren neuropharmakologischen Ansatzpunkten für die Funktionssteigerung cholinerger Neuronen zu rechnen. Auch die bisher bekannten Einflüsse bestimmter Neuropeptidtransmitter auf kognitive Prozesse lassen damit rechnen, daß in absehbarer Zeit potentere und länger wirksame ACTH-Fragmente oder vasopressinanaloge Substanzen in der Therapie der Alzheimerschen Krankheit eingesetzt werden können. Sicher gibt es aber bei den Demenzen vom Alzheimertyp neurochemisch deutlich unterscheidbare Untergruppen, die auch einer verschiedenartigen Behandlung bedürfen. Die therapeutischen Fortschritte werden daher davon abhängen, inwieweit es gelingt, diese Untergruppen bereits in vivo voneinander zu unterscheiden.

Neuroradiologie und Neurophysiologie

Was die Nachbardisziplin der Neuroradiologie betrifft, so erlaubt zwar die Computertomographie gruppenstatistisch eine zuverlässige Abgrenzung von dementen und nichtdementen Personen. Im Einzelfall führt aber dieses Verfahren selbst bei sorgfältiger standardisierter Beurteilung bei etwa 20% der untersuchten Patienten zu einer fehlerhaften diagnostischen Zuordnung (Jacoby u. Schmidt 1985). In der klinischen Alltagspraxis ist dies wohl noch häufiger der Fall, besonders wenn der Rindenatrophie – die auch bei gesunden Höchstaltrigen oft sehr ausgeprägt ist – ein zu großes diagnostisches Gewicht beigemessen wird. Eine Verfeinerung der neuroradiologischen Diagnostik von Alzheimer-Demenzen ist aber bei der heutigen Scannergeneration mit ihrem besseren räumlichen Auflösungsvermögen dann zu erwarten, wenn man das Verfahren nicht nur zur bloßen Bildanalyse der inneren und äußeren Liquorräume heranzieht, sondern sich der qualitativen Analyse von parenchymatösen Dichteunterschieden in bestimmten Hirnregionen zuwendet. Solche Dichteunterschiede werden ja vom Computer unmittelbar als Ausdruck der Strahlenabschwächung in den kleinsten noch erfaßbaren Flächeneinheiten des Gehirns gemessen, als numerischer Wert in sog. Hounsfield-Einheiten ausgedrückt und erst sekundär zu Röntgenfotos zusammengefügt. Obwohl die diesbezüglichen Untersuchungsergebnisse noch widersprüchlich sind, scheinen solche unmittelbaren Dichtemessungen in bestimmten Hirnarealen besser mit dem Vorhandensein oder dem klinischen Schweregrad von Alzheimer-Demenzen oder dem zu erwartenden Krankheitsverlauf zu korrelieren als die optische Rekonstruktion äußerer und innerer Liquorräume. Die kombinierte Anwendung dieser computertomographischen Dichtebestimmungen mit der Positronenemissionstomographie (PET) (De Leon et al. 1983) ergab interessante Beziehungen zwischen strukturellen Läsionen im Bereich von Thalamus, innerer Kapsel und Schläfenlappen einerseits, und einer regionalen Verringerung des Glukosestoffwechsels in zahlreichen neokortikalen und subkortikalen Regionen. Mit der Methode des PET-Scans können heute innerhalb von zehn Minuten die regionalen Stoffwechselwerte in sieben verschiedenen Schnittebenen des Gehirns bestimmt und beim gleichen Patienten am selben Tag bis zu drei Untersuchungen durchgeführt werden. Dadurch lassen sich die regionalen Stoffwechselwerte bei der Alzheimerschen Krankheit unter dem Einfluß verschiedener kognitiver Aufgaben oder unter Einwirkung potentiell wirksamer Pharmaka bestimmen.

Ätiologische Probleme

Die Ursache, welche der neuronalen Schädigung bei der Alzheimerschen Krankheit zugrunde liegt, ist unbekannt. Es gibt mindestens ein halbes Dutzend ätiologische Hypothesen, aber keine einzige davon ist bewiesen. Ein trophischer Faktor, der möglicherweise von Gliazellen ausgeschüttet, in die präsynaptischen Nervenendigungen aufgenommen und von dort aus retrograd zum Zellkern der Neuronen transportiert wird, könnte in ungenügender Konzentration vorhanden sein (Ojika u. Appel 1983). Dies könnte mit einer Störung des Immunsystems zusammenhängen. Eine Autoimmunreaktion wäre zwar möglich; aber histologisch und serologisch läßt sich hierfür zur Zeit kein ausreichender Anhalt finden. Ein endogenes Toxin könnte zur Umwandlung körper- oder hirneigener Proteine geführt haben. Auch exogene Toxine – wie zum Beispiel das Aluminium – spielen möglicherweise bei der Entstehung der Alzheimerschen Krankheit eine Rolle.

Langsame Viren oder infektiöse Proteinpartikel ohne Nukleinsäureanteil (Prione) sind mit der Ätiologie der Alzheimerschen Krankheit in Zusammenhang gebracht worden. Nachdem die Virusätiologie der Kuru-Erkrankung und der Creutzfeldt-Jakobschen Krankheit gesichert war, wurden Gewebsproben von bisher 97 Patienten mit Alzheimerscher Krankheit auf Primaten übertragen. Bei keinem einzigen Versuchstier konnten die typischen neuropathologischen Veränderungen der Alzheimerschen Krankheit hervorgerufen werden (Brown et al. 1982); in zwei Fällen von familiärer Alzheimerscher Krankheit führte die Inokulation allerdings zu einer spongiösen Enzephalopathie der Versuchstiere. Wie immer man diese Beobachtung deuten mag: Die Annahme einer infektiösen Ätiologie der Alzheimerschen Krankheit kann sich zur Zeit allenfalls auf klinische, neuropathologische oder genetische Analogien mit der Creutzfeldt-Jakobschen Krankheit stützen.

Schließlich kommt auch ein fehlerhaftes genetisches Programm als Ursache für die Alzheimersche Demenz in Betracht. In zahlreichen populationsgenetischen Untersuchungen wurde eine Häufung gleichartiger Erkrankungen bei den Familienangehörigen von 20–40% der Alzheimerpatienten nachgewiesen (Heston 1983). Früher auftretende Krankheitsformen, die mit sehr viel schwereren klinischen Symptomen einhergehen, sind auch mit größerer familiärer Belastung verbunden. Einige der publizierten Stammbäume sind am ehesten mit der Annahme eines autosomaldominanten Erbgangs mit altersabhängiger Genpenetranz zu vereinbaren.

Die Häufung von Mongoloiden in den Familien von Alzheimerkranken und das Auftreten massenhafter Neurofibrillenveränderungen in den Gehirnen älterer Mongoloider lassen an eine genetische Verwandtschaft beider Erkrankungen und an eine mögliche Genlokalisation im Chromosom 21 denken. Die Suche nach genetischen Markern im Sinne von Enzymen und Antigenen hat vor allem auf dem Gebiet der HLA-Antigene nicht zu brauchbaren Ergebnissen geführt. Die heutige Entwicklung der Molekulargenetik bietet allerdings die Möglichkeit, mit Hilfe der Restriktionsendonukleasen verschiedene Bereiche des Genoms auch dann zu bestimmen, wenn das gesuchte Gen nicht zur Kodierung bekannter spezifischer Proteinmarker führt. Die zur Identifizierung eines solchen genetischen „Fingerabdrucks" erforderliche Datenkartei liefert die rekombinante Gentechnologie in Form klonierter DNA-Sequenzen bekannter Genorte, die heute in verschiedenen Genbibliotheken zur Verfügung stehen und zur Markierung der Restriktionsfragmente in der DNA von Lymphozytenkulturen herangezogen werden können. Auf diese Weise wurde unlängst das Huntington-Gen auf dem menschlichen Chromosom 4 lokalisiert (Gusella et al. 1983). Wenn es gelingt, größere Sippen von Alzheimer-Kranken und vermutlichen Anlageträgern zu finden, wäre auch bei der Alzheimerschen Demenz die Lokalisation des Krankheitsgens, seine Charakterisierung und die Entwicklung ätiologischer Behandlungsverfahren in absehbarer Zukunft möglich.

Zusammenfassung und Ausblick

Alois Alzheimer war ein Forscher, der das Gebiet der klinischen Psychiatrie ebenso beherrschte wie das der Nachbardisziplinen. Heute ist Demenzforschung nur noch im Rahmen interdisziplinärer Zusammenarbeit möglich. Für den einzelnen ist es ja schon schwer genug, die Arbeitsmethoden der Nachbardisziplinen zu überblicken und deren Ergebnisse in eigene Fragestellungen einzubeziehen. Vielleicht ist dies ein Grund für den niedrigen Entwicklungsstand der Demenzforschung in der Bundesrepublik. Mit Recht wenden wir uns auf diesem Kongreß gegen die soziale Euthanasie von chronisch Kranken zu Pflegefällen und Sozialhilfeempfängern. Einer solchen bedrohlichen Entwicklung werden wir aber nur dann überzeugend und wirkungsvoll entgegentreten können, wenn unser ärztliches Betroffensein vom Schicksal alter Menschen mit einer Demenz in einem verstärkten klinischen Interesse für dieses vernachlässigte Gebiet zum Ausdruck kommt. Auch für wissenschaftliche Forschung gibt es ein unerläßliches humanes Minimum, das dem Patienten nicht vorenthalten werden darf.

Literatur

Alzheimer A (1907) Über eine eigenartige Erkrankung der Hirnrinde. Allg Z Psychiat 64: 146–148

Alzheimer A (1910) Über eigenartige Krankheitsfälle des späteren Alters. Z ges Neurol Psychiat 4: 356–385

Benson DF (1982) Psychiatric aspects of neurologic disease. Vol II Grune & Stratton, New York

Blessed G, Tomlinson BE, Roth M (1968) The association between quantitative measures of dementia and of senile change in the cerebral grey matter of elderly subjects. Brit J Psychiat 114: 797–811

Bondareff W, Mountjoy CQ, Roth M (1982) Loss of neurons of origin of the adrenergic projection to cerebral cortex (nucleus locus ceruleus) in senile dementia. Neurology 32: 161–168

Bowen DM (1983) Biochemical assessment of neurotransmitter and metabolic dysfunction and cerebral atrophy in Alzheimer's disease. In: Katzman R (ed) Biological aspects of Alzheimer's disease. Banbury Report 15: 219–231. Cold Spring Harbor Laboratory 1983

Bowen DM, Smith CB, White P, Davison AN (1976) Neurotransmitter related enzymes and indices of hypoxia in senile dementia and other abiotrophies. Brain 99: 459–496

Brown P, Slazar AM, Gibbs CJ, Gajdusek DC (1982) Alzheimer's disease and transmissible virus dementia (Creutzfeldt-Jakob disease). Ann New York Academy of Science 396, pp 131–143

Crapper DR, Karlick S, DeBoni U (1978) Aluminium and other metals in senile (Alzheimer's) dementia. Aging NY 7: 471–485

Cummings JL, Benson DF (1983) Dementia. Butterworth, Boston

Davies P, Maloney AJF (1976) Selective loss of central cholinergic neurones in Alzheimer's disease. Lancet II: 1403

DeLeon MJ, George AE, Ferris SH et al. (1983) Regional correlation of PET and CT in senile dementia of the Alzheimer type. AJNR 4: 553–556

Dickinson AG, Fraser H, Bruce M (1979) Animal models for the dementias. In: Glen AIM, Whalley LJ (eds) Alzheimer's disease. Churchill Livingstone, Edinburgh London New York, pp 42–45

Drachman DA (1978) Memory, dementia, and the cholinergic system. In: Katzman R, Jerry RD, Bick KL (eds) Alzheimer's disease: Senile dementia and related disorders Raven Press, New York pp 141–148

Freemon FR (1976) Evaluation of patient with progressive intellectual deterioration. Arch Neurol 33: 558–559

Gajdusek DC, Salazar AM (1982) Amyotrophic lateral sclerosis and parkinsonian syndromes in high incidence among the Auyu and Jakai people of West Guinea. Neurology 32: 107–126

Gusella JF, Wexler NS, Conneally PM, Naylor SL (1983) A polymorphic DNA marker genetically linked to Huntington's disease. Natur 306: 234–238

Hagnell O, Lanke J, Rorsman B (1981) Increasing prevalence and decreasing incidence of age psychoses. A longitudinal epidemiological investigation of a Swedish population; the Lundby Study. Proceedings of Nordic Geronto-Psychiatric Symposium Silkeborg Denmark 1981, pp 34–31

Heston LL (1983) Dementia of Alzheimer's type: A perspective from family studies. In: Katzman R (ed) Biological aspects of Alzheimer's disease. Banbury Report 15: 183–191. Cold Spring Harbor Laboratory 1983

Hutton JT (1981) Results of clinical assessment for the dementia syndrome: implications for epidemiologic studies. In: Mortimer JA, Schuman LM (eds) The epidemiology of dementia. Oxford University Press, New York pp 62–69

Jacoby R, Schmidt U (1985) CT bei seniler Demenz und Altersdepression. Nervenarzt 3: 113–119

Jarvik LF, Blum JE (1971) Cognitive declines as predictors of mortality in twin pairs: A twenty-year longitudinal study of aging. In: Palmore E, Jeffers FC (eds) Prediction of life span. Heath and Co, Lexington

Johnston MV, McKinney M, Coyle JT (1981) Neocortical cholinergic innervation: A description of extrinsic and intrinsic components in the rat. Exp. Brain Res 43: 159

Katzman R (1977) Normal Pressure Hydrocephalus. In: Wells CE (ed) Dementia Davis Comp, Philadelphia

Kraepelin E (1920) Psychiatrie, Bd I. Verlag von Johann Ambrosius Barth, Leipzig

Maletta GJ, Pirozollo FJ, Thomson G, Mortimer JA (1982) Organic mental disorders in a geriatric outpatient population. Amer J Psychiat 139: 521–523

Marsden CD, Harrison MJG (1972) Outcome of investigation of patient with presenile dementia. Brit Med J 2: 249–252

Matsuyama H (1983) Incidence of neurofibrillary change, senile plaques and granulovacuolar degeneration in aged individuals. In: Reisberg B (ed) Alzheimer's disease. The Free Press, New York, pp 149–154

Mesulam MM, Mufson EJ, Levey AI, Wainer BH (1983) Cholinergic innervation of cortex by the basal forebrain: Cytochemistry and cortical connections of the septal area, diagonal band Nuclei, nucleus basalis (substantia inominata), and hypothalamus in the rhesus monkey. J comparat Neurol 214: 170–197

Meynert T (1872) The brain of mammals. In: Stricker S (ed) A manual of histology. William Wood, New York, pp 650–766

Ojika K, Appel SH (1983) Neurotrophic factors and Alzheimer's disease. In: Katzman R (ed) Biological aspects of Alzheimer's disease. Banbury Report15, pp 285–295. Cold Spring Harbor Laboratory 1983

Perl DP (1983) Pathologic association of Aluminium in Alzheimer's disease. In: Reisberg B (ed) Alzheimer's disease. The Free Press, New York

Perry RH, Candy JM, Perry EK, Irving D, Blessed G, Fairbairn AF, Tomlinson BE (1982) Extensive loss of choline acetyltransferase activity is not reflected by neuronal loss in the nucleus of Meynert in Alzheimer's disease. Neuroscience Letters 33: 311–315

Perry EK, Perry RH, Blessed G, Tomlinson BE (1977) Necropsy evidence of central cholinergic defects in senile dementia. Lancet I: 189

Perry EK, Tomlinson BE, Blessed G, Bergmann K, Gibson PH (1978) Correlation of cholinergic abnormalities with senile plaques and mental test scores in senile dementia. Brit Med J 25: 1457–1459

Price DL, Whitehouse PJ, Strubl RG et al. (1983) Basal forebrain cholinergic neurons and neuritic plaques in primate brain. In: Katzman R (ed) Biological aspects of Alzheimer's disease. Banbury Report 15, pp 65–77. Cold Spring Harbor Laboratory 1983

Rossor MN, Emson PC, Iverseb LL, Mountjoy CO, Roth M (1984) Patterns of neuropeptide-deficits in Alzheimer's disease. In: Wurtman RJ, Corkin SH, Growdon JH (eds) Alzheimer's disease: Advances in basic research and therapies. Center for Brain Sciences and Metabolism charitable Trust, Zürich

Rossor MN, Svendsen C, Hunt SP, Mountjoy CQ, Roth M, Iversen LL (1982) The substantia innominata in Alzheimer's disease: An histochemical and biochemical study of cholinergic marker enzymes. Neurosci Letters 28: 217–222

Roth M (1955) The natural history of mental disorder in old age. J ment Sci 101: 281–301

Sitaram N, Weingartner H, Gillin JC (1978a) Choline: Selective enhancement of serial learning and encoding of low imagery words in man. Life Science 22: 1555–1560

Sitaram N, Weingartner H, Gillin JC (1978b) Human serial learning. Enhancement with arecholine and impairment with scopolamine correlated with performance on placebo. Sci. 201: 274–276

Smith JS, Kiloh LG (1981) The investigation of dementia: results in 200 consecutive admissions. Lancet I: 824–827

Tomlinson BE, Henderson G (1976) Some quantitative cerebral findings in normal and demented old people. In: Terry RD, Gershon S (eds) Neurobiology of aging. Raven, New York 1976, pp 183–205

Townsend P (1964) The place of older people in different societies. In: Hansen PF (ed) Age with a future. Munksgaard, Kopenhagen, pp 36–43

Victoratos GC, Lenman JAR, Herzberg L (1977) Neurological investigation of dementia. Brit J Psychiat 130: 131 – 133

Whitehouse JP, Price D, Struble R, Clark A (1982) Alzheimer's disease and senile dementia: Loss of neurons in the basal forebrain. Sci 215: 1237 – 1239

Whitehouse PJ, Hedreen JC, Price DL (1983) Aging and Alzheimer's disease. In: Gispen WH, Traber J (eds) Aging of the brain. Elsevier Science, Amsterdam New York Oxford, pp 261 – 274

Wells CE (1977) Dementia. Davis Comp, Philadelphia

Windblad B, Adolfsson R, Carlsson A, Gottfries CG (1982) Biogenic amines in brains of patients with Alzheimer's disease. In: Corkin S, Davies KL, Growdon JH, Usdin E (eds) Alzheimer's disease. Raven, New York

Die Behandlung chronischer Schizophrener

C. Müller

Über viele Jahrzehnte – viel zu lange – war der Begriff der Schizophrenie per se mit demjenigen der Chronizität unauflösbar verknüpft. Chronizität aber hieß Unheilbarkeit. Durch das ganze letzte Jahrhundert zieht sich die Diskussion, ob im institutionellen Rahmen die Heilbaren von den Unheilbaren, d.h. den chronisch Kranken, getrennt werden sollen. Unter diesen chronisch, d.h. unheilbar Kranken figurierten die Menschen, die wir heute schizophren nennen, an erster Stelle. Es kam so weit, daß Kraepelin und seine Nachfolger die Chronizität zu einem Grundmerkmal der Schizophrenie machten. Es kann heute nicht genug betont werden wie unheilvoll dieses Dogma der Unheilbarkeit der Schizophrenie gewirkt hat. Die Untersuchungen von M. Bleuler (1972), Huber et al. (1979) und unsere *eigenen in Lausanne* haben nun aber zur Genüge gezeigt, daß dieses Dogma endgültig aufgegeben werden muß. Sogar wenn man strenge Kriterien in Bezug auf Symptomatologie und Dauer des Verlaufes anlegt, kommt man zum Ergebnis, daß es Schizophrene gibt, die nach jahrelangem Kranksein einen erstaunlich positiven Wandel durchmachen können. So habe ich kürzlich über 5 Fälle berichtet, die nach über 10jähriger chronischer Entwicklung ein neues Gleichgewicht gefunden hatten und bei denen die Nachuntersuchung keinen Rest der schizophrenen Symptomatik mehr zeigte. Warum hat Kraepelin diese Fälle nicht gesehen? Wahrscheinlich deshalb, weil zu seiner Zeit das Dogma stärker war als die Realität, weil Schizophrene in ihrer Chronizität fixiert blieben, da jede Behandlung von vorneherein als aussichtslos galt.

Nun wird heute gerne mit dem Begriff der neuen chronischen oder neuen Langzeitpatienten operiert. Ich finde ihn gefährlich.

Mir scheint, daß wir mit diesem Begriff die historische Entwicklung der Psychiatrie verfälschen. Wenn wir von neuen chronischen Schizophrenen reden, so gehen wir implizit von einer Reihe von Hypothesen aus, die meines Erachtens gar nicht stichhaltig sind. Man unterstellt, daß es meinetwegen bis in die 60er Jahre in den psychiatrischen Institutionen eine große Zahl von schizophrenen Menschen gegeben habe, die nur deshalb chronifiziert waren, weil man sie zu Unrecht in der Institution zurückbehielt, wo sie allmählich einem Hospitalismus zum Opfer gefallen seien.

Chronizität also als Folge einer ungerechtfertigten Dauerasylierung. Ganz selbstverständlich tauchen natürlich dann die gespenstischen aber wahren Feststellungen eines Goffmann (1968) über die totalen Institutionen und ihren verheerenden Einfluß im Sinne der Infantilisierung, der Unterjochung, der Unselbständigkeit, der Vermassung und der Nivellierung auf. Neue chronische Patienten wären dann die, welche nach Aufhebung dieser kustodialen Psychiatrie und trotz moderner pharmako- und

Das Verhältnis der Psychiatrie
zu ihren Nachbardisziplinen
Herausgeber: H. Heimann, H. J. Gaertner

psychotherapeutischer Anstrengungen in einen Zustand der ständigen Unselbständigkeit und der Hilfsbedürftigkeit geglitten wären.

Eine derartige Unterscheidung zwischen alten und neuen chronischen Patienten impliziert aber auch die Annahme eines dramatischen Hiatus, so als ob zu einem historisch belegbaren Zeitpunkt, dank Modernisierung und Reformen, plötzlich keine Langzeitpatienten vorhanden gewesen wären und erst später jene neue Population von Langzeitpatienten aufgetaucht wäre.

Das sind für mich sehr fragwürdige und spekulative Überlegungen, gegen die ich mich energisch wehren möchte. Niemand von uns älteren Psychiatern, welche ihre Tätigkeit in der Nachkriegszeit begonnen haben, hat einen solchen abrupten Wechsel beobachtet. Im Gegenteil. Zu jeder Zeit gab es – so behaupte ich – in allen europäischen psychiatrischen Spitälern mit Aufnahmezwang eine bestimmte Gruppe von chronischen Schizophrenen, die aufgrund ihrer sozialen Handicaps – nicht so sehr infolge ihrer Symptomatik – im Krankenhaus längere Zeit gepflegt wurden.

Was ist ein chronischer Schizophrener? Ein Mensch, dessen psychisches Gleichgewicht in erheblichem Maße und über lange Zeit unverändert gestört ist, der infolgedessen im Familienverband, aber auch auf beruflicher Ebene anstößt, versagt, in Konflikt gerät. Ich könnte nun noch beifügen, daß er infolgedessen nicht in der Lage ist, sich selbständig zu versorgen und ständiger Hilfe bedarf. Aber dies wäre schon zu weit gegangen, denn wir kennen ja alle chronische Schizophrene, die trotz ihres Handicaps in der Lage sind eine gewisse Autonomie aufrecht zu erhalten.

Wie entsteht diese Chronizität? Mit Recht betont Kitzig (1984) daß nur zu oft „chronische Betroffenheit nur als Ausläufer einstmals akutbewegter Krankheitszeiten verstanden wird – als verbliebener ruinierter Bestand vorhergegangener und deshalb auch 'behandelbarer' Episoden". Und weiter sagt Kitzig: „Das was wir an therapeutischen Möglichkeiten für die "Chronischen„ vorhalten stammt denn auch vorwiegend aus dem therapeutischen Repertoire der Akutbehandlung. Es ist aber gleichermaßen auch nur so etwas wie die verdünnte Erinnerung an eben jene akuten Zeiten".

In der Tat, so hat es lange die psychiatrische Klinik für die schizophrenen Psychosen gelehrt: die Chronizität, der Defekt – um dieses scheußliche Wort zu gebrauchen – sei die Folge eines früheren akuten Zusammenbruchs, der gewissermaßen einen irreparablen Schaden gesetzt hätte. So lautete die Formel, die heute niemand mehr unterschreiben würde.

Mein ehemaliger Mitarbeiter Ciompi (im Druck) hat aufbauend auf systemtheoretischen Überlegungen ein Modell entworfen, daß uns die Chronizität der Schizophrenen besser verstehen läßt. Er geht davon aus, daß psychosoziales Verhalten im Rahmen eines hierarchisierten Gleichgewichtszustandes zu verstehen ist, an dessen Zustandekommen eine große Zahl von verschiedenartigen Faktoren beteiligt sind, von einem biologischen bis zu einem psychosozialen Pol. Ebenso verschiedenartig sind die möglichen Störungen dieser Entwicklung. Sie führen zu einer prämorbiden Vulnerabilität mit Beeinträchtigung der Informationsverarbeitung, die heute von manchen Autoren als das primus agens der schizophrenen Psychose betrachtet wird.

Beim chronischen Schizophrenen, ob er nun durch akute Phasen gegangen sei oder nicht, kommt es zu einer Dauerhaltung in fixierten Gegenregulationen zu dieser erwähnten Vulnerabilität. Anstelle der ursprünglichen Aufregung, labilen Hyperemotivität und Hyperexpansivität herrschen nun Gleichgültigkeit und Gefühlsverflachung. Der Kranke hat den Kampf aufgegeben, er hat sich zurückgezogen, er hat sich in winzige überschaubare Lebensbereiche zurückgezogen und jeder Wechsel wird abgewehrt. Man kann auch von Resignation sprechen. Aber eben diese Verpanzerung, diese sterile Abwehrhaltung ist nicht das Resultat einer fortschreitenden hirnorganischen Krankheit, sondern der Endpunkt einer langen ergebnislosen Auseinandersetzung mit der zugrunde liegenden Vulnerabilität und Informationsverarbeitungsschwäche, die Freud ja schon von Anfang an als Ichschwäche bezeichnet hat.

Nun muß gleich beigefügt werden, daß eine solche Chronifizierung nur ganz ausnahmsweise mit einer schlechten Spitalpflege zusammenhängt. Hierzu ein Beispiel:

In einem kleinen Weiler in den Schweizer Bergen habe ich vor Jahren eine 40jährige Frau getroffen. Sie fiel mir durch ihr seltsames Gehaben auf: sie redete nie, verkroch sich auf dem Trittofen, wenn man sich ihr nähern wollte. Sie kleidete sich selbst weder an noch aus, das Essen mußte ihr gebracht werden. Nie sah man sie irgendeine auch nur kleine nützliche Arbeit verrichten. Die Angehörigen berichteten mir, daß dieser Zustand seit dem 17. Altersjahr dauere. Wenn sie sich nicht beobachtet fühle, rede sie mit ihren Stimmen. Das ganze Benehmen dieser Frau und die Mitteilungen der Familie, die sich aufopfernd um dieses Wesen kümmerte, ließen mich eindeutig auf eine schwere chronische Hebephrenie schließen.

Diese 40jährige Frau war nie in einer psychiatrischen Institution, kein Arzt hat sie je untersucht oder gar behandelt, nie hat sie Medikamente erhalten. Ohne akute Phasen hat sich dieser chronische Zustand über Jahre gebildet. Die Familie sprach von Schicksal und als das darf man es ruhig auffassen, vor allem wenn man weiß, daß dieses Mädchen bis zur Pubertät ein äußerst sensibles, waches, sehr intelligentes Geschöpf gewesen war. Hier finden wir also diese Vulnerabilität

Um es lapidar auszudrücken: Auch die Chronizität des Schizophrenen hat ihren mysteriösen Charakter etwas eingebüßt, ist verstehbarer geworden und sollte infolgedessen also auch therapeutisch angehbar sein. Aber wie? Bereits 1911 hat Bleuler in seinem epochalen Buch über die Dementia Praecox geschrieben:

„Die einzige zur Zeit ernst zu nehmende Therapie der Schizophrenie ist die psychische. Leider sind wir aber auch da noch nicht weit über eine bloße Empirie hinaus. Besserungen auf psychische Einflüsse finden unzweifelhaft statt, aber wir können im einzelnen Fall nicht sagen was zu tun ist um die Besserung herbeizuführen und wir sind aufs Tasten angewiesen."

Sind wir heute über dieses Tasten hinausgekommen? Es wäre verlockend hier das ganze breite Problem der Psychotherapie Schizophrener aufzurollen und die verschiedenen Etappen der Erfolge und Mißerfolge aufzuzeigen. Ich muß mich jedoch beschränken, um den Aspekt der Behandlung des *chronischen* Schizophrenen nicht aus dem Auge zu verlieren. Nach wie vor ist die chronische Schizophrenie und ihre Behandlung vornehmlich eine Sache der Institution und weniger die des niedergelassenen Nervenarztes. Was soll nun die Institution vorkehren und wie erfüllt sie ihre Aufgabe? Benoit (1984) hat kürzlich in seinem Buch geschrieben:

„La solution réside dans une vision élargie des contextes. Dans l'institution soignante, le psychotique fait entrer avec lui les ombres, les paroles la trame même de son milieu premier et que là il s'exprime certes, mais par métaphores, signes hermétiques, blancs et silences, cris, épiphanies, sacre, catastrophes. L'espoir thérapeutique sera donc fondé sur l'idée que l'institution peut progresser dans son décodage des symptômes en entrant clairement en relation avec la famille du schizophrène."

Die Institution also in ihrer helfenden Funktion als Stätte einer „experience correctrice“ wie Alexander (1931) es für die Psychotherapie ganz allgemein forderte. „Experience correctrice“, indem den kaschierten und bizarren Formen der mißglückten Selbstverwirklichung andere Antworten als in der gewohnten Umgebung zuteil werden: Psychische Orthopädie, ein neues sich bewegen und gehen und kommunizieren lernen. Adäquatere, bessere Antworten als bisher auf die selbstdestruktiven Tendenzen, die ungelösten Triebansprüche finden. In der Übertragung auf die Institution Hinweise auf eine Umorganisation der familiären Rollenverteilung. Delegierte Verhaltensmuster, die in der unablässigen Kommunikation mit der Equipe allmählich gelockert werden können. Helfende Funktion aber selbstverständlich auch in der Bereitstellung hochtechnisierter Mittel zur Dauerbehandlung im Sinne der ausgefeilten Pharmakotherapie. In der Institution besteht ein Gegensatz zwischen helfender und ordnender Funktion. Vergessen wir nie, daß in der idealen Institution sich beide Funktionen zum Wohl des Kranken mischen können. Grenzen setzen, feste Rahmenbedingungen schaffen, schwache Überichinstanzen behelfsmäßig durch äußere Weisungen und Gebote ersetzen, das alles kann zur Beruhigung und zur Stärkung beitragen.

Die Begegnungsmöglichkeiten zwischen Hilfesuchendem und Helfern haben sich vervielfältigt, sind diversifizierter, spezifischer, individueller geworden. Das was vor 40 Jahren in Frankreich ein Daumezon, ein Tosquelles (1967) verfochten haben, die Idee der Psychotherapie institutionelle, ist eine Realität geworden. Es geht uns heute in der Institution nicht mehr darum, einfach zu bewahren, einen Rahmen des Überlebens zu schaffen, sondern wir sind uns bewußt geworden, daß wir Teil eines offenen Systems sein können und dürfen, daß Jones (1972) recht hatte wenn er postulierte, daß die Institution eine Stätte sein sollte der „living learning experience“.

Mehr und mehr ist die Erkenntnis durchgedrungen, daß der chronisch Schizophrene in der Institution nicht einfach einem Anpassungszwang unterworfen werden sollte, sondern daß er dort neue Antworten auf sein Verhalten finden könne. Bewegung bringen in festgefahrene Muster, Ausbruch aus den Stereotypen der familiären Interaktionen, das ist ein wichtiges Ziel der Institution geworden.

Damit die neue Art des Antwortens, des Begegnens sich artikulieren könne, war und ist die Diversifikation der Institution eine notwendige Begleiterscheinung. Auf diesem Hintergrund sehe ich die Berechtigung und Notwendigkeit der Schaffung von sogenannten intermediären Einrichtungen wie Tagesspital, Nachtspital, geschütztes Heim, geschützte Werkstätte, Wiedereingliederungsorganisationen, usw. Sie aufzuzählen und zu beschreiben ist hier nicht der Ort, sie sind jedermann bekannt. Das technokratische Element, daß unweigerlich darin auftaucht, mag manchen stören. Man spricht vom Netz, das den Kranken empfängt und dem er nicht entrinnen kann. Man wünscht sich lockerere und von Fall zu Fall improvisiertere Lösungen. Dabei vergißt man jedoch eines. Man vergißt, daß dem berühmten Satz von Bateson (1980):, „man kann nicht *nicht* kommunizieren“, ein anderer ebenso wichtiger entspricht; man kann nicht *nicht* organisieren. Nie werden die Organisationsformen der Psychiatrie, die wir uns ausdenken und verwirklichen, jedem einzelnen chronischen Schizophrenen bis ins letzte gerecht werden können. Wir müssen sie schaffen in dem vollen Bewußtsein, daß wir sie auch unbedenklich wieder zerstören müssen, wenn es nötig ist. Wir müssen sie schaffen, aufbauen, umbauen und wieder auflösen in dem vollen Bewußtsein, daß sie unvollkommen sind und bleiben. Hier kann Liebe zur Tradition zu einer Gefahr werden. Dazu eine Anekdote: Ich werde nie jenen Klinikleiter vergessen, den ich als Gymnasiast gekannt habe und dessen ehrwürdig-patriarchalische Gestalt mir imponierte. Er war ehrlich und von keinem Zweifel angekränkelt der Auffassung, daß seine Kranken nirgends besser zu Hause sein könnten als in der Anstalt und wenn einer seiner Patienten ihn um Entlassung bat, war er erstaunt und verletzt über dessen Undank.

Wir sollen und müssen also auch in Zukunft hohe Ansprüche an die Institution stellen was die Qualität der differenzierten Begegnung mit dem chronischen Schizophrenen betrifft und von Fall zu Fall vor allem darauf achten, wie die Regressionstendenzen in ihren verschiedenen Ausformungen verstehbar und integrierbar seien.

Wie lassen sich nun aber die Ergebnisse dieser „thérapie institutionelle" messen? Wir haben in Lausanne eine Untersuchung zusammen mit Frei-Premet (Premet 1982) abgeschlossen, die zum Ziel hatte, die Wandlung nicht einfach im Sinne der Abschwächung oder gar des Verschwindens einer klinischen Symptomatik zu messen, sondern nach den dahinterliegenden Vorgängen, also vor allem der Ichstärke, zu fragen. Wir haben dafür die von Bellak et al. (1973) entworfenen Skalen der Ichstärke verwendet, die wir leicht modifiziert haben. Hundert Patienten wurden im Moment der Aufnahme und der Entlassung getestet. Unter ihnen befanden sich 41 Schizophrene und darunter alle Formen von der akuten Krise bis zur momentanen Verschlimmerung eines chronischen Verlaufes.

In mehr als der Hälfte dieser Fälle fanden wir am Ende der Hospitalisation eine deutliche Verbesserung der Ichstärke. Allerdings betraf dies vor allem die Patienten, die in einer akuten Krise aufgenommen worden waren. Die chronischen Patienten veränderten ihre Ichstärke nach einem mehrere Wochen oder Monate dauernden Aufenthalt, der selbstverständlich alle therapeutischen Verfahren einschloß von der Depotmedikation bis zur Einzelpsychotherapie, Familientherapie, Ergotherapie usw., nur sehr wenig. Es fiel uns vor allem auf, daß es meistens einfach um die Wiedergewinnung einer vorher bestehenden Homöostase im Familienverband ging, daß aber die Beziehungsmuster zwischen Angehörigen und Kranken dieselben geblieben waren.

So müssen wir also bescheiden und unsere Vorstellungen von der Wirksamkeit der „psychothérapie institutionelle" kritisch betrachten.

Den chronischen Schizophrenen *heilen* zu wollen wäre ein überhebliches Unterfangen. Aber dazu beitragen, daß er nicht in einer völligen Versandung endet, ihn vor akuten Zusammenbrüchen zu schützen, das kann und soll nach wie vor eine wichtige Aufgabe sein.

Da mehr und mehr – wie bereits erwähnt – die Vorstellung Raum gewinnt, wonach die Rollenverteilung in der Familie und die familiären Interaktionen für das Bestehen und Fortdauern eines chronischen Zustandes von Bedeutung sei muß hier auf die Theorie der „expressed emotion" wie sie Leff u. Vaughan (1981) und in Deutschland vor allem Köttgen et al. (1984) vertreten, eingegangen werden. Es ist erinnerlich wie Leff u. Vaughan nachweisen konnten, daß bei chronischen Schizophrenen unter neuroleptischer Dauermedikation häufiger Rückfälle auftreten, wenn diese Kranken sich in einem Milieu befinden, das durch einen hohen Skore von „expressed emotion" charakterisiert ist. Der Terminus „expressed emotion" ist meines Erachtens nicht sehr glücklich, da es sich um geäußerte offene Kritik am Kranken handelt und nicht einfach um Gefühlsausbrüche an und für sich. Ausgehend von dieser unbestreitbaren Tatsache der Korrelation zwischen kritischen Äußerungen der Angehörigen und Verlauf der Schizophrenie haben die englische Gruppe, aber auch diejenige von Köttgen in Hamburg, ein Trainingsprogramm für Familienangehörige entwickelt. Es soll in dieser Therapie das Verhalten der Angehörigen dem Kranken gegenüber verändert werden. Dazu sind nun aber folgende kritische Bemerkungen zu machen: einmal ist die Methode der Erfassung dieser „high“ oder „low expressed emotion“ diskutabel. Köttgen hat in ihrer neuesten Publikation selbst zugeben müssen, daß ganz verschiedene Resultate auftauchen je nachdem ob man einen Angehörigen oder alle Familienangehörigen untersucht. Dies entspricht genau unseren Erfahrungen, die wir in Lausanne im Rahmen unserer Familientherapie mit Schizophrenen machten. Damit wird aber die Zugehörigkeit einer Familie zu dieser oder jener Gruppe im Sinne der „expressed emotions“ in Frage gestellt.

Ferner: In diesen Therapieprogrammen mit Familienangehörigen wird offensichtlich die Konflikthaftigkeit, d.h. die Sinnbedeutung der so oder so ausgeprägten „emotion“ ausgeklammert. Man will erziehen, ohne auf die Hintergründe einzugehen.

Um es ganz hart zu sagen: Es hat früher schon Pseudopsychotherapien gegeben, deren erklärtes Ziel es war, dem Schizophrenen seine Symptome auszureden, sie ihm wegzuerziehen. Mir will scheinen, daß man nun dasselbe Ziel mit der Familie des Schizophrenen versucht. Man will den Familienangehörigen ihre feindliche Einstellung ausreden, sie wegerziehen. Die Dinge sind jedoch nicht so einfach.

Es ist überhaupt nichts einfach in der Behandlung des chronischen Schizophrenen. Wer ihn behandeln, ihm helfen will, muß nicht nur über einen unbändigen Helferwillen und über große Geduld verfügen, sondern er kann ohne eine Reihe von ganz spezifischen Kenntnissen und Erfahrungen nicht auskommen. Er muß das ganze Spektrum der gezielten Pharmakotherapie kennen, er muß über die Möglichkeit der Institutionen Bescheid wissen, vom Kriseninterventionszentrum über intermediäre Institutionen bis zur Vollhospitalisation, er muß Einzelpsychotherapeut und Familientherapeut sein können und dazu eine lange gründliche Ausbildung genossen haben. An dem was mit und um den chronischen Schizophrenen geschieht, entscheidet sich die Qualität unseres psychiatrischen Tuns überhaupt. Und hier sehe ich nun in der heutigen Zeit eine ernsthafte Gefahr, nämlich die der Entprofessionalisierung. So sehr betont und anerkannt werden muß, daß das Schicksal des chronisch Schizophrenen nicht nur die Ärzte angeht, sondern alle, die Familie, die Gruppe, das Dorf, das Quartier, die Gesellschaft, so sehr muß vor einer diffusen Pseudotherapie im Sinne der neuen Einfachheit gewarnt werden.

Wie Reimer (1984) kürzlich geschrieben hat ist es ein Irrtum, die Verbrüderung mit dem psychisch Kranken zur Therapie zu erklären. Die romantische Verquickung von Gutsein und Therapie ist es ebenfalls. Die therapeutische Gemeinschaft ist nur für wenige Kranke von Gutem und wenn man sie überstrapaziert und meint, das Miteinanderleben von Gesunden und Kranken führe per se zu Therapieerfolgen, ist das eine bedenkliche Utopie.

Entprofessionalisierung heißt aber auch unsachliche Einmischung von Laien. Wohlmeinende Juristen glauben den schutzlosen Kranken vor der Willkür der Psychiater in Schutz nehmen zu müssen und sie entwerfen komplizierte Gesetze, die das Leben der Institution in allzufeste Bahnen leiten soll. Hierzu ein historisches Zitat, das zeigt, daß es nichts Neues unter der Sonne gibt. 1893 hat August Forel geschrieben:

„Wir verwerfen alle jene komplizierten Maßregeln juristischer und administrativer Natur, alle Prozeduren und Interventionen von Laien und Gerichtspersonen welche von ängstlichen Laienköpfen erfunden worden sind in der guten Absicht, die Freiheit der Geisteskranken (oder vielmehr die vermeintlich durch die Irrenärzte gefährdete Freiheit der Gesunden) zu schützen, die aber in Wirklichkeit nichts anderes als schwere Mißgriffe, leere Schikanen, Streitigkeiten und vor allem große Hindernisse für eine rationelle Behandlung der Psychosen hervorgerufen haben. Die Irrenärzte selber müssen dabei immer mehr für ihren formellen Schutz und ihre formelle Rechtfertigung sorgen und denken immer weniger an das wahre Wohl ihrer Kranken".

Ich finde, daß diese Sätze auch heute noch Gültigkeit haben. Wir, die Tätigen in der Institution mit unseren verschiedenen Graden von Verantwortung und Kompetenz, haben die Aufgabe bei unseren chronischen Schizophrenen auszuharren, weiter und weiter den Gang auf dem hohen Seil zu tun und das Fangnetz, daß uns vor dem Fall bewahren könnte, besteht aus nichts anderem als aus der Solidarität aller Institutionsmitglieder. Es ist uns versagt zu kapitulieren, und wir sind Verschworene in dem Willen nie aufzugeben, koste es was es wolle. So sollen wir auch das Recht haben uns gegen die Einmischung derjenigen zu wehren, die den Kranken nur bis zu einem gewissen Punkt zu begleiten bereit sind, die die Flinte ins Korn werfen wenn es brenzlig wird, die geistreich über neue gesellschaftsverändernde Strategien debattieren, solange es nicht um ihre eigene Haut geht.

Literatur

Alexander E (1931) „Schizophrenic Psychoses". Arch Neurol Psychiat 26: 815

Bateson G (1980) Vers une écologie de l'esprit. Seuil, Paris

Bellak L, Hurwich M, Gediman HK (1973) Ego functions in schizophrenics, neurotics and normals. Wiley, New York

Benoit J-CI (1984) Les théories systémiques et la thérapeutique institutionnelle en psychiatrie de l'adulte. Congrès de Psychiatrie et de Neurologie de lange française. LXXXIIe Session. Masson, Paris

Bleuler E (1911) Dementia Praecox. F. Deuticke, Leipzig

Bleuler M (1972) Die schizophrenen Geistesstörungen im Lichte langjähriger Kranken- und Familiengeschichten. Thieme, Stuttgart

Ciompi L (1983) Was unterscheidet unseren Umgang mit Akutkranken und mit Langzeitpatienten? Zur Entwicklung unseres Verständnisses für chronisch Schizophrene. In: Dörner K Die Unheilbaren. Psychiatrie-Verlag Rehburg-Loccum, S 134–145

Ciompi L (im Druck) Gibt es überhaupt eine Schizophrenie? Der Langzeitverlauf psychotischer Phänomene aus systemischer Sicht.

Ciompi L, Müller C (1976) Lebensweg und Alter der Schizophrenen. Springer, Berlin

Forel A (1893) Zum Entwurf eines schweizerischen Irrengesetzes. Z Schweizer Strafrecht 6: 313–331

Goffman E (1968) Asiles. Minuit, Paris

Huber G, Gross G, Schuttler R (1979) Schizophrenie. Verlaufs- und sozialpsychiatrische Langzeituntersuchung an den 1945–1959 in Bonn hospitalisierten schizophrenen Kranken. Springer, Berlin

Kitzig P (1984) Chronisch psychisch krank sein: was das wohl ist – und wie wir jetzt mit ihnen – den chronisch Kranken – halten. Spektrum 13/1:4–12

Köttgen C, Sönnischsen I, Jurth R (1984) Diagnostik und Therapie von hochgradig rückfallgefährdeten früherkrankten schizophrenen Patienten. Sonderforschungsbereich 115. Abschlußbericht B 23. Psychiatrische und Nervenklinik der Universität Hamburg

Jones M (1972) Au-delà de la communauté thérapeutique. Ed. Simep, Villeurbane

Leff J, Vaughan C (1981) The role of maintenance therapy and relatives expressed emotions in relapse of schizophrenia: A two years follow up. Brit J Psychiat 139: 102–104

Müller C (Hrsg) (1973) Lexikon der Psychiatrie. Springer, Berlin

Müller C (1982) Etudes sur la psychothérapie des psychoses. Privat, Toulouse

Premet I (1982) Evolution de la force du Moi en cours de séjour chez cent patients hospitalisés. Thèse médicale, Université de Lausanne

Reimer F (1984) Die neueste Psychiatrie-Reform am Krankenhaus: Problem der Trennung in Behandlungs- und Pflegebereiche! Spektrum 13/1: 12–14

Tosquelles F (1967) Le travail thérapeutique à l'hôpital psychiatrique. Ed. du Scarabée, Paris

Lebensläufe chronisch psychisch Kranker – Anwendungsmöglichkeiten der biographischen Methode der Soziologie in der psychiatrischen Forschung

A. Finzen

Der chronisch psychisch Kranke ist keine Entdeckung der 80er Jahre. Es scheint jedoch, als befänden wir uns in einer Renaissance der Auseinandersetzung mit ihm und seinen Problemen; dafür gibt es gute Gründe. Anders als andere medizinische Disziplinen mußte sich die Psychiatrie von ihrem Beginn an mit der Existenz chronischer Krankheit konfrontieren. Die Entstehungsgeschichte der Anstalten war zugleich auch die Geschichte der Entwicklung von Orten zum Leben für chronisch psychisch Kranke. Die Anstalt galt bis ins vergangene Jahrzehnt als Behandlungsstätte für chronisch Kranke schlechthin. Ganz falsch war das ja auch nicht. Achtzig Prozent der Patienten der psychiatrischen Anstalten lebten dort auf die Dauer. Die chronisch Kranken, die in ihren Familien oder allein ein reduziertes Dasein führten, hatten – wiewohl von der Anzahl her mehr – für die psychiatrischen Dienste, die Nervenärzte und die Außenfürsorge, kein besonderes Gewicht.

Das hat sich mit dem Aufbruch der Psychiatrie in die Gemeinde, mit dem Aufbau teilstationärer und der Ausweitung ambulanter Dienste, geändert. Chronisch psychisch Kranke leben in Krankenhäusern, in Heimen, in beschützenden Wohngemeinschaften, bei ihren Familien und für sich alleine. Sie sind die Zielgruppe der überall neu geschaffenen sozialpsychiatrischen Dienste, der Spezialsprechstunden für Patienten, die sich der Lithiumprophylaxe unterziehen und jenen, die langzeitig wirksame Neuroleptika injiziert bekommen. Die Patienten mit chronisch rezidivierenden Krankheitsverläufen sind die Hauptklientel der Tageskliniken, aber in zunehmendem Maße auch der Akutstationen unserer psychiatrischen Krankenhäuser. Die Reform des psychiatrischen Versorgungssystems hat nicht nur zu einer Problemverlagerung in den ambulanten und teilstationären Raum geführt. Sie hat auch ein neues Problembewußtsein geschaffen. Sie hat nicht nur jene ambulanten chronisch Kranken in das Blickfeld der Psychiatrie gerückt, die früher in der Anstalt geblieben wären, sondern auch jene, die bis dahin unbeachtet und kaum versorgt in der Gemeinde gelebt haben.

Auf diese Weise wurden wir unausweichlich mit der Armseligkeit unserer bisherigen Behandlungsangebote an die chronisch Kranken konfrontiert. Kitzig hat das vor kurzem im Spektrum (1984) hervorgehoben. Er hat darauf hingewiesen, daß die meisten unserer Strategien im Umgang mit chronisch Kranken ein verdünnter Abklatsch bewährter Therapieverfahren bei Akutkranken seien. Die amerikanische Soziologin Bachrach (1984) hat – ebenfalls in diesem Jahr – im „American Journal of Psychiatry“ festgestellt, daß

Das Verhältnis der Psychiatrie
zu ihren Nachbardisziplinen
Herausgeber: H. Heimann, H. J. Gaertner

„die chronisch psychisch Kranken trotz vieler positiver Entwicklungen der gemeindenahen Psychiatrie durch das heutige Behandlungssystem nicht angemessen und nicht menschlich versorgt werden. Die Grundbedürfnisse dieser Patienten werden in gemeindepsychiatrischen Diensten oft übersehen und gegenüber den Bedürfnissen weniger schwer Kranker häufig zurückgestellt. In der Tat glaube ich, daß es richtig und zugleich ermutigend ist, die kategorische Feststellung zu treffen, daß die mit der Deinstitutionalisierung der psychisch Kranken verbundenen ernsten Probleme im größten Teil der Vereinigten Staaten das Übergewicht gegenüber den positiven Aspekten dieses Prozesses haben."

Diese Feststellungen Bachrachs klingen resignativ. Sie sind aber nicht so gemeint. Die zentrale These der Autorin ist es, daß die neuen gemeindenahen Dienste unzulänglich sind, daß sie die Bedürfnisse der chronisch psychisch Kranken nicht ausreichend berücksichtigen und erkennen, daß durch die Dezentralisierung der psychiatrischen Versorgung wichtige Angebote der Anstalt ersatzlos weggefallen sind, ohne daß dies ausreichend bewußt geworden ist. Ein solches Element, so Bachrach, war die Funktion der Anstalt als Asyl, als Ort der Zuflucht und des Schutzes.

Dennoch ist die Lückenhaftigkeit und Unzulänglichkeit des extramural orientierten psychiatrischen Versorgungssystems nicht selten Anlaß zu Resignation und Erbitterung der Therapeuten. Ferguson, einer der englischen Pioniere der Community Psychiatry, faßte sein Unbehagen bereits 1961 zusammen:

„Diese Leute blieben früher im Krankenhaus und kamen mit der Gesellschaft kaum in Berührung – abgesehen davon, daß sie vielleicht das Mitleid eines empfindsamen und frustrierten Psychiaters erregten und ihren Familien Kummer bereiteten. Jetzt nehmen sie einen zeitraubenden und oft aussichtslosen Teil unserer Arbeitskraft in Anspruch. Bei Fallkonferenzen sind sie Objekt endloser Diskussionen. Sozialarbeiter leisten ihnen Hilfe und Unterstützung. Sie suchen regelmäßig die ambulante Sprechstunde und die Tageskliniken auf. Sie sind Anlaß zu einem ständigen Papierkrieg zwischen den Rehabilitationsberatern der Arbeitsämter und der psychiatrischen Kliniken. Ihre Hausärzte rufen wegen der Schwierigkeiten an, die sie zu Hause bereiten usw. ... sie wirken irgendwie destruktiv auf die Moral der Klinik und der ambulanten Dienste und stehlen einen großen Teil jedes Arbeitstages, viel mehr, als zu der Zeit, als sie noch in der Anstalt so vor sich hin lebten."

Sim (1971), Fergusons Landsmann, fügt einen weiteren Gesichtspunkt hinzu:

„Soweit man zurückdenken kann, boten die Menschen in zivilisierten Gesellschaften ihren kranken Mitmenschen Schutz und Zuflucht an. Dabei gestanden sie jenen, die kein Asyl suchten oder brauchten, ein hohes Maß an Exzentrizität und Nonkonformismus zu. Das gilt immer weniger. Heute besteht die Gefahr, daß wir Menschen, die der Gesellschaft müde sind, und nichts suchen als ein Asyl, unter dem Deckmantel der Therapie noch tiefer verletzen."

Solche Feststellungen rufen keineswegs Sehnsucht nach der „heilen Welt" der alten Anstalten wach, die zu überwinden wir uns gerade anschicken. Aber sie machen deutlich, daß wir noch einen weiten Weg zu gehen haben. Unser Dilemma scheint mir – in Übereinstimmung mit Kitzig (1984) und Bachrach (1984) – nicht in erster Linie darin zu bestehen, daß wir unsere dezentralen psychiatrischen Dienste nicht sorgfältig und umfassend genug geplant haben. Es besteht vielmehr darin, daß wir immer noch zuwenig über die chronisch psychisch Kranken und ihre Bedürfnisse wissen. Zwar gibt es hervorragende und umfassende Studien über den Langzeitverlauf psychischer Krankheiten und über das Schicksal der Betroffenen – es seien nur jene von Bleuler (1972), Müller (1981) und von Huber et al. (1979) genannt –, aber diese Untersuchungen konzentrieren sich auf die Krankheit und die Betroffenheit durch die Krankheit, eben auf den Krankheitsverlauf. Sie sagen uns infolge ihrer notwendigen methodischen Begrenztheit wenig über das Leben der Betroffenen – ich zögere, zu sagen, „das normale Leben" –, über ihre erhaltenen sozialen und emotionalen Fähigkeiten, ihre Bedürfnisse, über die Mitbetroffenheit von Angehörigen und Freunden – kurz über die andere Seite der Schizophrenie, der Depression und der anderen chronisch rezidivierenden psychischen Störungen. Ich weiß mich hier einig mit Kitzig (1984), der in seinem bereits zitierten Spektrum-Aufsatz genau diese Aspekte hervorgehoben hat. Tatsächlich haben wir es ja auch nicht mit weißen Flecken in der psychiatrischen Landschaft zu tun. Wichtige Teilaspekte dieser Problematik sind bereits früh von Sainsbury (1972), Ernst (1978), Wing (1977) und Katschnig u.a. (1977) beleuchtet worden, die sich mit der Bürde beschäftigt haben, die die Auswirkungen von psychischer Krankheit für Angehörige und Freunde und die Kinder psychisch kranker Eltern bedeuten. Die Arbeit mit Angehörigen und die Angehörigenselbsthilfe hat in den letzten Jahren ein übriges getan, das soziale Leben und die Konfliktfelder der chronisch psychisch Kranken in das Bewußtsein von Therapie und Forschung zu heben.

Betrachten wir die Methoden, mit deren Hilfe diese wichtigen Befunde gewonnen worden sind, erleben wir eine Überraschung. Sie sind durchweg „vorwissenschaftlich". Die Ergebnisse wurden durch kursorische Befragungen gewonnen, durch die Interpretation der Aufzeichnungen von Angehörigengruppen oder von Angehörigeninterviews, durch die Analyse von Briefen und anderen Dokumenten von Patienten und mitbetroffenen Angehörigen. Die Namen der erwähnten Forscherpersönlichkeiten erlauben es dennoch, dieses Vorgehen als unverdächtig zu betrachten. Aus meiner Sicht haben wir es hier mit dem aufregendsten und faszinierendsten Forschungsgebiet der gegenwärtigen Sozialpsychiatrie zu tun, in dem derzeit tastend Material für eine systematische Forschung zusammengetragen wird. Weil dieses Feld so neu ist, weil es vielfältige unbekannte Gesichtspunkte aufdeckt, entzieht es sich vorläufig der Quantifizierung, würde es wahrscheinlich durch vorzeitige Quantifizierungsversuche eingeengt werden. Dennoch kann die Forschung auf diesem Feld nicht anekdotisch oder kursorisch bleiben. Sie bedarf der Systematisierung.

Ein Blick über die Grenzen unseres Faches zeigt, daß die Soziologie in den letzten Jahren mit ähnlichen Problemen konfrontiert gewesen ist. Sie hat dabei auf eine Methode zurückgegriffen, die uns Psychiatern von der Struktur unserer Tätigkeit her vertraut sein muß, und die für die Erforschung des sozialen Lebens, der menschlichen und therapeutischen Bedürfnisse des chronisch psychisch Kranken hilfreich sein kann. Es handelt sich um die biographische Analyse. Diese ist das Gegenstück zur Anamnese. Ihr Gegenstand ist der Lebenslauf selber, nicht die biographische Einordnung der Krankheit. Dennoch bestehen natürlich mannigfache Parallelen zwischen der Erarbeitung einer Biographie und der Erhebung einer Anamnese. Ich will hier nicht auf methodologische Einzelheiten eingehen.

In der soziologischen Forschung in der Bundesrepublik ist in den vergangenen fünfzehn Jahren ein wachsendes Interessse an der Frage zu verzeichnen, ob und in welcher Weise die Verwendung biographischen Materials Möglichkeiten bietet, die Lücken zu füllen, die bei der dominierenden Erhebung von Datenwissen sichtbar geworden sind. Ganz allgemein läßt sich feststellen, daß qualitative Methoden in der Soziologie in den letzten Jahren wieder an Bedeutung gewonnen haben. Das gilt insbesondere bei der Erforschung von Alltagshandeln. Reflexive Soziologie, symbolische Interaktion und Ethnomethodologie stützen sich auf soche Ansätze. Auf diesem Hintergrund ist auch der Stellenwert biographischer Materialien im Rahmen qualitativer Forschung in den letzten Jahren gewachsen.

Dabei ist der wissenschaftliche Umgang mit biographischem Material keineswegs neu. Er hat in den Sozialwissenschaften eine hundertjährige Tradition. Eine große Zahl klassischer soziologischer und sozialpsychologischer Werke greift ganz oder teilweise auf biographisches Material zurück. Die Lebenslaufstudien von Bühler gehören ebenso dazu wie die berühmte, heute wieder aktuelle Studie von Jahoda et al. über „Die Arbeitslosen von Marienthal" (1933). Die Autoren leiten dort in eindrucksvoller Weise ab, wie lang dauernde Beschäftigungslosigkeit der Bürger zum sozialen Niedergang des Gemeinwesens und zum psychischen Zerfall der Betroffenen führt – ein Phänomen, das ja nicht ohne Bezug zu den Problemen chronisch psychisch Kranker ist.

Wichtigste Beispiele der Nachkriegssoziologie sind Schelskys (1960) und Wurzbachers (1968) familiensoziologische Untersuchungen, die sich in Form von offenen Interviews ausschließlich auf biographische Materialien stützen. Erst seit dem Ende der 50er Jahre wurden solche qualitativen Forschungsansätze zugunsten von quantitativen, statistisch faßbaren Verfahren und Methoden in den Hintergrund gedrängt. Immerhin hat der amerikanische Social Science Research Council (SSRC) methodische Standards für die Anwendung der biographischen Methode erarbeitet, die sich 1970 in einem Leitfaden von Denzin niedergeschlagen haben.

Die biographische Methode eignet sich – wie andere qualitative Verfahren – in besonderer Weise für die Beschreibung von sozialen Feldern, die bis dahin weitgehend unerschlossen sind. Die Soziologin Hoerning (1980) meint, die Anwendung der biographischen Forschungsmethode biete sich für jede Untersuchung an, die sich mit Prozeßverläufen menschlicher Bildungs- und Bewußtseinsprozesse befasse, also auch mit den Auswirkungen lang dauernder Krankheit auf die Persönlichkeit und die soziale wie emotionale Bedürfnislage:

„Um die dialektische Verschränkung der Lebensbereiche herauszustellen, kann man zwar analytisch getrennt vorgehen (z.B. Sozialisation durch Arbeit, Sozialisation durch die Familie), ihre wechselseitigen Abhängigkeiten verlangen letztendlich jedoch eine Zusammenführung (Brock u. Vetter, 1979 – Arbeiterbiographien). Formen und Genese gesellschaftlicher Bewußtseinsprozesse zu untersuchen, die immer unter den Einwirkungen vergangener Erfahrungen stehen, verlangen eine historisch-genetische Betrachtung und schließen eine deterministische Betrachtungsweise aus (Osterland, 411). Um kollektive Deutungsmuster aus den Lebenswegen der einzelnen herauszuarbeiten, muß der „Lernprozeß" der Betroffenen rekonstruiert werden. Aus der Wahl zwischen Alternativen (Berufswahl, Ehepartner usw.), die über die biographische Methode rekonstruierbar ist, ist zu erkennen, welche kollektiven und gesellschaftlichen Bedingungen die Wahl und die Veränderung der Gesamtsituation des Individuums beeinflußt haben."

Zu den Faktoren, die die Biographie in diesem Sinne beeinflussen, gehört auch die Krankheit mit ihren Symptomen und Einschränkungen, ihre Verarbeitung durch den einzelnen und die Reaktion von Angehörigen, Freunden, Freizeit- und Arbeitsumwelt.

Das klingt jetzt alles recht kompliziert und möglicherweise sogar unverständlich. Im Hinblick auf den Gegenstand unserer Betrachtung, den Lebenslauf des chronisch psychisch Kranken, ist folgendes gemeint: Die Krankheit wird zum Teil seiner Biographie. Sie ist nicht nur ein lebensveränderndes Ereignis (Life-event). Sie wird durch die Veränderungen, die sie bewirkt hat, durch die Verwundbarkeit, die sie hinterläßt, durch ihre lange Dauer zum integralen Bestandteil seines weiteren sozialen Lebens. Ihre Auswirkungen hängen aber nicht nur von der Betroffenheit des einzelnen durch die Krankheit ab, und von der Art und Weise, wie er sie persönlich verarbeitet, sondern auch von den Rückwirkungen auf das soziale Bezugssystem, in dem er lebt.

Wir haben die biographische Methode als Instrument systematischer Forschung erstmals bei der Untersuchung von Patientensuiziden im psychiatrischen Krankenhaus angewandt. Wir haben auf diese Methode zurückgegriffen, weil wir mit epidemiologischen Verfahren und krankheits- und anamnesezentrierten Analysen nicht weitergekommen sind. Wir haben den Versuch unternommen, anhand von Dokumenten und anhand von Umgebungsbefragungen vierzig Lebensläufe von Patienten zu rekonstruieren, die sich während der psychiatrischen Behandlung das Leben genommen haben. Die Auswertung unserer Untersuchung ist noch nicht abgeschlossen. Wir haben jedoch den Eindruck, daß uns unsere Vorgehensweise in dreifacher Hinsicht weitergeholfen hat:

1. Die erste ist vieleicht die überraschendste. Die Konzentrierung unserer Aufmerksamkeit auf das „normale soziale Leben" der Betroffenen hat es uns erleichtert, die parallel dazu erhobenen Krankheitsdaten besser einzuordnen und die Diagnosen zu sichern. In einer nicht unbeträchtlichen Anzahl von Fällen bedeutet das, sie zu reklassifizieren.

2. Die Betrachtung der sozialen Biographie legt nahe, daß bei zahlreichen Patienten in den letzten Jahren zunehmend soziale und emotionale Niederlagen zu verzeichnen waren, daß ihre sozialen Kontakte weniger wurden, daß Angehörige und Freunde sich von ihnen zurückzogen, oder sie sich von diesen – daß im Wortsinne eine zunehmende Lebensmüdigkeit zu erkennen war, ohne daß diese zunächst als Suizidalität imponierte. Auch dieser Aspekt ließ sich in den meisten Fällen aus der Analyse der Krankengeschichte nicht in gleicher Deutlichkeit erkennen.

3. Zum dritten schließlich gewannen wir den Eindruck, daß die Therapieziele, die von den Therapeuten in den Krankenunterlagen formuliert worden waren, in vielen Fällen an der Lebenswirklichkeit der Patienten vorbeigingen. Sie waren zu langfristig angelegt, zu sehr auf Heilung, zuwenig auf Linderung. Ihre Leitlinien wurden aus der Therapeuten-Patienten-Situation im Krankenhaus abgeleitet, nicht jedoch aus seiner Biographie, seiner aktuellen Lebenssituation und seinen begrenzten emotionalen Ressourcen.

Ich bin überzeugt davon, daß die biographische Methode geeignet ist, uns mannigfache Aufschlüsse über die Lebenssituation und die Bedürfnisse des chronisch psychisch Kranken zu liefern. Es spricht einiges dafür, daß wir mit unseren Versuchen, die Effizienz unterschiedlicher Betreuungsverfahren bei chronisch psychisch Kranken zu überprüfen und zu vergleichen, eine notwendige Stufe übersprungen haben. Es müßte zunächst darum gehen, ihre Bedürfnisse zu erkennen und zu beschreiben, und dann erst Verfahren zu ihrer Befriedigung zu entwickeln. Dabei kann die biographische Methode wertvolle Dienste leisten. Wir haben gerade damit begonnen, unsere neuen Langzeitpatienten unter diesem Blickwinkel zu betrachten. Lassen Sie mich das an einigen Beispielen beleuchten, wie vielfältig die Lebenssituation, die Bedürfnisse und die Einschränkungen des Entfaltungsspielraums chronisch psychisch Kranker sein können. Es handelt sich um Patienten, die ich in ihrer Biographie in Klinik und Ambulanz durchweg über ein Jahrzehnt begleitet habe.

1. Ein 29jähriger Lehrer kommt mit einer akuten Psychose erstmals in den Sommerferien seines ersten Unterrichtsjahres zur Aufnahme. Die Krise klingt unter massiver Neuroleptikabehandlung in kurzer Zeit ab. Eine Nachbehandlung lehnt er zunächst ab. Eltern und Bruder stützen ihn. Er

führt nach der Entlassung ein normales soziales Leben. Er bewältigt seine Aufgaben in der Schule – bis zu den nächsten Sommerferien. In diesen kommt er erneut mit einer psychotischen Krise zur Aufnahme. Danach läßt er sich ambulant behandeln – telefonisch, nur in großen Abständen stellt er sich widerwillig persönlich vor. Er nimmt keine Einschränkungen durch die Krankheit hin. Auch weitere abortive Krisen finden nur in den Ferien statt. Er lernt, seine Krankheit zu handhaben. Er wird beamtet, er hat eine Freundin, er heiratet. Eines Tages ruft er wieder aus den Ferien an – diesmal aus Kalifornien – er habe eine neue Krise, er brauche Rat, wieviel Haloperidol er einnehmen müsse. Es gelingt ihm, die Krise abzufangen – er muß den Urlaub nicht einmal abbrechen. Er bewältigt seine Krankheit erfolgreich, bis ich ihn eines Tages aus den Augen verliere.

2. Eine junge Frau, mit einer Psychose aus dem schizophrenen Formenkreis, ist vor fünfundzwanzig Jahren aus dem Krankenhaus entlassen worden. Sie hat sich in die Wohnung ihrer Mutter zurückgezogen, schließlich in ihr Zimmer. Sie bricht sämtliche Kontakte ab. Schließlich lebt sie nur noch in ihrem Bett. Die Mutter versorgt sie, bis sie selber alt wird und es nicht mehr aushält. Eine ambulante Behandlung zu Hause beginnt. Die Frau, die nunmehr vierundvierzig Jahre alt ist, verläßt das Bett, das Zimmer, schließlich die Wohnung. Bei einem ihrer ersten Spaziergänge ertränkt sie sich im Mittellandkanal.

3. Ein inzwischen 30jähriger Mann, mit einem Anfallsleiden, gilt als Schrecken des Krankenhauses. Er hat von Kindheit an in Heimen und Anstalten gelebt. Er hält Nähe in keiner Weise aus. Er geht keiner Schlägerei aus dem Wege. Eine verzweifelte Therapeutin vermittelt ihm schließlich eine Wohnung und setzt ihn an die Luft. Das war vor zehn Jahren. Seither ist er nie zurückgekehrt. Er lebt zurückgezogen. Er arbeitet gelegentlich. Er gerät gelegentlich in Schwierigkeiten, weil er beim Schwarzfahren erwischt wird, und weil er nicht verstehen kann, daß ihm das Sozialamt das Geld, das er bei seiner unregelmäßigen Arbeit verdient und brav angibt, von der Sozialhilfe abzieht. Er hat versucht, den Hauptschulabschluß nachzuholen. Er meldet sich regelmäßig, wenn er nicht mehr weiter weiß. Aber sonst möchte er in Ruhe gelassen werden.

4. Ein nunmehr 40jähriger Mann war vor acht Jahren zum letzten Mal im Krankenhaus. Er ist verheiratet, hat ein Kind und arbeitet als Fliesenleger. Diese Arbeit hat er nur während seiner Krankenhausaufenthalte unterbrochen, während der ambulanten Behandlung nimmt er lieber Urlaub als daß er sich krank schreiben läßt. Nach Ende der Arbeit fällt er müde ins Bett und schläft bis zum Schichtbeginn. Seine Frau hat eine Beziehung zu einer Freundin aufgenommen, die in die eheliche Wohnung gezogen ist. Diese Situation dauert seit Jahren an und scheint allen Beteiligten – außer vielleicht bei der Tochter – zu einem emotionalen Gleichgewicht geführt zu haben.

5. Eine jetzt 30jährige junge Frau führt seit ihrer letzten Krankenhausentlassung vor fünf Jahren ein unauffälliges soziales Leben. Sie ist lebhaft. Sie hat Freunde. Vor einem Jahr hat sie geheiratet. Nur bei der Arbeit überfallen sie – trotz Behandlung mit einem Depotneuroleptika – regelmäßig panische Angstzustände mit paranoiden Befürchtungen. Der Wechsel des Arbeitsplatzes hat keine Besserung gebracht. Ein Rentenverfahren läuft.

6. Eine jetzt 45jährige ehemalige Lehrerin ist nach ihrem letzten Krankenhausaufenthalt zu ihrer Mutter zurückgekehrt. Seit kurzem lebt sie in der Nähe in einer kleinen Wohnung, hält sich überwiegend zu Hause auf, geht gelegentlich spazieren. Sie hat sonst keine sozialen Kontakte. Sie ist zufrieden.

7. Ein 40jähriger ehemaliger Handwerker ist seit zwanzig Jahren krank. Er lebt in enger Symbiose mit seinem inzwischen 70jährigen Vater. Die beiden streiten ständig. Gelegentlich muß der Sohn deswegen für ein paar Tage ins Krankenhaus, nicht wegen seiner Krankheit, sondern zur Verminderung von Spannungen.

Diese Beispiele mögen genügen. Sie ließen sich beliebig vermehren. Sie illustrieren, wie vielfältig die Ausgestaltung der Lebensläufe bei chronischer psychischer Krankheit sein können. Sie deuten zugleich an, wie unterschiedlich die Bedürfnisse der Betroffenen – sowohl in sozialer wie in therapeutischer Hinsicht – sind. Ohne Zweifel ist die Lebenslauferforschung ein Weg, näheren Aufschluß darüber zu gewinnen, wie die allgemeinen und die speziellen Bedürfnisse der Betroffenen sind, und in welcher Weise sie den Sozialisationsprozeß zum Leben mit chronischer psychischer Krankheit bewältigen. Kitzig (1984) stellt in diesem Zusammenhang fest, daß chronische Krankheit den Betroffenen schon durch die lange Dauer verändert. Sie besetze eine Strecke Lebenszeit. Sie verändere die Biographie unwiderruflich. Auch wenn eine Genesung doch noch erreicht werde, sei nichts mehr wie vorher: Zehn Jahre Krankheit greifen so tief in das soziale Beziehungsgefüge ein, daß die Betroffenen nicht einfach dort wieder anknüpfen können, wo sie bei Beginn der Erkrankung gestanden haben. Die Biographie, so Kitzig, verjähre gewissermaßen. Sie müsse umgeformt, zum Teil aber auch vergessen werden. Darüber, wie das geschieht, kann uns die Analyse von der Biographie Aufschluß vermitteln. Dabei ist allerdings mit Hoerning (1980) festzuhalten:

„Biographische Forschung ist nicht der Königsweg aus den Problemen quantifizierender Forschung, sondern eine Methodik mit eigenem Problembereich, der in den letzten Jahrzehnten vernachlässigt wurde: die Verläufe von „Bildungsprozessen" im weitesten Sinne des Wortes. Schwierigkeiten beim Umgang mit Gesetzeswissen sind nicht durch den schnellen Griff zur „Alternative" biographischer Forschung und durch Verzicht auf Quantifizierung zu bewältigen, sondern durch gründliche Überlegungen und Revisionen der Forschungsfragen unter der Perspektive: Für welche Probleme und Erkenntnisinteressen braucht man welche Methode?"

Ohnehin ist die biographische Analyse kein einfaches Verfahren. Sie ist aufwendig bei der Materialsammlung und heikel bei der Interpretation.

Die Veranstalter haben das Verhältnis der Psychiatrie zu ihren Nachbardisziplinen zum Gegenstand dieses Kongresses gemacht und die Situation der chronisch Kranken als einen Schwerpunkt gewählt. Ich habe versucht, die biographische Methode, die in der Sozialforschung während des letzten Jahrzehnts eine bemerkenswerte Renaissance erlebt hat, auf ihre Anwendbarkeit bei der Erforschung der Lebenssituation und der sozialen und therapeutischen Bedürfnisse der chronisch psychisch Kranken zu überprüfen. Obwohl ich nur spärliche Ergebnisse mitteilen konnte, hoffe ich, daß es mir gelungen ist darzulegen, daß der Einsatz dieses Verfahrens in der Psychiatrie lohnt, daß er Ergebnisse verspricht, Hypothesenbildung ermöglicht und die Formulierung von Fragestellungen für weiterreichende quantitative Untersuchungen erleichtert.

Literatur

Bachrach LL (1984) Asylum and Chronically Ill Psychiatric Patients. Amer J Psychiat 141: 975–978

Bleuler M (1972) Die schizophrenen Geistesstörungen im Lichte langjähriger Kranken- u. Familiengeschichten. Thieme, Stuttgart

Brock D, Vetter H-R (1979) Die Arbeiterexistenz als biographischer Lernprozeß: Vorschläge zur Neuorientierung des industriesoziologischen Lernbegriffs. Z Soziologie 8: 209–219

Denzin NK (1970) The research act. A theoretical introduction to sociological methods. Aldine Publ., Chicago

Ernst K (1978) Die Belastung der Kinder hospitalisierungsbedürftiger Psychischkranker. Eine vorwissenschaftliche Schätzung. Nervenarzt 49: 427–431

Ferguson RS (1961) Side-effects of community care. Lancet 1: 931
Hoerning EM (1980) Biografische Methode in der Sozialforschung. Das Argument 123, 22. Jg., 677–687
Huber G, Gross G, Schüttler R (1979) Schizophrenie. Eine Verlaufs- und sozialpsychiatrische Langzeitstudie. Springer, Berlin Heidelberg New York
Jahoda M, Lazarsfeld PF, Zeisel H (1975) Die Arbeitslosen von Marienthal. Ein soziographischer Versuch. Suhrkamp 769. Frankfurt a.M. Erstveröffentlichung: Verlag S. Hirzel Leipzig 1933
Katschnig H (1977) Die vielen Seiten der Schizophrenie. In: Katschnig H (Hrsg) Die andere Seite der Schizophrenie. Patienten zu Hause, 1–18. (Fortschritte der Sozialpsychiatrie 2) Urban & Schwarzenberg, München Wien Baltimore
Kitzig P (1984) Chronisch psychisch krank sein: was das wohl ist – und wie wir es jetzt mit ihnen – den chronisch Kranken – halten. Spektrum 1: 4–12
Müller C (1981) Psychische Erkrankungen und ihr Verlauf sowie ihre Beeinflussung durch das Alter. Huber, Bern Stuttgart Wien
Osterland M (1973) Lebensgeschichtliche Erfahrung und gesellschaftliches Bewußtsein. Soziale Welt 24: 409–417
Sainsbury P (1972) Die Belastung der Angehörigen durch psychisch kranke Familienmitglieder. In: Cranach M v, Finzen A (Hrsg) Sozialpsychiatrische Texte, pp 110–117. Springer, Berlin Heidelberg New York
Schelsky H (1960) Wandlungen der deutschen Familie in der Gegenwart, 4. Aufl. Enke, Stuttgart
Sim M (1971) Hilfe für den psychisch Kranken. Ein Grundriß der Sozialpsychiatrie. Evang. Verlagswerk, Stuttgart
Wing JK (1977) Schizophrenie in Selbstzeugnissen. In: Katschnig H (Hrsg) Die andere Seite der Schizophrenie. Patienten zu Hause, pp 21–95. (Fortschritte der Sozialpsychiatrie 2) Urban & Schwarzenberg, München Wien Baltimore
Wurzbacher G (1969) Leitbilder gegenwärtigen deutschen Familienlebens, 4. Aufl. Enke, Stuttgart

Stationäre Behandlung psychisch kranker Straffälliger

G. Heinz

Die Klinik für gerichtliche Psychiatrie Haina wurde 1977 gegründet mit dem Auftrag, alle psychisch Kranken aufzunehmen und zu behandeln, die im Bundesland Hessen im Zustand der Schuldunfähigkeit und der erheblich verminderten Schuldfähigkeit eine strafbare Handlung begangen haben und bei denen davon auszugehen ist, daß aufgrund der vorhandenen Erkrankung bei fehlender Behandlung weiterhin Gefahren erheblichen Ausmaßes für die Öffentlichkeit drohen. Die Einweisung in unsere Klinik erfolgt ausschließlich durch Strafgerichte nach Maßgabe des § 63 StGB, der folgendermaßen lautet:

„Hat jemand eine rechtswidrige Tat im Zustand der Schuldunfähigkeit oder der verminderten Schuldfähigkeit begangen, so ordnet das Gericht die Unterbringung in einer psychiatrischen Krankenanstalt an, wenn die Gesamtwürdigung des Täters und seiner Tat ergibt, daß von ihm infolge seines Zustandes erhebliche rechtswidrige Taten zu erwarten sind und er deshalb für die Allgemeinheit gefährlich ist."

Träger des Krankenhauses ist der Landeswohlfahrtsverband Hessen. Der Gründung vorausgegangen waren eingehende Diskussionen über Aufgabe und Struktur des Krankenhauses, wobei sich zwei Kriterien als maßgeblich erwiesen: Einerseits sollte die allgemeine Krankenhauspsychiatrie entlastet werden, zum anderen ging man davon aus, daß die Gründung eines Sonderkrankenhauses mit ca. 200 Patienten eine bessere Differenzierung der Behandlung und die Entwicklung neuer Behandlungsmodelle ermöglichen würde.

Entwicklung, Aufbau, Struktur, Arbeitsweise und therapeutisches Konzept der Klinik können an dieser Stelle aus Zeitgründen nicht vollständig dargestellt werden (vgl. Gretenkord u. Lietz 1983, Gretenkord u. Heinz 1983 sowie Leygraf u. Heinz 1984). Vielmehr kann es im folgenden nur darum gehen, einige Schwerpunkte und Akzente zu setzen.

Unbestritten ist, daß die sogenannte psychiatrische Maßregelbehandlung über lange Zeit auf wissenschaftliches, öffentliches und auch therapeutisches Desinteresse gestoßen ist (vgl. Ritzel 1978). Demgegenüber ist in den letzten Jahren eine erhebliche Entwicklung in Gang gekommen (öffentliche Verwaltung/Krankenhausträger, Gesetzgeber/Justizbehörden, neue wissenschaftliche Untersuchungen zur Frage der therapeutischen Möglichkeiten).

Zu erinnern ist an die in den 60er und 70er Jahren häufig zitierte Untersuchung von Müller u. Hadamik (1966), die noch den Verwahrungsgedanken im Hinblick auf Unterbringung von Maßregelpatienten ganz in den Vordergrund stellte:

So sollten 25% der Patienten, die nach Auffassung der Autoren lediglich psychisch gestört und nicht behandlungsfähig waren, in Sonderanstalten der Justiz verwahrt

Das Verhältnis der Psychiatrie
zu ihren Nachbardisziplinen
Herausgeber: H. Heimann, H. J. Gaertner

werden; ca. 50% der Maßregelpatienten aus dem Rheinland sollten bei besonderer Gefährlichkeit und ebenfalls mangelnder Behandlungsfähigkeit in festen Häusern der Psychiatrie verbleiben; das restliche Viertel wurde als entsprechend krank und behandlungsfähig gesehen und sollte in psychiatrischen Allgemeinkrankenhäusern behandelt werden. Nachdem die Psychiatrie-Enquête (1975) sich dafür ausgesprochen hatte, auch die strafrichterlich angeordnete Behandlung ganz in der Zuständigkeit der Psychiatrie und des Psychiatrischen Krankenhauses zu belassen, entwickelte sich in den letzten Jahren zunehmend die Forderung nach einer konsequenten therapeutischen Orientierung der klinisch-forensischen Psychiatrie (Heinz 1982, Pittrich 1984, Rasch 1984, Rotthaus 1978, Schumann 1983, Venzlaff 1977).

Das Bemühen, ein solches Konzept auch und gerade im Bereich der klinisch-forensischen Psychiatrie zu etablieren, hat auszugehen von der Erkenntnis, daß unsere Patienten nicht nur krank oder straffällig geworden sind, sondern doppelt stigmatisiert:

„Menschlich gesehen ist es wohl die am meisten benachteiligte Gruppe der Gesellschaft überhaupt. Denn psychisch krank zu sein ist eine der schwersten Beeinträchtigungen; straffällig geworden zu sein, ist ein kaum mehr aufzuholendes soziales Handikap; beides zugleich zu sein ist ein Schicksal, welches die Allgemeinheit kaum verstehen, geschweige denn akzeptieren kann. Das eigentlich längst überholte Lasterkonzept hat sich hier noch hartnäckiger gehalten als vergleichsweise bei Alkoholismus und Drogenabhängigkeit.“ (Tölle 1984).

Eine Stichtaguntersuchung vom 13.09.1982 in unserer Klinik in Haina (Leygraf, im Druck) ergab, daß 38% der Patienten ständig oder zeitweise in einem Heim aufgewachsen waren. 56% hatten keinen Schulabschluß erreicht, 79% keine vollständige Berufsausbildung.

Etwa jeder 4. Patient konnte nicht oder nur ungenügend lesen und schreiben. Zum Zeitpunkt des Unterbringungsdeliktes übten nur 24% der Patienten eine geregelte Berufstätigkeit aus, 15% wohnten in Heimen, 14% waren nicht seßhaft.

Diagnostisch bestand bei rund 40% der Patienten eine Psychose aus dem schizophrenen Formenkreis; Störungen der Persönlichkeitsentwicklung mit oder ohne Minderbegabung fanden sich bei etwa 30%, intellektuelle Behinderung als Leitsymptom bei ca. 20% der Patienten. Jedoch war erkennbar, daß dissoziales Verhalten auch bei der letztgenannten Gruppe zumindest nicht allein aus der intellektuellen Behinderung, sondern auch aus einer gestörten Entwicklungsgeschichte und Sozialisation resultierte. Erheblicher Schwachsinn mit einem IQ von unter 50 fand sich bei lediglich 2 Patienten.

Unterbringungsdelikte

Gewaltdelikte bzw. Straftaten gegen Leib und Leben fanden sich wiederum bei etwa 40%, wobei Vergewaltigungsdelikte hier nicht gerechnet wurden. Bei knapp 30% handelte es sich um Eigentumsdelikte, bei gut 20% um Sexualdelikte und bei 10% um Brandstiftungen und sonstige Delikte.

Die Untersuchung der forensischen Vorgeschichte ergab, daß bei etwa 75% der Patienten Vordelikte bestanden. 43% der Patienten hatten bereits vor der Unterbringung in der Psychiatrischen Klinik eine Haftstrafe verbüßt, im Mittel 4,3 Jahre. Ein Hinweis auf die Schwierigkeit der zu bewältigenden therapeutischen Aufgabe mag auch daraus abgeleitet werden, daß 13 von 47 Patienten, deren Krankheitsbeginn genau zu bestimmen war, bereits vor der Erkrankung jenes delinquente Verhalten gezeigt hatten, das später Anlaß der Unterbringung war

Dennoch wäre es nicht richtig, von einem Großteil nicht behandelbarer oder therapieunwilliger Patienten, bei denen es lediglich um eine Sicherung, nicht aber um eine eigentliche Behandlung gehe (Guth 1983) zu sprechen. In seinem Gutachten zur Situation und zu Entwicklungsmöglichkeiten in der Durchführung des Maßregelvollzuges nach den §§ 63 und 64 StGB im forensischen Bereich des Westfälischen Landeskrankenhauses Eickelborn verweist Rasch (1984) auf die Notwendigkeit eines neuen Selbstverständnisses innerhalb der klinischen forensischen Psychiatrie. „Die Maßregelvollzugsabteilungen sollten als Einrichtungen verstanden werden, in denen Menschen so schnell wie möglich befähigt werden, in der Freiheit ein straffreies Leben zu führen, nicht als Orte, in denen man über viele Jahre oder für immer dahinsiecht." Entsprechend heißt ein Kernsatz in den Empfehlungen des Gutachters: „Alles, was mit dem Patienten während der Zeit der Unterbringung geschieht, sollte Therapie sein."

Das Behandlungskonzept der Klinik für gerichtliche Psychiatrie Haina leitet sich vollständig ab aus den Regeln und Erfahrungen einer modernen, diagnostisch und therapeutisch mehrdimensional orientierten klinischen Psychiatrie:

Grundlage einer jeden ärztlich-psychotherapeutischen Behandlung ist ein Klima des Vertrauens, der Würde, der Klarheit und Offenheit im Umgang sowie ein therapiefreundliches Stationsmilieu. Die Bedeutung des „therapeutischen Klimas" ist zu Recht immer wieder betont worden (vgl. Rasch 1973).

Wir haben den Eindruck gewonnen, daß noch mehr als in der allgemeinen Psychiatrie die ersten Minuten der Aufnahme und des Empfangs des Patienten über die Therapiemotivation der nächsten Monate und Jahre entscheiden können. Möglicherweise ist das Vorhandensein eines guten therapeutischen Klimas insgesamt für den Therapieverlauf entscheidender als die Frage, welche therapeutischen Methoden im einzelnen zur Anwendung kommen. So interpretiert auch Hoekstra (1979) die von ihm analysierten Behandlungsergebnisse in der van Mesdag Klinik in Groningen. Ein therapeutisches Klima zu schaffen bedeutet, den Patienten als Kranken und Leidenden ernst zu nehmen, ihn über therapeutische Möglichkeiten, Vorgehensweisen und Zeitabläufe aufzuklären, ihn bei der Therapieplanung einzubeziehen, im Falle unserer Patienten auch die Gefahren abzuklären, die von ihm für die Öffentlichkeit ausgehen, ohne dabei seine Würde zu verletzen. Daß es nicht immer einfach ist, diesen ärztlich-therapeutischen Umgangsstil einzuhalten, wenn es sich um Patienten handelt, die eine schwere, vielleicht grausame Straftat begangen haben, oder um solche, die den Arzt als „Staatspsychiater", „Justizschergen" oder noch schlimmer beschimpfen, liegt auf der Hand. Es gibt wahnkranke Patienten, die glauben, der Arzt halte sie aufgrund eines von ihm gefälschten Zeugnisses zurück, es gibt persönlichkeitsgestörte Patienten, die den Arzt angreifen und bespucken, wenn sie nicht unmittelbar ihren Willen bekommen. Hier ist im täglichen Umgang mit dem Patienten ein hohes Maß an emotionaler Selbstkontrolle erforderlich, wobei der Rückgriff auf allgemeinpsychiatrisch-psychotherapeutische Erfahrungen und womöglich deren ständige Erneuerung hilfreich ist.

Auf der Grundlage dieser Voraussetzungen gliedert sich die klinische Behandlung in drei Bereiche: Ärztlich/psychotherapeutische Verfahren einschließlich allgemeinmedizinischer, psychopharmakologischer und psychotherapeutischer Behandlung; Arbeits- und Beschäftigungstherapie sowie sozialtherapeutisch – pädagogisch – übende Verfahren. Aus diesen 3 Wurzeln resultiert der individuelle Therapieplan, der neben dem inhaltlichen auch einen zeitlichen Rahmen vorgibt und für den Patienten transparent sein sollte, damit er mitarbeiten kann.

Während die große Zahl akut- und klinisch-psychiatrischer Behandlungen nach den üblichen Regeln durchgeführt wird, ist auf den Bereich der sozialtherapeutisch – pädagogisch – übenden Behandlungsverfahren ausführlicher einzugehen. Auch diese Verfahren können weitgehend anderen Anwendungsgebieten entlehnt werden, z.B. Informationsvermittlung und Aufklärung über bestimmte Sachverhalte, Rollenspiel und Selbstsicherheitstraining sowie Training lebenspraktischer Fertigkeiten einzeln oder in Gruppen. Von besonderer Wichtigkeit sind Angebote schulischer und beruflicher Aus- und Weiterbildung, Förderung körperlich-sportlicher und musischer Fähigkeiten, Training von Arbeits-, Wohn- und Freizeitverhalten einschließlich Umgang mit Geld, ggf. auch Teilnahme an anonymen Alkoholikergruppen. Daß es sich bei all diesen Methoden um vorwiegend extramurale Aktivitäten handelt, liegt auf der Hand. Eine entsprechende Klinikstruktur muß vorhanden sein, die über eine stufenweise Erprobung die kontinuierliche Erweiterung der persönlichen Freiräume zuläßt. Nachdem noch bis Ende 1981 die therapeutische Arbeit der Klinik durch administrative Hürden in nahezu unerträglicher Weise eingeschränkt war (z.B. durfte Ortsausgang mit Angehörigen nur auf dem Gnadenwege beantragt werden), ist jetzt nach Inkrafttreten des Hessischen Maßregelvollzugsgesetzes folgendes möglich:

Patienten können in Werkstätten der Klinik eine Lehre absolvieren und dazu in regulärer Weise die Berufsschule in der nahegelegenen Kreisstadt aufsuchen; sie können Mitglied im Sportverein werden und an Fußballspielen, Radrennen und Reitturnieren teilnehmen; unter Leitung des Klinikpfarrers beteiligen sie sich an auswärtigen kirchlichen Veranstaltungen und gestalten Gottesdienste; entsprechendes gesundheitliches Befinden vorausgesetzt, können sie an Wochenenden oder auch über längere Zeit allein in Urlaub fahren; 27 Klinikpatienten von insgesamt zur Zeit 182 wohnen auf offenen Stationen, 6 weitere Patienten in einem klinikeigenen Übergangswohnheim und 10 Patienten auf einem 12 Kilometer entfernten krankenhauseigenen Gutshof (sogenannter „offener Vollzug"). Im Rahmen der offenen Behandlung können Patienten versicherungspflichtige Arbeitsverhältnisse eingehen und ihren Verdienst bis zur Entlassung ansparen, außerdem können sie unsere forensisch-psychiatrische Tagesklinik besuchen oder an Freizeiten teilnehmen.

Voraussetzung ist in jedem Fall eine intensive Behandlung mit Besserung des gesundheitlichen Befindens, eine sorgfältige stufenweise Erprobung extramuraler Möglichkeiten und ein ständiger enger psychotherapeutischer Kontakt, um Gefahrenmomente und Befindensänderungen rechtzeitig zu erkennen. Die Funktion gerade der offenen Behandlung ist eine doppelte:

Die intensive therapeutische Mitarbeit des Patienten mit dem Ziel der inneren Weiterentwicklung eröffnet freiere Lebensmöglichkeiten; parallel dazu steigt das Selbstgefühl.

Insgesamt ist zu sagen, daß zur Zeit mehr als die Hälfte unserer Patienten zumindest freien Parkausgang haben; im letzten Jahr wurden mehr als 600 Urlaube gewährt, ohne daß es zu problematischen Zwischenfällen kam. Entweichungen fanden so gut wie nicht statt (24 auf ca. 80000 Behandlungstage), nur 7,1% unserer Patienten sind zur Zeit in einem ausbruchsicheren Haus untergebracht.

Psychisch kranke Straftäter sind, wie auch auf sonstige Weise nach landesrechtlichen Unterbringungsvorschriften zwangseingewiesene Patienten „Adressaten des gravierendsten, dem Staat zustehenden Eingriffes in die Person: Sie verlieren ihre Freiheit" (Bernsmann 1984). 1972 hat das Bundesverfassungsgericht ein Urteil über die Unzulässigkeit „besonderer Gewaltverhältnisse" gesprochen (BVerfGe 33, 1 ff). Dem daraus resultierenden Auftrag sind bisher nur 4 Bundesländer nachgekommen: Hessen und Niedersachsen haben eigene Maßregelvollzugsgesetze erlassen, Bayern und Schleswig-Holstein ergänzten die Landesunterbringungsgesetze mit Vorschriften über den Maßregelvollzug. In einigen weiteren Bundesländern werden inzwischen entsprechende Regelungen vorbereitet.

Die erlassenen Maßregelvollzugsgesetze enthalten Bestimmungen über Grundrechtseinschränkungen, Behandlungsmöglichkeiten sowie Beschäftigungsmöglichkeiten und Urlaube (vgl. Volckart 1984). Da bedauerlicherweise eine bundeseinheitliche Regelung nicht vorgelegt worden ist, weichen einzelne Bestimmungen in den verschiedenen Bundesländern zum Teil beträchtlich voneinander ab. So erscheint es besonders problematisch, wenn in einigen Bundesländern die Behandlung der Grunderkrankung auch gegen den Willen des Betroffenen gesetzlich vorgeschrieben ist, während in einem anderen Bundesland (Bremen) die Planung dahin geht, den Arzt bei eben dieser Behandlungsweise strafrechtlichen Sanktionen auszusetzen. Nicht nur für den behandelnden Arzt, auch für den Patienten ist es schwer einzusehen, daß in einem Land Vorschrift und Recht sein soll, was in einem anderen Land Unrecht ist – gerade wenn es um einen so empfindlichen Bereich, wie den, der Behandlung gegen die Zustimmung des Betroffenen, geht. Hier wird es dringend auf eine höchstrichterliche Klärung ankommen.

Zusammenfassend kann kein Zweifel bestehen, daß die forensisch-klinische Behandlung (Maßregelbehandlung zur Besserung und Sicherung) zu den schwierigsten Aufgaben zählt, die die Psychiatrie stellt. Es ist immer wieder darauf hingewiesen worden, daß es sich dabei um eine bisher nicht gelöste Aufgabe handelt (Müller 1981). Ziel dieses Vortrags war es nicht, die bekannten Schwierigkeiten erneut in aller Breite aufzuzählen; vielmehr ging es darum, nach der eigenen Erfahrung die – wenn auch begrenzten – Möglichkeiten darzustellen. Notwendige Voraussetzungen sind klinisch-psychiatrische und psychologisch-psychotherapeutische Erfahrungen der Mitarbeiter, ein klares therapeutisches Konzept, die Fähigkeit, den Behandlungsauftrag unter gleichzeitiger Beachtung des absoluten Schutzes der Öffentlichkeit anzunehmen, ein sicherer Blick für plötzlich auftretende gefahrenträchtige Situationen, Fähigkeit zur Teamarbeit und Übernahme persönlicher Verantwortung, emotionale Selbstkontrolle, intensive Zuwendung und Offenheit dem Patienten gegenüber bei gleichzeitiger kritischer Distanz, eindeutig erkennbare Beibehaltung der ärztlichen Identität sowie innere „Immunität" gegen ständig drohende juristische Vorwürfe in einem offenbar dogmatisch bisher wenig durchgearbeiteten Bereich (Volckart 1984).

Wer unter diesen Umständen therapeutisch wertvolle Arbeit leistet, verdient unseres Erachtens nicht gesellschaftliche Ächtung, sondern Respekt. Wiederum könnte eine höhere gesellschaftliche Einschätzung dieser Arbeit dazu führen, daß auch mehr jüngere und begabte Mitarbeiter sich dieser Aufgabe widmen.

Literatur

Bericht über die Lage der Psychiatrie in der Bundesrepublik Deutschland (1975) – Zur psychiatrischen und psychotherapeutischen/psychosomatischen Versorgung der Bevölkerung. – Dt. Bundestag, Drucksache 7/4200 und 7/4201, Bonn

Bernsmann K (1984) Maßregelvollzug und Grundgesetz. In: Blau G, Kammeier H (Hrsg) Straftäter in der Psychiatrie. Enke Stuttgart

Gretenkord L, Heinz G (1983) Auftrag und Leistung der Klinik für gerichtliche Psychiatrie Haina. In: Heinemeyer W, Pünder T (Hrsg) 450 Jahre Psychiatrie in Hessen. Elwert, Marburg

Gretenkord L, Lietz J (1983) Zur Entwicklung des Maßregelvollzugs (§ 63 StGB) in Hessen. Mschr Krim 66: 376–388

Guth W (1983) Untersuchung zur Situation der psychisch kranken Rechtsbrecher in Deutschland. Psychiatr Prax 10: 165–169

Heinz G (1982) Fehlerquellen forensisch-psychiatrischer Gutachten. Kriminalistik Verlag, Heidelberg

Hoekstra RC (1979) Entwicklung und Behandlungsergebnisse der Dr. S. van Mesdag Klinik in Groningen. Mschr Krim 62: 91–98

Leygraf N (im Druck) Zur aktuellen Praxis des psychiatrischen Maßregelvollzugs am Beispiel des Bundeslandes Hessen. Forensia

Leygraf N, Heinz G (1984) Stationäre psychiatrische Behandlung psychisch kranker Straftäter. In: Blau G, Kammeier H (Hrsg) Straftäter in der Psychiatrie. Enke, Stuttgart

Müller C (1981) Psychiatrische Institutionen. Ihre Möglichkeiten und Grenzen. Springer, Berlin Heidelberg New York

Müller H-W, Hadamik W (1966) Die Unterbringung psychisch abnormer Rechtsbrecher. Nervenarzt 37: 67–76

Pittrich W (1984) Ein neues Konzept für die forensische Psychiatrie in Westfalen-Lippe. Westfäl Ärzteblatt: 659–665

Rasch W (1973) Sozialtherapie aus forensisch-psychiatrischer Sicht. Klett, Stuttgart

Rasch W (1984) Gutachten zur Situation und zu Entwicklungsmöglichkeiten in der Durchführung des Maßregelvollzugs nach §§ 63 und 64 StGB im forensischen Bereich des WLK Eickelborn. Schriftenreihe des Landschaftsverbandes Westfalen-Lippe. Münster

Ritzel G (1978) Unterbringung und Wiedereingliederung psychisch kranker Rechtsbrecher. Habil.-Schrift, Göttingen

Rotthaus KP (1978) Die neue Dr.-van-der-Hoeven-Klinik. Mschr Krim 61: 126–134

Schumann V (1983) Psychisch kranke Rechtsbrecher im Maßregelvollzug. – Eine Querschnittsuntersuchung im WLK Eickelborn. Med. Diss., Münster

Tölle R (1984) Wer sind die Patienten im forensisch-psychiatrischen Krankenhaus? Westfäl Ärzteblatt: 665–668

Venzlaff U (1977) Der psychisch kranke Rechtsbrecher im psychiatrischen Krankenhaus. Spektrum: 3–14

Volckart B (1984) Maßregelvollzug. Das Recht des Vollzuges der Unterbringung nach §§ 63, 64 StGB in einem Psychiatrischen Krankenhaus und in einer Entziehungsanstalt. Luchterhand, Neuwied Darmstadt

Rehabilitative Psychiatrie in der Praxis oder „Chronisch psychisch Kranke – Wo sind sie geblieben?"

K. Lipke, D. Lorenzen

Die herkömmlichen psychiatrischen Unterbringungs- und Behandlungsformen waren in den letzten 20 Jahren einer andauernden Diskussion unterworfen.

Die ersten Ansätze einer Umgestaltung psychiatrischer Versorgungspraxis mußten vielerorts zunächst die Verbesserung der elementaren Lebensbedingungen, besonders langdauernd hospitalisierter chronisch Kranker, im Auge haben (vgl. Reimer 1979), bevor durch krankenhausinterne Umstrukturierungen sowie dem Aufbau teilstationärer und nachsorgender Einrichtungen die allgemeine Abkehr von einer überwiegend kustodialen zugunsten einer eher therapeutischen bzw. rehabilitativen Orientierung eingeleitet werden konnte (vgl. Bauer 1977).

Die Entwicklung dieser Umstrukturierungsprozesse konnte in den 70er Jahren – gestützt durch ein wohlwollendes Finanzierungsgebaren der öffentlichen Hand, wohl nicht zuletzt beeinflußt durch die eindrucksvollen Ergebnisse der Psychiatrie-Enquête und durch ein allgemeingesellschaftliches Reformklima – etliche Veränderungen bewirken. Ein Anhaltspunkt dafür sind beispielsweise die rückläufigen Bettenzahlen in den großen psychiatrischen Krankenhäusern. Dennoch kann von einer Entwicklung auf breiter Front nicht die Rede sein. Manches blieb Stückwerk, etliche Krankenhäuser verharren in einer rigiden kustodialen Art der Versorgung ihrer psychisch kranken Patienten (Reimer 1980).

Darüber hinaus deutet sich ein gewisser Abschwung der Innovationsdynamik an, einerseits bedingt durch die Ernüchterung euphorisierter Erwartungen, andererseits als Konsequenz zunehmender Verknappung öffentlicher Mittel für die hier entstehenden gesellschaftlichen Aufgabenbereiche (Kunze 1979).

Vor diesem Hintergrund ergibt sich die Relevanz evaluativer Forschung im Bereich psychiatrischer Versorgungsstrukturen insbesondere dort, wo versucht wird, innovatorische Konzepte zu realisieren.

Im besonderen Maße gilt dies auch für die Rehabilitationsbemühungen innerhalb und außerhalb unserer psychiatrischen Einrichtungen, da man sich hier nicht mehr allein an medizinischen Krankheits- und Behandlungsmodellen orientieren kann.

Beschränken wir uns auf den Bereich stationärer Rehabilitationsbemühungen innerhalb psychiatrischer Institutionen wird deutlich, daß hier ganz unterschiedliche Konzepte vertreten werden. Da gibt es Abteilungen für rehabilitative Psychiatrie, die nur ihren Namen gewechselt haben und nach wie vor langdauernd hospitalisierte, chronisch psychisch Kranke verwahren, andererseits spezielle Rehabilitationsstationen mit hochgradig ausgelesenen Patienten und dem Anspruch, eine vollständige berufliche und soziale Rehabilitation zu erreichen; weiterhin rehabilitative Bemühun-

Das Verhältnis der Psychiatrie
zu ihren Nachbardisziplinen
Herausgeber: H. Heimann, H. J. Gaertner

gen in sektorisierten psychiatrischen Stationen ohne spezialisiertes Behandlungsangebot und schließlich Abteilungen und Stationen die versuchen, alle chronisch Kranken mit beruflichen und sozialen Problemen aufzunehmen und die den Rehabilitationsbegriff mitunter sehr weit unten ansiedeln müssen. Letzteres trifft auch für unsere eigene Abteilung für Rehabilitative Psychiatrie zu. Eine klar definierte Zielgruppe bzw. Aufnahme- und Auswahlkriterien gibt es bewußt nicht:

Erstens paßt eine solche Exklusivität schlecht zu dem allgemeinen Versorgungsauftrag des Krankenhauses und würde bei den anderen Abteilungen wenig Verständnis finden.

Zweitens gäbe es für die Abgelehnten keine angemessenen therapeutischen Alternativen, es sei denn, man restaurierte für sie Langzeitaufbewahrungsstationen oder würde sie von vorneherein in entsprechende Einrichtungen des Heimsektors verlegen.

Schließlich gibt es noch keine klaren Kriterien für die Zuordnung von Patienten zu bestimmten psychiatrisch rehabilitativen Einrichtungen und Behandlungsformen.

In welches Glied der rehabilitativen Kette ein Patient eingeklinkt wird, entscheidet sich oft vor dem Hintergrund sehr pragmatischer Gesichtspunkte.

Wir beschränken uns dementsprechend auf einen Minimalkatalog der Rehabilitationseignung: keine Suchtproblematik, keine akute Suizidalität, die Medikation muß reduziert bzw. auf Depotform umgestellt oder umstellbar sein, die akute Krankheitsphase muß abgeklungen sein, es muß eine gewisse Arbeitsfähigkeit vorliegen, gewichtige Gründe müssen gegen eine Entlassung sprechen.

Unsere Ziele bestehen zunächst in einer Verbesserung von Ausdauer und Konzentrationsfähigkeit bei Beschäftigungen jeglicher Art, in einer zunehmenden Steigerung der arbeitsbezogenen Leistungsfähigkeit, daneben in einem Aufbau sozialer Kompetenzen, Selbstsicherheit und Kontaktfähigkeit. Als nächstes werden Fähigkeiten angestrebt, das Leben außerhalb des Krankenhauses nach und nach selbständig zu organisieren. Dazu gehört vor allem, eine Arbeitsstelle zu finden oder Pläne für die berufliche Entwicklung oder Umorientierung zu realisieren sowie eine Wohnmöglichkeit u.U. im Rahmen von Übergangseinrichtungen zu erschließen (Lorenzen u. Michalek 1977).

Wie effektiv sind nun unsere Rehabilitationsbemühungen für die betroffenen Patienten? Wir haben versucht, dieser Frage anhand einer Nachuntersuchung aller im Jahre 1979 aus diesem Bereich entlassenen Patienten nachzugehen (Lipke 1984). Die Abteilung für Rehabilitative Psychiatrie bestand im Jahre 1979 aus 5 Stationen:

- Einem mittelfristigen Bereich (durchschnittliche Behandlungszeit ca. 3 Monate), der 3 Stationen mit 76 Betten umfaßte sowie aus
- einem langfristigen Bereich, bestehend aus 2 Stationen mit 48 Betten.

Im mittelfristigen Bereich gab es 1979 181 Entlassungen nach Hause bzw. in weiterführende Einrichtungen. Diese 181 Entlassungen stellen die Grundgesamtheit für unsere katamnestische Untersuchung dar, die 4 Jahre später durchgeführt wurde.

Ein vordergründig sehr triviales, für die Durchführung der Untersuchung aber äußerst gewichtiges Problem bestand im Auffinden der jeweiligen Adressen. Hin und wieder war bereits die Entdeckung der Ortschaft, in der der betreffende Patient wohnte, ein großes Erfolgserlebnis nach intensiver Suche auf hochkarätigem Kartenmaterial, d.h. eine ganze Reihe ehemaliger Patienten wohnt extrem abgelegen in

Sprengeln, Aussiedlerhöfen, in kleindörflichen, fast großfamilienähnlichen Strukturen, fernab irgendwelcher öffentlicher Verkehrsmittel, die ihnen bei realistischen Fahrzeiten wenigstens kleinstädtische Infrastrukturen öffnen könnten. Das sind ganz spezifische Lebensbedingungen, an die auch im Zuge rehabilitativen Bemühens gedacht werden muß.

Ein weiterer subjektiver Eindruck, der sich im Laufe der Interviews aufgedrängt hat, soll hier kurz vorgestellt werden:

Das Problem gegengeschlechtlicher Freundschaft und Partnerschaft und damit eng verknüpft der Sexualität, zog sich wie ein roter Faden durch viele Gespräche. Da waren Sehnsüchte, die die ehemaligen Patienten bis zu einer bestimmten Altersgrenze massiv beschäftigten. Da waren mißglückte Anläufe, die sie deprimierten. Da wurde von Beeinträchtigungen der sexuellen Erregbarkeit und Potenz durch die Medikamente gesprochen (was im übrigen häufiger Anlaß war, die Medikamente eigenmächtig abzusetzen) und es gab einige wenige Fälle, wo es, ausnahmslos Frauen, allerdings gelungen war, eine für sie befriedigende gegengeschlechtliche Beziehung aufzubauen mit der Folge, daß sie einen zumindest vordergründig sehr geordneten Eindruck machten und sich auch in ihrer beruflichen und privaten Lebenssituation als stabil und zufrieden darstellten. Nun ist das natürlich nicht wissenschaftlich und der letztgenannte Aspekt schon gar kein Beweis für die Bedeutung von Partnerschaft im Rahmen effizienter psychiatrischer Rehabilitation. Dennoch: Ledige haben statistisch geringere remissive Chancen als Verheiratete und eine gegengeschlechtliche Partnerschaft ist in unserer Gesellschaft wohl eine ebenso elementare Lebensgrundlage wie die Arbeit. Man sollte diesem Problem im Rahmen therapeutischer und rehabilitativer Angebote mehr Aufmerksamkeit schenken.

Nun zu den Ergebnissen unserer katamnestischen Untersuchung im einzelnen. Diese haben uns sehr betroffen gemacht und uns veranlaßt, das Konzept unserer mittelfristigen Rehabilitationsbemühungen zu überdenken.

Bezüglich der Arbeitssituation der ehemaligen Patienten zum Zeitpunkt der Katamneseerhebung ergab sich ein insgesamt deprimierendes Bild. 45% erweisen sich auf dem allgemeinen Arbeitsmarkt als nicht mehr verfügbar. 16% sind arbeitslos und 12% in einer beschützten Arbeitssituation, d.h. in sehr einfache, anspruchslose Arbeitsprozesse integriert. Nur noch 27% (von ursprünglich 40% befanden sich in einem regulären Arbeitsverhältnis.

Die Arbeitsplatzsituation im Katamnesezeitraum dokumentiert weitgehend einen beruflichen Abwärtsprozeß, der nach der Entlassung im Jahre 1979 fortgesetzt wurde. Nur ein gutes Drittel konnte die Arbeitssituation nach der Entlassung 1979 bis zum Katamnesezeitpunkt beibehalten. Die übrigen knapp 2/3 mußten mindestens einen Wechsel hinnehmen bzw. hatten diesen selbst angeregt oder befanden sich während des gesamten Zeitraums in überhaupt keinem Beschäftigungsverhältnis. Alles in allem kann die berufliche Entwicklung im Katamnesezeitraum und der berufliche Status der ehemaligen Patienten zum Katamnesezeitpunkt kaum als ein befriedigendes Ergebnis im Sinne unserer Zielsetzung angesehen werden. Bei der Mehrzahl konnte der Prozeß des beruflichen Abstiegs nicht gestoppt, geschweige denn eine Einmündung in angemessene Arbeitsstrukturen mit längerfristiger Perspektive erreicht werden.

Ein zentrales Anliegen der mittelfristigen Rehabilitation, den Krankheitsverlauf stabilisierend zu beeinflussen, ist bei der Mehrzahl der Patienten nicht gelungen: 2/3 hatten zum Katamnesezeitpunkt bereits durchschnittlich nahezu zwei erneute stationäre Aufenthalte zu verzeichnen. Auch wenn der Vergleich der Krankheitsverläufe vor und nach dem Aufenthalt im Jahre 1979 problematisch ist, ergibt sich hieraus zumindest kein Anhaltspunkt für eine gewisse Stabilisierung des Krankheitsverlaufs.

Die aus den Zielsetzungen und Schwerpunkten der mittelfristigen Rehabilitation abgeleitete Erwartung einer gewissen Eigenverantwortlichkeit der ehemaligen Patienten im Umgang mit ihrer Behinderung, d.h. insbesondere auch die Verfügbarkeit von Fähigkeiten, den Prozeß der eigenen Rehabilitation zu unterstützen, konnte größtenteils nicht bestätigt werden. Auch das familiäre Umfeld war selten in der Lage, den kranken Angehörigen aus einer Position der Informiertheit und Bewußtheit der Krankheitszusammenhänge zu fördern. Immerhin war im Katamnesezeitraum die ärztliche Versorgung für die Mehrzahl mehr oder weniger kontinuierlich gewährleistet, auch wenn die Arztkontakte lt. Aussagen der Patienten in der Regel nur in der Verabreichung der Medikamente und der oberflächlichen Kontrolle ihrer Dosierung bestanden (vgl. Bosch u. Pietzcker 1975). Fast die Hälfte gab auch an, sich sehr diszipliniert an die ärztliche Verordnung zu halten.

Für den Bereich der psychosozialen Nachsorge andererseits gab es eine bedrückende Quote von Fehlanzeigen. Fast 85% hatten im Katamnesezeitraum keinerlei diesbezügliche Unterstützung erfahren. Erstaunlicherweise hielt die Mehrzahl von ihnen eine solche zudem für überflüssig. Auch die Tatsache, daß etwa die Hälfte derjenigen, die über erhebliche persönliche Krisen, oftmals verbunden mit einer stationären Wiederaufnahme während des Katamnesezeitraums berichteten, keine auslösenden oder diese Entwicklung begünstigenden Stressoren wahrnehmen konnte, geschweige denn über entsprechende Bewältigungsmechanismen verfügte, weist auf ein Defizit bezüglich der psychischen und sozialen Dimension ihrer Behinderung hin. Viele sehen sich als Opfer ihrer Krankheit, die nach ihrem Eindruck völlig willkürlich und unkontrollierbar über sie kommt.

Zum Zeitpunkt der Katamneseerhebung war etwa die Hälfte weitgehend kompensiert oder teilweise sogar ohne jegliche krankheitsbedingte Beeinträchtigung. Die andere Hälfte befand sich in ausgeprägten Residualzuständen bzw. in akut psychotischen Krisen. Natürlich gibt es im Krankheitsbild der schizophrenen Psychosen, das ja bei der überwiegenden Zahl der Patienten zugrunde liegt, spezifische Verläufe, auch solche mit progredienten Charakteristika (vgl. Huber 1981), da es aber u.a. das Ziel mittelfristiger Rehabilitation ist, Krankheitsverläufe zu stabilisieren, zu beeinflussen und Exazerbationen im Sinne einer tertiären Prävention vorzubeugen, kann der psychopathologische Zustand zum Zeitpunkt der Katamneseerhebung alles in allem bezüglich der Zielsetzung nicht als befriedigend bezeichnet werden.

Während die Erwartung einer positiven Beziehung zu Erfolgskriterien für die verschiedenen Beschäftigungstherapieangebote nicht verifiziert werden kann, kann für die Arbeitstherapie sowohl ein positiver Zusammenhang zur beruflichen Integration als auch zum psychopathologischen Zustand bestätigt werden. D.h. die Bereitschaft und Fähigkeit des Patienten, an der Arbeitstherapie regelmäßig teilzunehmen, gibt einen Hinweis auf die Chance seiner beruflichen Reintegration sowie seines mittelfristigen Krankheitsverlaufs.

Überraschend ist, daß der Status des Alleinlebens in keinerlei signifikanten Beziehungen zu sonstigen Patientenvariablen, insbesondere zu Kriterien des Rehabilitationserfolgs, steht. Denn in allen Konzepten sozialpsychiatrischer Nachsorge wird es für wesentlich gehalten, einer sozialen Isolation durch isoliertes Wohnen vorzubeugen, gilt es als erstrebenswert, das Leben des Rehabilitanden in einer Gemeinschaft zu arrangieren.

Die hier vorgenommene Bewertung der Effektivität der mittelfristigen Rehabilitation in unserem Krankenhaus nach den allgemeinen Kriterien über Zielsetzungen und Arbeitsschwerpunkte bietet natürlich keine generelle Grundlage für die Einschätzung ihrer Effizienz. Immerhin werden einige erhebliche Diskrepanzen zwischen Zielsetzung und Ergebnis sichtbar, die entsprechende Überlegungen zu strukturellen Veränderungen anregen.

Welche Konsequenzen sind zu ziehen?

Da der Patientendruck wohl vorläufig bestehen bleiben wird und auch eine Ablehnung von Patientenverlegungen bei freien Kapazitäten sowohl aus kollegialen Gründen als auch aus unserem Selbstverständnis heraus nicht in Frage kommt, muß über eine stärkere Differenzierung der Rehabilitationsstationen nach dem für die Patienten erreichbaren Rehabilitationsniveau nachgedacht werden. In diesem Zusammenhang wäre auch an eine Rehabilitationsaufnahmephase zu denken, in der eine individuelle Rehabilitationszielsetzung mit dem Patienten und seinen Angehörigen zu planen und für deren Durchführung zu motivieren wäre.

Unabhängig von einer Differenzierung des Behandlungsangebots in Abhängigkeit von den jeweiligen Rehabilitationszielen muß die Intensivierung psycho- und soziotherapeutischer Angebote angestrebt werden. Obwohl die Relevanz sozio- und insbesondere psychotherapeutischer Behandlungen schizophrener Patienten nicht unumstritten ist, könnten die Ergebnisse der hier vorliegenden Untersuchungen ein Anlaß sein, die Einseitigkeit pharmako- und arbeitstherapeutischer Behandlungsangebote zugunsten weiterer Verfahren zu erweitern. Daß hierin Chancen zu einer Effizienzsteigerung liegen, ist aus der Literatur durchaus belegbar. (Helmchen 1981; Schwarz 1980; Finke u. Teusch 1982)

Parallel zu der Intensivierung patientenbezogener Behandlungsverfahren muß die Arbeit mit Angehörigen stärker akzentuiert werden. Dabei geht es insbesondere um eine Ausweitung der Angehörigenarbeit in Form von Einzel- und Gruppenangeboten. Der mehr oder weniger zufällige punktuelle Kontakt zwischen Therapeuten und Angehörigen, der im Rahmen der Patientenbesuche auf der Station zustande kommt, ist offenbar in vielen Fällen unzureichend. Gefragt ist vielmehr ein systematisches und kontinuierliches Angebot, das vom Krankenhaus initiiert, auch in der Lage sein muß, anfänglich ablehnende und desinteressierte Angehörige zu einer Mitarbeit zu aktivieren. Erste Versuche auf einer unserer mittelfristigen Rehabilitationsstationen haben zu ermutigenden Ergebnissen geführt.

Eine gut ausgebaute, differenziert den Anforderungen genügende Arbeitstherapie ist wohl eine notwendige, in vielen Fällen jedoch nicht ausreichende Hilfe für eine längerfristige berufliche Integration. Andererseits ist die stationäre Rehabilitation im Krankenhaus mit einer weitergehenden spezifisch berufsbezogenen Rehabilitation überfordert. Ein Ausweg aus diesem Dilemma kann nur durch einen Ausbau arbeits- und berufsbezogener Hilfe im komplementären Bereich auf regionaler Ebene erreicht werden.

Eine dringende Aufgabe stellt sich der Rehabilitationsabteilung mit dem Ausbau sozialer Nachsorge. Die bestehenden Angebote des Krankenhauses sowie einige komplementäre Einrichtungen vor Ort erreichen offenbar die Mehrzahl der ehemaligen Patienten nicht. Die niedergelassenen Ärzte können in der ihnen kapazitätsmäßig möglichen Versorgungsqualität diesem Anspruch nicht genügen. Die ambulanten Sozialdienste der Gesundheitsämter sind, wenn es sie überhaupt gibt, bei den im Rahmen dieser Untersuchung aufgesuchten Patienten, nicht in Erscheinung getreten. Notwendig wäre ein sozialpsychiatrischer Dienst, der Rehabilitationsabteilung angegliedert, der zunächst in den Regionen des Versorgungsgebiets Nachsorgeangebote organisiert und koordiniert und auch ggf. über Hausbesuche bei den ehemaligen Patienten eine Kontinuität der Betreuung nach der Entlassung herstellt und die Einbindung in gemeindenahe Nachsorgestrukturen unterstützt.

Die genannten Maßnahmen kosten Geld und brauchen demnach interessierte Zuwendung der für den Gesundheitsbereich verantwortlichen Entscheidungsträger. Aber: Um ein Schlagwort zu gebrauchen, chronisch psychisch Kranke haben keine Lobby! Wie sich diese Vernachlässigung in unserem Krankenhaus in finanzieller Hinsicht darstellt, möchte ich Ihnen an einem kurzen Rechenbeispiel verdeutlichen:

Die kinder- und jugendpsychiatrische Abteilung in unserem Hause mit etwa 30 Betten hat im Juli 1983 Kosten in Höhe von ca. DM 233.000 verursacht. Über die Kostenträger wurden aufgrund des allgemeinen Pflegesatzes von DM 157,96 nur DM 117.000 (also gerade 50%) erstattet. In unserer Rehabilitationsabteilung mit damals 100 Betten dagegen sind tatsächliche Kosten in Höhe von DM 345.000 entstanden, von den Krankenkassen erstattet worden sind jedoch DM 466.000. Sie sehen, daß unsere kinder- und jugendpsychiatrische Abteilung (und nicht nur sie) mit Hilfe des gemeinsamen Pflegesatzes über die relativ billige Behandlung der Rehabilitationsabteilungen finanziert wird. Dabei wird niemand bestreiten wollen, daß entsprechend personalintensive therapeutische und rehabilitative Bemühungen bei chronisch psychisch Kranken nicht ebenso sinnvoll und erfolgversprechend sein können wie bei Kindern und Jugendlichen.

Um so glücklicher sind wir, daß sich eine Reihe der aus dieser katamnestischen Untersuchung abgeleiteten Forderungen mit Hilfe der Psychiatriemodellprogramme des Bundes und des Landes Baden-Württemberg, speziellen sonstigen Forschungsprojekten, einschließlich Zuschüssen der Europäischen Gemeinschaft, verwirklichen ließen. Ich möchte sie abschließend kurz vorstellen.

Beim Projekt „Nachgehende Betreuung am Arbeitsplatz" geht es um eine begleitende, stabilisierende und persönliche Hilfe, die den ehemaligen Patienten die Wiedereingliederung am Arbeitsplatz erleichtert. Bisher wurden in diesem Projekt 95 ehemalige Patienten, mit einer allerdings im Einzelfall unterschiedlichen Intensität betreut.

Das Projekt „Modellhafte Erprobung einer systematischen Arbeitsplatzzuweisung in der Arbeitstherapie" verfolgt das Ziel, das arbeitstherapeutische Vorgehen in unserem Krankenhaus zu systematisieren und hierzu vorliegende empirische Forschungsergebnisse in die Alltagspraxis einer psychiatrischen Arbeitstherapie umzusetzen.

Das Projekt „Trainingsfirma" stellt ein Angebot an arbeitslose ehemalige Patienten dar. Hier ist die Möglichkeit einer sinnvollen Tagesstrukturierung gegeben, durch geeignete Tätigkeiten kann die Leistungsfähigkeit erhalten oder sogar gefördert werden und Alleinstehende können hier in einen sozialen Rahmen eingebunden werden. Insgesamt waren im Jahre 1983 31 ehemalige Patienten beschäftigt.

Ich fasse zusammen:

Vor einer Reformeuphorie, die ein zu optimistisches Bild von den Rehabilitationschancen unserer chronisch psychisch Kranken zeichnet, muß gewarnt werden. Die Realität ist ernüchternd. Hier bleibt nichts anderes übrig, als unsere Zielvorstellungen zurückzunehmen und unsere Ansprüche an die Patienten zurückzuschrauben. Andererseits: Sicherlich ist für unsere Patienten sehr viel mehr zu tun, wenn wir über die Verläufe und die Beeinflussung durch soziale und berufliche Faktoren mehr wüßten und wenn wir in die therapeutischen und rehabilitativen Bemühungen mehr Geld und qualifiziertes Personal investieren würden als es heute üblicherweise der Fall ist. Dies ist ein Appell nicht nur an die Krankenhausträger, die politisch Verantwortlichen, diejenigen, die das Geld bereitzustellen haben, sondern ebenso an die Experten und Therapeuten in den Krankenhäusern.

Je schwerer und chronischer die Erkrankung, desto schlechter die Behandlung und Betreuung: So darf es nicht bleiben!

Literatur

Bauer M (1977) Sektorisierte Psychiatrie. Enke, Stuttgart

Bosch G, Pietzcker A (1975) Nachbehandlung krankenhausentlassener schizophrener Patienten – Ergebnisse einer empirischen Untersuchung. In: Bericht über die Lage der Psychiatrie in der Bundesrepublik Deutschland (Anhang). Bundestagsdrucksache 7/4201

Finke J, Teusch L (1982) Indikation und Interaktion von Psycho- und Soziotherapie in der Rehabilitation Schizophrener. Ein Erfahrungsbericht. Psychiatr Praxis 9: 151–154

Helmchen H (1982) Psychotherapie in der Psychiatrie. Springer, Berlin

Huber G (1981) Psychiatrie 3. Aufl. Schattauer, Stuttgart

Kunze H (1979) Evaluation. In: Friessem DH (Hrsg) Kritische Stichwörter zur Sozialpsychiatrie. Fink, München

Lipke K (1984) Stationäre Rehabilitation im psychiatrischen Krankenhaus. Psychiatrie-Verlag, Rehburg-Loccum

Lorenzen D, Michalek HE (1977) Rehabilitative Psychiatrie. In: Reimer F (Hrsg) Krankenhauspsychiatrie. Fischer, Stuttgart

Reimer F (1979) Umstrukturierung psychiatrischer Krankenhäuser. In: Friessem DH (Hrsg) Kritische Stichwörter zur Sozialpsychiatrie. Fink, München

Reimer F (1980) Die Situation der Psychiatrischen Landeskrankenhäuser nach Abschluß der Psychiatrie-Enquête. In: Häfner H, Picard W (Hrsg) Psychiatrie in der Bundesrepublik Deutschland fünf Jahre nach der Enquête. Rheinland-Verlag, Köln

Schwarz F (1980) Einzel- und Familientherapie bei schizophrenen Psychosen. Nervenarzt 51: 644–654

„Vorwärts – Zurück zur Heil- und Pflegeanstalt". Zukünftige Entwicklungen Psychiatrischer Krankenhäuser

H. Kunze

Einleitung

Für die Zukunft Psychiatrischer Krankenhäuser sind zahlreiche Faktoren und Entwicklungen von großer Bedeutung. Ich will auf zwei Probleme eingehen, die ich zur Zeit für entscheidend halte:

- Die Abgrenzung von Heimbereichen für sogenannte Pflegefälle und
- das Verhältnis zu den Psychiatrischen Abteilungen an Allgemeinkrankenhäusern.

Andere Punkte bleiben damit unberücksichtigt, wie zum Beispiel (Bachrach 1983; Kunze 1981; Siedow 1983; Talbott 1978 u. 1980; WHO 1976; Zusman u. Bertsch 1975):

- Verhältnis der Öffentlichkeit in Gemeinden und Kreisen zu Psychiatrischen Krankenhäusern und Psychiatrischen Abteilungen;
- Aufsplitterung des Aufgabengebietes Psychiatrie bei Kostenträgern, Trägerverwaltungen, Ministerien;
- Bürokratisierung psychiatrischer Krankenhäuser;
- Vernachlässigung der Rehabilitation psychisch Kranker durch Forschung und Lehre, bei der Aus-, Fort- und Weiterbildung für die verschiedenen, an der psychiatrischen Versorgung beteiligten Berufsgruppen.

Sie könnten die Aufzählung sicher noch um einige gewichtige Themen erweitern.

„Pflegefälle" – immer noch im Psychiatrischen Krankenhaus?

Die meisten psychiatrischen Anstalten nannten sich in den 60er Jahren um in Krankenhäuser oder Kliniken. Diese Umbenennung dokumentierte die Abkehr von dem seit dem vorigen Jahrhundert gültigen Konzept der Heil- und Pflegeanstalt (vgl. z.B. Zeller 1981; Allderidge 1979). Eine der zentralen Forderungen der Psychiatrie-Enquête war die Integration der Psychiatrie in die Medizin.

In vielen Selbstdarstellungen über die erreichte Klinifizierung der psychiatrischen Anstalten erschien die Zukunft schon als Wirklichkeit: Man konnte den Eindruck gewinnen, als ob es kaum noch Langzeitkranke in den Krankenhäusern geben würde. Alle Gebäude wurden möglichst krankenhausgemäß gestaltet – bis hin zu Chrombetten für alle. Bei der umfangreichen Ist-Analyse (Einrichtungen und Dienste psychiatri-

Das Verhältnis der Psychiatrie
zu ihren Nachbardisziplinen
Herausgeber: H. Heimann, H. J. Gaertner

scher/psychosozialer Versorgung) durch Prognos für das Modellprogramm Psychiatrie der Bundesregierung wäre der große Problembereich von Langzeitpatienten in psychiatrischen Krankenhäusern fast vergessen worden.

Aber das Wunschbild einer „Akutklinik" läßt sich nicht mehr länger für die Wirklichkeit der psychiatrischen Krankenhäuser ausgeben. Zu viele – mehr oder weniger vernachlässigte – Langzeitkranke sind immer noch da, und die Zahlen der Statistiken belegen dies. Zum Beispiel gibt es in den psychiatrischen Krankenhäusern des Landeswohlfahrtsverbandes Hessen immer noch rund 50% Pflegefälle, davon 17% geistig Behinderte. In den Psychiatrischen Krankenhäusern der Landschaftsverbände Rheinland und Westfalen-Lippe waren Ende 1982 über 50% der Patienten länger als zwei Jahre hospitalisiert, 28% davon allein 10 Jahre und mehr.

Von den Patienten, die länger als zwei Jahre in rheinischen Landeskrankenhäusern leben, sind 30% unter 40 Jahre alt, die größte Gruppe mit 40% ist zwischen 40 und 60 Jahre alt und rund 30% sind über 60 Jahre alt.

In den Pflegesatzverhandlungen mit Krankenkassen erregt der hohe Anteil von Langzeitpatienten sowohl bei den Krankenkassen als auch bei den Sozialhilfeträgern immer wieder Mißtrauen. Jeder befürchtet, Kosten der anderen Trägerseite untergeschoben zu bekommen. So scheint es nur konsequent, wenn sich zuständige Länderminister, Kostenträger und Einrichtungsträger jetzt verbünden und mit administrativer Effizienz endlich vollziehen, was die Psychiater in all den Jahren nicht zu Wege gebracht haben: denn warum sollen die Pflegefälle weiter die Aufnahme der Psychiatrischen Krankenhäuser in den erlauchten Kreis der übrigen Krankenhäuser blockieren? Durch Abgrenzung von Heimbereichen wäre endlich ein entscheidender Schritt zur Integration der Psychiatrie in die übrige Medizin getan.

Das administrative Vollzugsprogramm „Vorwärts! – Zurück zur Heil- und Pflegeanstalt", in den verschiedenen Bundesländern mit sehr unterschiedlicher Vehemenz angegangen (in Hessen übrigens bisher mit großer Zurückhaltung), hat zahlreiche Proteste unter den betroffenen Fachleuten ausgelöst. Ich verweise auf die ausführliche „Resolution des Arbeitskreises der ärztlichen Leiter der öffentlichen psychiatrischen Krankenhäuser zur Umwandlung von Krankenhausbereichen in Heimbereiche" (Bundesdirektoren-Konferenz 1984 sowie die Stellungnahme „Gegen Gettos für Unheilbare" der Deutschen Gesellschaft für Soziale Psychiatrie (DGSP 1983)).

Um nicht mißverstanden zu werden, möchte ich klarstellen: Ich unterstütze *beide* Ziele, *bedarfsgerechte* Versorgung psychisch Kranker und Behinderter ebenso wie *Kostentransparenz*. Doch befürchte ich schlimme Folgen für die Langzeitpatienten und für die psychiatrischen Krankenhäuser, wenn die Langzeitpatienten, für die der überörtliche Sozialhilfeträger derzeit die Kosten trägt, *voreilig* in Heimbereiche zusammengefaßt werden, ohne das die *falschen Voraussetzungen dieses Strukturprogramms* analysiert werden.

Was sind sogenannte „Pflegefälle"?

In vielen Psychiatrischen Krankenhäusern sind vermutlich immer noch Langzeitbereiche mehr oder weniger vernachlässigt aus einer Reihe von Gründen. Die Personalknappheit (Stellenknappheit und offene Stellen) erfordert krankenhausinterne

Prioritäten. Bei der Verteilung des Mangels geben in der Regel den Ausschlag zugunsten der Akutbereiche: einmal die medizinische Orientierung und die Priorität für noch als prognostisch günstig angesehene Akutfälle, und zum anderen das Defizit an fachlichen Konzepten für eine „Chronisch-Kranken-Psychiatrie" (Kitzig 1984). So fand lange – und findet wohl immer noch – in zu vielen Langzeitbereichen nur wenig mehr als Grundversorgung statt.

Dies wirkt sich auch auf die kostentechnische Fehlplazierung zahlreicher Langzeitkranker aus:

- die Einstufung als Behandlungsfall wird zu früh aufgegeben (Landeswohlfahrtsverband Hessen 1984);
- die Zuständigkeit der Reha-Leistungsträger (insbesondere Rentenversicherungsträger, Krankenkassen, Arbeitsverwaltung) wird bei psychisch Kranken nur ausnahmsweise eingefordert (Bundesarbeitsgemeinschaft Hilfe für Behinderte; Kunze 1983);
- die Kostenzuständigkeit des Sozialhilfeträgers wird in der Regel kurzschlüssig[1] mit „Pflegefall" nach § 68 BSHG gleichgesetzt, und die wichtigen Unterscheidungen in bezug auf Krankenhilfe (§ 37 BSHG)[2] sowie Eingliederungshilfe (die § 39 und 40 BSHG) werden vergessen (Bundesarbeitsgemeinschaft Hilfe für Behinderte).

Das längst veraltete, aber immer noch gängige dichotome Begriffspaar „Behandlungsfall – Pflegefall" verführt dazu, die Kostenzuständigkeit des Sozialhilfeträgers mit „Pflegefall" gleichzusetzen.

Auch im psychiatrischen Krankenhaus Merxhausen, das ich seit Beginn des Jahres 1984 leite, gibt es noch rund 40% „Pflegefälle", bei unter 600 belegten Betten. Am

1 Wenn die Krankenkasse die weitere Kostenübernahme ablehnt, erhielt in unserem Krankenhaus der Stationsarzt vom Sozialhilfeträger ein Formular zum Ausfüllen, das nur die Möglichkeit „Pflegefall" vorsah.

2) Inhaltsangabe (Auszüge in Stichworten) zu den genannten §§ des Bundessozialhilfegesetzes (dabei ist generell die finanzielle Bedürftigkeit bzw. die Heranziehung von Einkommen und Vermögen zu berücksichtigen):

§ 37 *Krankenhilfe*: ärztliche Behandlung einschließlich Krankenhausbehandlung: Kostenübernahme durch die Sozialhilfe, sofern keine Krankenversicherung gegeben ist.

Eingliederungshilfe für Behinderte
§ 39 Personenkreis und Aufgabe:
drohende Behinderung verhüten, vorhandene Behinderung oder deren Folgen beseitigen/mildern – in die Gesellschaft eingliedern: Leben in der Gemeinschaft, Ausübung eines angemessenen Berufs/angemessene Tätigkeit ermöglichen; soweit wie möglich unabhängig von Pflege machen.

§ 40 Maßnahmen der Hilfe:
ambulante oder stationäre Behandlung oder sonstige ärztliche oder ärztlich verordnete Maßnahmen zur Verhütung, Beseitigung oder Milderung der Behinderung, Hilfe bei der Beschaffung und Erhaltung einer Wohnung, nachgehende Hilfe zur Sicherung der ... Maßnahmen incl. Eingliederung in das Arbeitsleben, der Behinderung entsprechende Beschäftigung, insbesondere in einer Werkstatt für Behinderte

Hilfe zur Pflege
§ 68 Personen, die infolge Krankheit oder Behinderung so hilflos sind, daß sie nicht ohne Wartung und Pflege bleiben können; Erleichterung seiner Beschwerden, nach Möglichkeit angemessene Bildung und Anregungen kultureller und sonstiger Art.

Beispiel dieser sogenannten „Pflegefälle" möchte ich Ihnen demonstrieren, daß die meisten von ihnen falsch eingestuft sind.

Im Rahmen einer Pilotstudie haben wir von rund 230 Patienten, für die das Landessozialamt (LSA) Kostenträger ist, eine Stichprobe von 1/3 = 77 Patienten gezogen. Für jeden Patienten wurde

a) vom zuständigen Therapeuten die adäquate Hilfeform eingeschätzt und
b) von einem Mitarbeiter der Verwaltung die sozialrechtlichen Gründe für die Kostenübernahme durch das LSA festgestellt.

Die Ergebnisse sind in Tabelle 1 zusammengefaßt.

Sozialrechtlich sind 83% als Pflegefälle (§ 68) und nur 17% als Eingliederungsfälle (§§ 39,40) eingestuft, Krankenhilfe nach § 37 BSHG kommt nicht vor. Rund 80% dieser LSA-Patienten sind aber *unter* 60 Jahre alt, knapp 20% sogar *unter* 40 Jahre alt.

Bei rund 40% der LSA-Patienten wurde „stationäre Behandlung" und bei weiteren 20% „Pflege im psychiatrischen Krankenhaus" als angemessene Hilfeform bezeichnet (bei „Pflege im psychiatrischen Krankenhaus" handelt es sich entweder um Grenzfälle zum Behandlungsfall, oder um Patienten, die im Krankenhaus bleiben, weil geeignete Heime nicht vorhanden sind). „Wohnheim" (Übergangs- oder Dauer-) sowie „beschützte Wohngemeinschaft" wurde mit 12 bzw. 14% angegeben. „Heimpflege", die Hilfeform nach § 68 BSHG, wurde nur bei 13% genannt – bei über 80% kostentechnisch als Pflegefälle eingestuften Patienten.

Neben der Einschätzung der angemessenen Hilfeform auf der Wohnachse wurde außerdem bei 30% der Patienten Arbeitstherapie oder Werkstatt für Behinderte

Tabelle 1. Sogenannte Pflegefälle im psychiatrischen Krankenhaus Merxhausen: Klinische Einschätzung für Patienten mit Kostenträger Landessozialamt. Stichprobe von 77 Patienten aus 230. Von 76 Patienten werden die Kosten für 63 Patienten nach § 68 und für 13 nach § 39 BSHG (in der Tabelle in Klammern) übernommen. Um den Tabellen-Aufbau zu vereinfachen, wurde 1 Patient hier nicht berücksichtigt, bei dem nur WfB mit ambulanter Nachsorge angekreuzt worden war

	Altersgruppen			Summe		
klinische Einschätzung[a]	≦40	≦60	>60	abs.	%	
stationäre Behandlung	7	18	6	31 (6)	41	61%
Pflege im PKH	1	10	4	15 (4)	20	
Heimpflege	3	5	2	10 (1)	13	
Wohnheim (Übergang oder Dauer)	2	5	2	9 (1)	12	39%
Wohngemeinschaft	0	9	2	11 (1)	14	
abs.	13	47	16	76	100	
%	17	62	21	100		

[a]) Außerdem wurde die Indikation für WfB bzw. Arbeitstherapie für 30% der (bei 19 nach § 68 und für 4 nach § 39 BSHG finanzierten) Patienten gesehen.

(WfB) als indiziert angegeben. Ambulante Nachsorge und WfB wurde bei einem Patienten als ausreichend angesehen, nur ambulante Nachsorge bei keinem (§ 68 sieht WfB oder Arbeitstherapie nicht vor).

Die Gültigkeit und Zuverlässigkeit der klinischen Einschätzung (also insbesondere die Frage: Wie zutreffend ist die Einschätzung der adäquaten Hilfeform?) wurde nicht weiter überprüft. Es geht mir hier in erster Linie um eine exemplarische Schätzung: der Ansatz – nicht das Ergebnis – ist übertragbar auf andere psychiatrische Krankenhäuser (auf die Erfassung weiterer Merkmale, z.B. Diagnosegruppen, wurde aus arbeitsökonomischen Gründen im Rahmen dieser Pilotstudie verzichtet).

Diese einfache Erhebung soll verdeutlichen: Eine Zusammenfassung aller sogenannten Pflegefälle (Kostenträger Sozialhilfe) in einem verselbständigten Heim würde für die meisten Patienten die unangemessene Reduktion auf Hilfe zur Pflege festschreiben und *verhindern*,

- daß qualifizierte stationäre Hilfen zu Lasten der verschiedenen zuständigen Kostenträger (wie Krankenkassen, Rentenversicherungsträger, LSA (Eingliederungshilfe) diese Patienten erreichen, insbesondere die *Langzeitbehandlungsfälle*;
- daß Patienten in geeignete komplementäre Einrichtungen entlassen werden.

Die Struktur des psychiatrischen Krankenhauses

Eine Krankenhausstrukturierung primär nach Kostenträgergesichtspunkten auf der Grundlage des Status quo würde den immer noch vorhandenen großen therapeutisch-rehabilitativen Nachholbedarf der meisten Langzeitpatienten blockieren.

Das traditionelle Verwaltungskonzept für Kostentransparenz geht von der Methode der „homogenen Kästchen“ aus. Dabei wird ein statischer Begriff psychischer Krankheiten und Behinderungen vorausgesetzt, oder zumindest ein regelhafter Verlauf. Angesichts des auch langfristig vielfältig veränderlichen Verlaufs psychischer Krankheiten oder Behinderungen führt das Konzept „homogener Kästchen“ zu einem hohen Anteil von Fehlplazierungen: Weil Patienten nicht wie Aktenvorgänge weitergereicht werden können, kommen sie nicht rechtzeitig in die für sie angemessene Hilfeform, oder durch die Wechsel werden Ansätze von Besserung und Wiedereingliederung immer wieder zerstört.

Zur Rehabilitation benötigen die Patienten zu verschiedenen Zeiten individualisierte Hilfen verschiedener Art und Intensität – aber bei möglichst gleichbleibender Stabilität des sozialen Umfeldes und der therapeutischen Beziehungen. Rehabilitation wird oft verkürzt verstanden: Veränderung nur der Person, die von ihrem konkreten sozialen Umfeld völlig isoliert gesehen wird – als ob das Reha-Ergebnis mit der Person auch beliebig in andere soziale Situationen übertragbar wäre. In vielen Fällen ist aber das Reha-Ergebnis an die konkrete soziale Situation, in der es entstanden ist, gebunden und deshalb nur sehr begrenzt und nur bei gezielten Anstrengungen evtl. auf andere soziale Situationen übertragbar. Der bei unserem gegliederten System der sozialen Sicherung unvermeidliche Wechsel von Kostenträgern darf nicht zum ausschlaggebenden Grund dafür werden, daß tragende therapeutische und soziale Beziehungen von chronisch Kranken immer wieder abgebrochen werden (Kunze 1983).

Mit heutigen administrativen Mitteln muß es möglich sein, *Kostentransparenz, bezogen auf Leistungen*, und nicht bezogen auf Stationen oder gar Institutionen, zu realisieren. Die Struktur von psychiatrischen Einrichtungen muß sich primär an Zielgruppen orientieren, damit ein *krankheits- bzw. behinderungsspezifisches Milieu*, das auch altersspezifische Bedürfnisse berücksichtigt, entwickelt werden kann. Ich möchte dies an einem aktuellen Beispiel deutlich machen:

Die Verselbständigung von Heimbereichen für geistig Behinderte, wie sie im Rheinland[1] vollzogen worden ist, hat sicher für viele geistig Behinderte große Fortschritte gebracht. Doch läßt diese Lösung aus meiner Sicht noch folgende Probleme offen: Auch unter geistig Behinderten gibt es psychische Störungen, die die Einstufung der Patienten als Behandlungsfall rechtfertigen. Als Behandlungsfall müßte ein solcher geistig Behinderter aber auf eine allgemeinpsychiatrische Station aufgenommen werden – oder er wird durch Aufnahme im heilpädagogischen Heim zum Sozialhilfefall. Die Schwierigkeiten beider Alternativen brauche ich Ihnen nicht auszumalen. Weiterhin können geistig Behinderte mit einem Unterbringungsbeschluß nur in der Allgemeinpsychiatrie aufgenommen werden. Besonders hervorgehoben werden muß der kleine Anteil von schwer geistig Behinderten, bei denen hochgradige neurologische und somatische Störungen neben der sonderpädagogischen Förderung gleichrangig die klinisch-stationäre Versorgung im Sinne des Behandlungsfalles erforderlich machen. Eine Abteilung für geistig Behinderte, deren Kosten überwiegend vom Sozialhilfeträger übernommen werden, sollte jedoch um des *zielgruppenspezifischen Milieus* auch in der Lage (dem Fachpersonal nach und von den Kostenträgern aus) sein, geistig Behinderte als Behandlungsfälle aufzunehmen.

Auch für die anderen Zielgruppen, wie psychisch Kranke im arbeitsfähigen Alter, Suchtkranke und Alterskranke, bestehen in der Regel mehr *Gemeinsamkeiten* zwischen Behandlungs-, Eingliederungs- und Pflegefällen der *gleichen* Zielgruppe, als zwischen den Pflegefällen, oder den Eingliederungs-, oder den Behandlungsfällen der *verschiedenen* Zielgruppen. Das heißt, unter therapeutisch-rehabilitativen Gesichtspunkten kommt es darauf an, die Hilfen verschiedener Kostenträger für die gleiche Zielgruppe möglichst weitgehend zu integrieren.

Aufgabenorientierte Personalanhaltszahlen

Sowohl die Krankenkassen als auch die Sozialhilfeträger verbinden mit dem Konzept der Abgrenzung von Heimbereichen die Hoffnung auf Einsparungen, deren Realisierung die Überlebenschance der psychiatrischen Krankenhäuser bedrohen. Die Krankenkassen beharren in der Regel auf den Anhaltszahlen der Deutschen Krankenhausgesellschaft von 1969 bzw. 1974 und übersehen dabei, daß die Akutbehandlungsbereiche nur zu Lasten der Langzeitbereiche einen mehr oder weniger akzeptablen zeitgemäßen Standard realisieren konnten. Die Personalbemessung für Behandlungsfälle müßte der an psychiatrischen Abteilungen von Allgemeinkrankenhäusern angeglichen werden: Für vergleichbare Aufgaben vergleichbare Personalausstattung!

---

1 In 4 psychiatrischen Krankenhäusern des Landeswohlfahrtsverbandes Hessen gibt es auch noch knapp 1000 geistig Behinderte in spezialisierten Funktionsbereichen.

Die Einführung eines aufgabenorientierten Personalschlüssels (vgl. z.B. Vorschlag der Bundesdirektorenkonferenz 1984; Bergener et al. 1982) ist überfällig.

Die Sozialhilfeträger, ausgehend von der viel zu großen Zahl von nach § 68 BSHG eingestuften Patienten, stellen sich vor, daß der Pflegesatz auf das in Heimen übliche Niveau reduziert werden könnte. Zum Beispiel berücksichtigen die Richtlinien der Liga der Freien Wohlfahrtspflege in Hessen bei ihren Personalanhaltszahlen nicht psychische Behinderungen, so daß mit ihnen nur eine Grundversorgung, orientiert an körperlicher Hinfälligkeit, realisiert werden kann. Deshalb müßte auch für die Sozialhilfefälle im psychiatrischen Krankenhaus ein Personalschlüssel erarbeitet werden, der von den wirklichen Bedürfnissen der richtig eingestuften Patienten nach §§ 40, 68 und ggf. 37 BSHG ausgeht.

Eine Abgrenzung von Heimbereichen – genauer formuliert: von Nichtbehandlungsfällen im psychiatrischen Krankenhaus – kann nur zu einem sinnvollen Ergebnis für die Patienten und Mitarbeiter führen, wenn die Personalbemessung für *Behandlung* und *andere Hilfen gleichzeitig* neu geregelt wird.

Das Verhältnis zu psychiatrischen Abteilungen

Das entscheidende Problem im Verhältnis zu psychiatrischen Abteilungen ist auch wieder die Versorgung der chronisch Kranken. Daß einige psychiatrische Abteilungen ggf. durch Beschränkung auf offene Psychiatrie schwergestörte Akutkranke nicht versorgen, will ich nur erwähnen.

In Hessen besteht auf allen Ebenen – Sozialminister, Landeswohlfahrtsverband, psychiatrische Abteilungen – Konsens darüber, daß eine psychiatrische Abteilung die allgemeinpsychiatrische, klinisch-stationäre Versorgung einer zum psychiatrischen Krankenhaus zu weit entfernten Region *ganz* übernimmt. Der Einzugsbereich des bisher zuständigen psychiatrischen Krankenhauses wird also um den Einzugsbereich der psychiatrischen Abteilung verkleinert. Die Kranken haben dennoch freie Krankenhauswahl: Das Krankenhaus, die Abteilung kann auch von außerhalb des eigenen Einzugsbereiches Patienten aufnehmen, sofern dies nicht dazu führt, daß Patienten aus dem eigenen Einzugsbereich wegen Überbelegung abgewiesen werden müssen.

Bei den Patienten, die immer noch aus dem Einzugsbereich einer neuen Abteilung ins psychiatrische Krankenhaus kommen, und die nicht im Rahmen der freien Krankenhauswahl aufgenommen wurden, ist kritisch zu fragen:
Kommen die Patienten ins psychiatrische Krankenhaus, weil die Abteilung sie nicht behandeln wollte oder konnte?
Oder fehlen komplementäre Einrichtungen im, bzw. für den Einzugsbereich der Abteilung?

Die Enquête-Kommission hat seinerzeit mehrheitlich die *einstufige* klinisch-stationäre Versorgung vertreten (vgl. auch Kulenkampff 1981), und dies entspricht auch bisher dem Konzept, das der hessischen Psychiatrieplanung zugrunde liegt. Doch hat seinerzeit Häfner das Konzept der Mehrstufigkeit nach dem Vorbild der somatischen Krankenhausversorgung in einem Sondervotum formuliert: „Wenn die Koordination gesichert ist, erlaubt eine Gliederung psychiatrischer Krankenhäuser in solche der Grund- und Regelversorgung und solche der Haupt- und Schwerpunktversorgung, analog zum übrigen Krankenhauswesen, mehr Funktionsteilung, Spezialisierung und einen höheren Behandlungsstandard, nicht zuletzt für langfristig und chronisch Kranke" (Enquête 1975 S. 415). Dieses Thema wird uns in den nächsten Jahren erneut beschäftigen müssen, denn die Umfragen von Gerstenberg im Jahre 1979/80 (Gerstenberg 1982) und jetzt wieder von Bauer (1984) zeigen, daß die tatsächliche Entwicklung weit überwiegend auf eine Mehrstufigkeit und nicht auf eine Einstufigkeit hinausläuft.

Wenn sich tatsächlich erweisen sollte, daß die psychiatrischen Krankenhäuser für Einzugsbereiche von psychiatrischen Abteilungen an Allgemeinkrankenhäusern eine Funktion im Sinne der Haupt- und Schwerpunktversorgung übernehmen müssen, dann aber bitte nur unter der Bedingung einer entsprechenden Personalausstattung. Bei den somatischen Krankenhäusern sind die Krankenhäuser der Haupt- und Schwerpunktversorgung auch nicht nur halb, sondern doppelt so teuer wie die in der Grund- und Regelversorgung.

Ich sehe jedoch die Gefahr, daß sich eine andere Zweistufigkeit zwischen psychiatrischen Abteilungen und Krankenhäusern einspielt: Aufgabenstellung und -differenzierung sowie entsprechende Personalausstattung bleiben für die psychiatrischen Krankenhäuser ungeklärt. Und aus Sorge um ihre Arbeitsplätze nehmen die Mitarbeiter Patienten auf, ohne Rücksicht darauf, ob das Krankenhaus wie ein Krankenhaus der Haupt- und Schwerpunktversorgung ausgestattet ist, oder ob das Krankenhaus für Defizite im Komplementärbereich des Einzugsbereiches der Abteilung den *Lückenbüßer* spielt.

Vom psychiatrischen Krankenhaus zum psychiatrischen Zentrum

Wenn Psychiatrische Krankenhäuser (WHO 1978; Müller 1976) sich zunehmend von der Zuständigkeit für zu weit entfernt liegende Versorgungsgebiete trennen, stellt sich früher oder später die Frage nach der Sicherheit der Arbeitsplätze. Die Mitarbeiter psychiatrischer Krankenhäuser, die in den vergangenen Jahrzehnten auch zu den Vernachlässigten gehörten, nicht nur die Patienten, dürfen nicht schlechter gestellt werden als andere Arbeitnehmer heutzutage in unserer Gesellschaft. Deshalb sollte das Krankenhaus als Einrichtung, nicht in der Funktion als Krankenhaus, komplementäre Aufgaben für wohnortnahe Gebiete übernehmen, und zwar bis hin zu teilstationären und ambulanten komplementären Aufgaben. Dies kann natürlich nicht nur auf dem Gelände des psychiatrischen Krankenhauses erfolgen (damit taucht möglicherweise das Problem der betriebswirtschaftlichen Mindestgröße unter Berücksichtigung der Infrastruktur auf). Es ergeben sich hohe Anforderungen an die Mitarbeiter, da der Charakter und das Aufgabenprofil der Arbeitsplätze sich ändert. Dieser Wandel muß durch erhebliche Fort- und Weiterbildungsprogramme vorbereitet und unterstützt werden.

In diesem Zusammenhang ist auch die Unterscheidung zwischen *alten* und *neuen* chronischen Patienten zu berücksichtigen. Ich verweise auf den hohen Anteil von Patienten, die über 10 Jahre im Krankenhaus leben und bei denen davon ausgegangen werden kann, daß das Krankenhaus und seine Umgebung zu ihrem Lebensmittelpunkt geworden ist. Bei diesem Personenkreis kann Rehabilitation auch bedeuten: Förderung von lebenspraktischen Fähigkeiten und Rücknahme der Betreuungsintensität ohne Ortswechsel bis hin zur Verselbständigung zum teilstationären oder Untermieterstatus.

Anders sind Rehabilitationsziele bei den *neuen* Chronischen zu formulieren, bei denen in der Regel noch stärkere Bindungen an ihre soziale Umgebung vorhanden sind. Insbesondere bei diesen Langzeitpatienten gilt das Prinzip, daß das Personal mit den Patienten in die Gemeinde gehen sollte, um Arbeitsplätze in Wohnheimen, Werkstätten, Tagesstätten und sozialpsychiatrischen Diensten zu übernehmen, deren Träger das regionale psychiatrische Zentrum oder ein anderer Träger ist.

Für das psychiatrische Krankenhaus bedeutet dies, daß es den Anspruch, *nur* Krankenhaus zu sein, aufgeben sollte. Die klinisch-stationäre Behandlung für ein unter gemeindepsychiatrischen Kriterien akzeptables Versorgungsgebiet ist nur noch eine, wenn auch die zentrale Funktion eines gemeindepsychiatrischen Zentrums, das als Organisation und Einrichtungsträger auch andere Elemente eines differenzierten gemeindepsychiatrischen Programms anbietet.

In England ist diese institutionelle und organisatorische Verklammerung von psychiatrischem Krankenhaus und komplementären Einrichtungen seit einigen Jahren offizielles Regierungsprogramm. Es fußt auf dem Nodder-Report (DHSS 1980), Nodder ist der Name des Vorsitzenden der Arbeitsgruppe. Das Konzept sieht vor, daß das psychiatrische Krankenhaus seine klinischen Kapazitäten sektorbezogenen mit den komplementären Einrichtungen der jeweiligen Regionen unter einer gemeinsamen Verwaltung zusammenbringt, die aus den bisherigen Funktionsträgern der zusammengeführten Krankenhausanteile und komplementären Einrichtungen besteht. Während bei uns Zusammenarbeit zwischen klinisch-stationären und komplementären Einrichtungen allenfalls auf der Ebene der Therapeuten in bezug auf einzelne Patienten und ggf. noch in der unverbindlichen Form einer psychosozialen Arbeitsgemeinschaft stattfindet, wird hier die Verklammerung durch gemeinsame Verwaltung mit Zuständigkeit für Personal und Finanzen institutionalisiert.

Schluß

Ich habe mich auf zwei zentrale, aktuelle Probleme für die psychiatrischen Krankenhäuser beschränkt: die Abgrenzung von Heimbereichen sowie das Verhältnis zu psychiatrischen Abteilungen. Der gemeinsame Nenner beider Themen sind die Langzeitkranken oder das Problem: Welche Aufgabenstellung in bezug auf Langzeitkranke wird dem psychiatrischen Krankenhaus im Verhältnis zu psychiatrischen Abteilungen einerseits und komplementären Einrichtungen andererseits zugeschrieben, und nach welchen Kriterien erfolgt die Personalausstattung?

Literatur

Allderidge P (1979) Hospitals, madhouses and asylums: cycles in the care of the insane. Brit J Psychiat 134: 321–334

Bachrach LL (Ed) (1983) Deinstitutionalisation. Jossey Bass San Francisco

Bauer M (Hrsg) (1984) Psychiatrische Abteilungen an Allgemeinkrankenhäusern. Tagung der Aktion Psychisch Kranke Nov. 83 in Offenbach, Rheinland-Verlag, Köln

Bergener M et al. (1982) Personalbedarf im Psychiatrischen Krankenhaus. Aufgaben und Ziele einer zeitgemäßen psychiatrischen Behandlung. Psychiat Prax 9, Anhang 1–16

Bundesarbeitsgemeinschaft Hilfe für Behinderte Die Rechte behinderter Menschen und ihrer Angehörigen (1984), von Dr. W. Thust (zu erhalten von: BAG Hilfe für Behinderte e.V., Kirchfeldstr. 149, 4000 Düsseldorf)

Bundesdirektoren-Konferenz (1984) Resolution des Arbeitskreises der ärztlichen Leiter der öffentlichen psychiatrischen Krankenhäuser zur Umwandlung von Krankenhausbereichen in Heimbereiche. Spektrum 3: 125–128

DGSP (1983) Gegen Gettos für Unheilbare – Stellungnahme der Deutschen Gesellschaft für Soziale Psychiatrie. DGSP-Rundbrief Nr. 23

Deutscher Bundestag (1975) Bericht über die Lage der Psychiatrie in der Bundesrepublik Deutschland (Psychiatrie-Enquête). Drucksache 7/4200, Bonn

DHSS (1980) Report of a working group on organisational and management problems of mental illness hospitals (Nodder-Report). London

Gerstenberg M (1982) Regionalversorgung und die psychiatrische Abteilung am Allgemeinkrankenhaus. In: Laux G, Reimer F (Hrsg) Klinische Psychiatrie. Hippokrates, Stuttgart

Häfner H (1975) Sondervotum. In: Deutscher Bundestag. Bericht über die Lage der Psychiatrie in der Bundesrepublik Deutschland. Drucksache 7/4200

Kitzig P (1984) Chronisch psychisch krank sein. Spektrum 13/1: 4–12

Kulenkampff C (1981) Psychiatrische Abteilung am Allgemeinkrankenhaus oder psychiatrischen Großkrankenhaus? In: Reimer F (Hrsg) Vergangenheit, Gegenwart und Zukunft der Krankenhauspsychiatrie. Weissenhof-Verlag Dr. Jens Kunow, Weinsberg

Kunze H (1981) Werden die psychiatrischen Krankenhäuser in England und den USA abgeschafft? In: Reimer F (Hrsg) Vergangenheit, Gegenwart und Zukunft der Krankenhauspsychiatrie. Weissenhof-Verlag Dr. Jens Kunow, Weinsberg

Kunze H (1983) Rehabilitation chronisch psychisch Kranker als sekundäre Prävention. Öff Gesundh-Wesen 45: 333–336

Landeswohlfahrtsverband Hessen (1984) Kriterien einer psychiatrischen Krankenhausbehandlung, Kassel

Müller C (1976) Die Entwicklung vom Großspital zur gemeindenahen Psychiatrie. Nervenarzt 47: 295–299

Siedow H (Hrsg) (1983) Standorte der Psychiatrie. Bd. 3: Auflösung der Psychiatrischen Großkrankenhäuser? Urban u. Schwarzenberg, München

Talbott JA (1978) The death of the asylum – a critical study of state hospital management, services, and care. Grune and Stratton, New York

Talbott JA (Ed) (1980) State mental hospitals. Human Sciences, New York

WHO Regional Office for Europe, Copenhagen (1978) The future of mental hospitals. Report on a working group, Mannheim, 2. bis 5. Nov. 1976

Zeller G (1981) Von der Heilanstalt zur Heil- und Pflegeanstalt. Fortschr Neurol Psychiat 49: 121–127

Zusman J, Bertsch EF (Eds) (1975) The future role of the state hospital. Lexington London

Sozialrechtliche Rehabilitationshilfen bei psychisch Kranken – Nutzen und Versagen – oder: Sind wir auf dem rechten Weg?

P. Kitzig, H. Fox

Es heißt, so recht glücklich sei wohl kaum einer geworden, der mit unserem Sozialrecht umgehen müsse: Das, was von den Gesetzen und Verordnungen an Hilfe verheißen werde, dafür lasse sich vorschriftengerechter Bedarf bei den Kranken nur sehr schwer begründen. Andererseits aber finde der Hilfsbedarf der Kranken in den Gesetzen kaum seine passende Entsprechung; – kurz: Bedarf und gesetzliche Hilfe, sie könnten nicht zusammenkommen! So hört man's schon seit eh und je.

Aber das Klagen ist lauter und heftiger, seitdem das alle Hilfe belebende Geld knapper und damit die Umgangsregeln strenger und entscheidungsschärfer geworden sind. Alle tun sich schwer im Handeln mit dieser verständnisspröden Gesetzesmaterie. Und so vielfältig gefächert die Leistungen dieses – wie es heißt – „gegliederten Systems der sozialen Sicherung" auch sind, – es scheint, seine Löcher seien gleichermaßen zahlreich und groß genug, um schnell durchfallen zu können.
Sind wir also auf dem rechten Weg?
Wir wären es freilich nicht, wenn wir an seinem Ende die Erfüllung allumfassender Heilserwartungen finden wollten; – wer verfolgt schon ernsthaft solche Utopien? Aber auch der Besonnene bleibt ratlos-betroffen zurück angesichts der Ergebnisse, die sich enttäuschend ausnehmen, wenn man auszählt, was denn an sozialrechtlichen finanziellen und organisierten Hilfen im angemessen angemeldeten Bedarfsfeld der psychisch Kranken tatsächlich wirksam werden kann.

Ein Beispiel für die trostlose Verwirrung, die selbst in dem entstehen kann, der sich sorgfältig bemüht, sozialrechtliche Vorschriften und Hilfsbedürfnisse zur Kongruenz zu bringen, ist der Streitschauplatz: Krankenhausbehandlungsfall versus Pflegefall.

Gewiß, um das Kranheitsanerkenntnis akuter Leiden und ihre Krankenhausbehandlungsbedürftigkeit wird kaum noch gestritten werden müssen.

Aber: Je länger die Krankheit dauert und je offensichtlicher sich die Behandlung ihrem gewohnt vertrauten Klischee entzieht, um so mühsamer gelingt der Kongruenzprozeß.

Das Nachsehen haben somit die „Chronischen"; und freilich vor allem die psychisch kranken Alten.

Woran also liegt es?

Uns scheint, so lange wir uns darin erschöpfen, den Argumentationsvorgaben der Sozialadministration hinterherzulaufen, werden wir nichts beschicken. Wer eigentlich kann uns hindern, gute Argumente aus den Stammlanden unseres eigenen Fachwissens

Das Verhältnis der Psychiatrie
zu ihren Nachbardisziplinen
Herausgeber: H. Heimann, H. J. Gaertner

zu verwenden? Täten wir dies, es müßte uns doch leicht gelingen, zu beschreiben:

- was denn Krankheit – auch was chronische Krankheit – ist,
- was Behandlungsbedarf
- und was Pflegebedarf ist.

Denn:

- eine Krankheit *hat* man,
- pflegebedürftig *ist* man.

Wie man weiß, sind wir jedoch bislang gerade in derartiger Befunddarstellung wenig geschickt. Vielmehr versuchen wir verzweifelt, unausgesetzt mit dem falschen Schlüssel im Schloß herumzubohren, um die Tür endlich öffnen zu können, hinter der die Lösung dieser rätselvollen Verhältnisse liegen mag.

Man weiß, es ist schmerzhaft, eigenem Versäumnis nachzuspüren. Was wissen wir denn wirklich von den „Chronischen", was von den ihnen nützlichen Behandlungshilfen?

Im Bemühen um nosologische Zuordnung und beim Versuch, entsprechende Therapieformen darzustellen, klammern wir uns – geben wir's doch zu – mehr oder minder hilflos an die vermeintlich sicheren Argumentationspositionen, wie sie uns und anderen – selbst dem Laien – aus dem Repertoire der Akutkranken vertraut sind.

Aber jahrzehntelang gelebtes psychisches Leid ist im Befundbestand eben weit entfernt von dem, was sich in der Benennung aktueller Krankheitsbetroffenheit ausweist. Chronisch psychische Erkrankung, das ist etwas ganz anderes, als nur langzeitiger Leidensfortbestand. Und so muß dann wohl auch die Rezeptur der therapeutischen Hilfe „anders" sein, soll sie sich eignen, im gelebten Leiden von langer Dauer wirksam zu werden.

Woran liegt es nun wirklich, daß wir nicht zueinander finden?

- Zum einen sind wir im Verständnis und Gebrauch notwendiger begrifflicher Formen weit voneinander entfernt.
- Zum anderen aber ist das Wissensgebiet gerade um die Rehabilitation der „Chronischen" noch viel zu wenig erschlossen, um daraus gründliche und obendrein sozialrechtlich paßfähige Argumentationen ableiten zu können. So lange dies alles nicht aufgearbeitet ist, werden sich Rechtshilfen nur mangelhaft erschließen lassen, und es wird weiterhin „Verlierer" geben, wo gar nicht gekämpft werden sollte.

Alle Rehabilitationsbemühungen für psychisch Kranke – insbesondere wiederum für die „Chronischen" – sind durch diese Verständnisschwierigkeiten und Verständigungshürden besonders betroffen. Viele Hilfsbemühungen bleiben schon im Versuch einer Definition dieser Hilfen hängen.

Rehabilitation, – was ist denn das? „Wiedereingliederung"; – das meint die Fähigkeit, als Glied in der Kette der Menschengemeinschaft verträglich bestehen zu können, und dies mit aller Betroffenheit durch krankheitsbedingte Behinderung.

So jedenfalls nimmt es sich aus bei der Durchsicht aller Auflagen, die sich aus den einschlägigen Rehabilitationsgesetzen herauslesen lassen:

Voraussetzung für gesetzliche Rehabilitationsleistungen ist die verläßliche Voraussage des beabsichtigten Wiedereingliederungseffektes in bemessener Zeit.
Drei Einflußschneisen sind wesentlich:

- Rehabilitationshilfen als Leistungen der Rentenversicherungen – das sind medizinische und berufliche Rehabilitationshilfen – setzen Anspruchsberechtigungen voraus, d.h., der Antragsteller muß Vorleistungen erbracht haben, aus denen sich die Zuständigkeit des Leistungsträgers eröffnet.
  Es muß zum anderen verläßlich prognostiziert werden können, daß er innerhalb vorher festgelegter Frist das Rehabilitationsziel erreichen wird, indem er zu Leistungsfähigkeiten gelangt, die dauerhaft Bestand haben werden.
  Ziel der Hilfen ist hierbei: Vermeidung der drohenden Berentung aus Gründen der Berufs- und Erwerbsunfähigkeit.
- Rehabilitationshilfen als Leistungen der Arbeitsverwaltungen – das sind berufliche Rehabilitationshilfen. Auch hierbei ist Anspruchsberechtigung vorausgesetzt. Wiederum ist in das Leistungsgefüge ein „Investitions-Amortisationsprinzip" eingebunden. Ziel der Hilfen ist die Erhaltung der Arbeitsfähigkeit.
- Rehabilitationsförderungen als Leistungen der Sozialhilfe sind demgegenüber weit weniger eng umschrieben. Es gibt sowohl medizinische, als auch berufliche und soziale Wiedereingliederungshilfen.
  Ohne Nachweis der Anspruchsberechtigung geht es auch hier nicht. Und gerade in diesem Nachweis sind hohe Hürden enthalten. Denn gefordert wird die Offenbarung der Armut; nichts anderes ist die im Gesetz benannte „Hilfsbedürftigkeit". Diese so qualifizierte beklemmende Eintrittspforte eröffnet hernach den Weg der „subsidiären Hilfe", d.h.: eigenes Geld vor öffentlichen Mitteln.
  Der Anspruch ergibt sich hier nicht aus dem Rückgriffsrecht auf eingebrachte finanzielle Vorsorgeleistungen. Im Gegenteil, die Hilfe leitet sich erst dann ab, wenn der „Nichtbesitz", d.h. das wirtschaftliche Unvermögen des Antragstellers nachgewiesen ist. Gewährt wird die Hilfe in der Qualität „staatlicher Alimentierung". Und es wird dem Empfänger sehr schwerfallen, in solcher Anonymität seine eigene Position zu orten.
  Alles in allem aber bleibt:

  Gegenüber den sog. anspruchshergeleiteten Rehabilitationshilfen der Rentenversicherung und Arbeitsverwaltung bietet das BSHG ein großzügig-breites Maßnahmespektrum mit verschiedenen Rehabilitationszielen. Es versteht sich deshalb, daß – seitdem Rehabilitationshilfen bei psychisch Kranken versucht werden – Sozialhilfeleistungen in großem Umfang beansprucht und auch gewährt werden. Die anderen Leistungsschienen blieben mehr oder minder unergiebig.

Wie setzen sich diese Hilfsangebote auf die Belange der psychisch Kranken um; was geschieht denn nun tatsächlich?

In Tabelle 1 und Abb.1 sieht man den Eintritt in den Rentnerstand verschiedener Gruppen psychisch Kranker. Ausgezählt wurden diese Ergebnisse aus den Jahrbüchern der Deutschen Rentenversicherungsträger 1982. Erschreckend ist der hohe Anteil lebenszeitlich früh berenteter schizophrener Kranker. Die Erfüllung der Generalforderung: „Rehabilitationsverfahren vor Rente" spiegelt sich in diesen Anhaltszahlen nicht wider.

Aus Tabelle 2 und Abb.2 sind Berentungen und Anzahl der zur Rentenvermeidung gewährten Heilverfahren (1982) zu ersehen.

Es ergibt sich daraus, daß bei der Gruppe der Psychosekranken vier Berentungsfälle einem einzigen Heilverfahren gegenüberstehen; – während es sich aus der

Tabelle 1. Frühberentungen psychisch Kranker. Eigene zusammenfassende Berechnungen. (Aus Verband deutscher Rentenversicherungstatistik 1982)

Altersgruppen:	– 39 J.	– 44 J.	– 49 J.	– 54 J.	– 59 J.	gr. als 60 J.	Summ
Frührenten insg.	13.349 4,2%	13.400 4,2%	22.034 6,9%	44.179 13,8%	105.204 33,0%	120.435 37,8%	318.69 100%
Darunter psychisch Kranke Insgesamt ICD 290 – 319	2.497 11,7%	2.113 9,9%	2.535 11,8%	3.950 18,5%	6.645 31,0%	3.667 17,4%	21.40 100%
Davon Schizophrene Psychosen ICD 295	1.094 38,9%	500 17,8%	378 13,4%	347 12,3%	333 11,8%	162 5,8%	2.81 100%
Davon sonst. Psychosen ICD 290 – 294/296 – 299	354 9,8%	615 17,0%	738 20,4%	931 25,8%	705 19,5%	270 7,8%	3.61 100%
Davon Persönlichkeits-störungen ICD 300/301	338 12,0%	312 11,1%	391 13,9%	592 21,1%	886 31,5%	289 10,3%	2.80 100%
Davon Alkoholabhäng. ICD 303	354 9,8%	615 17,0%	738 20,4%	931 25,8%	705 19,5%	270 7,8%	3.61 100%
Davon andere psychische Erkrankungen ICD 302/304 – 319	228 4,6%	258 5,3%	446 9,1%	776 15,8%	1.860 37,9%	1.426 29,0%	4.91 100%

Aufgeführt sind alle Frühberentungen der Angestellten- und Arbeiterrentenversicherungen sowie der Knappschaftlichen Rentenversicherungen. Frühberentungen umfassen hier Erwerbs- und Berufsunfähigkeitsrenten.

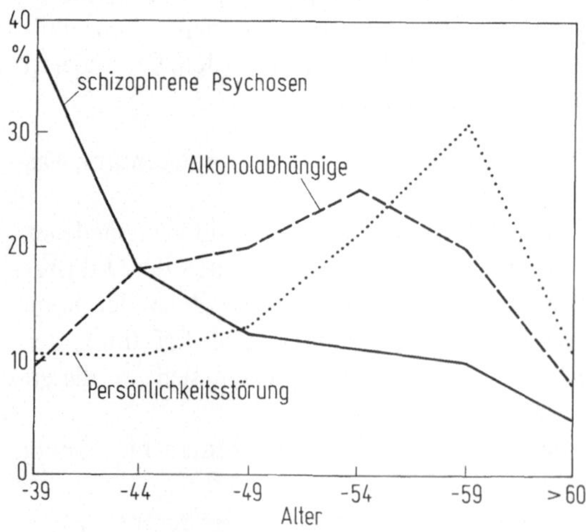

Abb. 1. Frühberentungen psychisch Kranker

Tabelle 2. Rentenversicherung – was geht? Eigene zusammenfassende Berechnungen

Leistungsart	Heilbehandlung	Berufsförderung	Frührenten
Leistungen insg.	676.205	5.696	318.691
Darunter für psych. Kranke ICD 290–319	42.503	322	20.359
Davon für schiz. Psychos. ICD 295	nicht bekannt	nicht bekannt	2.814
Davon für alle Psychos. ICD 290–299	2.495	nicht bekannt	10.072
Dvon für Persönlichkeitsstörungen ICD 300/301	10.361	nicht bekannt	2.808
Davon für Alkoholabhängigkeit ICD 303	19.841	nicht bekannt	3.613
Davon für andere psychische Erkrankungen ICD 302/304–319	9.806	nicht bekannt	3.866

Heilbehandlungen umfassen: stationäre Heilbehandlungen.
Berufsförderungen umfassen: berufliche Anpassung, Fortbildung, Ausbildung.
Frühberentungen umfassen: Erwerbs- und Berufsunfähigkeitsrenten. (Aus VDR Statistik 1982)

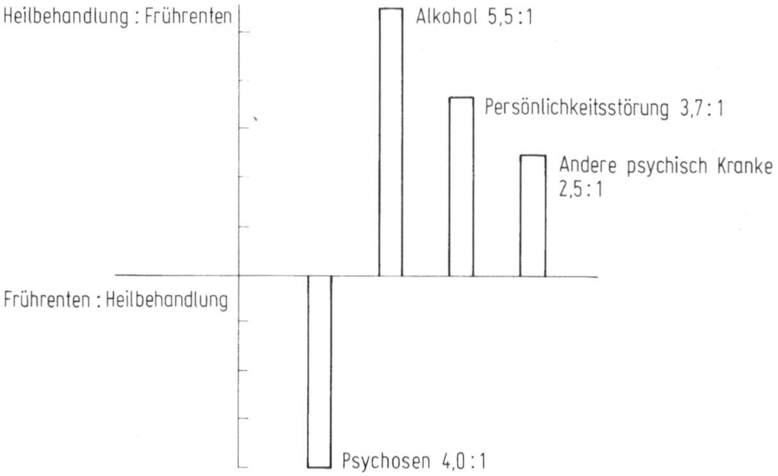

Abb.2. Rentenversicherung – was geht?

Durchsicht der Berentungsfälle insgesamt ergibt, daß immerhin 2,5 Heilverfahren unternommen werden, ehe schließlich eine Berentung verfügt wird.

Alles in allem: Die Wiedereingliederungshilfen aus Mitteln der Rentenversicherung erreichen die Gruppen der psychisch Kranken in unterschiedlicher Qualität; – die Belange der schizophrenen Kranken werden nur zu kläglich geringen Anteilen erfaßt. Viele dieser Patienten geraten in das Schicksal des Frührentners.

Gewiß fällt es schwer, in den Ergebnissen derartiger bundesweiter Zusammenstellungen die Betroffenheit des Einzelschicksals zu entdecken. Wir haben uns deshalb bemüht, die Rehabilitationsverhältnisse in unserem heimatlichen Erfahrungsbereich aufzuklären:

Im Stadtbezirk Osnabrück wohnen etwa 150.000 Menschen. Von der *Städtischen Sozialbehörde* wurde uns gesagt, daß

– für etwa 2600 psychisch kranke Einwohner Osnabrücks finanzielle Leistungen als „Hilfe zum Lebensunterhalt" außerhalb psychiatrischer Einrichtung gezahlt werden.
– Für etwa 350 Personen werden Leistungen nach Art der Eingliederungshilfen für einen Heimaufenthalt finanziert.
– Eingliederungshilfeleistungen für psychisch Kranke außerhalb des Krankenhauses und einer Heimeinrichtung, also z.B. in der Behindertenwerkstatt, werden für etwa 20 Personen gezahlt..
– Leistungen als „Hilfe zur Pflege" – sei es nun im Heim oder in der Wohnung – erhalten etwa 200 psychisch Kranke.

Die *Städtische Arbeitsverwaltung* schätzte die Anzahl der sog. dauerarbeitslosen psychisch Kranken mit etwa 200 Personen bei einer Arbeitslosengesamtzahl von knapp 10.000. Allerdings, die Betroffenheit durch psychische Leiden ist bei diesen Personen lediglich zu vermuten, denn es handelt sich um Menschen, die sich zum Psychisch-Kranksein nicht bekennen mögen und die es deshalb auch vermieden haben, den Status eines Schwerbehinderten anzustreben.

100 anerkannte psychisch Kranke schwerbehinderte Arbeitslose wurden gezählt bei einer Gesamtzahl der arbeitslosen Schwerbehinderten von etwa 700.

Schließlich wurde auch noch die Gesamtzahl der Rehabilitationsleistungen durch die Arbeitsverwaltung mitgeteilt. Nicht unterschieden wurde dabei zwischen einfachen Beratungsgesprächen und tatsächlichen in Gang gesetzten Rehabilitationsmaßnahmen. 140 solcher Hilfen für psychisch Kranke wurden genannt bei knapp 1000 Rehabilitanden verschiedener Krankheitsbetroffenheiten.

Diese Anhaltszahlen lassen vermuten, daß doch verhältnismäßig große Gruppen psychisch Kranker von den gesetzlichen Unterstützungen und Rehabilitationshilfen erreicht werden; was sich daraus für den einzelnen tatsächlich ergibt, dies wird allerdings nicht ausgewiesen.

Deshalb haben wir unseren eigenen Erfahrungsbereich durchgesehen, um die uns vertrauten Verhältnisse den Ergebnissen der mehr oder weniger anonymen Übersichten gegenüberzustellen.

Aus Tabelle 3 und Abb.3 sind zu ersehen

– die Alkohol- und Drogenabhängigen,
– die schizophrenen Psychosekranken und
– alle anderen psychisch Kranken,

die im November 1983 im Landeskrankenhaus Osnabrück waren; unberücksichtigt blieben dabei die psychisch Alterskranken. Der Anteil der sog. Abhängigen betrug 15%, der Anteil der schizophrenen Kranken 42%. Alle anderen hatten einen Anteil von 43%.

Diese Zahlen wurden nun verglichen mit den Gruppenanteilen, die im August 1984 im Übergangswohnheim gezählt wurden, das als nächstes Glied der Rehabilitationskette dem Landeskrankenhaus eng verbunden ist.

Tabelle 3. Krankengruppen und Versorgungsofferten. (Datenquellen: Eigene Stichtagsuntersuchung im Nds. Landeskrankenhaus Osnabrück am 17.11.1983 ohne Berücksichtigung der Alterskranken. Eigene Stichtagsuntersuchungen im Übergangswohnheim „Hügelhaus" in Osnabrück und den angeschlossenen Wohngemeinschaften im September 1983)

	Nds. Landeskrankenhaus Osnabrück		Übergangswohnheim		Wohngemeinschaften	
Alkohol- und Drogenabhängige	84	14,9%	–		4	10,5%
Hirnorganisch Erkrankte	197		9	20,9%	6	15,8%
Schizophrene	239	42,5%	32	74,4%	28	73,7%
Kranke mit phasischen Psychosen	39	6,9%	1	2,3%	–	–
Persönlichkeitsfehlentwickelte	14	2,5%	1	2,3%	–	–
Kranke insgesamt	573	100%	43	100%	38	100%

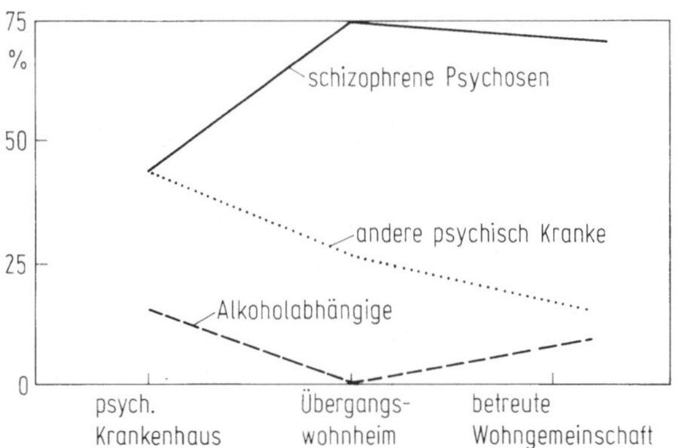

Abb.3. Krankengruppen und Versorgungsofferten

Der Anteil der

– schizophrenen Psychosekranken war hier 75%,
– der der sog. „anderen" psychisch Kranken etwa 25%.
– Es lebten keine Abhängigkeitskranken am Stichtag im Wohnheim.

Angeschlossen an die in diesem Überleitungsheim geleisteten komplementären Hilfen sind 16 Wohngemeinschaften. Hier befanden sich am Stichtag im August 1984

– 10% Abhängigkeitskranke,
– 15% „andere" psychisch Kranke,
– aber wiederum fast 75% schizophrene Bewohner.

Wir haben diese Ergebnisse des Vergleichs Krankengruppen im Krankenhaus, im Übergangswohnheim und in den Wohngemeinschaften bei Durchsicht unserer Verhältnisse während der vergangenen Jahre wiederholt bestätigt gefunden. Bemerkenswert bleibt von alledem:

Als ergiebigstes sozialtherapeutisches Handlungsfeld weist sich der Bereich der Schizophrenen aus. Demgegenüber bleiben in der Bedeutung der Wohnheim- und

Wohngemeinschaftsversorgung die Gruppen anderer psychisch Kranker, insbesondere die der Suchtkranken, weit zurück.

Der Vergleich mit den Ergebnissen der bundesweiten Rentenversicherungsstatistik führt zu einer fragwürdigen Bilanz:

Wir hatten dargestellt, daß es gerade die Gruppe der Schizophrenen ist, die in der Zuständigkeit der Rentenversicherung frühzeitig – in hoher Prozentzahl bereits am Ende des 4. Lebensjahrzehnts – in Erwerbsunfähigkeitsrente gerät. Die gleiche Gruppe aber erweist sich als beachtlich förderungsfähig, wenn sozialrechtliche Hilfen in der Verwendung durch Einrichtungen der Freien Wohlfahrtspflege – hier: Heim und Wohngemeinschaft – bedarfsentsprechend umgesetzt werden.

Aus solchem Zusammenhang stellt sich die Frage nach der „Angemessenheit" aller Hilfen zur Wiedereingliederung:

– Was ist denn nun einem psychisch Kranken, insbesondere einem chronisch Kranken, wirklich angemessen?
  Das soll heißen: Was soll er an Leidenslast selbst tragen müssen, was aber soll ihm von einer hilfsbereiten Öffentlichkeit an Last abgenommen werden?
  Was ist ihm an Bedrängnis zuzumuten, in welchem Umfang ist er davon zu verschonen?
– Was also sollen gesetzliche Konstruktionen der Risikorückversicherung an Lebenshilfe tatsächlich leisten?

Aus Tabelle 4 und Abb.4 ergeben sich die Zielorte, die z.Z. unserer Durchsicht von den Rehabilitanden unserer komplementären Rehabilitationsschauplätze, d.h. Über-

Tabelle 4. Arbeit und Beschäftigung für chronisch psychisch Kranke aus komplementären Einrichtungen (Datenquelle: Eigene Stichtagsuntersuchungen im Übergangswohnheim „Hügelhaus" in Osnabrück und in den angeschlossenen Wohngemeinschaften)

	Übergangswohnheim		Wohngemeinschaft		insg.	
Freier Arbeitsplatz, Rehabilitation Ausbildung	4	9,4%	3	7,9%	7	8.6%
Werkstatt für Behinderte, Behindertenselbsthilfefirma AWOS	6	14,0%	4	10,5%	10	12,3%
Therap. Werkstätten und Beschäftigung im Landeskrankenhaus	21	48,8%	10	26,3%	31	38,3%
Arbeit und Üben in dem Schreibbüro des Krankenhauses	3	7,0%	3	7,9	6	7,4%
Regiewerkstätten im Krankenhaus und Mithelfende in den Pflegebereichen	9	20,9%	13	34,3%	22	27,2%
Beschäftigungsplätze im Krankenhaus insges.	33	76,7%	26	68,5%	59	72,9%
Ohne Arbeit und Beschäftigung	–		5	13,2%	5	6,2%
Insgesamt	43	100%	38	100%	81	100%

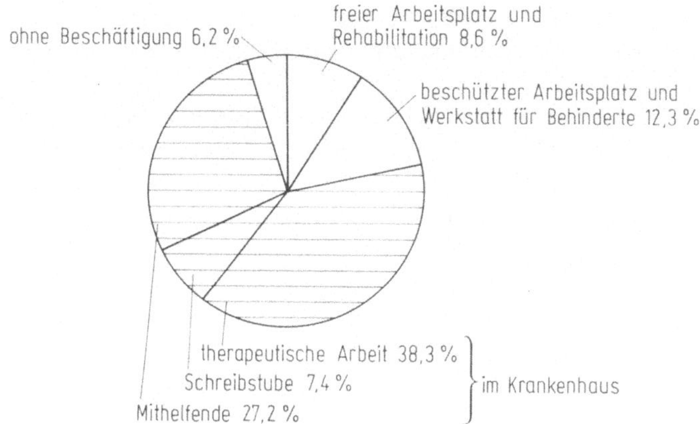

Abb. 4. Arbeit und Beschäftigung im Übergangswohnheim und in der Wohngemeinschaft

gangswohnheim und Wohngemeinschaften, erreicht worden waren. Man sieht, daß die Zahl der Behinderten, die die Rehabilitationsziele der Rentenversicherung oder der Arbeitsverwaltung erfüllt haben, verschwindend gering ist. Man sieht aber auch, daß sich gleichwohl hoffnungslose Lebensfelder nicht darstellen. Die meisten haben bei uns zu Lebenseinrichtungen gefunden außerhalb der Reha-gesetzlich ausgewiesenen Wiedereingliederungspositionen:

Es ist ein Netzwerk entstanden, indem gesetzliche Leistungen zwar in die organisierte Selbsthilfe eingebracht, aber fortgeführt werden: Viele der Behinderten nutzen Sozialhilfezuwendungen, Rentenzahlungen oder Leistungen der Arbeitsverwaltung als sog. „Sockelbetrag" zum Lebensunterhalt. Dieser ist für sie gewissermaßen Grundstock, auf den durchaus qualifizierte, aber in der finanziellen Vergütung bescheidene Anreicherungen folgen. Tätigkeits- und Erlebnisfelder

- sind tagesklinische Hilfen in der Leistungszuständigkeit der Sozialhilfe im Krankenhaus,
- sind Beschäftigungen als sog. mithelfende Behinderte in den Wirtschaftsbetrieben des Krankenhauses,
- sind aber auch Beschäftigungen in einer Schwerbehindertenfirma AWOS-GmbH.

Für die Ausformung, insbesondere für die kostenrechtliche Belebung aller dieser selbstgeschaffenen Hilfskonstruktionen haben sich drei sich wechselseitig ergänzende und überdeckende Felder ergeben:

- Da ist zunächst das Landeskrankenhaus als Hilfsinstitution in direkter Abhängigkeit von sozialrechtlichen Regeln (sozialrechtliche Exekutivinstanz).
- Sodann sind da Einrichtungen der Freien Wohlfahrtspflege, in unserem Bereich insbesondere die der Arbeiterwohlfahrt und eines von uns selbst unterhaltenen, aber nach wirtschaftlichen Gesichtspunkten organisierten Fördervereins (Osnabrücker Verein zur Hilfe für seelisch Behinderte e.V.). Diese komplementären Hilfen (sei es nun im Wohnheim, in den Wohngemeinschaften, in der Tagesstätte) sind in der Lage, sozialrechtliche Leistungen mit privaten Zuwendungen zu verbinden, die den Möglichkeiten der klinisch-stationären Einrichtungen verschlossen bleiben. Hier

aber sind sozialrechtliche Förderungsmöglichkeiten mit privatwirtschaftlichen Zuwendungen zu verflechten und in behinderten-bedarfsgerechte Paßformen zu bringen.

- Und nun gibt es noch eine 3. wesentliche Hilfskonstruktion: Aus rechtlichen, vertraglichen Verbindungen zwischen Landeskrankenhaus, Verbänden der Freien Wohlfahrtspflege und der Stadtverwaltung Osnabrück haben sich nach kaufmännischen Gesichtspunkten ausgerichtete wirtschaftlich potente Leistungen begründen lassen. Darunter sind
- die Werkstätten des Osnabrücker Landes als Betriebs-GmbH der örtlichen Werkstatt für Behinderte (WfB). Hier ist der Osnabrücker Verein zur Hilfe für seelisch Behinderte e.V. Gesellschafter.
- Es gibt einen Auftragsbeschaffungsvertrag zwischen dieser Behindertenwerkstatt-GmbH und den arbeitstherapeutischen Einrichtungen des Landeskrankenhauses.
- Es gibt eine Schwerbehinderten-GmbH, deren Gesellschafter der Bezirksverband der Arbeiterwohlfahrt und der Osnabrücker Förderverein sind. Diese Firma bietet Möglichkeiten zur tarifvertraglichen Beschäftigung Schwerbehinderter, aber auch zur sog. „Zugewinn-Beschäftigung“ von psychisch kranken Frührentnern, Sozialhilfeempfängern und Dauerarbeitslosen in zwei Filialbetrieben: in Osnabrück und Oldenburg.
- Es gibt eine Berufsfachschule für Beschäftigungs- und Arbeitstherapeuten, deren Träger der Bezirksverband der Arbeiterwohlfahrt, die Stadt Osnabrück und unser Förderverein sind.

Zurück zur Frage nach der Angemessenheit:

Wie man sieht, gibt die Durchsicht der Ergebnisse von den Wirksamkeiten unserer sozialrechtlichen Rehabilitationshilfen allein keine befriedigende Antwort. Rechtlich verbriefte Leistungen müssen in ihren Zuwendungen und Zielsetzungen befangen bleiben. Erschöpft sich die Hilfe darin, dann allerdings verbleibt deren Empfänger somit richtig, d.h. richtig im Rechtssinne, „abgefertigt“. Wir meinen deshalb, zur rechten Einschätzung der „Angemessenheit“ kann nur der finden, aus dessen Gewissen sich Zugang zur Not seines krankheitsbetroffenen Gegenübers eröffnet. Dies aber muß in jedem von uns – und innerhalb jeder Forderung aufs Neue – geschehen.

Nützen die Reha-Rechtshilfen? Oder sind sie in ihren vielfältigen Gliedern im Wirken am psychischen Kranken ein großer Irrtum?

Gewiß, sie versagen allemal, wenn wir gestatten, daß sie sich in sich selbst erschöpfen. Dann nämlich bleiben sie stumm.

Wir können sie aber zu beträchtlichem Nutzen beleben, wenn wir ihre möglichen Wirksamkeiten auf den rechten Weg bringen. Hierzu müssen wir uns schon selbst etwas einfallen lassen. In welche Organisationsformen diese Rechtshilfen schließlich einmünden sollen, diese Frage kann u.E. hinter der Möglichkeit zurückbleiben, bedarfsgerechte Leistungsfähigkeiten überhaupt anbringen zu können.

Aus nur einer Institution, aus nur einer Organisationsform und aus nur einer Trägerschaft wird dies, wie unsere Erfahrung zeigt, nicht möglich sein.

- Wir sollten uns deshalb endlich abtrennen von der ausschließlichen Bewirtschaftung therapeutischer Monokulturen.
- Wir sollten uns schließlich auch lösen von der ausschließlichen Abhängigkeit von staatlichen oder kommunalen Trägerschaften; – sei es bei den klinisch-stationären, den komplementären oder den ambulanten Hilfen.

- Wir sollten vielmehr das riesengroße Potential der Freien Wohlfahrtspflege mit seiner erstaunlichen Wendigkeit fachlich unterstützen und endlich Mut finden im Umgang mit vereinseigentümlichen Gepflogenheiten.
- Und wir sollten uns nicht länger scheuen, wirtschaftlich-kaufmännische Kenntnisse zu erwerben und diese zur Ausformung vertraglicher Verflechtungen verschiedener Hilfspotentiale zu nutzen. Allerdings, die Berufsbilder der von solchen Forderungen betroffenen Gruppen müßten sich dabei schon in mancherlei Weise ändern.

Sozialrechtliche Rehabilitationshilfen:
Sie versagen, wenn wir ihre Wirksamkeiten stumpf verkümmern lassen; aber sie nützen, wenn wir sie einfallsreich beleben.

Literatur

Kitzig P, Puckhaber H (1977) Sozialarbeit und gesetzliche Hilfen. In: Reimer F (Hrsg) Krankenhauspsychiatrie – Ein Leitfaden für die praktische Arbeit. Fischer, Stuttgart New York

Kitzig P (1983) Die Benachteiligungen psychisch Kranker und Behinderter im Alltag. In: Jaunich H, Kulenkampff C (Hrsg) Benachteiligungen psychisch Kranker und Behinderter. Tagungsberichte Aktion psychisch Kranke. Köln

Kunze H (1983) Rehabilitation chronisch psychisch Kranker als sekundäre Prävention. D Öff Gesundh-Wesen 7: 323–388

Nowak M (1984) Sozialrechtliche Aspekte der Finanzierung von komplementären Angeboten für psychisch Kranke. Soz Sicherheit 8/9

Schwendy A (1984) Firma für seelisch Behinderte. INFO Dachverband Psychosozialer Hilfsvereinigungen e.V. Bonn, Juni 1984

Tiedt G, Seidel E (1984) Die Rehabilitation psychisch Behinderter – ein Diskussionsbeitrag –. In: Deutsche Rentenversicherungen 9: 547–559

Verband Deutscher Rentenversicherungen (VDR) (Hrsg) (1983) Statistik Rentenzugang des Jahres 1982 in der deutschen gesetzlichen Rentenversicherung einschließlich Rentenwegfall/Rentenumwandlung, Band 60. Darin Tabellen: 56 ARZ/AVZ/KNZ, 50 ARZ/AVZ/KNZ. Frankfurt/M

Verband Deutscher Rentenversicherungen (VDR) (Hrsg) (1983) Statistik Rehabilitation, Leistungen zur Rehabilitation und zusätzliche Leistungen der gesetzlichen Rentenversicherungen im Jahre 1982, Band 61. Darin Tabellen: 4 A, 9 A, 10 A, 24 B, 25 B. Frankfurt/M

Soziotherapie bei hirnorganisch Kranken

M. Rave-Schwank

Die Patienten mit schweren, chronischen hirnorganischen Psychosyndromen, CHOP, (insbesondere ICD-Nummer 294, 290.I, aber auch 310) standen bisher nicht im Mittelpunkt meiner Arbeit und Aufmerksamkeit im Langzeitbereich eines psychiatrischen Krankenhauses. Erst durch unerwartete Veränderungen und Verbesserungen von Zustandsbildern sind mir einige dieser Patienten besonders aufgefallen. Mit solchen unerwarteten Verbesserungen bei CHOP-Patienten teile ich Ihnen nichts Neues mit: Besonders Huber (1972, 1976, 1984) und Dörner u. Plog (1978) haben auf die Veränderungen zum guten bei hirnorganischen Zustandsbildern, auch bei Demenzen verwiesen und manche von Ihnen werden jetzt an eigene Patienten denken, deren hirnorganische Schädigung erkannt und nachgewiesen war und die sich auf ihrem Lebensweg doch unerwartet gut weiterbewegten. Ich gehe trotzdem davon aus, daß meine Fragestellung auch Sie wieder interessieren kann, nämlich: Was war therapeutisch wirksam bei dieser Veränderung und wie können wir über die kasuistischen Erfahrungen hinaus solche Veränderungen verstehen, Modellvorstellungen davon ableiten und sie weiter überprüfen. Ich habe also heute keineswegs den Anspruch, Ihnen Neues vorzutragen, sondern ich möchte nach dieser Einleitung Ihre Aufmerksamkeit auf drei hirnorganisch schwer kranke Patienten in unseren geschlossenen Langzeitstationen lenken und Ihnen dabei eine Patientin mit einer Chorea Huntington, einen Patienten mit einer progressiven Paralyse und einen Patienten mit einem postkontusionellen hirnorganischen Psychosyndrom mit Alkoholismus vorstellen samt der soziotherapeutischen Behandlung. Danach will ich in einem dritten Teil aus der Literatur hierzu vor allem wichtige psychiatrische Lehrbücher auf ihre Darstellung der Therapie hirnorganischer Krankheiten kurz referieren und schließlich im vierten Teil Wirkfaktoren benennen, auf die von den Mitarbeitern die Veränderungen dieser Patienten zurückgeführt wurden. Wie auch sonst nach dem Besuch in einer fremden Klinik könnte das Ergebnis dieses imaginierten Besuches sein, daß Sie für die Behandlung und Begleitung Ihrer eigenen hirnorganisch kranken Patienten einige neue Anregungen bekommen oder, daß sie erfreut feststellen, daß Vieles, was hier berichtet wird, bei Ihnen schon lange und vielleicht schon systematisch geschieht.

Fall 1

Frau F., jetzt 46jährig, lebt seit 1982 auf einer gemischtgeschlechtlichen, geschlossenen Langzeitstation mit 22 anderen Patienten und Patientinnen, vorwiegend mit schweren chronisch verlaufenden Schizophrenien. Sie kam zunächst als „Entlastungsverlegung" von einer Oligophreniestation, wo sie die Station mit Kleiderzerreißen und fast täglichen Schlägereien mit Patienten

Das Verhältnis der Psychiatrie
zu ihren Nachbardisziplinen
Herausgeber: H. Heimann, H. J. Gaertner

und Mitarbeitern an den Rand der Dekompensation gebracht hatte. Jetzt begrüßt sie uns mit einem schrägen, etwas grimassierenden Lächeln vom Rollstuhl aus.

Frau F., Jahrgang 1938, ist verheiratet, hat 2 Töchter. Sie ist gelernte Verkäuferin, hat später in der Verwaltung mit dem Holerit-Verfahren gearbeitet, seit 1977 ist sie berentet. Der Vater starb 1939, der Großvater väterlicherseits soll auch an Chorea Huntington erkrankt gewesen sein.

1976 begann nach Angaben des Ehemannes die Krankengeschichte mit ruckartigen Arm- und Mundbewegungen,

1977 war der erste stationäre Aufenthalt im Philippshospital unter der Einweisungsdiagnose einer agitierten Depression. Es bestand zwischendurch eine diffuse Wahnstimmung bei Affektlabilität, die rasch abklang und die Bewegungsstörungen deutlich werden ließ. Verlegung in die Neurologische Klinik, wo die Verdachtsdiagnose einer Chorea Huntington bestätigt wurde. Im Anschluß daran konnte die Patientin noch ein Jahr lang ihren Haushalt versorgen, kam

1979 zur zweiten stationären Aufnahme für ein Jahr; Aufnahmegrund waren Schwierigkeiten, mit dem Haushalt zurechtzukommen, Brandgefährdung, insbesondere bei der Patientin, die starke Raucherin war und die zunehmende Sprachstörung. Die Verlegung in ein Pflegeheim ging nicht lange gut wegen zunehmend aggressiver Verhaltensweisen gegen Mitpatienten.

1981 dritte stationäre Aufnahme hier, Rückverlegung ins Heim.

1981 vierte Aufnahme im psychiatrischen Krankenhaus Philippshospital, seither in stationärer Behandlung auf vormundschaftsgerichtlicher Grundlage, der Ehemann ist Pfleger mit dem Wirkungskreis für Aufenthaltsbestimmung und Vermögen.

Seit 1981 war die Patientin im Philippshospital auf drei verschiedenen Stationen.

Frau F. hatte auf allen Stationen extreme Schwierigkeiten. Ich lernte sie kennen als Patientin, die wir 1982 im Langzeitbereich übernahmen, zunächst für drei Monate, um die Station, wo die Patientin bisher behandelt wurde, zeitweise zu entlasten. Frau F. schlug fast täglich Mitarbeiter und Patienten, vor allen Dingen, wenn irgend ein Wunsch ihr nicht sofort erfüllt wurde, was bei ihr, als starke Raucherin, sehr häufig vorkam. Sie mußte häufig fixiert werden, insbesondere, weil sie auch schwächere Patienten schlug. Daneben standen Schwierigkeiten bei der Nahrungsaufnahme, beim Schlucken und beim Gehen im Vordergrund.

1983 mußte passierte Kost eingeführt werden, da sich die Patientin mehrfach verschluckte.

Das psychopathologisch-neurologische Bild war und ist geprägt von einer deutlichen Wechselhaftigkeit, die Orientierung ist verschieden schwer gestört, aber immer und in allen Qualitäten unscharf. Bei den mnestischen Funktionen ist auch das Altgedächtnis deutlich betroffen, die Geburtstage der Kinder, der Geburtstag der Mutter fehlen. Die eigenen Lebensdaten sind nur bruchstückhaft präsent. In der Stimmung wirkt die Patientin heiter-wurstig, bei den kleinsten Frustrationen (Warten) wird sie gereizt, raptusartig zerreißt sie dann Kleider, zerstört Mobiliar und schlägt Mitpatienten und Bewohner. Warten kann Frau F. nur bei fester Zeitangabe bis 10 min. Frau F. rechnet mühsam bis zur Zehnergrenze. Die Sprache ist skandierend mit langen Pausen, zeitweise fast nicht verständlich. Auch sonst Dysmetrien bei den Zeigeversuchen. Fingerverwechslungen und Rechts-Links-Verwechslungen. Zeitweise recht massives Zähneknirschen. Grobmotorisch ausfahrend-athetotische Bewegungsunruhe, distal betont mit Grimassieren. Hat gelernt, Rollstuhl zu fahren und sitzt ganztags im Sessel. Kann z.Z. wieder alleine zur Toilette gehen. – Hat Interesse am Fernsehprogramm, spielt gerne Mensch-ärgere-Dich-nicht und wird gerne im Rollstuhl ausgefahren, insbesondere zur Cafeteria; z.Z. feste Kost unter Aufsicht.

EEG 1977: Flaches Alpha-EEG mit generalisierten Gruppen von sharp-waves und Theta-Wellen, Spannungsmaximum über den hinteren Ableitungen.

EEG 1979: Sehr flaches EEG mit überwiegend Schlafstadium B. Verlangsamung zum EEG 1977.

EEG 1984: Grundaktivität wegen des hohen Thetagehaltes mäßig allgemeinverändert.

Ein *CT* liegt von 1978, 1981 und 1984 vor. Die frontoparietalen Substanzverluste sind am deutlichsten bei starken Bewegungsartefakten.

Jetzige Medikation: 350 mg Neurocil, 16 mg Decentan und 600 mg Tiaprid = 6 Tabl. Tiapridex täglich, Dihydergot bei hypotoner Blutdruckregulation. Ständige Blutbildveränderungen mit Leukozytenzahlen im unteren Normbereich und darunter.

Soziotherapeutische Maßnahmen:

1. Einzelzimmer. Insbesondere anfangs war es durch diese Maßnahme möglich, die Patientin kurzfristig von Patienten zu trennen und die Störung anderer Patienten sowie aggressives Verhalten einzuschränken. Außerdem war die Unruhe der Patientin zeitweise nachts dadurch erträglicher.
2. Zeitstrukturierung. Die Patientin bekam einen großen, 1 × 0,80 m großen Wochenstundenplan sowie eine Uhr in ihr Zimmer. Sie konnte daraus entnehmen, daß sie an bestimmten Tagen nachmittags in die Cafeteria gebracht wurde und sich schon morgens darauf freuen. Die Einteilung von Zigaretten konnte mit ihr nach dem Uhrzeiger abgesprochen werden.
3. Kohärentes Verhalten aller Mitarbeiter. Wegen der unerträglichen Aggressivität, die die Patientin auf der Station verbreitete, mußte über Monate ein Plan eingeführt werden, nachdem die Patientin kurzfristig (60 min) im Bett fixiert wurde, wenn sie andere Patienten oder Mitarbeiter schlug oder mutwillig Geschirr zerschlug. Z.Z. gilt der Vertrag, daß der nächste Kaffeebesuch ausfällt, wenn die Patientin mutwillig Geschirr zu Boden schlägt oder andere schlägt oder tritt.
4. Besuche und Angehörige. Während der *Ehemann* und die Kinder anfangs zweimal wöchentlich zu Besuch kamen, später fast ganz ausblieben, finden jetzt, d.h. seit 1982, Besuche des Ehemannes in 6 Wochen Abständen statt. Feste Termine mit dem Ehemann zu verabreden, ist extrem schwierig. Schwierigkeiten bestehen auch bei der Bezahlung von Taschengeld durch den Ehemann, die immer wieder besprochen werden müssen. Der Ehemann war und ist der Meinung, daß seine Frau keine Kleider und keine Kaffeeausfahrten mehr braucht, sie zerreiße doch nur alle Kleider. Es muß von daher immer wieder ihm dargestellt werden, wie wichtig diese Maßnahmen für seine Frau sind.
5. *Selbstwert.* Aufwertung der Patientin. Veränderung der Stimmungslage und der Auseinandersetzung mit der eigenen Hoffnungslosigkeit durch Pflege der äußeren Erscheinung, Friseurgänge, Nägellackieren und Spazierenfahren, dazu ist allerdings die Kooperation mit dem Ehemann und eine Zahlung von Taschengeld erforderlich (die Patientin wird noch als Familienangehörige über die zuständige Krankenkasse des Ehemannes geführt). Ebenso wichtig bei diesen Maßnahmen ist die Betreuung durch einen zusätzlich eingestellten Zivildienstleistenden.

Fall 2

Ich führe Sie jetzt zum zweiten Patienten, Herrn F., der auf einer geschlossenen, reinen Männerstation lebt.

Herr F. ist jetzt 63jährig, wirkt eher jünger und begrüßt uns freundlich mit militärischem Gruß und mit Händedruck.

Herr F., Jahrgang 1921, geboren in Königsberg, Schlosser, hat zuletzt 1955 bei Opel im Preßwerk gearbeitet. Seit 1957 auf Antrag der Ehefrau geschieden, keine Kinder; berentet. Unterbringung nach § 1 HFEG:

1954 wurde Herr F. erstmals auffällig mit einer schwer verständlichen Sprache, mit Schwierigkeiten beim Rechnen und Denken, mit Vergeßlichkeit. Herr F. habe nach dem Krieg auf einem Weingut gearbeitet und mehrere Liter Wein pro Tag getrunken. Sein Verhalten sei verändert gewesen, er sei auf der Autobahn Fahrrad gefahren und sei verschiedentlich in falsche Züge eingestiegen.

1955 erster, zweiter und dritter stationärer Aufenthalt in der Frankfurter Psychiatrie, die Diagnose einer progressiven Paralyse wird bei eindeutigen Liquorbefunden gestellt. 1955 30 Mill. Aquacillin. 11 Fieberanstiege nach Impfung mit Malariablut.

1956 Verlegung ins Philippshospital nach nochmaliger Penicillin-Pyriferkur; (damals „Ausweichstelle der Nervenklinik der Stadt und Universität Frankfurt am Main")

1956 erste stationäre Behandlung Philippshospital. Normalisierung des Liquorbefundes. Danach

1972 Behandlungen in Merxhausen wegen einer offenen Lungen-TBC.

1972 zweite stationäre Behandlung im Philippshospital. Danach

1973 Verlegung in das Heim Sonnenwende, Bad Dürkheim, danach nochmals Merxhausen wegen erneuter Exazerbation der TBC.

1977 dritter stationärer Aufenthalt im Philippshospital, der bis heute andauert.

Insgesamt war Herr F. also durchgehend von 1956 bis 1984 hosipitalisiert (28 Jahre).

Von Anfang an wurde bei Herrn F. ein euphorisch dementes Bild beschrieben, im Vordergrund stand eine schwere, dysarthrische Sprachstörung mit zunehmender Unverständlichkeit bei einem grammatikalisch verarmten Telegrammstil. Jetzt sind nur Einzelsilben seines Sprechens zu verstehen. Wegen dieser Sprachstörung wurde auch später in Frankfurt eine Lissauersche Herdparalyse angenommen. – Herr F. entwickelte einen zunehmenden Sammeltrieb, stopfte alle Taschen mit Kippen und Papierfetzen und Sonstigem aus den Mülltonnen in seine Taschen, 1960 – 1980 steht dieser Sammeltrieb mit Leibesvisitationen und Taschenausräumen im Vordergrund der Pflegeberichte.

1968 fand ein letzter Besuch der Eltern statt, die inzwischen beide gestorben sind; seither *keinerlei* Außenkontakte mehr.

Zur Arbeit: Herr F. arbeitete zunächst bei den Maurern gut, 1962 ging es dort nicht mehr, er kam in die Gartengruppe und ab 1963 in den Viehhof. Danach schippte er Kohlen. Nach der Rückkehr 1977 hinfällig, nach der Lungen-TBC keine Arbeitstherapie mehr. Kindskopfgroßer Dekubitus über dem Kreuzbein mußte langfristig behandelt werden.

1981 Wiederaufnahme der Arbeitstherapie. In den Pflegeberichten heißt es, „ganz großer Erfolg, er ist sehr stolz".

1982 eigener Rasierapparat, Schwerbehindertenausweis. „Eigene Kleidungsstücke machen ihn stolz".

1983 Nach mehrfachem, zum Teil gefährlichem Weglaufen von der offenen Arbeitstherapie mit Irrwegen kommt Herr F. in die geschlossene Arbeitstherapie und arbeitet dort regelmäßig und gern halbtags (AT Haus 12). Er muß geholt und gebracht werden, könnte sonst, wegen der gefährlichen Irrwege, nicht mehr arbeiten.

Das psychopathologische Bild war und ist geprägt von der schweren, dysarthrischen Sprachstörung, die aber eingebettet ist in eine breite Gesamtstörung der mnestischen Funktionen. Herr F. ist nur situativ orientiert, findet sich im kleinen Bereich der Station zurecht, sobald er außerhalb der Station ist, verliert er jedes Raumraster. Er ist ein freundlicher Patient, der die Hand zum Gruß ausstreckt, jetzt fast gepflegt aussieht und alle Menschen seiner Umgebung erkennt. Er zeigt mir seinen Daumen, sein Feuerzeug, kann aber nicht mit dem rechten Daumen ans rechte Ohr fahren. In der Arbeitstherapie macht er einfache Handgriffe regelmäßig und genau. Schreiben und Gestalterkennen gelingen nicht; Sprache dysarthrisch und agrammatisch gestört, fast unverständlich.

Neurologisch:
Die Pupillen beidseits reagieren auf Licht, sind jedoch nicht ganz isokor. Keine pathologischen Reflexe. Keine sicheren Seitendifferenzen. Berührungsreize werden nicht wahrgenommen, erst auf tiefere Schmerzreize reagiert der Patient mit Fluchtreaktionen. (Am li. Bein variköse Stauung mit praetibialen Ödemen). Gut ausgeheilte große Narbe nach Dekubitus über dem Os sacrum. Breitbeiniger, etwas steifer Gang.
CT vom 31.7.1984 (Weilmünster) stark bewegungsartefakt gestört, mäßige kortikale und subkortikale regressive Veränderungen.
Im EEG vom 24.9.1984: EEG eines schlecht entspannten Patienten. Grundaktivität ist flach, streckenweise normale Alphaaktivität. Kein Herdbefund, keine Anzeichen erhöhter Krampfbereitschaft.
Serologie vom Mai 1984: Die isolierte IgM-Fraktion ist negativ, die übrigen, weniger spezifischen Lues-Testreaktionen VDRL sowie TPHA und FTA sind sämtlich positiv.
Medikamente: Keine medikamentöse Behandlung außer Digitalisierung.

Soziotherapeutische Maßnahmen:
1. *Arbeitstherapie*; der Patient geht trotz seines schweren CHOP regelmäßig und gern halbtags in die Arbeitstherapie. Es konnte ihm nur dadurch weiter ermöglicht werden, daß er von einer offenen arbeitstherapeutischen Situation in eine geschlossene Arbeitstherapie versetzt wurde.
2. Kauft für 2,– – DM/Tag Stumpen selbst.
   Ausgabe zusätzlicher Stumpen. Rauchware ist an die Körperpflege gebunden. Er hat dadurch gelernt, sich regelmäßig täglich zu rasieren, sorgfältig anzuziehen und zu pflegen. Trotzdem braucht er noch diesen Ansporn der Rauchwaren, die er nach jedem Bad und nach sorgfältigem Anziehen erhält.

3. Vermehrung des *Selbstwertgefühls* und Verminderung der Devalorisierung und Hospitalisierung.
   Herr F. macht gerne Ausflüge mit und freut sich darauf, wenn etwas unternommen wird. Kochgruppe.
   Er ist ein beliebter Patient und geschätzter Mitarbeiter in der geschlossenen Arbeitstherapie; höflich zu Frauen. Er hat bei einer Ferienfreizeit teilgenommen und sich relativ gut eingelebt.

Fall 3

Herr R., 48jährig, lebt seit 1979 auf derselben geschlossenen Männerstation, allerdings ist er in der Zwischenzeit mehrfach entwichen und mit aufwendigen Polizeitransporten vorwiegend in betrunkenem Zustand aus der Wohnung der geschiedenen Ehefrau zurückgebracht worden. Der Ablauf dieser Entweichungen ist seit Jahren gleichbleibend: die geschiedene Ehefrau ruft die Polizei, weil sie sich nicht mehr anders zu helfen weiß. In den letzten zwei Jahren zunehmend Beurlaubungen, von denen der Patient rechtzeitig und nüchtern zurückkehrt. 1984 bisher nur eine Entweichung.

Herr R., Jahrgang 1936, stammt aus geordneten familiären Verhältnissen. Er hat die Schule mit Mühe absolviert und seine Metzgerlehre abgeschlossen. Der Vater, zu dem er eine enge Beziehung hatte, starb früh. Rentenansprüche hat er keine erarbeitet.

1960 24jährig erster Kontakt mit der Polizei, Schlägerei nach Alkohol, er arbeitete damals in einer Schlächterei, später als Schrotthändler.

1963 Eheschließung

1968 Scheidung auf Betreiben der Ehefrau wegen Bedrohung und Schlägereien. Seither zwiespältiges, aber enges Verhältnis zwischen der körperlich behinderten Ex-Ehefrau und unserem Patienten.

1970 erster Aufenthalt im Philippshospital, nach 10 vorausgegangenen Straftaten (Diebstahl, Schlägereien, Betrug, Nötigung, Fahren ohne Führerschein). Die Diagnose damals lautete: Alkoholismus bei Psychopathie, Depravation mit krimineller Vorgeschichte.

1973 nach einer Schlägerei eine motorische Halbseitenschwäche rechts, Entweichung aus der Neurologie. Eine Contusio cerebri wird angenommen, ein linksseitiger Herdbefund seither im EEG nachweisbar. Amaurose links sowie eine deutliche Sprachstörung mit „Stottern".

1974 zweite stationäre Aufnahme aus der U-Haft nach einem epileptischen Anfall. Dort war der Patient nach § 123, 303 StGB untergebracht. Diagnose damals hier: „Chronischer Alkoholismus mit deutlicher Alkoholdepravation. Zustand nach Contusio cerebri mit hirnorganischen Anfällen".

1976 dritte und vierte stationäre Aufnahme im Philippshospital mit Suizidabsichten.

1977 Selbstmordversuch mit Schnittverletzungen

1978 fünfte Aufnahme im Philippshospital

1979 sechste stationäre Aufnahme, die bis jetzt im Philippshospital andauert.

1980 bei einer Entweichung Fluchtversuch aus dem Fenster der Wohnung der Ex-Ehefrau vor der Polizei mit Lendenwirbelbruch; Rückführung mit der Polizei ins Philippshospital, wieder nach § 1 HFEG untergebracht.

1981 Arbeitstherapie im Philippshospital. Der Wochenendurlaub wird von der Arbeit abhängig gemacht. Zwischenzeitliche psychotische Erlebnisse, Kopfschmerzen werden als „eingeschaltet und ausgeschaltet" benannt.

1982 regelmäßig täglich eine Stunde Arbeit in der Arbeitstherapie. Intensive Gespräche mit der Ex-Ehefrau. Ausführliche und genaue Absprachen mit ihr über die Häufigkeit und Dauer der Beurlaubungen. Auf ihr Betreiben wird entgegen seiner dringenden Forderungen eine maximale Urlaubshäufigkeit auf einmal pro 3 Wochen festgelegt. Der Patient drängt weiterhin auf häufigeren Urlaub und Entlassung.

1983 Beginn der deutlichen Besserung, größere Frustrationstoleranz, die Klagen über Kopfschmerzen gehen zurück.

1984 Nur noch eine Entweichung, Patient hat regelmäßig 3wöchig Wochenendbeurlaubungen zur Ex-Ehefrau. Kommt zur Zeit nüchtern vom Wochenendurlaub zurück, geht aber gelegentlich anschließend „einen trinken". Muß bei der Rückkehr mit Alkoholfahne in die Tüte blasen, bei Alkohol fällt der Wochenendurlaub für 14 Tage weg. Zusätzlich 14 Tage Ausgangssperre, außerdem kann der Patient dann nur einmal in der Woche einkaufen gehen, sonst bekommt er 25,— — DM wöchentlich bar.

CT von 1978, 1981 und 1984 zeigen mäßige periphere und zentrale Atrophien.
EEG vom März 1983: links fronto-präzentro-temporal Thetaherd wie er sich bei Kontrollableitungen wiederholt und bereits 1974 als linkstemporaler Herdbefund beschrieben worden war.
Medikamente: 200 mg Melleril retard täglich, 2 × 1 Zentropil.

Psychopathologischer Befund:
Herr R. ist freundlich zugewandt, modisch gekleidet. Ist zeitlich unsicher orientiert, sonst weiß er über seine Lebensdaten und seine Vorgeschichte ausreichend Bescheid. Wie es zu der Erblindung des linken Auges kam, bei welcher der vielen Schlägereien, kann er nicht mehr genau datieren. Wenn er von seinen zahlreichen Straftaten und Entweichungen spricht, kommen ihm schnell die Tränen, die Sprache ist verlangsamt und dysarthrisch mit vereinzelten Wortfindungsschwierigkeiten. Deutliche Störungen der Merkfähigkeit. Neben der Affektinkontinenz und der gewissen Rührseligkeit ist der Patient jetzt voll guter Vorsätze, will hier helfen und keinen Alkohol mehr trinken.

Neurologisch:
Linkes Auge amaurotisch. Die Eigenreflexe sind links lebhafter als rechts, keine pathologischen Reflexe. Keine sicheren Störungen der Motorik, Sensibilität oder Koordination.

Soziotherapeutisch:
1. Der Patient geht jetzt 5 Tage lang halbtags regelmäßig zur *Arbeitstherapie*. Er ist stolz darauf und weiß, daß Bargeld, Wochenendurlaub und Ausgang davon abhängen.
2. Sein Interesse an der *körperlichen Erscheinung* wird genutzt: der Patient ist eitel, schläft mit Haarnetz, damit die Haare nicht falsch liegen und kämmt seine Haare nach vorn wegen der Geheimratsecken und verschiedener Narben. Pflegt sich jetzt selbständig und sieht „tip top" aus. Ißt mit Messer und Gabel und verhält sich zu den Schwestern als Kavalier, bezieht Betten für andere und wünscht den Schwestern im Spätdienst einen guten Nachhauseweg.
3. Sein *Selbstwertgefühl* wird durch Bargeld (25 DM pro Woche) und eigene gepflegte Kleider unterstützt. Er macht sich Sorgen um seine Ex-Ehefrau und nimmt teil am Leben der Schwestern und der Station.
4. *Die Kontakte mit der Ex-Ehefrau* sind für alle Mitarbeiter der Station Teil des Behandlungsplanes. Die Ex-Ehefrau, die selbst hier voller Klagen und Stöhnen ankommt und sich selbst beraten läßt, ehe sie ihren Ex-Ehemann besucht, ist recht anstrengend in ihrer völlig wechselnden Haltung von Überverwöhnung und kritischer Ablehnung. Die Regelungen müssen mit ihr einzeln und jeweils kurzfristig sehr genau abgesprochen werden.

Zur Literatur

Die geschilderten 3 Patienten, sämtlich mit erheblichen Ausfällen der affektiven und kognitiven Leistungsfähigkeit und einer erheblichen Veränderung ihrer Persönlichkeit, waren und sind durchweg „schwierige Patienten". Wichtige Hinweise für die Therapie fanden wir in der Literatur bei Bleuler (1972, S. 183): „Zu bekämpfen ist die Vorstellung, es gäbe Geisteskranke, die zu erregt oder zu dement für die Arbeit seien. Das Gegenteil ist richtig. Sowohl akut Erregte wie schwer Demente haben die Arbeitstherapie besonders notwendig". Huber (1972) weist auf die Veränderbarkeit sogenannter irreversibler Störungen hin: „Die gesamte Lebenssituation geht in das psychophysische Gesamtsyndrom mit ein; die Sichtbilder sind stets ein verwickeltes dynamisches Geschehen und nicht ausschließlich organisch determiniert. Die situative Wandelbarkeit komplexer Psychosyndrome, ihre Kompensation und Dekompensation in Abhängigkeit von Milieufaktoren, besagt jedoch nichts gegen ihren letztlich zerebralorganischen Ursprung". Er weist auch in anderem Zusammenhang besonders auf die bei progressiver Paralyse häufigen Remissionen hin. Wichtig erschien uns auch die Formulierung von Barolin (1984), die Erhaltung des Zustandes als therapeutisches Ziel zu setzen.

In den gängigen Lehrbüchern der Psychiatrie fand ich zur Therapie und insbesondere zur Soziotherapie hingegen wenig. Im Lehrbuch von Degkwitz et al. (1982) wird in therapeutischer Hinsicht auf die Auseinandersetzung des Kranken mit seiner Behinderung und seiner Hoffnungslosigkeit verwiesen. Auf einer ganz anderen Ebene, in der Literatur, wird diese Auseinandersetzung mit der Verschlechterung der Merkfähigkeit, übrigens eindrücklich von Max Frisch (1979) geschildert in seiner Erzählung: „Der Mensch erscheint im Holozän". Helmchen u. Hippius (1972) werden in der Soziotherapie konkreter und benennen als Ziel „Eine Besserung des Sozialverhaltens und der Self-care". Dörner u. Plog (1978, S. 252) beschreiben den Umgang folgendermaßen: „Jeder Austausch mit dem Patienten muß möglichst einfach sein: kurze Sätze, die Wörter des Patienten benutzen; gemeinsames Tun oder körperlicher Kontakt sind oft besser als Worte. An den einfachsten Bedürfnissen (Essen, Körperpflege, Kleidung) anknüpfen".

Neben diesen Aspekten zur Behandlung von Patienten mit einem chronischen hirnorganischen Psychosyndrom steht viel Hoffnungslosigkeit und therapeutischer Nihilismus angesichts der sehr begrenzten pharmakotherapeutischen Möglichkeiten, ohne eine Ursachenerklärung, zum Beispiel der präsenilen Demenzen, und mit einer schlechten Prognose. Der Assistenzarzt in Weiterbildung jedenfalls tut sich schwer, sein Interesse diesen Patienten zuzuwenden und weiß oft nicht, wie er seine alltägliche Therapie mit den erforderlichen Fragen, Kontrollen, Hilfen, mit Kritik und vor allem mit Lob handhaben soll, was er für die Arbeit mit CHOP-Patienten tun muß und tun soll, angesichts der genannten hoffnungslos uninteressanten Therapieaspekte. Insbesondere aber bleibt sein Handeln mit Pflegepersonen und Angehörigen weitgehend unbestimmt.

Ich habe deshalb versucht, das, was uns wirksam erschien, zusammenzustellen. Ich habe hierzu mit dem Pflegeteam und Stationsarzt für jeden der drei Patienten eine Fallbesprechung durchgeführt und habe jeweils gefragt: *Was meinen Sie, weshalb es besser geworden ist* bei Frau F., bei Herrn F. und Herrn R.? Dabei ergab sich, zusammengefaßt, ein deutliches Bündel von hauptsächlichen drei Wirkfaktoren, die ich im Folgenden verdeutlichen will.

Wirkfaktoren

Die Veränderungen bei den drei geschilderten Patienten lassen sich nicht isoliert verstehen, sondern sind eingebettet in einen Veränderungsprozeß der Stationen, sie betreffen also gleichermaßen Patienten, Mitarbeiter und Angehörige. Indem die pflegerische, ärztliche und psychologische Arbeit auf diesen Langzeitstationen mehr Bedeutung bekam und sich mehr Bedeutung gab, änderte sich die Selbstwahrnehmung der Mitarbeiter

1. Aus der ehemaligen dunklen „Strafstation" war eine *Station mit Zukunftsperspektiven* geworden. Über die Bedeutung der Zukunftsperspektiven, der Hoffnung und

Zuversicht für Behandlung, Entlassung und Rehabilitation haben Wing (1966) und Dauwalder et al. (1984) wichtige Mitteilungen gemacht. Was die Mitarbeiter von der Zukunft ihrer Patienten erwarten, habe dabei eine hohe Aussagekraft für die Rehabilitationschancen der Patienten selbst und zwar einer Gruppe von chronisch Schizophrenen. Es heißt, „daß zwischen den Erwartungen der Patienten, Angehörigen und Betreuer sehr enge Wechselwirkungen bestehen; letzteren scheint dabei eine zentrale Position zuzukommen. Insgesamt erscheinen diese Wechselwirkungen wichtiger, als die Einzelerwartungen." (Dauwalder et al. 1984) Trotz der bekannten Schwierigkeiten bei Einstellungsveränderungen (Dauwalder et al. 1984; Lewin 1948; Wing 1966) gibt es Zeichen dafür, daß bei unseren Stationen und Patienten solche Faktoren wirksam wurden. Das Bild der beiden Langzeitstationen hatte sich gleichzeitig mit der Veränderung der drei Patienten äußerlich und innerlich verändert. Dabei erscheint im Nachhinein der Einsatz von zwei Psychologen, mehreren, besonders qualifizierten Pflegepersonen und von zwei Ärzten im Laufe der vergangenen drei Jahre von besonderer Bedeutung. Nicht experimentell, sondern institutionell-organisatorisch haben sich in diesen drei Jahren stückweise Verhaltensweisen der Mitarbeiter geändert. Der Einsatz und die Tätigkeit von besonders kompetenten und beliebten Plfegern, Stationsärzten und Psychologen auf solchen Stationen ermöglichte die Übernahme neuer Wertvorstellungen durch die Zugehörigkeit zu dieser Gruppe von neuen und guten Mitarbeitern und durch die Entwicklung einer Gruppenzusammengehörigkeit i.S. Lewins (1948) verbunden mit entsprechender Information durch Fallbesprechungen. So konnte eine „intentionale Gerichtetheit" (Dauwalder et al. 1984) der Stationen beginnen. Die gleichlaufenden Veränderungsprozesse bei Patienten *und* bei Mitarbeitern von chronischen Stationen umfassen also zunächst die Erfahrung der Mitarbeiter: *Wir* können bei uns, für unsere Arbeitseinteilung, unsere Arbeitsüberlastung, unseren Personalmangel und unsere Isolation und Abgeschlossenheit etwas tun (dazu gehörte beispielsweise die oben beschriebene zusätzliche Ausstattung durch einen Zivildienstleistenden sowie die Verlagerung der Aufgabe des Kleidereinkaufs nach dem BSHG von der Berufsgruppe der Sozialarbeiter auf die Pflegepersonen als einer beliebten „Außenarbeit"). Die Verminderung der Entwertung, die Rückgabe von Würde an den einzelnen Patienten und seine Angehörigen ist nur möglich, wenn die Mitarbeiter selbst sich nicht ständig als „den letzten Dreck" erleben müssen. Im einzelnen sehe ich dabei folgende Haltungen für konvergierend verändert, aber noch nicht überprüft an:

– Unsere Patienten sind zwar sehr krank, aber es lohnt sich, etwas zu tun auf der Station.
– Kontakte zur Außenwelt, zu den Angehörigen, Ausflüge und Geburtstagsfeiern sind für die Patienten von Bedeutung.
– Es ist wichtig, daß der Patient sich pflegt und möglichst gut aussieht, soweit möglich, soll er selbst dafür sorgen, sonst aber sorgen wir für Friseur, gut passende und saubere Kleider, etc.
– Geld, Kaffee und Rauchwaren sollten kein Mittel zur weiteren Entmündigung sein, vielmehr müssen wir – trotz des damit verbundenen Ärgers – daran Selbständigkeit und Verantwortung üben lassen.
– Was wir hier auf Station machen, das wird auch von oben so anerkannt.
– Wenn wir den jetzigen Zustand erhalten, also auch, wenn wir den Patienten

nicht heilen können, haben wir eine wichtige Aufgabe und ein wichtiges Ziel erreicht (Barolin 1984).
(Zum Beispiel ist es ein anerkanntes Ziel, bei Frau F. zu verhindern, daß sie inkontinent wird, durch stündliches Führen zur Toilette, und damit die fatalen sozialen Konsequenzen zu verhindern, die eine Inkontinenz mit sich brächte.)

Die *Angehörigen* schließlich, sind für alle diese Maßnahmen zu gewinnen, und daran zu beteiligen: d.h. im Fall von Frau F.: Dem Ehemann deutlich machen, daß seine Frau Geld braucht und beiden Töchtern dabei helfen, langsam eine Beziehung zur erbkranken Mutter aufzubauen.

Bei Herrn F. heißt dies fehlende Angehörige durch Laienhelfer zu ersetzen, die ihn nach draußen mitnehmen.

Bei Herrn R. war die Angehörigenarbeit am aufwendigsten und die ständige Zusammenarbeit mit der selbst völlig überlasteten Ehefrau eigentlich als zusätzlicher Patient anzusehen. Erst nachdem die Klagen, das Stöhnen und Jammern der Ex-Ehefrau von allen pflegerischen Mitarbeitern als wichtige Aufgabe angehört wurde, konnte sie sich auf Regelungen der Wochenendurlaube einlassen und ist inzwischen aus dem Asozialen- und Schrotthändlermilieu ausgezogen in eine neue Wohnung, wo die Besuche sehr viel einfacher verlaufen.

Sogenannte Angehörigentage auf diesen Langzeitstationen sind außerdem eingeführt worden und dienen dazu, die Kontakte zu den Angehörigen zu verbessern, ihnen Informationen zu geben und sie am Leben der Station teilnehmen zu lassen. Sie werden nach der Angehörigentagung im Philippshospital 1984 an anderer Stelle ausführlich beschrieben (Köhler-Offierski u. Rave-Schwank, im Druck). Diese Kontakte der Mitarbeiter aller Berufsgruppen mit den Angehörigen unserer Patienten erscheinen wichtig, um die Valorisierung des Patienten durch die Mitarbeiter den Angehörigen zu zeigen und ihnen damit zu helfen, selbst dem eigenen Angehörigen wieder etwas zuzutrauen.

2. Als zweiten, damit verbundenen Wirkfaktor, sehen wir *Tätigkeit und Arbeit* an. Die Bedeutung einer regelmäßigen, bezahlten Tätigkeit, wie sie von Bleuler (1972) benannt wurde und wie sie jetzt die beiden männlichen Patienten ausführen, ist kaum zu überschätzen, und zwar sowohl nach der eigenen Wahrnehmung im Lichte der Pflegeberichte („Patient strahlt, als er sein erstes Geld bekommt, ist stolz auf seine Arbeit") als auch nach den Wahrnehmungen der Angehörigen und der Mitarbeiter in der Arbeitstherapie. Daß diese Tätigkeiten gestuft sein sollten hinsichtlich der Zeitdauer (von einer Stunde täglich bis zu maximal 6 Stunden bei Herrn F.), hinsichtlich der Sicherheit (geschlossene bzw. offene Arbeitstherapie) und der Arbeitsanforderung wurde an anderer Stelle verdeutlicht (Rave-Schwank 1972). Wichtig erscheint eine Rolle als Arbeiter, die dem Langzeitpatienten zeigt, daß er ein sinnvolles, gefragtes und bezahltes Produkt herstellen kann. Dabei ist die Einführung bzw. Wiedereinführung einer regelmäßigen Arbeit nur bei intensiver Unterstützung durch die Betreuer (s.o.) durchführbar.

3. Schließlich wurde *Orientierung und Sicherheit* als Wirkfaktor benannt.
Frau F. beispielsweise, die Patientin mit der Chorea Huntington, hat ihren großen Zeitplan und ihre Zimmerriesenuhr bei sich hängen, um die Ungeduld und Drängelei von außen her quasi prothetisch zu ersetzen, nachdem das Zeitgitter verloren gegangen war. So ist klar: erst um 14.00 Uhr, und zwar am Dienstag und

Freitag wird sie ins Café gefahren. Sowohl der jeweilige Wochentag als auch die Uhrzeit können visuell grob und deutlich überprüft werden. Die Orientierung bei der Zeit – Kalender, Uhr, Tagesplan, Wochenplan – läßt sich mit diesen „Informationsprothesen" aber nur erhalten, wenn die obengenannte konvergierende Aufmerksamkeit der Mitarbeiter hierauf gerichtet ist, da sonst Kalenderblätter veralten, Uhren stehenbleiben und Wochenpläne längst überholt sind und nur neue Mißerfolge signalisieren. Nur wenn das übergeordnete Konzept der gemeinsamen Arbeitsrichtung eingehalten wird, können diese äußeren Hilfsmittel Sicherheit und Orientierung schaffen. Namensschilder der Mitarbeiter, klare und große Kennzeichen für eigene Wäsche, für Hygieneartikel, für Schrank und Bett sind auch für CHOP-Patienten nötig, um die verlorengegangenen Hirnleistungen, die ja schließlich zum Orientierungsverlust und der damit verbundenen Angst und Unsicherheit führen, auszugleichen.

Zum Bereich Orientierung und Sicherheit zähle ich auch die Bedeutung des *Einzelzimmers* für Frau F.. Bei schwer orientierungsgestörten Patienten halten wir diese Lösung für außerordentlich hilfreich. Bei weiteren Planungen stationärer Behandlung sind aufgrund der schweren Orientierungsstörungen und Aggressionsneigung von chronisch hirnorganisch Kranken solche Einzelzimmer durchaus nach dem Vorbild von Dänemark zu planen; sie sind kein Luxus.

Huber (1972, 1976, 1984) hat auf die Relevanz der Milieufaktoren bei chronischem hirnorganischem Psychosyndrom hingewiesen und daraus Gemeinsamkeiten zur Schizophrenie diskutiert. Mir geht es um die Grundlagen, wie ein solches gesundmachendes Milieu geschaffen und erhalten werden kann. Das Konzept der Zukunftserwartung und der intentionalen Gerichtetheit scheint mir dabei (Dauwalder et al. 1984) zusammen mit den gruppendynamischen Erkenntnissen von Lewin (1948) wegweisend zu sein. Die Bedeutung der Zuversicht als einer Einstellung zur eigenen Arbeit bei den Betreuern und Angehörigen wurde insbesondere von Wing (Wing 1966; Wing u. Brown 1970) dargestellt, als eine Voraussetzung für den Aufbau solcher Haltungen beim Patienten selbst. Bei chronisch Schizophrenen (Dauwalder et al. 1984; Wing 1966; Wing u. Brown 1970; Rave-Schwank u. Hüneke 1979) wurde diese Einstellung zur Zukunft als bedeutsam für die Rehabilitation erwiesen. Ich nehme an, daß diese Zukunftserwartung an den chronisch hirnorganisch Kranken ebenfalls wirksam wird, ohne dies bisher systematisch darstellen zu können. Die soziotherapeutische Beeinflußbarkeit und die vielfältigen, sich gegenseitig beeinflussenden Wirkzusammenhänge sollten vielmehr an den drei Beispielen deutlich werden und auch bei hirnorganisch Kranken eine monokausale Therapieplanung und Prognostik verhindern helfen (Ciompi 1984). Bei schweren hirnorganischen Erkrankungen wurden mit soziotherapeutischen Maßnahmen, teilweise kombiniert, teilweise auch ohne pharmakologische Behandlung wesentliche Verbesserungen erreicht. Die 3 Wirkfaktoren, die hier benannt wurden und die in der Zukunft genau überprüft werden sollen, sind auch geeignet, die personellen Voraussetzungen für eine ganzheitliche Behandlung und Pflege von Patienten mit schwerem chronischem hirnorganischem Psychosyndrom zu verbessern.

Zusammenfassung

Anhand von drei Falldarstellungen mit schwerem chronischem hirnorganischem Psychosyndrom bei Chorea Huntington, bei progressiver Paralyse und einem postkontusionell und alkoholgeschädigten Patienten werden nach langjähriger Hospitalisierung wesentliche Verhaltensbesserungen festgestellt. Die gängigen Lehrbücher werden zur nichtpharmakologischen Therapie des chronischen hirnorganischen Psychosyndroms referiert. Als wichtigster Wirkfaktor der Soziotherapie wird eine gemeinsame Orientierung von Betreuern, Patienten und Angehörigen auf ein konkretes Zukunftsziel und auf eine lohnende Begleitung, Behandlung und Pflege gesehen. Arbeit und Tätigkeit sowie Sicherheit und Orientierung werden in ihrer Bedeutung und in ihren konkreten alltäglichen Auswirkungen dargestellt. Dabei wird deutlich, daß die gegenwärtigen personellen Bedingungen eine solche Soziotherapie schwerer hirnorganischer Psychosyndrome erschweren. Besondere Anstrengungen sind erforderlich, um deutlich zu machen, daß die erheblichen Verbesserungsmöglichkeiten des psychopathologischen Befundes sowie die Verminderung von Gewalt zwischen Patienten sowie zwischen Patienten und Mitarbeitern durchaus möglich ist, allerdings eine erhebliche Verbesserung der personellen Ausstattung gegenüber der derzeitigen Situation erfordert.

Literatur

Barolin GS (1984) Zerebrale Abbauprozesse im Rahmen eines ganzheitlichen Rehabilitationskonzepts. In: Lechner H (Hrsg) Klinik, Diagnostik und Therapie zerebraler Abbauprozesse. Perimed, Erlangen

Bente D, Coper H, Kanowski S (1982) Hirnorganische Psychosyndrome im Alter. Springer, Berlin Heidelberg

Bleuler E (1972) Lehrbuch der Psychiatrie, 12. Aufl. Springer, Berlin

Ciompi L (1984) Modellvorstellungen im Zusammenwirken biologischer und psychosozialer Faktoren in der Schizophrenie. Fortschr Neurol Psychiat 52

Cramon D v, Bente D, Coper H, Kanowski S (1982) Störung der Orientierung beim hirnorganischen Psychosyndrom. In: Bente et al. (Hrsg) Hirnorg. Psychosyndrome im Alter. Springer, Berlin

Dauwalder HP, Ciompi L, Aebi E, Hubschmid T (1984) Ein Forschungsprogramm zur Rehabilitation psychisch Kranker. IV, Nervenarzt 55: 257–264

Degkwitz R, Hoffmann SO, Kindt H (1982) Psychisch krank. Urban und Schwarzenberg, München

Dörner K, Plog U (1978) Irren ist menschlich. Psychiatrie-Verlag, Rehburg

Frisch M (1979) Der Mensch erscheint im Holozän. Suhrkamp, Frankfurt

Helmchen H, Hippius H (1972) Therapie der organischen Psychosen (inkl. Neurolues). In: Kisker KP, Meyer J-E, Müller M, Strömgren E (Hrsg) Psychiatrie der Gegenwart, II/2, 2. Aufl. Springer, Berlin

Huber G (1972) Klinik und Psychopathologie der organischen Psychosen. In: Kisker KP, Meyer JE, Müller M, Strömgren E (Hrsg) Psychiatrie der Gegenwart II/2. Springer, Berlin

Huber G (1976) Psychiatrie, 2. Aufl. Schattauer, Stuttgart New York

Huber G (1984) Therapie zerebraler Abbauprozesse, psychopharmakologische Möglichkeiten In: Lechner H (Hrsg) Klinik Diagnostik und Therapie zerebraler Abbauprozesse. Perimed, Erlangen

Kanowski S, Coper H (1982) Das hirnorganische Psychosyndrom als Ziel pharmakologischer Beeinflussung. In: Bente D, Coper H, Kanowski S (Hrsg) Hirnorganische Psychosyndrome im Alter. Springer, Berlin

Köhler-Offierski A, Rave-Schwank M (im Druck) Angehörigenarbeit in einem psychiatrischen Krankenhaus
Lewin K (1948) Conduct, Knowledge and Acceptance of New Values (1945). In: Resolving Social Conflicts. Harper and Raw, London
Rave-Schwank M, Hüneke H (1979) Zur Rehabilitation chronisch Kranker. Nervenarzt 50: 800–805
Rave-Schwank M (1972) Probleme der Arbeitstherapie in der Psychiatrie. Nervenarzt 43: 565–570
Schulte W, Tölle R (1977) Psychiatrie, 4. Aufl. Springer, Berlin
Wing JK (1966) Social and Psychological Changes in a Rehabilitation Unit. Soz-Psychiatry, pp 21–28
Wing JK, Brown GW (1970) Institutionalism and schizophrenia. Cambridge University Press, London

Pädagogische Hilfen bei der Behandlung chronisch psychischer Kranker[1]

M. Pawils

Pädagogik und Psychiatrie – keine außergewöhnliche oder befremdliche, schon gar keine neue Kombination. Es lassen sich mühelos viele Berührungs- und Ansatzpunkte dieser beiden Fächer und ihrer Disziplinen beschreiben. So sind in der Kinder- und Jugendpsychiatrie pädagogische Inhalte nicht wegzudenken. Auch in der Betreuung der Oligophrenen hat pädagogisches Tun seinen gehörigen Platz. In längst arrivierten und eindeutig zum medizinisch-psychiatrischen Repertoire gehörenden Methoden aus der Verhaltens- oder auch Arbeitstherapie sind pädagogische Komponenten eingebunden. Immer wieder wird z.B. auch über eine sog.„Krankenhausschule" berichtet. Verstanden wird darunter eine Möglichkeit zur Vermittlung und Anreicherung von Bildungsinhalten bei solchen Betroffenen, bei denen dies durch die schicksalsbestimmende Zäsur schwerer psychischer Erkrankungen im jüngeren Lebensalter auf üblichem schulischen Wege nicht möglich war. Die doch genügend bekannte, manchmal schon wieder etwas vergessene Psychiatrie-Enquête hat ein eigenes seitenlanges Kapitel, überschrieben „pädagogischer Bereich". Schließlich: In einem erst in diesem Jahr erschienenen Übersichtsaufsatz zur Therapie der Schizophrenie (Meyer 1984) heißt es beispielsweise, daß zum Zeitpunkt der Entlassung aus stationärer Behandlung der Einsatz des Sozialarbeiters bzw. Sozialpädagogen „oft wichtiger, als der des Arztes" wird.

Dieser Komparativ „wichtiger" beinhaltet schon den Unterschied. Wenn ein solcher Einsatz wichtiger werden kann, muß er sich auch zwangsläufig unterscheiden, muß er anders sein. Was aber macht diesen Unterschied aus?

Auch wenn es abweisend und spröde, vielleicht sogar brutal klingt; auch wenn man es umschreibt oder anders benennt: Die Leitschiene, die Arzt und Patient letztlich zueinander führt, das, was die charakteristische Art ihrer Begegnung ausmacht, sind die Defizite und Mängel des Patienten. Seine Defizite an Gesundheit, sein Mangel an Wohlbefinden, ist das, was dem Patienten eben „fehlt", was der Arzt wiedergeben soll: Schmerzfreiheit, Wohlbefinden – Gesundheit. Sind die Mängel behoben und die Defizite ausgeglichen, endet auch die charakteristische Arzt-Patienten-Beziehung. Im Arabischen soll es ein Sprichwort geben: „Der Kranke erkennt den Arzt am Schritt, der Gesunde nicht einmal am Gesicht." Sprichwörtlich und treffend wird hier die Änderung der Arzt-Patienten-Beziehung nach Bewältigung der Krankheitssymptome beschrieben. Hilfsbedürftigkeit des Patienten und Hilfsverpflichtung des Arztes zielen gemeinsam auf Besserung. Sind aber Krankheitsstrukturen nicht im Sinne einer

1 In Dankbarkeit meinem Lehrer, Herrn Dr. Peter Kitzig, zum 60. Geburtstag

Das Verhältnis der Psychiatrie
zu ihren Nachbardisziplinen
Herausgeber: H. Heimann, H. J. Gaertner

Heilung oder mindestens einer deutlichen Linderung zu beheben, wird es für alle Beteiligten mühsam und oft schwierig. Zwar beschreiben wir ohne Mühe den sehr guten Erfolg einer Behandlung, weisen auf die allenthalben gewünschte und dann auch erreichte gute Besserung hin, auch einen befriedigenden Verlauf oder noch eine ausreichende Kompensation können wir beschreiben; für diejenigen, bei denen aber nur Mangelhaftes oder Ungenügendes erreicht wurde, fehlt uns oft nicht nur das Wort, sondern auch die Einstellung. Wie bestehen wir die Herausforderung, wenn Krankheitsstrukturen, Mängel, Defizite nicht in angemessener Zeit zu behandeln, zu beheben und damit letztlich auch abzuhandeln sind?

Hier sind wir bei den Chronischen, auch bei den chronisch psychisch Kranken. Letztlich bedeutet dies doch nichts anderes, als daß wir uns einrichten müssen mit der Erkenntnis, daß Persönlichkeit auch „definitiv verändert und zerstört" (Lempp 1980) werden kann, sich also der Behandelbarkeit in bestimmter Zeit entzieht, nicht länger nur episodäre Krankheit ist, sondern dauernde Behinderung. Gerade hier tun wir uns schwer: Nirgendwo kann man schneller und leichter zwischen die Fronten der widerstreitenden Meinungen, Überzeugungen, aber auch der nur mehr oder minder belegten Glaubenslehren kommen, als in der Diskussion über die chronisch psychisch Kranken, die „Unheilbaren", wie es modisch-provokativ jüngst als Leitthema einer Fortbildungswoche hieß. Heißen Herzens und schneller Zunge wird über die Unvermeidlichkeit oder eben doch Vermeidbarkeit solchen Schicksals gesprochen und auch gleich widersprochen. Es fehlt auch nicht an Selbstkritik: Psychische Behinderung als Artefakt oder als Kunstfehler, das ist oft die Frage, manchmal auch schon die Antwort. Haben wir hier zu wenig oder falsch behandelt? Also mehr und richtig behandeln, hieße es dann doch wohl; was aber, wenn sich auch so trotz vermehrter und richtiger Behandlung Behinderungen ergeben: Die „new chronics" sind ja schon benannt.

In psychischer Behinderung, begleitet von anhaltendem Leiden, vielen letztlich vergeblichen Heilungsbemühungen und enttäuschende Versagungen auf beiden Seiten, kann die als therapeutisch begonnene Begegnung von Arzt und Patient – man kann dies überhaupt auf die medizinischen Betreuer erweitern – zu einer Zwangsgemeinschaft werden, in der jeder gehörig schicksalsverdrossen ist. Es gilt, sich hier davor zu hüten, daß die „Unheilbaren" auch zu den „Unberührbaren" werden, bei denen eben nichts mehr geht oder noch zu erreichen ist. Bei vermeintlicher Erfolgslosigkeit und Auswegslosigkeit drohen dann diese Patienten aus der beschriebenen Zwangsgemeinschaft entlassen zu werden. Entlassen z.B. in den „Pflegefall", aber auch in die sog. „Selbsthilfe". Wenn schon wieder sog. „Heimbereiche" mit „Pflegefällen" innerhalb des einen oder anderen psychiatrischen Großkrankenhauses beschrieben werden, so erinnert dies doch an das, was im 18. und 19. Jahrhundert schon einmal geschah, was Jetter (1981) einen zweiten Aussperrungsvorgang nennt. Das nämlich, nachdem der Narr aus der Gemeinschaft der Normalen verschwand, auch der chronisch Kranke aus dem Kreis der möglicherweise Heilbaren verjagt wurde, indem die Heil- von der Pflegeanstalt unterschieden, ja geschieden und schließlich nicht nur räumlich, sondern auch in Sinn und Verständnis getrennt wurde. Hier in diesen, unserer Überzeugung nach nur vermeintlich aussichtslosen Verhältnissen, in denen das hergebrachte, eigentliche medizinische Repertoire erschöpft ist und dies in Wiederholung, kann Pädagogik, wie wir sie verstehen, zur Hilfe für den Kranken, aber auch den Betreuer werden.

Nach einer Definition von Delay u. Pichot (1971) kann man als Pädagogik die Gesamtheit der aktiven Maßnahmen bezeichnen, die von einer sozialen Gruppe ergriffen werden, damit ein Kind bestimmten Situationen begegnen kann, die aufgrund von Lernprozessen Persönlichkeitsbildung ermöglicht. Es macht keine Mühe, diese Definition in geringer Abwandlung auch für den psychisch Behinderten anzuwenden. Pädagogik wäre dann also die Gesamtheit der von den Betreuenden ergriffenen aktiven Maßnahmen, die es einem psychisch Behinderten ermöglicht, bestimmten Situationen zu begegnen und dadurch eine Persönlichkeitsausbildung zu erfahren. Aktive Maßnahmen – Situationsbewältigung – Persönlichkeitsbildung durch Lernen. Schon an diesen Stichworten lassen sich die entscheidenden und bedeutsamen Unterschiede zwischen medizinischem und pädagogischem Ansatz erkennen. Das Ziel ist nicht länger Heilung, sondern Bewältigung der Situation; denn sicher ist: Nicht jeder kann geheilt werden, und dies beruht eben nicht allein auf peristatisch bedingten und damit veränderbaren und vermeidbaren Faktoren. Sicher kann auch nicht jeder alles lernen. Aber eben so sicher ist: Alle können etwas lernen. Voraussetzung ist allerdings, daß man dem Einzelnen angemessene, das rechte Maß treffende Wege und Ziele des Lernens wählt, daß man sich löst von solchen Emanzipationsbegehren, die den Behinderten, auch und gerade den psychisch Behinderten, dem Nichtbehinderten gleichschalten will. So wie der Rollstuhlfahrer dem Gehenden letztlich nicht gleicht und nie gleichen kann und wird, so kann und wird auch der chronisch psychisch Kranke dem Nichtkranken letztlich nicht gleichen. Jeder, der das anzweifelt, der emanzipatorisch dem psychisch Behinderten einen Platz des Nichtbehinderten einklagt, unterliegt einem „Kaschierungs- und Tabuisierungsprozeß“ (Schüttler et al. 1977), der dem Betroffenen am wenigsten nützt. Angemessener ist in diesem Verhältnis wohl der pädagogische, d.h. hier natürlich der sonderpädagogische Einsatz. Nicht Gleichschaltung des Behinderten mit dem Nichtbehinderten ist Basis und Ziel dieses pädagogischen Tuns, sondern die Vermittlung und Ausbildung von Fähigkeiten, die trotz aller jeweils akzeptierter Behinderung die Lebensbewältigung als Behinderter in einer Gesellschaft der Nichtbehinderten erlaubt. Pädagogische Zuwendung in diesem Sinne bedeutet zunächst einmal Annahme der Leistungseinschränkungen, Akzeptieren vorhandener Defizite und nicht länger, wie in der Medizin, Bekämpfung mit dem Ziel der Heilung. Situationsbewältigung in Behinderung als Ziel bedeutet Verzicht auf Vollendung der Persönlichkeit, was hier ja nur Utopie bleiben kann. Das Bestehen oder Wiederauftauchen von Leistungsbeschränkungen wird von vorneherein akzeptiert, ja erwartet. Damit ist auch die zeitliche Begrenztheit mancher möglicher Situationsbewältigung hingenommen. Eine zeitliche Begrenzung, also das Vergängliche solcher erreichter Bewältigung, ist damit in pädagogischer Sicht nicht Anlaß zu Verdruß und Resignation, wie es vergleichbar innerhalb medizinischer Belange bei Rückfall und Rezidiv durchaus so ist. Die Sichtweise ist nicht länger getrübt und eingefärbt durch die „Niederlage“ einer nicht erreichten Heilung, sondern vielmehr bestimmt durch die Möglichkeiten, wenn auch zeitlich oder gar auch in ihrer Wiederholbarkeit begrenzt, Behinderung zu überwinden. So ist auch dann das pädagogische Ziel nicht die immerwährende, gesundmachende Heilung, sondern das Streben, möglichst viele Situationen trotz Behinderung zu bestehen. Darüber hinaus: Situationen zu erkennen, in denen Behinderung vergessen und aufgehoben werden kann, was natürlich nur zeitlich begrenzt möglich ist. Solche Möglichkeiten der Situationsbewältigung und solche Situationen, in denen die Behinderung zeitweise aufgehoben ist, gilt es für den einzelnen jeweils aufzuspüren, die Möglichkeiten zu üben und die Situationen möglichst häufig aneinanderzureihen. Ein solches pädagogisches Verständnis bedeutet eine Möglichkeit zum Entkommen aus der angesprochenen, resignativ-schicksalsverdrossenen Zwangsgemeinschaft der „Unheilbaren" und ihrer Betreuer.

Dem Vorwurf, daß dies alles philosophisch, theoretisch oder gar versponnen sei, aber nicht realitätsgerecht und damit nicht hilfreich, kann man leicht begegnen. Dauwalder et al. (1984) haben gerade erst wieder eine Arbeit zur Rehabilitation psychisch Kranker veröffentlicht, in der sich in differenzierter Untersuchung letztlich darstellen ließ, daß die zuverlässigsten Prädiktoren für ein Rehabilitationsgeschehen, in diesem Fall bei chronisch Schizophrenen, die Zukunftserwartungen der Patienten sind, wichtiger und zuverlässiger für die Beurteilung der Entwicklung als alle anderen lebensgeschichtlichen, situativen oder auch psychopathologischen Merkmale. Die Zukunftserwartungen der Patienten selbst sind in hohem Maß verflochten mit den Zukunftserwartungen der Betreuenden. Daraus schließen die genannten Autoren, daß „gerade bei langjährigen Klinikinsassen der wirksamste Hebel zur Beeinflussung von Zukunftserwartungen weniger bei den Patienten selber, als bei ihren wichtigsten Bezugspersonen liegen dürfte".

Schon einige Jahre vorher führten Cumming u. Cumming (1977) in Überlegungen zur Rehabilitation chronisch psychisch Kranker aus, daß wir fast zwei Jahrzehnte lang unsere Aufmerksamkeit nahezu ausschließlich den Umwelteinflüssen im Prozeß der Chronifizierung zugewandt hätten. Sie nennen dies einen Konzeptfehler von gleichem Ausmaß wie der, an dessen Stelle er getreten ist, nämlich der Überzeugung von Endogenität im Sinne der Unbeeinflußbarkeit solcher chronischer Verläufe. Dabei sei ja längst bekannt gewesen, was für den Patienten tatsächlich hilfreich sei, nämlich: „Bessere Umgebung, veränderte Einstellung des Personals und konstruktive Aktivität" (Cumming u. Cumming 1977).

Um mit dem Letzten zu beginnen: Konstruktive Aktivität und pädagogische Hilfen, die Sinnfälligkeit einer solchen Kombination und die Nähe der mit diesen Begriffen umschriebenen Inhalte ist wohl begreifbar.

Bessere Umgebung – Gottlob ist in den letzten Jahren begonnen worden, manche sind sicher über den Beginn auch schon hinaus, die Umgebung der chronisch Kranken zu verbessern. Aber der Kranke muß auch erst wieder üben und lernen, in besserer Umgebung zurechtzukommen, wenn er jahrzehntelang im Hinblick auf „Umgebung" nur unter Grundumsatzbedingungen existiert hat und die notwendigen Fähigkeiten und Fertigkeiten entsprechend matt, ausgezehrt und verkümmert sind. „Ein Bett ist keine Wohnung" heißt es treffend im Titel einer Studie über die Bedürfnisse von Langzeitpatienten. Aber die, die immer nur ein Bett hatten, werden ohne Übung Mühe haben, zu wohnen, selbst wenn man ihnen Räume dazu verschafft.

Veränderte Einstellung des Personals: Die aus der Pädagogik herrührenden Möglichkeiten zur Einstellungsveränderung der Mitarbeiter sind versucht worden darzustellen. Im Verzicht auf die Erlangung endgültiger Heilung, was bei den hier gemeinten chronisch psychisch Kranken ja nur utopisch und nicht erfüllbar und damit Anlaß zu vielfältiger Resignation und Verdruß auf beiden Seiten ist, in der Zuwendung auf die persönlichkeitsbezogene Bewältigung der Behinderung als pädagogische Absicht liegt eine solche Möglichkeit zur Einstellungsveränderung der Mitarbeiter.

Literatur

Alanen YO, Räkkölainen V, Laakso J (1982) Krankheitsmodelle bei der Schizophrenie und die Bedürfnisangemessenheit der Behandlung. Nervenarzt 53: 150–153

Bleidick U (1978) Pädagogik der Behinderten, 3. Aufl. Marhold, Berlin

Böker W, Brenner HD (1983) Selbstheilungsversuche Schizophrener. Nervenarzt 54: 578–589

Bundesminister für Jugend, Familie und Gesundheit (1975) Bericht über die Lage der Psychiatrie in der Bundesrepublik Deutschland – Zur psychiatrischen und psychotherapeutisch/psychosomatischen Versorgung der Bevölkerung. Bonn

Ciompi L (1980) Ist die chronische Schizophrenie ein Artefakt? – Argumente und Gegenargumente. Fortschr Neurol Psychiat 48: 237–248

Cumming J, Cumming E (1977) Die chronische Erkrankung als Interaktionsprozeß. In: Reimer F (Hrsg) Chronisch psychisch krank – Artefakt oder Krankheit Thieme, Stuttgart

Dauwalder HP, Ciompi L, Aebi E, Hubschmid T (1984) Ein Forschungsprogramm zur Rehabilitation psychisch Kranker. Nervenarzt 55: 257–264

Delay J, Pichot P (1971) Medizinische Psychologie, 3. Aufl. Thieme (dtv), Stuttgart

Dörner K, Plog U (1982) Irren ist menschlich oder Lehrbuch der Psychiatrie/Psychotherapie, 6. Aufl. Psychiatrie-Verlag, Rehburg Loccum

Hartwich P (1983) Kognitive Störungen bei Schizophrenen. Nervenarzt 54: 455–466

Jetter D (1981) Grundzüge der Geschichte des Irrenhauses. Wissenschaftliche Buchgesellschaft, Darmstadt

Kitzig P (1984) Krankheit behandeln, Gesundheit erlernen – Pädagogische Aufgaben in der Psychiatrie. In: Reimer F (Hrsg) Pädagogische Interventionen im psychiatrischen Krankenhaus. Weissenhof-Verlag Dr. Jens Kunow, Weinsberg

Knorr JW, Kisker KP (1976) Pädagogischer Dienst in der Psychiatrie – „Sonder"-Schule für Erwachsene. Nervenarzt 47: 737–738

Lange HU (1981) Anpassungsstrategien, Bewältigungsreaktionen und Selbstheilungsversuche bei Schizophrenen. Fortschr Neurol Psychiat 49: 275–285

Lempp R (1980) Sonderpädagogik und Psychiatrie. Z Heilpädagogik 33. Jg, Heft 11: 773–780

Meyer JE (1984) Die Therapie der Schizophrenie in Klinik und Praxis. Nervenarzt 55: 221–229

Mundt Ch (1983) Das residuale Apathiesyndrom der Schizophrenen. Nervenarzt 54: 131–138

Mühlich-von Staden C, Wolff E, Mühlich W (1982) Ein Bett ist keine Wohnung – Bedürfnisse und Wünsche psychiatrischer Langzeitpatienten. Psychiatrie-Verlag, Rehburg Loccum

Reinhold E (1981) Schule im Krankenhaus. Marhold, Berlin

Schüttler R, Huber G, Gross G (1977) Der Einfluß einiger sozialer Faktoren auf Erkrankungsrisiko und Langzeitentwicklung der Schizophrenen. In: Reimer T (Hrsg) Chronisch psychisch krank – Artefakt oder Krankheit. Thieme, Stuttgart

Schwarz R, Michael J (1977) Zum Konzept von (psychischer) Behinderung. Nervenarzt 48: 656–662

Tölle R (1976) Sekundarstufe II in der Psychiatrischen Klinik. Nervenarzt 47: 133

Ärztliche Aspekte zur neueren Rechtssprechung bei der Abgrenzung von Behandlungs- und Pflegefällen

K. Böhme

Sobald die Rechtssprechung als Sollenswissenschaft in den seins- und erfahrungswissenschaftlichen Bereichen ärztlichen Handelns und ärztlicher Entscheidungsbildung hineinwirkt, bedient sie sich häufig der medizinischen Begrifflichkeit. Sie tut dies in der wohlmeinenden Absicht, damit zur Ordnung des Natürlichen beizutragen.

Sprache und Kategorien des Arztes erfahren indes durch die Transposition auf die Ebene von Gesetzestexten und Verordnungen einen fundamentalen Wandel vom induktiven (idiographischen) zum deduktiven (nomothetischen) Denken. Ein allen forensischen Psychiatern bekanntes Beispiel ist der unterschiedliche Gebrauch der Begriffe Geisteskrankheit und Geistesschwäche durch Juristen und Ärzte.

Diese Unterschiedlichkeit der kategorialen Ebenen gewinnt für die praktische Krankenversorgung, die u.a. ja auch an den Aufwand finanzieller Leistungen gebunden und davon abhängig ist, die Qualität eines wissenschaftstheoretischen Dilemmas:

- Ärzte wollen und sollen behandeln
- Ärzte können und dürfen – auf die Mehrzahl aller Patienten bezogen – aber nur die behandeln, die Kranke i.S. kostenregelnder gesetzlicher Vorgaben sind,
- kostenregelende gesetzliche Vorgaben richten sich in Inhalt und Selbstverständnis nach dem Stand der medizinischen Forschung.

Also wäre alles in bester Ordnung. Wo steckt das Dilemma?

Gerade die Psychiater wissen aber nun, daß die eben aufgestellte Kette so nicht stimmt, weil es bisher in der Übertragung psychiatrischer Begriffe in den Kodex der (juristischen) Regelungen durchgängig zu jenem kategorialen Umwertungsprozeß kommen mußte, der Fronten entstehen läßt. Auf der einen Seite der Front beklagen dann die Psychiater, daß man sie besonders bei chronisch psychisch Kranken in ihrer Therapiefreiheit beschneide, auf der anderen Seite der Front monieren die Kostenträger, daß die Psychiater unbillige Forderungen stellten und dabei nicht einmal in der Lage seien, zu definieren, was denn unter dem Begriff des „chronisch psychisch Kranken" verbindlich zu verstehen sei.

Der verdutzte Bürger schlägt sich auf die eine oder auf die andere Seite, je nachdem, ob er sich als Kranker oder als Beitrags- und Steuerzahler sieht.

Was ist zu tun?

Harmonisierungswünsche wie der, man müsse die Gesetze nur „humaner" gestalten, verschleiern das Problem, lösen es aber nicht. Spätestens bei Etatberatungen der Ministerien oder bei den Pflegesatzverhandlungen zeigt sich dann, wie weit diese

Das Verhältnis der Psychiatrie
zu ihren Nachbardisziplinen
Herausgeber: H. Heimann, H. J. Gaertner

„Humanität" reicht. Der Psychiater sieht sich immer wieder mit dem nicht auszuräumenden Verdacht konfrontiert, potentielle Kostenträger versuchten gerade wenn es um die chronisch psychischen Kranken geht, Kosten aus dem eigenen Verantwortungsbereich herauszuverlagern oder zu minimieren. Begriffe wie „Kostentransparenz" erwecken dabei den Eindruck der Wertneutralität.

Eine Voraussetzung für die Verbesserung der gegenwärtigen Situation dürfte darin liegen, daß die Psychiater ihre eigenen Theorien und Handlungsentwürfe kritischer als dies in einem so ideologieanfälligen Fach wie der Psychiatrie bisher geschehen ist, auf ihre Stichhaltigkeit und ihre Realitätsnähe hin überprüfen, damit nicht eine doppelte Fehlerquelle entstehe, nämlich die der Übersetzung einer nicht abgesicherten Hypothese in eine mißverständliche gesetzliche Regelung.

Das heißt konkret, auch Abschied zu nehmen von vertrauten Sichtweisen und Denkfiguren, wenn sich herausstellt, daß sich ihre mangelnde Praktikabilität unter Umständen erst in ihrer Umsetzung in gesetzliche Vorschriften erweist.

Drei – willkürlich gewählte – Beispiele sollen zeigen, wie herrschende psychiatrische Meinungen gerade durch jene Anteile, die man als „mythologieverdächtig" bezeichnen sollte, in ihrer sozialrechtlichen Umsetzung schädliche Folgen zeitigen können.

Es sind dies:

1. Der Mythos von der gemeinsamen Endstrecke psychischer Erkrankungen.
2. Der Mythos von der Allheilkraft der Gemeindenähe.
3. Der Mythos von der semantischen Lösbarkeit versicherungsrechtlicher Probleme bei der Behandlung chronisch psychisch Kranker.

Zunächst zum Mythos von der gemeinsamen Endstrecke psychischer Erkrankungen: Wenn wir in unseren Krankenhäusern jüngere Assistenten auf eine Langzeitstation mit chronisch psychisch Kranken versetzen, so wird uns das allzu leicht als Degradierung angekreidet: Abgeschoben auf eine Station, auf der „nichts los" ist, auf der man nichts lernen und machen kann, auf der man keine Behandlungserfolge sieht. Nicht genug damit, auch die Weiterbildungsausschüsse der Ärztekammern meinen, in der Behandlung chronisch psychisch Kranker ein ärztliches Ausbildungsfeld minderer Güte mit entsprechend begrenzten Anrechnungszeiten erblicken zu müssen.

Schaut man in die Literatur, so finden sich dort für diese abwertende Haltung auch scheinbar stichhaltige Begründungen. Da ist dann eben von jener gemeinsamen Endstrecke psychischer Erkrankungen die Rede, mit der nichts anderes beschrieben werden soll, als eine entdifferenzierte, monomorph gewordene, für den psychopathologisch, den psychodynamisch und den sozialpsychiatrisch interessierten Arzt unergiebige und therapeutisch hoffnungslose Endphase psychischen Krankseins, eine Endphase, in der es weitgehend unabhängig vom ursprünglichen akuten Krankheitsbild nicht mehr auf Behandlung, sondern nur mehr auf Pflege und Versorgung ankommt.

Wen wundert es dann, wenn unter solchen Voraussetzungen eine kustodiale Verwahrpsychiatrie Urständ zu feiern droht und wenn der Kostenträger meint, hier am rechten Fleck sparen zu können.

Dabei weiß jeder, der sich mit der notwendigen Geduld und einem durch lange Übung geschärften Wahrnehmungsvermögen beispielsweise mit chronisch Schizophrenen oder mit psychisch Alterskranken auseinandersetzt, auf welch vielfältige Weise diese Menschen in ihren Denkinhalten und in ihren Affekten, im Gesamt ihrer psychischen Funktionen verändert sein können und auf welch vielfältige Weise sie ansprechbar, anregbar, zu fördern, kurz, zu behandeln sind. Wo liegt da eigentlich der Unterschied zur oft jahrelangen Behandlung neurotischer Störungen im mittleren Lebensalter? Wohl mehr in der allgemeinen öffentlichen Akzeptanz oder in der Anwendung vertrauter Therapietechniken als in der ethischen Begründung ihrer Notwendigkeit.

Zum zweiten Beispiel, dem Mythos von der Allheilkraft der Gemeindenähe: Natürlich unterliegt es keinem vernünftigen Zweifel, daß psychiatrische Großkrankenhäuser alten Stils in der modernen psychiatrischen Versorgung der Bevölkerung keinen Platz mehr haben sollen und daß viele Krankheitsverläufe durch eine gemeindenahe stationäre oder ambulante Versorgung besser behandelt werden können.

Diese Einsicht hat freilich inzwischen auch außerhalb der Psychiatrie viele Anhänger gefunden, und sie führt nun in Parlamenten und Ausschüssen gleichsam ein gesundheitspolitisches Eigenleben. Solange dabei eine vernünftige regionale Psychiatrieplanung herauskommt, wird der klinische Praktiker eine solche Entwicklung hinnehmen, begrüßen sollte er die freilich nicht, denn es sieht sogleich anders aus, wenn man auf die möglichen negativen Folgen einer solchen gesundheitspolitischen Verselbständigung psychiatrischer Begriffe blickt.

Da wird etwa ein kommunaler Krankenhausträger zu der Überzeugung kommen, es sei kostengünstig, eine unrentabel gewordene geburtshilfliche Abteilung kurzerhand in eine psychiatrische Bettenabteilung zu verwandeln. Weist man dann auf eine fehlende innere Strukturierbarkeit i.S. eines differenzierten Therapieangebotes hin, so wird man mit dem Begriff von der Gemeindenähe abgespeist, der sich damit als salvatorische Formel entlarvt.

Ähnliches konnte und kann geschehen, wenn in gesundheitspolitischen Grundsatzprogrammen öffentlichkeitswirksam der Bettenabbau auch in gut durchstrukturierten psychiatrischen Großkrankenhäusern unter dem Etikett der Gemeindenähe propagiert wird, damit aber nichts anderes als wohlfeile Asyle für chronisch psychisch Kranke außerhalb dieser Institutionen begründet werden sollen, um den überörtlichen Sozialhilfeträger und damit den Steuerzahler auf Kosten dieser Patienten zu entlasten.

Der Begriff der Gemeindenähe hat im vergangenen Jahrzehnt viel Nutzen gestiftet. Der Mythos von der Gemeindenähe kann gerade der Gruppe der chronisch psychisch Kranken auch schaden.

Nun zum letzten Punkt, dem Mythos von der semantischen Lösbarkeit versicherungsrechtlicher Probleme bei der Behandlung chronisch psychisch Kranker: Es ist zweifellos richtig, wenn gerade in der letzten Zeit von Psychiatern, die in der Behandlung chronisch psychisch Kranker große Erfahrungen gesammelt haben, der Versuch unternommen wurde klarzustellen, was aus ärztlicher Sicht denn unter den Begriffen Behandlung, Pflege und Rehabilitation zu verstehen sei.

Bei näherem Hinsehen kann man sich aber des Eindrucks nicht erwehren, als sei hier in erster Linie eine Rückdefinition sozialrechtlich etablierter Begriffe auf die ärztlich-klinische Ebene erfolgt.

Die Definition des Behandlungsfalls als eines Falls der symptombezogenen Krankheitsbehandlung mag noch den größten Teil klinischen Handelns erfassen, obwohl selbst hier schon Prophylaxemaßnahmen – bei klinischer Symptomfreiheit – im Grunde nicht mehr unterzubringen sind.

Die Definition der Pflege als einer auf den Kranken und nicht auf die Krankheit gerichteten Handlung mit der daraus abgeleiteten Differenzierung in eine „Krankenhauspflege" (Behandlungsfall) und eine „Pflege im Krankenhaus" (Pflegefall) führt jedoch eine Art von neuem Dualismus in das klinische Denken ein, der mit einer ganzheitlichen Erfassung des kranken Menschen – der natürlich auch gleichzeitig Symptomträger ist – nicht mehr vereinbart werden kann.

Wenn die Ärzte sich dem nomothetischen (juristischen) Denken der Kostenträger im redlichen Bemühen um eine machbare Kostenregelung unterwerfen, geben sie letzten Endes ihre fachspezifischen Argumentationsebenen auf.

Der Kranke bleibt nämlich auch dort ein Kranker und ein Leidender, wo gegenwärtig ärztliche Hilfe mit dem Ziel der Heilung oder Linderung nicht möglich ist. Gliedern wir heute eine Gruppe chronisch psychisch Kranker semantisch aus dem Kreis unserer Patienten deswegen aus, weil uns zu ihrer Behandlung noch zu wenig Überzeugendes und Vorzeigbares eingefallen ist, so laufen wir Gefahr, daß diese Gruppe von Kranken auch künftig aus der Teilnahme an der therapeutischen Entwicklung unseres Faches ausgeschlossen bleibt. Sind die Alterskranken und die chronisch Schizophrenen aber erst einmal aus der ärztlichen Kompetenz entlassen, wer sollte ihre Ansprüche dann in der psychiatrischen Lehre und Forschung noch vertreten?

Die Diskussion der letzten zwei Jahre und die Tatsache, daß wir heute auf einem Kongreß der DGPN einen ganzen Tag über chronisch psychisch Kranke sprechen können, führt mich zu der Vermutung, daß wir speziell für diese Gruppe vor einem – vielleicht begrenzten – Paradigmenwechsel stehen. Es ist dann unsere ethische Verpflichtung, diesen Paradigmenwechsel aktiv gestaltend auch in Richtung auf notwendige Veränderungen gesetzlicher Grundlagen vorzubereiten. Wir sollten es nicht darauf ankommen lassen, erst *nach* einem Paradigmenwechsel, wie er in unserem Fach in der Vergangenheit keineswegs selten war, erleichtert festzustellen, daß wir noch einmal davongekommen sind.

2. Suchtkranke

Zum Problem der Abhängigkeit im Alter

H. Coper

Wie viele Begriffe in der Medizin ist auch die Bezeichnung „Sucht" oder „Abhängigkeit" mit einer Fülle von Assoziationen verbunden. Sie beschreibt auch keineswegs immer den gleichen Sachverhalt, sondern wird unkorrekterweise zur Verallgemeinerung verschiedener Einzelphänomene gebraucht. Manchmal wird Abhängigkeit auch mit Arzneimittelmißbrauch, d.h. der Verwendung von Medikamenten ohne therapeutisch begründbare Indikation, gleichgesetzt („drug abuse"). Im anglo-amerikanischen Schrifttum wird von diesem gelegentlichen oder aber auch gewohnheitsmäßigen Mißbrauch noch ein „drug misuse" abgegrenzt. Dabei handelt es sich um eine in Art und Umfang unangemessene Einnahme von medizinisch indizierten Medikamenten. Somit bleibt häufig unklar, was im einzelnen gemeint ist, wenn von Abhängigkeit gesprochen wird. Zu dieser Unsicherheit kommt nun die spezielle Frage hinzu, ob Abhängigkeit beim alten Menschen zumindest teilweise etwas anderes ist als bei jugendlichen Drogenkonsumenten. Ich werde daher zunächst den im Zusammenhang mit der Abhängigkeit viel verwendeten Begriffen, wenn auch recht vereinfacht, einen möglichst eindeutigen Inhalt zuordnen und dann an einigen Beispielen das Problem der Abhängigkeit im Alter abhandeln.

Abhängigkeit wird durch wiederholte Verwendung einer chemischen Substanz hervorgerufen, deren Wirkung den Konsumenten veranlaßt, fortlaufend das Pharmakon zu sich zu nehmen. Dieser Zustand kann mit drei Phänomenen verknüpft sein:
1. der Entwicklung von Gewöhnung oder Toleranz gegenüber einer Substanz,
2. der Entwicklung einer körperlichen Abhängigkeit von der Substanz,
3. der Entwicklung einer psychischen Abhängigkeit von der Substanz.

Toleranz ist eine regulatorische Leistung, die den Organismus befähigt, gegen die Wirkung eines exogenen Stimulus kompensatorisch zu reagieren. In bezug auf die Abhängigkeit bedeutet Toleranz, daß nach wiederholter Gabe der erwünschte pharmakodynamische Effekt des Mittels nachläßt bzw. nur aufrecht erhalten werden kann, wenn die Dosis erhöht wird. Es gibt zwei Arten von Toleranz: die metabolische und die funktionelle Toleranz.

Bei der metabolischen Toleranz wird der Verlust der Substanzwirkung durch Induktion der arzneimittelabbauenden Enzyme in der Leber, d.h. durch verstärkten Abbau, hervorgerufen.

Bei der funktionellen Toleranz entwickelt sich der Adaptationsmechanismus an den reagierenden Zellen bzw. ihren funktionellen Elementen, ohne daß bisher genau bekannt ist, welche molekularen Reaktionen ihm zugrunde liegen.

Toleranz läßt sich zumindest im Tierexperiment gut messen und sogar quantifizieren und ist ein wichtiges Kriterium für das Erkennen einer Abhängigkeit. Andererseits

Das Verhältnis der Psychiatrie
zu ihren Nachbardisziplinen
Herausgeber: H. Heimann, H. J. Gaertner

darf nicht vergessen werden, daß sich Toleranz nicht nur gegen abhängigkeitserzeugende Pharmaka wie Opiate, Schlafmittel, Stimulantien bzw. Rauschmittel wie LSD und THC entwickelt, sondern auch bei anderen Arzneimitteln vorhanden sein kann. Erinnert sei an die Tachyphylaxie gegenüber Broncholytika und Nitropräparaten, aber auch an die Gewöhnung gegenüber vegetativen Begleiteffekten von Neuroleptika. Gerade an diesem Beispiel läßt sich zeigen, daß funktionelle Toleranz keineswegs gleichförmig, sondern sehr differenziert auftritt, denn gegen den antipsychotischen Effekt der Neuroleptika entwickelt sie sich in der Regel nicht. Differenzierte Toleranz entsteht ganz ausgeprägt auch gegenüber den verschiedenen Wirkqualitäten der Opioide. Dämpfende Wirkungen sind z.B. von der Gewöhnung viel stärker betroffen als erregende.

Körperliche oder physische Abhängigkeit ist dadurch charakterisiert, daß nach abruptem Absetzen eines chronisch gegebenen Pharmakons oder nach Gabe eines spezifischen Antagonisten dieser Verbindung Entzugssymptome auftreten.

Die Intensität der Abstinenzerscheinungen ist je nach Substanz, Dosis, Darreichungsart, -frequenz und -dauer unterschiedlich. Sie äußern sich vorwiegend in vegetativen Reaktionen, die meist gegensätzlich zu den initialen Wirkungen sind. Häufig ist auch die Motorik beteiligt. Körperliche Abhängigkeit läßt sich ebenfalls tierexperimentell gut prüfen, ihren Mechanismus studieren und ihr Vorhandensein beim Menschen daher vorhersagen.

Inzwischen besteht jedoch kein Zweifel, daß gegenregulatorisch überschießende Reaktionen nicht nur nach Entzug von abhängigkeitserzeugenden Substanzen auftreten können. Sie lassen sich auch nach plötzlicher Beendigung einer regulären Arzneimitteltherapie, z.B. mit Antikonvulsiva, Neuroleptika oder als Reboundphänome nach Clonidin oder β-Rezeptorenblockern nachweisen. Außerdem gibt es Suchtstoffe, gegen die sich keine körperliche Abhängigkeit entwickelt, z.B. LSD.

Abstinenzsymptome sind also wie die Toleranzentwicklung nicht spezifisch für Pharmaka, die ein mehr oder weniger hohes Abhängigkeitspotential besitzen. Dennoch bleiben sie ein wichtiges Kriterium bei der Beurteilung derartiger Substanzen.

Wenn Laien von Abhängigkeit sprechen, meinen sie in der Regel die psychische Abhängigkeit, durchaus wissend, daß beim Alkohol, den Opiaten und Schlafmitteln auch die zwei anderen Phänomene vorhanden sein können. Sie ist Grundlage und Charakteristikum für jede durch Pharmaka entstehende Abhängigkeit. Als psychische Abhängigkeit wird ein starkes, unwiderstehliches Verlangen bezeichnet, eine Substanz zu verwenden und ihren Gebrauch fortzusetzen, um sich positive Empfindungen zu verschaffen oder unangenehme Befindlichkeiten zu vermeiden. Sie sagt etwas über die Art und Intensität einer Belohnung aus, die durch das sog. „drug taking behaviour" erreicht werden kann. „Drug taking behaviour" wiederum gibt an, was ein Individuum bereit und fähig ist zu tun, um sich die Substanz zuzuführen. Das Grundprinzip besteht darin, daß bestimmte Elemente des Verhaltens durch die sich daraus ergebenden Konsequenzen kontrolliert werden. Die Konsequenz aus dem operanten Verhalten wird als Reinforcement bezeichnet. Reinforcement basiert auf gelerntem Verhalten, das nicht nur durch Pharmaka, sondern auch durch andere als positiv empfundene Stimuli ausgelöst werden kann. Lernen bedeutet in diesem Zusammenhang „Entdecken" und „Nachahmen" nach dem Prinzip Versuch und Irrtum ebenso wie Erfahrung durch Wiederholung. „Drug taking behaviour" kann durchaus am Tier studiert werden, auch wenn die Interpretation der Befunde manchmal recht schwierig ist und sie für den Menschen überhaupt nicht zutreffen muß. Immerhin hat sich aber gezeigt, daß Tiere, speziell Affen, unter bestimmten Versuchsbedingungen sich die meisten Substanzen, die beim Menschen zur psychischen Abhängigkeit führen können, intravenös selbst applizieren. Die Mittel müssen also Eigenschaften eines positiven Reinforcers besitzen.

Aus der Fähigkeit, in operanten Leistungstests ein bestimmtes Ziel zu erreichen, sind sicher auch einige Informationen über die Motivation, eine Belohnung zu erhalten, zu gewinnen. Doch ist der Zusammenhang zwischen Leistungsvermögen und dem Antrieb, ein Ergebnis zu erzielen, nicht zwingend. Positive Empfindungen und die Intensität der Begierde, sie sich zu verschaffen, können im Tierexperiment nicht gemessen werden. Außerdem wird das Entstehen einer psychischen Abhängigkeit nicht nur von der Wirkung der Droge, sondern in starkem Maße auch von der Persönlichkeitsstruktur des Konsumenten und von dem sozialen Milieu, in dem er lebt, bestimmt. Psychische Abhängigkeit kann gegenüber Substanzen existieren, gegen die weder Toleranz noch körperliche Abhängigkeit besteht. Bekannte Beispiele sind Kokain, Koffein und Tabak. Wahrscheinlich ist die Auslösung der psychischen Abhängigkeit überhaupt nicht mit den zwei anderen Charakteristika der Drogenabhängigkeit verknüpft.

Obwohl nach Glantz (1981) ältere Menschen als Risikogruppe für die Abhängigkeit anzusehen sind, ist das Interesse an dem Problem der Abhängigkeit im Alter bemerkenswert gering, speziell in der Bundesrepublik. In einer der jüngsten deutschen epidemiologischen Studien zur psychischen Erkrankung in der alten Bevölkerung von Cooper u. Sosna (1983) wird die Abhängigkeit überhaupt nicht thematisiert. Die meisten Informationen zu den verschiedenen Aspekten der Abhängigkeit stammen aus den USA. Ob sie auch für die Verhältnisse in Europa zutreffen, muß dahingestellt bleiben. Immerhin werden in Europa und den USA ähnliche Gründe angeführt, die für die Entstehung einer Abhängigkeit von Pharmaka im Alter verantwortlich sein sollen.

Genannt werden hauptsächlich psychosoziale Belastungsfaktoren, wie Partnerverlust, Vereinsamung, Isolierung, das Gefühl, nicht mehr gebraucht zu werden, keine von der Umwelt anerkannte Aufgabe zu besitzen oder auch das Konzept der „gelernten Hilflosigkeit“ etc. (s. Schuckit 1977). Keine dieser Hypothesen ist zum gesicherten Wissen geworden. Barnes (1979) hat z.B. festgestellt, daß unter Witwen und Witwern über 60 Jahren keineswegs mehr Trinker zu finden sind als unter gleichaltrigen verheirateten Männern und Frauen. Auch Rentner neigen nicht häufiger zur Abhängigkeit vom Alkohol als Personen, die noch im Erwerbsleben stehen. Zimberg hat 1974 in einer Übersicht herausgearbeitet, daß der Alkoholismus im Alter in einer Stadtbevölkerung (Harlem) sich nicht wesentlich von dem im umliegenden Bezirk (Rockland County, New York) unterscheidet. Wahrscheinlich müssen mehrere individuelle Voraussetzungen für den „Verlust eines geordneten Selbstwert- und Umweltbezugs“ einer Person (Labhard u. Ladewig 1973) verloren gehen, um eine Abhängigkeit auszulösen und zu unterhalten. Lassen Sie mich am Beispiel der Opioide, der Schlaf- und Beruhigungsmittel und des Alkohols die Komplexität des Themas deutlich machen.

In Großbritannien waren 1959 und 1960 61% der registrierten Opioidabhängigen über 50 Jahre alt, 1969 lag der Anteil der über 50jährigen nur noch bei 8% (Bean 1974). Der Grund für diese Verschiebung liegt auf der Hand. Waren es früher

Medizinalpersonen oder Patienten, die durch eine entsprechende Behandlung opioidabhängig wurden, bestimmen seit Ende der 60er Jahre junge Heroinfixer das Bild. 1974 waren nach Pascarelli in den USA nur 1% der in das Methadonprogramm aufgenommenen Abhängigen über 60 Jahre alt. Der Prozentsatz erhöht sich langsam, da die überlebenden ehemaligen Fixer unter dem Methadon älter geworden sind. Außerdem ist er durch eine kleine Gruppe älterer Farbiger, die erst nach dem 50. Lebensjahr mit einer Heroinkarriere begonnen haben, etwas angestiegen. Im Gegensatz zu den älteren Morphinisten sind die heutigen Opioidabhängigen über 60 meist Polytoxikomanen, die außerdem durch eine Multimorbidität gekennzeichnet sind. Aussagen über eine veränderte metabolische oder funktionelle Toleranz oder körperliche Abhängigkeit müssen unter diesen Umständen widersprüchlich sein.

Ganz anders ist die Situation bei den Schlaf- und Beruhigungsmitteln. Nach der Literatur benutzen etwa 1–2% der Bevölkerung industrialisierter Länder diese Arzneimittel ohne medizinische Indikation (s. Coper u. Stille 1979). Die Substanzen werden demnach in erster Linie mißbraucht. Fast überall sind Frauen der Mittelklasse über 55 Jahre die größte Konsumentengruppe. Der Mißbrauch von Sedativa und Anxiolytika wird wahrscheinlich von ähnlichen Faktoren ausgelöst und aufrechterhalten wie der von schwachen Analgetika. An dieser Medikamentengruppe haben Ladewig et al. (1979) gezeigt, daß die entsprechenden Präparate zunächst zur Beseitigung unangenehmer psychovegetativer Symptome, insbesondere von Kopfschmerzen eingenommen werden. Da die Ursachen der Kopfschmerzen in der Regel nicht behandelt werden, besteht die Gefahr, daß sich derart psychosomatische Störungen unter dem Gebrauch der Mittel chronifizieren. Dabei geht offenbar die Einsicht, Bereitschaft und vielleicht auch die Fähigkeit verloren, sie mit anderen Maßnahmen zu beseitigen. Aus der primär erlebten und erlernten Verdrängung der Symptomatik im Sinne eines positiven Reinforcements nach operantem, z.T. stereotypen Verhalten entwickelt sich so der Mißbrauch, der in eine echte psychische Abhängigkeit übergehen kann. Viele Patienten gelangen in diese Situation durch den Arzt, der Analgetika oder Tranquilizer z.T. auf Wunsch der Betroffenen für längere Zeit verschreibt. Besonders gefährdet scheinen Personen zu sein, die empfindsam, leistungsbetont und unsicher im Gefühlsbereich sind sowie geringes Durchsetzungsvermögen, Schuldgefühle, Antriebsstörungen, d.h. Symptome einer depressiven Stimmungslage aufweisen, die bei älteren Menschen bekanntlich nicht selten vorhanden ist.

Durch intensive Aufklärung über die Gefahren einer chronischen Verwendung von Schlaf- und Beruhigungsmitteln kann die Zahl der Verschreibungen reduziert werden. Dabei stellte sich heraus, daß zahlreiche Patienten maskiert abhängig waren (Clift 1972; Kaufman et al. 1972). Auch schlafmittelabhängige ältere Personen sind nicht selten Polytoxikomanen. Nur nehmen sie im Gegensatz zu den Opioidabhängigen Kopfschmerztabletten, Laxantien oder Alkohol und Koffein nicht als Ersatzstoffe, sondern zusätzlich.

Dieser aus Kasuistiken und verschiedenen Berichten – nicht zuletzt der WHO von 1981 über die Zahl der Medikamente, die alte Patienten erhalten – gewonnene Globaleindruck muß im Einzelfall selbstverständlich nicht zutreffen.

Gegen Schlafmittel und Tranquilizer kann sowohl eine metabolische wie auch eine funktionelle Toleranz auftreten. Für die Abhängigkeit ist in erster Linie die funktionelle, differenzierte Toleranz von Bedeutung. Wie bei den Opioiden sind dämpfende Effekte vom Wirkungsverlust wesentlich stärker betroffen als erregende. Dieses

Phänomen haben Isbell et al. schon 1950 klar erkannt und darauf hingewiesen, daß Schlafmittel nach chronischem Gebrauch in vielen Fällen nicht mehr sedierend, sondern eher stimulierend wirken. Es ist jedoch nicht sicher, daß diese Änderung im Wirkungsspektrum der Pharmaka bestimmend ist für das Bedürfnis der Konsumenten, sie Tag für Tag zu sich zu nehmen. Bei älteren Menschen wird die stimulierende Wirkung zudem durch den vigilanzsenkenden Effekt nahezu vollständig verdeckt. Nicht wenige Patienten sind in der ersten Tageshälfte stundenlang teilnahmslos, dösig, ja benommen, manchmal ataktisch. Nachmittags und abends können sie aber durchaus aktiv, wenn nicht sogar umtriebig sein. Ob diese Reaktion schon Zeichen eines beginnenden Entzuges ist, dessen Symptome bekanntlich erregender Natur sind, ist in der Praxis kaum zu entscheiden, zumal Intensität und Dauer der Abstinenz durch die Eliminationskinetik der einzelnen Substanzen bestimmt wird (Okamoto 1977). An dieser Schwierigkeit läßt sich die dahinterstehende allgemeine Problematik über die Reaktion alter Menschen auf Pharmaka deutlich machen. Jedes Lebewesen muß sich während aller Lebensphasen ständig an seine Umwelt anpassen. Infolge zahlreicher kompensatorisch wirkender Regulationsmechanismen sind im Regelfall genügend Flexibilität und Kapazität der Strukturen wie auch der verschiedenen Funktionen vorhanden, um selbst bei Belastungen die Homöostase zu erhalten. Mit fortschreitendem Alter wird der homöostatisch regulierte Normbereich immer enger und auch träger. Die Folge ist, daß seine Kompensationskapazität geringer wird und unter besonderer Belastung nicht mehr ausreicht, d.h. der Organismus störanfälliger wird, nicht zuletzt gegenüber Pharmaka, auf die er reagieren muß. Allerdings besteht für die Adaptionseinbuße wie für alle Altersveränderungen eine erhebliche Variabilität.

Lassen Sie mich zum Schluß noch ein paar Sätze zum Alkoholismus bei älteren Menschen sagen. Er ist zwar wesentlich besser erforscht als alle anderen Arten der Abhängigkeit (Hartford und Samorajski 1984), doch besteht ihm gegenüber eine bemerkenswerte „Konspiration des Schweigens" (Glassock 1982) und vielleicht aus diesem Grund über Teilbereiche der Krankheit eine erstaunliche Unkenntnis. Dieses Phänomen ist wahrscheinlich eher kulturgeschichtlich als wissenschaftlich zu erklären. „Rotwein ist für alte Knaben eine von den besten Gaben" sagte Wilhelm Busch, und viele Personen der Geistesgeschichte und auch hochgeachtete Ärzte vor und nach ihm haben dem Alkohol wohltuende Wirkungen beigemessen. Galen nannte ihn z.B. „die Amme des Alters". Noch 1967 erschien ein Artikel von Leake u. Silverman: „The clinical use of wine in geriatrics". Darin behaupten die Autoren, „there is scarcely a drug used in old age that has an overall beneficial effect equal to that of wine". Ich bin sicher, daß bei einer entsprechenden Umfrage in Europa diese Auffassung von vielen Kollegen und Laien geteilt wird. Auf einem derartigen Hintergrund ist es daher auch nicht verwunderlich, daß auch ein chronischer Alkoholkonsum alter Menschen gesellschaftlich selten negativ bewertet wird und gesundheitliche Schäden nicht der täglichen Flasche Wein, dem Cognac oder dem Melissengeist zugeschrieben werden. Nach verschiedenen Studien in den USA zwischen 1968 und 1979 müssen 20–24% der Männer und 1–2% der Frauen über 60 als Trinker eingestuft werden (Cahalan u. Cisin 1968; Barnes 1979). In einer kanadischen Stichprobe waren es knapp 11% der Männer (Smart u. Liban 1981). Der Anteil älterer Alkoholiker an der Gesamtheit der Alkoholkranken wird mit 2–10% angegeben (Schuckit u. Pastor 1978). Wattis (1981) stellte in einer neu eingerichteten geronto-psychiatrischen Einrichtung fest, daß 7 von 108 Patienten Alkoholpropleme hatten. In einer Entziehungsanstalt in

Budapest waren 7% der Patienten älter als 60 (Gáldi u. Vértes 1980). Übereinstimmung besteht in der Literatur darüber, daß es sich bei etwa einem Drittel der Fälle um Späterkrankungen handelt (Rosin u. Glatt 1971). Weiter wird immer wieder bestätigt, daß die Häufigkeit schweren Trinkens mit dem Alter abnimmt, einfach weil Alkoholiker nicht so lange leben, aber auch, daß ehemals schwere Trinker die Alkoholmenge reduzieren (Schuckit u. Pastor 1978; Mishara u. Kastenbaum 1980). Dieses Verhalten hängt wahrscheinlich mit dem körperlichen Zustand der Kranken zusammen und ist kein Beleg für die „maturing out" Hypothese, nach der der Alkoholismus eine Erkrankung sei, die sich selbst begrenze und später „auswachse". Es steht auch im Gegensatz zur Toleranzentwicklung gegenüber Alkohol. Wieder handelt es sich nicht um eine metabolische, sondern um eine differenzierte, funktionelle Toleranz. Während von einem Teil der Alkoholiker mit 1,5–2‰ einige Leistungen noch voll erbracht werden können, die bei Nichtgewöhnten stets zu schwersten Beeinträchtigungen motorischer und kognitiver Funktionen führen, unterscheidet sich der letale Blutalkoholgehalt von 5–5,5‰ bei Alkoholkranken und Gesunden nicht.

Die Entzugszeichen sind allgemein bekannt. Sie treten entsprechend der relativ schnellen Elimination des Alkohols schon wenige Stunden nach der Abstinenz auf und beginnen mit Tremor, Angstzuständen und Übelkeit. Starke Ausprägungen der Entzugssymptomatik mit Delir sind stets lebensbedrohend.

Beim älteren Alkoholiker kommt noch ein Problem hinzu, daß leider zu wenig beachtet wird; die Interaktion mit häufig verwendeten Medikamenten.

Diazepam oder Nitrazepam mit ihrer großen therapeutischen Breite können in Kombination mit Alkohol tödlich wirken. „Blackouts" und andere abnorme Reaktionen hat Hudson 1981 bei älteren Personen beobachtet, denen Antidepressiva verordnet worden waren und die Alkohol tranken. Ältere Diabetiker, die mit Sulfonylharnstoffderivaten behandelt werden, können unter Alkohol mit Kreislaufregulationsstörungen reagieren. Ähnliche antabusartige Effekte treten bei Alkoholikern nach Cephalosporinen auf. Azetylsalizylsäure kann bei ihnen massive Magenblutungen auslösen usw. Weitere unerwartete und unerwünschte Wechselwirkungen zwischen Alkohol und Arzneimitteln aufzuzählen, würde zu weit führen. Über sie gibt es eine umfangreiche Literatur (Blazer u. Pennybacker 1984).

Diese kurze Übersicht ist nur ein kleiner Ausschnitt aus einer sehr komplexen Materie. Sie basiert auf Beobachtungen und Erfahrungen zahlreicher Wissenschaftler. Sie gibt, wenn wir ehrlich sind, wenig sicheres Wissen und z.T. unerlaubte Verallgemeinerungen wieder. Sie ist in gewisser Weise sogar eine Verfälschung der Wirklichkeit. Doch, „wer wahr sein will," schrieb Karl Jaspers, „muß wagen sich zu irren."

Literatur

Barnes GM (1979) Alcohol use among older persons: findings from a western New York State general population survey. J Americ Geriatr Soc 26: 244–249

Bean J (1974) The social control of drugs. Wiley & Sons, New York

Blazer DG, Pennybacker MR (1984) Epidemiology of Alcoholism in the Elderly. In: Hartford JT, Samorajski T (eds) Alcoholism in the elderly. Vol. 25: 25–33

Cahalan D, Cisin IH (1968) American drinking practices: summary of findings from a national probability sample. Quart J Stud Alcohol 29: 130–151

Clift AD (1972) Factors leading to dependence on hypnotic drugs. Br Med J 3: 614–617
Cooper B, Sosna U (1983) Psychische Erkrankung in der Altenbevölkerung. Nervenarzt 54: 239–249
Coper H, Stille G (1979) Pharmacological basis of clinical abuse of sedative drugs. In: Saletu B, Berner P, Hollister L (eds) Neuro-psychopharmacology proc. of the 11th congr. of the coll. int. Neuro-Psychopharmacol Wien 9.–14.7.1978 Pergamon: 687–697
GáldiZ, Vértes L (1980) Alkoholismus im Alter. Akt. Gerontol 10: 305–307
Glantz M (1981) Predictions of the elderly drug abuse. J Psychoactive drugs 13/2: 117–126
Glassock JA (1982) Older alcoholics: An underserved population. Generations Spring 192: 23–24, 64
Hartford JT, Samorajski T (eds) (1984) Alcoholism in the elderly, vol. 25. Raven Press, New York
Hudson CJ (1981) Tricyclic antidepressants and alcoholic blackouts. J Nerv Ment Dis 169(6): 381–382
Isbell H, Altschul S, Kornetsky CH, Eisenmann AJ, Flanary HG, Fraser HF (1950), Chronic barbiturate intoxication. Arch Neurol Psychiat, vol 64, 1: 1–28
Kaufman A, Brickner PW, Varner R, Mashburn W (1972) Tranquillizer control. JAMA vol 221, 1504–1506
Labhardt F, Ladewig D (1973) Sucht. In: Müller Ch (ed) Lexikon der Psychiatrie. Springer, Berlin Heidelberg New York, p 497–499
Ladewig D, Dubach UC, Ettlin Ch, Hobi V (1979) Zur Psychologie des Analgetikakonsums bei berufstätigen Frauen. Nervenarzt 50: 219–224
Leake DD, Silverman M (1967) The clinical use of wine in geriatrics. Geriatrics. 22 pp 175–180
Mishara BL, Kastenbaum R (1980) Alcohol and old age. Grune and Stratton, New York London Toronto
Okamoto M (1977) Physical dependency characteristics of a long-acting barbiturate, barbital, compared to the short-acting pentobarbital. In: Thompson T, Unna KR (eds) Predicting dependence liability of stimulants and depressant drugs. University Park Press, Baltimore, London, Tokyo pp 57–74
Pascarelli EF (1974) Drug dependence: An age-old problem compounded by old age. Geriatrics 29: pp 109–115
Rosin J, Glatt MM (1971) Alcoholic excessive in the elderly. Quart J Stud Alc 32: 53–59
Schuckit MA (1977) Geriatric alcoholism and drug abuse. Gerontologist 17: 168–174
Schuckit MA, Pastor PA (1978) The elderly as a unique population: alcoholism. In: Alcoholism: clinical and experimental research, vol 2, No. 1 pp 31–38
Smart RG, Liban CB (1981) Predictors of problem drinking among elderly, middle-aged and youthful drinkers. J. Psychoactive Drugs 13(2) 1981 pp 153–163
Wattis JP (1981) Alcohol problems in the elderly. J Amer Geriat Soc 29: 131–134
WHO – Special Report Drugs 22: 279–294 (1981). Health care in the elderly. Report of the technical group on use of medicaments by the elderly.
Zimberg S (1974) The elderly alcoholic. Gerontologist 14: 221–224

Ergebnisse stationärer Alkoholikerbehandlung

W. Feuerlein, H. Küfner, T. Flohrschütz

Vorbemerkungen

Bei der Beurteilung von Ergebnissen der Behandlung von Alkoholikern ergeben sich vor allem zwei Fragen:

a) Wie gut sind die Behandlungsergebnisse im allgemeinen?

b) Sprechen manche Alkoholiker auf bestimmte Behandlungsarten besser an, als andere, d.h. welche Patientenvariablen sind in Interaktion mit welchen Behandlungsvariablen?

Es gibt eine große Zahl von Arbeiten, die sich mit den Ergebnissen der stationären Alkoholikerbehandlung befassen. Sehr viele dieser Arbeiten sind aber schwer zu interpretieren, vor allem aus methodischen Gründen. Es sollen deswegen zunächst einige der wichtigsten Probleme kurz dargelegt werden, die sich bei dem Versuch stellen, Ergebnisse von Alkoholikerbehandlungen zu erfassen.

Datengewinnung

Katamnestische Untersuchungen über Behandlungsergebnisse sollten, wie sonst in der Psychiatrie, nur noch *prospektiv* durchgeführt werden. Dabei sollten einheitliche *standardisierte Erhebungsinstrumente* angewandt werden. Diese zu entwickeln ist außerordentlich aufwendig, wie sich jetzt vor kurzem auch bei der Entwicklung von Katamnesestandards für Alkoholiker und Drogenabhängige gezeigt hat, die von der Deutschen Gesellschaft für Suchtforschung und Suchttherapie durchgeführt wurde.

Ein entscheidendes Problem besteht im *Wiederauffinden* von Probanden. Dies erfordert eine große Sorgfalt. Bei entsprechendem Vorgehen können dann auch bei Alkoholikern mehr als 70% der Probanden noch nach Jahren wieder aufgefunden werden, bei entsprechender Selektion sogar 100%, wie Beispiele zeigen.

Ein weiteres Problem liegt im *Zeitpunkt der Untersuchung*. Früher ist man von der Meinung ausgegangen, daß nach einem bis 1 1/2 Jahren die Zahl der Abstinenten und Rückfälligen sich nicht mehr ändern würde. Nach neueren Untersuchungen ist damit zu rechnen, daß auch noch nach Jahren abstinente Patienten wieder rückfällig werden und umgekehrt. Dies konnte aber nur durch die zahlreichen wiederholten Untersuchungen im Verlauf des katamnestischen Zeitraums festgestellt werden, durch den Einbau von möglichst vielen *Zeitfenstern*.

Die *Art der Probandenbefragung* ist von wesentlicher Bedeutung. Persönliche *Interviews* sind zweifellos das zuverlässigste Mittel der Datengewinnung, zumal wenn es möglich ist, auch *fremdanamnestische Angaben* mit zu verwerten und die *Interviews*

Das Verhältnis der Psychiatrie
zu ihren Nachbardisziplinen
Herausgeber: H. Heimann, H. J. Gaertner

durch neutrale Untersucher durchführen zu lassen. Allerdings sind solche Interviews ziemlich aufwendig. Die Erhebungen durch Fragebögen, die durch die Post versandt werden, können ebenfalls relativ gute und stabile Ergebnisse bringen, verglichen mit denen von persönlichen Interviews. Ähnliches gilt wohl auch für Telefoninterviews. Ein besonderes Problem sind die *Erhebungen*, die *von den ehemaligen Therapeuten* selbst durchgeführt werden. Sie bergen zweifellos die Gefahr eines Vorurteils in sich, haben aber andererseits den Vorteil, daß die ehemaligen Therapeuten manchmal an Informationen kommen, die dem neutralen, damit also auch dem Patienten fremden Interviewer nicht zugänglich sind.

Abschätzung der Effizienz der Therapie

Das *Trinkverhalten* ist ein notwendiges, aber nicht hinreichendes Kriterium. Es werden *zusätzliche Parameter* herangezogen werden müssen, so die Zahl der *Krankenhausaufnahmen*, ferner *psychologische Parameter* (z.B. Skalen von Persönlichkeitsinventaren und anderen psychologischen Tests), vor allem aber Parameter, die die *„soziale Stabilität"* beurteilen.

Probanden

Die optimale Methode wäre es natürlich, eine *repräsentative Zufallsstichprobe* zu benutzen, die mit einer mehr oder minder *unbehandelten Kontrollgruppe* verglichen werden kann. Unbehandelte Kontrollgruppen sind aber nur sehr schwierig aufzufinden, jedenfalls, wenn man unter Behandlung alle therapeutisch irgendwie wirksamen Maßnahmen und Ereignisse subsumiert, die im Laufe der Jahre auf einen Patienten einwirken. Aus ethischen Gründen wäre aber auch eine Fernhaltung von jeglicher Therapie, wenn auch nur für einen begrenzten Zeitraum, für behandlungswillige Patienten in keiner Weise zu vertreten. Ein weiteres Problem sind die *Selektionsprozesse*. Sie sind kaum auszuschließen. Die meisten Studien werten Probanden aus, die in irgendeiner Form ausgewählt worden waren. Dies erschwert natürlich die Vergleichbarkeit der verschiedenen Studien. Auf jeden Fall müssen deswegen die Probanden in ihren wesentlichen Charakteristika, vor allem in ihren soziodemographischen Daten und in der Art des Alkoholmißbrauchs, aber auch in der Art der durchgeführten Behandlung genau beschrieben werden.

Ergebnisse

Spontanverläufe

Um Ergebnisse der Behandlung von Alkoholikern angemessen beurteilen zu können, erscheint es zunächst angebracht, zum Vergleich *Spontanverläufe* des Alkoholismus kurz zu besprechen. Darüber gibt es nur wenige Untersuchungen, die außerdem in ihrer Methodik recht unterschiedlich sind. Es sollen einige der wichtigsten Studien zitiert werden (s. Tabelle 1). 1953 wurde in Kanada eine Studie veröffentlicht (Lemere), die auf katamnestischen Angaben von Angehörigen von rund 500 verstorbenen Alkoholikern beruht. Zusammengefaßt wurde etwa 1/5 der Alkoholiker

Tabelle 1. Spontanverläufe

Autor	Jahr	Katamnesedauer	Gesamtstichprobe	Nachuntersuchungsstichprobe	Tote	Abstinenz	Besserung	Besserung vor Tod	Keine Besserung
LEMERE CDN	1953	Nach Tod	500	100%	Entf.	11% (zus. 21%)	10%	22%	57%
WIESER u. KUNAD D	1965	≈8 J.	167	92%	39%	5% (zus. 17%)	12%	–	44%

im Laufe ihres späteren Lebens abstinent oder hatte sich spontan gebessert, ein weiteres Fünftel verminderte den Alkoholkonsum erst während der zum Tode führenden Krankheit. Fast 3/5 behielten das ursprüngliche pathologische Trinkverhalten während ihres ganzen späteren Lebens bei. Eine weitere Studie stammt aus Niedersachsen (Wieser u. Kunad 1965). Bei 167 Patienten, die in den 50er Jahren eine kurzfristige Behandlung in einem psychiatrischen Landeskrankenhaus erhalten hatten, wurden nach acht Jahren Katamnesen erhoben (Ausschöpfungsquote 92%). 2/5 der Patienten waren verstorben, knapp 1/5 war abstinent oder gebessert, mehr als 2/5 waren rückfällig.

Ergebnisse stationärer Behandlung

Es gibt eine große Zahl von katamnestischen Untersuchungen, so daß es unmöglich ist, sie alle zu referieren. Nur einige sollen herausgegriffen werden. Sie werden eingeteilt in Untersuchungen mit kurzen Katamnesen oder Katamnesen unbekannter Dauer und Untersuchungen mit Langzeitkatamnesen (über 4 Jahre).

Kurzfristige Katamnesen oder Katamnesen mit unbekannter Dauer

Tab. 2 und 3

1974 wurde eine *Sammelstatistik* von *265 englischsprachigen Publikationen* veröffentlicht, die insgesamt über 13 000 Alkoholiker betraf, die mit psychotherapeutischen Verfahren (einschließlich Disulfiram) behandelt worden waren (Emrick (1974) s. Tabelle 2). Dabei ergab sich, daß etwa 1/3 abstinent war, ein weiteres Drittel war ungebessert oder verschlechtert, der Rest war deutlich gebessert. 5,8% wiesen ein sog. „kontrolliertes Trinken" auf. Kritisch ist zu diesen Untersuchungen anzumerken, daß die meisten Erhebungen retrospektiv und von den Therapeuten selbst durchgeführt wurden. Außerdem sind die katamnestischen Zeiträume nicht angegeben.

1976 wurde in den USA der sog. *Rand-Report* (Amor et al.) publiziert, der weithin Aufsehen erregt hat. Es handelt sich dabei um die Katamnese von Alkoholikern, die in „alcohol treatment centers" behandelt worden waren. Die Katamnesen wurden nach 6 und 18 Monaten durchgeführt. Die Probandenwahl und die Datenerhebungen

Tabelle 2. Behandlungsergebnisse in 265 englischsprachigen Therapieuntersuchungen (nach Emrick 1974, vereinfacht)

Kategorien	Ergebnisse durch Zusammenfassung der Patienten		
	Gesamtzahl[a] Patienten	Prozentualer[a] Anteil	
Abstinent	13.570	33,8	
Kontrolliert	3.847	5,8	
Deutlich gebessert	3.980	16,8	≈50
Leicht gebessert	3.723	27,7	
Ungebessert	13.817	32,8	
Verschlechtert	1.670	5,8	

[a] Bei zahlreichen Arbeiten waren nicht zu allen Kategorien Angaben vorhanden. Aus diesem Grund variiert die Gesamtzahl der Patienten bzw. Untersuchungen über die Kategorien.

Tabelle 3. Kurzzeitkatamnese

Autor	Jahr	Katamnese-dauer	Gesamt-stichprobe	Nachunter-suchungs-stichprobe	Tote	Abstinenz/Besserung		„Problemtrinke
Armor et al. (Rand-Report)	1976	6 Mon.	44.371	21%	?	66% („remission“)		34% relapses
USA		18 Mon.	600 ♂	62%	?	67% („remission“)		33% relapses
Lask D	1974	2–7 J.	109 ♂	87%	?	62%	19%	11%
MPIP (21 BE)	1984	6 Mon.	1.410	85%	0,5%	67%	11%	22%
D		18 Mon.	1.410	84%	2,7% (Kum.)	55%	8%	37%

sind sehr kompliziert, so daß auf sie zunächst nicht näher eingegangen werden kann. Die 6-Monats-Katamnese geht von einem Probandengut von fast 14000 Probanden aus 44 Einrichtungen aus. Es kam aber nur zu einer Ausschöpfungsquote von 21% (n=2339). Die Patienten wurden im wesentlichen in zwei Gruppen eingeteilt, in Abstinente bzw. „normal Trinkende“ und in Rückfällige. Bei der 6-Monats-Katamnese ergab sich eine Remissionsrate von 68%, davon waren 12% sog. Normaltrinker (die nach den in anderen Studien gültigen Kriterien als Rückfällige eingestuft worden wären). Die Rückfallquote betrug 32%. Bei der 18-Monats-Katamnese wurden nur ca. 600 männliche Alkoholiker ausgewählt, die aus acht Behandlungseinrichtungen stammten. Hier betrug die Ausschöpfungquote 62%. Von ihnen wurden 67% als remittiert bezeichnet, davon 22% Normaltrinker (entsprechend der oben angedeuteten Definition).

Aus dem deutschen Sprachraum liegen eine Reihe von Einzeluntersuchungen vor, die alle mit der Zielsetzung durchgeführt wurden, die Effektivität der jeweiligen Behandlungseinrichtung nachzuweisen. In einigen Untersuchungen (Lask 1974; Rieth 1977) liegen die Abstinenz- und Erfolgsraten über dem von Emrick (1974) als Durchschnitt angegebenen Bereich von 10–53%. Als Beispiel: In der *Untersuchung von Lask* wurden 62% der in einer Katamnese von 2 bis 7 Jahren erfaßten 109 Patienten einer Suchtfachklinik als abstinent bezeichnet, 19% hatten nur gelegentliche Rückfälle, 11% waren ungebessert. Dabei betrug die Ausschöpfungsquote 87%.

Multizentrische deutsche Studie (MPIP)

Es soll über die vorläufigen Ergebnisse einer *multizentrischen Studie* berichtet werden, die in unserem Institut durchgeführt wird[1]. In diese Studie sind *21 stationäre Behandlungseinrichtungen* einbezogen, die fast über die ganze Bundesrepublik verteilt sind und unterschiedliche Träger haben (Psychiatr. Landeskrankenhäuser, Privatträger, gemeinnützige Träger, Universitätskliniken). Die Zahl der Probanden beträgt 1 410. Die Patienten wurden nach 6 und nach 18 Monaten nach Abschluß der Behandlung nachuntersucht. Die Erhebungen wurden prospektiv durchgeführt, nach einheitlichen Standards. Es wurden nicht nur Erhebungen nach 6 und 18 Monaten vorgenommen, sondern auch zu Beginn und nach Abschluß der stationären Behandlung. Die Katamnesen wurden z.T. von verschiedenen neutralen Interviewern erhoben, z.T. mittels übersandter Fragebogentests durchgeführt. Dabei wurde darauf geachtet, daß jeder Patient mindestens einmal bei den beiden Katamnesen von einem Interviewer persönlich befragt wurde. Die Verweigerungsquote für die Teilnahme an der Untersuchung betrug 18%, für die Teilnahme an der Katamnese 6%. Es konnten Katamnesen bei 85%, bzw. 84% der Probanden durchgeführt werden. Von den Probanden waren 73% Männer, das Durchschnittsalter betrug 39 Jahre. Es wurden in die Studie auch Patienten einbezogen, die die Therapie vorzeitig abgebrochen hatten (17%).

Hinsichtlich des *Trinkverhaltens* ergab sich folgendes: Bei der Katamnese I nach 6 Monaten waren 67% abstinent, 11% gebessert, 22% ungebessert. Bei der Katamnese II nach 18 Monaten waren 53% abstinent, 8% gebessert, 38% ungebessert. Die *zeitlichen Verläufe des Trinkverhaltens* in den drei Halbjahren des katamnestischen Zeitraums von 18 Monaten sind bemerkenswert (s. Tabelle 4). Die meisten Patienten blieben in der Verhaltenskategorie, die bei der Katamnese I bestand. Der Prozentsatz der Abstinenten, die rückfällig wurden, ist aber fast gleich groß wie der der Rückfälligen, die später abstinent wurden. Die Zahl der Patienten, die zunächst gebessert waren, aber später abstinent oder rückfällig wurden, war etwa gleich. Allerdings sind in dieser Zeitverlaufstatistik nur diejenigen Patienten (n = 1 036) aufgenommen, über die von allen drei Halbjahren Angaben vorliegen.

1 Für das Forschungsvorhaben ist Auftraggeber im Sinne des Forschungsvertrages der Verband Deutscher Rentenversicherungsträger. Das Projekt wird in Zusammenarbeit mit ihm durchgeführt.

Tabelle 4. Multizentrische deutsche Studie (MPIP). Zeitlicher Verlauf des Trinkverhaltens

	1. Halbjahr → 2. Halbjahr			2. Halbjahr → 3. Halbjahr			3. Halbjahr
Abstinent	782 (75,5%)	abst.	86%	721 (70%)	abst.	88%	691 (67%)
		gebess.	6%		gebess.	6%	
		rückf.	8%		rückf.	6%	
Gebessert	89 (9%)	abst.	31,5%	87 (8%)	abst.	37%	89 (7%)
		gebess.	40%		gebess.	40%	
		rückf.	28%		rückf.	24%	
Rückfällig	165 (16%)	abst.	10%	228 (22%)	abst.	12%	256 (25%)
		gebess.	6%		gebess.	4%	
		rückf.	84%		rückf.	83%	
Σ	1036			1036			1036

Langzeitkatamnesen (katamnestischer Zeitraum mindestens 4 Jahre
(s. Tabelle 5)

In Fortsetzung des Rand-Reports wurde eine randomisierte Stichprobe von 758 Alkoholikern nach 4 Jahren untersucht (Polich et al. 1980). Von 85% dieser Probanden wurden Informationen beigeholt. 15% waren verstorben, so daß bei 548 Überlebenden Interviews gemacht werden konnten (meistens persönlich in semistrukturierter Form). Bei einer zufällig ausgewählten Untergruppe wurden auch Bezugspersonen befragt. Das Trinkverhalten wurde unter zwei Gesichtspunkten beurteilt:

a) Nach den alkoholbedingten negativen Konsequenzen des Trinkens innerhalb der letzten sechs Monate,

b) nach einem Alkoholabhängigkeitssyndrom 30 Tage vor dem letzten Trinken.

Sechs Monate vor der Katamneseerhebung waren 28% der Patienten abstinent, 18% waren sog. „non problem drinkers“, d.h. sie hatten keine alkoholbezogenen Probleme und kein Abhängigkeitssyndrom. 54% wiesen dagegen ein Abhängigkeitssyndrom oder Alkoholfolgekrankheiten auf. Wenn man den Gesamtzeitraum von vier Jahren überblickte, so ergab sich, daß jeweils nur 7% stabil und abstinent bzw. stabile „non problem drinkers“ waren. 5% wechselten zwischen Abstinenz und „non problem“-Trinken, 81% waren irgendwann während des Zeitraums „problem drinkers“. Wurden jedoch nur zwei Meßzeitpunkte beurteilt, nämlich 18 Monate und 4 Jahre, so stieg die Zahl der Abstinenten auf 13%, während die Zahl der stabilen „non problem drinkers“ und der zwischen Abstinenz und „non problem“-Trinken wechselnden Patienten 15% betrug, so daß sich die Zahl der „problem drinkers“ auf 72% ermäßigte.

Tabelle 5. Langzeitkatamnesen

Autor	Jahr	Katam-nese-dauer	Gesamt-stichprobe	Nachunter-suchungs-stichprobe	Tote	Abstinenz	Besserung	„Problem-trinker"
Polich et al. (Rand-Report) USA	1980	4 J.	758	72%	14,5%	Ständig 7% 6 Monate vor Kat. 28%	Ständig 12% 6 Monate vor Kat. 18%	Ständig 81% 6 Monate vor Kat. 54%
Petti-nati et al. USA	1982	4 J.	225	100%	7%	Ständig 23% Wechselnd 6% 4. Jahr 52%	Ständig 10% Wechselnd 16% 4. Jahr 19%	Ständig 14% Wechselnd 24% 4. Jahr 22%
Klein D	1981	4–5 J.	310 ♂	65%	7% n=283	46%	11%	43%

Von den anderen interessanten Studien aus dem englischsprachigen Raum soll noch die von Pettinati et al. (1982) ausführlicher besprochen werden. 225 Patienten in den USA, die in einer Privatklinik vier Wochen lang stationär behandelt wurden, wurden vier Jahre lang in 12-Monats-Abständen interviewt, zusätzlich wurden fremdanamnestische Angaben eingeholt. Die Ausschöpfungsquote betrug 100%. Nur 47% der Stichprobe zeigten über die vier Jahre hinweg das gleiche Verhaltensmuster hinsichtlich Alkoholkonsum und sozialer Anpassung:

23% blieben abstinent, 10% wiesen eine Besserung auf, 14% tranken ständig. Fast der gleiche Prozentsatz zeigte ein wechselndes Verhalten bei verschiedenen Nachuntersuchungen. Im 4. Jahr waren 52% abstinent, 16% abstinent mit Rückfällen, 22% tranken stark. Nur 3% der Stichprobe waren konstant über vier Jahre in der Lage, Alkohol zu trinken ohne Schwierigkeiten mit ihrer psychosozialen Situation zu bekommen. Man muß allerdings bedenken, daß es sich bei dieser Patientengruppe um hochmotivierte Alkoholiker handelt.

Aus der Bundesrepublik ist eine Arbeit aus einer *deutschen Suchtfachklinik zu erwähnen* (Klein 1981). 310 männliche Alkoholiker wurden nach 4–5 Jahren nachuntersucht, vorwiegend schriftlich oder telefonisch, wobei in erster Linie die einweisende oder weiterbetreuende Beratungsstelle befragt wurde. Von 65% der Patienten konnten Informationen beigezogen werden: 46% waren abstinent, 11% gebessert, 43% rückfällig, 7% waren verstorben.

Interaktion zwischen Patientenvariablen und Behandlungsvariablen

Angloamerikanische Literatur (Auswahl)

Nach *Untersuchungen von Emrick* 1975 haben, zusammengefaßt, Behandlungsvariablen von 72 untersuchten Studien keinen wesentlichen Einfluß auf die Behandlungsergebnisse gebracht. In dem ersten *Rand-Report* ergab sich, daß die verschiedenen Behandlungszentren sich nicht hinsichtlich ihrer Erfolgsrate unterschieden, wenn man die Unterschiede des Klientels mittels statistischer Verfahren berücksichtigt. Nur 3,2% der Varianz des Therapieerfolges konnte durch unterschiedliche Behandlungsverfahren erklärt werden. Patienten mit einem höheren sozioökonomischen Status und größerer sozialer Stabilität zeigten in allen Behandlungsinstitutionen eine höhere Besserungsrate. Der Umfang der Behandlung (Zahl der Sitzungen) in stationärer Behandlung zeigte keinen Einfluß auf den Therapieerfolg.

Mit den gleichen Problemen beschäftigte sich eine kalifornische Arbeitsgruppe in den späten 70er Jahren (Bromet et al. 1977). Bei Katamnesen an fast 500 Patienten von fünf Behandlungseinrichtungen verschiedener Programme wurden 6–8 Monate nach Therapieende 10 Gruppen von Ergebniskriterien überprüft. Bei der statistischen Auswertung ergab sich, daß 15–33% der Varianz der Ergebniskriterien durch die soziodemographischen und prämorbiden Eingangsvariablen erklärt werden konnten. Maximal 4% der verbliebenen Varianz konnte durch Variable des Behandlungsprogramms erklärt werden. 50–80% der Varianz der Behandlungsergebnisse blieben unerklärt.

Zum Einfluß der *Behandlungsdauer* äußerte sich eine *kanadische Studie* (Smart 1978). In einer Untersuchung an 510 männlichen Alkoholikern wurde in einer 1-Jahres-Katamnese der Einfluß der Therapiedauer auf den Behandlungserfolg untersucht. Es zeigt sich, daß die Länge der Therapiedauer einen signifikanten Einfluß auf die Abstinenzrate sowie auf die Rate der Patienten mit deutlicher Besserung hatte. Bei minimaler Behandlungsdauer (1 Kontakt) waren nach einem Jahr 3% abstinent, bei einer Therapiedauer von bis zu sechs Monaten waren es 11%, bei längerer Therapiedauer 16%.

Ergebnis einer deutschen Studie

In der oben zitierten *deutschen multizentrischen Studie* (MPIP) wurde eine Vielzahl von Variablen über die Patienten, über die Einrichtungen und über die Therapeuten erhoben. Die Variablen sollen mit den Behandlungsergebnissen verglichen werden. Diese Auswertung ist aber bei weitem noch nicht abgeschlossen. Bis jetzt kann nur über einige wenige Parameter berichtet werden. Eine der auch in praktischer Hinsicht wichtigsten Fragestellungen ist, festzustellen, ob ein Zusammenhang zwischen Behandlungsergebnissen und Dauer der Behandlung besteht. Die 21 Behandlungseinrichtungen wurden in drei Gruppen eingeteilt: kurzfristige Behandlung (zwei Monate und weniger), mittelfristige Behandlung (zwei bis sechs Monate) und langfristige Behandlung (sechs Monate und mehr). Es ergaben sich bemerkenswerte Unterschiede hinsichtlich der Behandlungsergebnisse. So waren bei der Katamnese II von den kurzfristigen Behandlungseinrichtungen 52% der Patienten abstinent, bei den mittel-

Tabelle 6. Multizentrische deutsche Studie (MPIP). Ergebnisse zum Trinkverhalten
BE: Behandlungseinrichtung

	Abstinzenraten		
	Katamnese I n=1 185	Katamnese II n=1 116	Katamnese II nur im 3. Halbj.
Kurzfristige BE	65%	50,5%	67%
Mittelfristige BE	62%	47%	56%
Langfristige BE	71%	58%	65%
Gesamt:	67%	53%	63%

fristigen 47%, bei den langfristigen 58%. Bei der Katamnese I waren es jeweils 65%, 62% und 71%. Die Zahl der Ungebesserten betrug in der Katamnese II bei der kurzfristigen Behandlung 40%, bei mittelfristiger 44% und bei langfristiger 34% (s. Tabelle 6). Dabei ist jedoch die prognostisch leicht unterschiedliche Patientenverteilung in den drei zeitlichen Behandlungstypen nicht berücksichtigt.

Wenn man etwa 100 Prognosevariablen, die bei der Aufnahmeuntersuchung erhoben wurden, berücksichtigt, so zeigt sich, daß sich die Patientenstruktur der drei zeitlichen Behandlungstypen signifikant in folgenden Variablen unterscheidet: Alter, Wohnort und soziale Stabilität. Die mittelfristigen Behandlungseinrichtungen haben meist die prognostisch etwas ungünstigere Patientenstichprobe.

Behandlung unter Bedingung äußeren Zwangs

Zum Schluß soll noch kurz auf die Frage der Behandlung unter der *Bedingung* des *äußeren Zwangs* eingegangen werden (s. Tabelle 7). Darüber liegen nur wenige genaue Untersuchungen vor. Als Beispiel sei eine Untersuchung kurz erwähnt, die im Rahmen der Psychiatrie-Enquête Anfang der 70er Jahre in einem südbayerischen Bezirkskrankenhaus durchgeführt wurde. Es wurden 190 Alkoholiker, darunter 140 Männer, 6 Monate nach Entlassung aus einer stationären Behandlung, die vorwiegend unter der Bedingung des äußeren Zwangs erfolgte, mittels eines semistandardisierten Interviews von einer Doktorandin nachuntersucht. Von diesen Patienten stammten 83% aus der Unterschicht oder aus der unteren Mittelschicht. 86% der Patienten konnten wieder aufgefunden werden, über 81% lagen vollständige oder teilweise Informationen vor. 4% waren verstorben. 7% waren abstinent, 73% waren zur Zeit der Nachuntersu-

Tabelle 7. Behandlung unter Bedingungen äußeren Zwangs

Gesamtstichprobe N	Nachuntersuchte Stichprobe	Katamnesedauer	Tote	Abstinente	Gebesserte	Rückfällige
190 (♂ 140)	81%	6 Monate	4%	7%	20%	73%

chung total rückfällig, 20% wiesen einen mäßigen Alkoholkonsum auf (Feuerlein u. Zorn 1975).

Schlußfolgerungen

Es ist schwierig, aus den verschiedenen, oft recht unterschiedlichen Arbeiten, Schlußfolgerungen zu ziehen. Sie können nur mit erheblichen Vorbehalten formuliert werden.

1. Die Ergebnisse der stationären Alkoholikerbehandlung sind sehr unterschiedlich. In Suchtfachkliniken und vergleichbaren Einrichtungen mit einem festen Programm und gut motivierten Patienten in der BRD scheinen die Ergebnisse deutlich über denen des internationalen Durchschnittes zu liegen. So findet man bei *6-Monats-Katamnesen* im Schnitt 69% Abstinente, 11% Gebesserte und 20% Ungebesserte, *nach 18 Monaten* 55% Abstinente, 8% Gebesserte und 37% Ungebesserte. Bei Behandlung unter Bedingungen des äußeren Zwangs sind die Ergebnisse viel schlechter. Die Zahl der Abstinenten beträgt hier nach 1/2 Jahr weniger als 10%.
2. Bei den *Langzeitkatamnesen* (über vier Jahre) zeigt sich, daß nur ein Bruchteil der Patienten über die Jahre hinweg vollständig abstinent bleibt. Bei den meisten Patienten, die zum Zeitpunkt der Katamneseerhebung abstinent sind, kam es in der Zwischenzeit zu kürzeren Rückfällen, die wieder aufgefangen werden konnten. Die Zahl der über vier Jahre völlig Abstinenten liegt zwischen *7% und etwa 23%*, die *Abstinenzzahlen zur Zeit der katamnestischen Erhebungen und in den Monaten unmittelbar vorher* schwanken *zwischen 21% und 66%*.
   Etwa die *Hälfte bis zwei Drittel der Patienten* werden auch nach intensiver Behandlung im Laufe der Jahre *so rückfällig*, daß sie Probleme in gesundheitlicher oder/und sozialer Hinsicht aufweisen. Die Zahl der Patienten, die zu *kontrolliertem Trinken zurückkehren, ist sehr geringfügig*.
3. Die unterschiedlichen Ergebnisse hängen nicht nur mit den Patientenmerkmalen zusammen, wie man früher glaubte, sondern auch mit *Behandlungsmerkmalen*. Insbesondere scheint eine *längere Behandlungsdauer* die Ergebnisse zu verbessern. Dabei sind aber die Unterschiede bei bestimmten Patientengruppen besonders deutlich. So scheinen sozial Instabile relativ besser auf eine Langzeitbehandlung anzusprechen als sozial Stabile.

Literatur

Armor DJ, Polich JM, Stambul HB (1976) Alcoholism and treatment. J Stud Alcohol 37: 1864

Bromet EJ, Moos R, Bliss F, Wuthmann C (1977) Posttreatment functioning of alcoholic patients: Its relation to program participation. J Cons Clin Psychol 45: 829–842

Emrick CD (1974) A review of psychologically oriented treatment of alcoholism. I. The use and interrelationship of outcome criteria and drinking behavior following treatment. Quart J Stud Alcohol 35: 523–549

Emrick CD (1975) A review of psychologically oriented treatment of alcoholism. II. The relative effectiveness of different treatment approaches and the effectiveness of treatment versus no treatment. J Stud Alcohol 36: 88–108

Feuerlein W (1984) Langzeitverläufe des Alkoholismus. In: Kryspin-Exner K, Hinterhuber H, Schubert H (Hrsg) Langzeittherapie psychiatrischer Erkrankungen. Schattauer, Stuttgart New York

Feuerlein W, Zorn R (1975) Katamnestische Erhebungen an stationär behandelten Alkoholikern. 1. Wiss. Symposium der DHS, Tutzing, 13.11.1974. Deutsche Hauptstelle gegen die Suchtgefahren, Hamm

Klein K-H (1981) Probleme bei Katamnesen von Alkoholiker-Therapien. Katamnestische Untersuchung in einer Fachklinik für Alkoholabhängige. Diplomarbeit, Freiburg

Küfner H, Feuerlein W, Flohrschütz Th (1984) Untersuchung über stationäre Alkoholismustherapien. Erste Ergebnisse einer Halbjahres-Katamnese. In: Ladewig D (Hrsg) Drogen und Alkohol 3. 3. Symposium Basel 15./16. Sept. 1983, Karger, Basel 148–166

Lask K (1974) Suchtfördernde Sozialisationsschäden und ihre Aufarbeitung in einer therapeutischen Gemeinschaft. Nicol, Kassel

Lemere EF (1953) What happens to alcoholics? Amer J Psych 109: 674–675

Pettinati HM, Sugerman AA, DiDonato N, Maurer HS (1982) The natural history of alcoholism over four years after treatment. J Stud Alc 43: 201–215

Polich JM, Armor DJ, Braiker HB (1980) The course of alcoholism: four years after treatment. Rand, Santa Monica

Rieth E (1977) Zur Effektivitätsbeurteilung von Entziehungskuren. Suchtgefahren 23: 137–156

Smart RG (1978) Some alcoholics do better in some types of treatment than others? Drug Alcohol Depend 3: 65–75

Wieser S, Kunad E (1965) Katamnestische Studien beim chronischen Alkoholismus und zur Frage von Sozialprozessen bei Alkoholikern. Nervenarzt 36: 477–483

Drogenabhängigkeit in lebensgeschichtlicher Sicht. Eine Skizze zum frühen Gottfried Benn

E. M. Biniek

Die folgende Studie gehört zu einer Reihe von Untersuchungen zu frühen Stadien der Drogenabhängigkeit und ihrer Überwindung, die ich noch in meiner Tübinger Zeit angeregt habe und deren erste Ergebnisse jetzt vorliegen. Ihr empirischer Hintergrund ist die Tatsache, daß sehr viel mehr Menschen mit Drogen in Berührung kommen, als nachher abhängig werden. Wie kommt es, daß die einen abhängig werden, die anderen aber nicht?

Um die gestellte Frage zu beantworten, brauchen wir Lebensläufe von Menschen, die durch eine Krise gegangen sind, in der sie mit Drogen in Berührung kamen. Die üblichen Krankengeschichten kommen dafür nicht in Betracht, da uns unsere Patienten über die hier interessierenden frühen Stadien ihrer Krankheitsentwicklung in der Regel nur mehr wenig oder nichts sagen können. Suchen sie uns in akuten Krisen auf, so wird die erst in Entwicklung begriffene Abhängigkeit leicht durch die aktuelle Problematik verdeckt und übersehen. Eine lebensgeschichtlich orientierte Forschung ist auf langfristig dokumentierte Lebensläufe angewiesen. Prospektive Studien wären optimal. Ihrer Durchführung stehen jedoch methodische Probleme und ein von uns derzeit nicht zu erbringender Arbeitsaufwand entgegen. Woher also langfristig dokumentierte Lebensläufe nehmen?

Wir haben uns entschlossen, dort eine Stichprobe zu machen, wo aus ganz anderen Gründen Lebensläufe sorgfältig und umfangreich dokumentiert werden, bei Menschen nämlich, die über sich selbst oder über die andere gut Buch geführt haben, in Briefen, Tagebüchern, in literarischen, bildnerischen oder musikalischen Werken. In den Biographien schöpferisch tätiger Menschen auf Drogenprobleme zu stoßen, fällt nicht schwer. Man stolpert fast darüber. Auch wenn man diejenigen aussondert, die lediglich ihre Sucht beschreiben oder zum Gegenstand eines literarischen Werkes machen, bleiben genügend dokumentierte Lebensläufe übrig. Der Kreis engt sich allerdings ein, wenn man nach überwundenen Krisen sucht. Depression, Suizid und schwere Formen der Abhängigkeit, die in klassische klinische Krankheitsbilder einmünden, beherrschen das Feld.

Folgende Fragen leiteten uns bei der Durcharbeitung der Lebensläufe:

Wie sind diese Menschen mit ihrem Problem umgegangen? Wie haben sie sich mit ihm auseinandergesetzt? Welche Strategien haben sie entwickelt? Was hat ihnen geholfen die Krise zu überwinden? Woran sind sie gescheitert?

Wir haben Studien über Georg Trakl, Ernest Hemingway, Hermann Hesse, Josef Roth, Gottfried Benn und den russischen Lyriker Sergej Aleksandrović Esenin

Das Verhältnis der Psychiatrie
zu ihren Nachbardisziplinen
Herausgeber: H. Heimann, H. J. Gaertner

begonnen. Sie alle hatten in unterschiedlichem Maße und zu unterschiedlichen Zeiten ihres Lebens Drogenprobleme.

Im folgenden soll hier über G. Benn berichtet werden. Was vorzutragen ist, muß fragmentarisch bleiben. Das zu verarbeitende Material ist zu umfangreich. Benn (1975) ist nicht nur einer der größten deutschsprachigen Lyriker dieses Jahrhunderts. Er war auch Arzt und Kollege. Man darf in Ärztekreisen einiges an Kenntnissen über Benn voraussetzen. Dennoch sei auf zwei kleine Schriften hingewiesen, die die Ausgangslage unserer Untersuchung kurz und bündig umreißen.

Witschel (1968) hat das uns interessierende Problem aus literaturwissenschaftlicher Sicht prägnant dargestellt. Die wesentlichen Textbelege zur Frage der Einnahme von Drogen und der literarischen Verarbeitung der Wirkung von Drogen sind dort zu finden. Eine knappe aber kenntnisreiche Zusammenfassung der Lebensdaten bringt Lennig (1962) in seiner Biographie Gottfried Benns. Auf die dort mitgeteilten lebensgeschichtlichen Zusammenhänge muß hier verwiesen werden.

Eine wichtige Vorarbeit für die folgende Skizze hat Temmel geleistet. Auch auf diese Untersuchung wird Bezug genommen.

Schon einem oberflächlichen Kenner des Werkes von Benn muß auffallen, wie oft in ihm vom *Rausch* die Rede ist.

Es lassen sich etwa zehn verschiedene Formen des Rausches unterscheiden und beschreiben. Im Index zum Gesamtwerk zählt *Rausch* mit zu den am meisten nachgewiesenen Worten. Dazu kommen Synonyme und Metaphern für Rausch, Wortbildungen wie *Rauschtyp* und *rauschbereit* und das Verb *rauschen*. Letzteres muß um so mehr auffallen, als es bei Benn eines der wenigen Zeitworte ist, die Ausdrucksträger sind. Im allgemeinen kommt dieser Rang bei Benn nur Substantiven zu. Nur in ihnen erschließt sich die Welt *reinen Seins*. Aber dies ist ein Vorgriff. Zurück zum Rausch! *Rausch* ist bei Benn keineswegs eine bloße Metapher. *Rausch* steht in einer eindeutigen Beziehung zu Drogen, insbesondere Kokain. Die Gedichte „*Kokain*", „*O Nacht*" und andere Texte weisen darauf hin. Rausch und Drogen nehmen im Werke Benns eine zentrale Stellung ein. In seinem Alterswerk „drei alte Männer" wird der angesprochene Sachverhalt dahingehend umrissen:

„....... was ich Ihnen zum Abschied bieten könnte, ist etwas Kaltes, Polarlicht, das im Norden brennt, alle Stallaternen und Funzeln müssen es bekämpfen – mit Recht, denn es handelt sich um eine Entscheidung, für die es keine Richtlinien gibt ...." (Wellershoff 1975, S. 1578). Benn gibt dann den Rat, die *Augenblicke* zu steigern und mittels Drogen zu jenen Zuständen vorzustoßen, in denen *Außen und Innen noch nicht getrennt, Gott und Nicht-Gott noch vereint* und die *unerträglich gewordene Spannung zwischen Ich und Welt noch unerklungen* sei. In ihnen sieht er die einzig rechtmäßige Wirklichkeit des Menschen.

Sie zurückzuerobern sei unsere Aufgabe: „Potente Gehirne stärken sich nicht durch Milch, sondern durch Alkaloide ...... Leben heißt provoziertes Leben ......" (Wellershoff 1975, S. 1580). Man mag dies alles noch als Metapher ansehen, zumal *Polarlicht, Norden* Worte sind, durch die Benn die Welt des Geistes, der strengen Form bezeichnet. Doch eine solche Deutung verwehrt er selbst, indem er abschließend ganz konkret empfiehlt, zur Entbindung schöpferischer Zustände *Pervitin* an den Schulen einzuführen und die Technik der Injektion in den Lehrplan aufzunehmen. Die geäußerten Ansichten sind nicht zufällig oder randständig. Sie sind Grundgedanken

Benns, die sich in seinem Werk in vielen Facetten immer wieder nachweisen lassen, nicht zuletzt in seinem Essay „Provoziertes Leben“, den er 1943 schrieb, in demselben Jahre, in dem A. Hofmann die psychotropen Wirkungen des LSD-25 entdeckte. Sie finden ihre Entsprechung in ähnlichen Äußerungen Klages (1963), insbesondere aber auch des Drogenpropheten Leary (1970). Es ist schwer, sich vorzustellen, daß jemand, der solche Gedanken äußert, nicht selbst Drogen genommen hat und von ihrer Wirkung überzeugt ist. Welche lebensgeschichtliche Wirklichkeit entspricht diesem Programm?

Zunächst drängt sich die Frage auf: War Benn abhängig? Nach allem, was wir wissen, war er es nicht, jedenfalls nicht im Sinne einer klinisch manifesten schweren Form der Drogenabhängigkeit.

Die Frage ist auch zu eng gestellt. Sie trifft nicht den Kern.

Fragen wir anders: Hat Benn Drogen genommen, ohne abhängig zu sein? Man ist versucht zu sagen ja natürlich, gibt es denn in unseren Breiten einen Menschen, der keine Drogen genommen hat? Die Frage ist so zu weit gestellt. Sie gibt zu wenig her. Wir stoßen auf Alkohol, Nikotin, Koffein und Pyramidon.

Mehr erfahren wir, wenn wir fragen: Welche Rolle haben Drogen in der Lebensgeschichte Benns gespielt? Wir stoßen dann nicht nur auf die Drogen, die Benn oft oder gar täglich genommen hat wie Koffein, Nikotin und Alkohol. Diese sind ein Kapitel für sich, das hier nicht untersucht werden kann. Das mit ihnen zusammenhängende produktive Milieu hat für Benn eine große Rolle gespielt. Wir stoßen auch auf Drogen, die Benn offenbar nie genommen hat, Morphium zum Beispiel. Morphium spielte eine wichtige Rolle in seiner Auseinandersetzung mit dem Vater am Krankenbett der Mutter. Wir werden darauf noch zurückkommen. Morphium aus der Hand Benns spielte eine Rolle beim Tode seiner zweiten Frau. Sie suizidierte sich 1945 beim Einmarsch der Russen in einem Ort an der Elbe. Benn selbst soll in jener schweren Zeit ständig Morphium bei sich gehabt haben, um den Schmerz der schwersten Stunde zu mildern, eine befremdliche Vorstellung, zu jener Zeit aber nichts Ungewöhnliches.

Schließlich hat Benn mit großer Wahrscheinlichkeit Kokain genommen. In seinem Brief vom 19.11.1951 an E. Jünger weist er darauf hin, schränkt es allerdings auf eine *kurze Episode* im 1. Weltkrieg ein (Witschel 1968). Man wird davon ausgehen müssen, daß dies vor der Entstehung der Gedichte „*Kokain*“ und „*O Nacht*“ im Jahre 1916 war. In dieser Zeit taucht erstmals das Rauschthema auf, mit Sicherheit nicht vor 1915.

Was wissen wir über diesen Lebensabschnitt Benns? Zunächst das, was Benn in „Epilog und lyrisches Ich“ selbst darüber berichtet: „Ich war Arzt an einem Prostituiertenkrankenhaus ......“, jener oft zitierten Passage, in der er beschreibt, wie er alleine mit seinem Burschen in einem großen konfiszierten Haus in Brüssel lebte, viel Zeit hatte, dienstlich kaum beansprucht wurde, in Zivil gehen durfte, durch die Straßen der ihm fremden Stadt strich, dem fernen Kanonendonner entrückt. Hier erlebte er *drei Monate ganz ohne Vergleich*. Und er fährt fort: „Das Leben schwang in einer Sphäre von Schweigen und Verlorenheit, ich lebte am Rande, wo das Dasein fällt und das Ich beginnt. Ich denke oft an diese Wochen zurück; sie waren das Leben, sie werden nicht wiederkommen, alles andere war Bruch.“ Eine Krise also? Nichts deutet darauf hin. Eine ruhige, unbelastete, produktive Zeit: „....... was ich an Literatur verfaßte, schrieb ich mit Ausnahme der „Morgue“ ...... im Frühjahr 1916 in Brüssel“ (Wellershoff 1975, S. 1873). Aber hören wir genauer hin: Er lebte *am Rande, wo das Dasein fällt und das Ich beginnt*.

Das klingt nach Verfall und Wiedergeburt, nach Grenzsituation. So war es auch. Um auf die Krise zu kommen, müssen wir einen weiteren Schritt zurückgehen. Benn spricht im folgenden selbst davon, wenn er berichtet, daß er ursprünglich Psychiater werden wollte, diesen Wunsch aber schon nach kurzer Zeit aufgeben mußte, weil sich bei ihm das merkwürdige Phänomen einstellte, daß er sich *nicht mehr für einen Einzelfall interessieren* konnte: „Es war mir körperlich nicht mehr möglich, meine Aufmerksamkeit, mein Interesse auf einen neu eingelieferten Fall zu sammeln oder die alten Kranken fortlaufend individualisierend zu beobachten. Die Fragen nach der Vorgeschichte ihres Leidens, die Feststellungen über ihre Herkunft und Lebensweise, die Prüfungen, die sich auf des einzelnen Intelligenz und moralisches Quivive bezogen, schufen mir Qualen, die nicht beschreiblich sind. Mein Mund trocknete aus, meine Lider entzündeten sich, ich wäre zu Gewaltakten geschritten, wenn mich nicht vorher schon mein Chef zu sich gerufen, über vollkommen unzureichende Führung der Krankengeschichten zur Rede gestellt und entlassen hätte" (Wellershoff 1975, S. 1875).

Die beschriebene Krise läßt sich zeitlich nicht sicher einordnen. Am ehesten ist sie im Spätjahr 1910 oder Frühjahr 1911 anzusiedeln. Benn begann seine ärztliche Laufbahn am 1.10.1910 an der Charité in Berlin.

Benn, am 2.5.1886 in Mansfeld in der Mark Brandenburg geboren, hat seine Kindheit und Jugend in einem kinderreichen lutherischen Pfarrhaus der Neumark verbracht. Zeitlebens hat er seiner Kindheit mit Wehmut gedacht: „Es ist ein Garten, den ich manchmal sehe östlich der Oder .... es ist ein Knabe, dem ich manchmal traure, der sich am See in Schilf und Wogen ließ ...." (Wellershoff 1975, S. 345).

In späteren Jahren war die Beziehung zum Vater zeitweilig gespannt. Nie aber hat Benn Zweifel daran gelassen, daß der Vater ein Mann war, in dessen Nähe einem nichts Böses widerfahren konnte, ein Mann von ganz ungewöhnlicher menschlicher, fast überirdischer Ausstrahlung.

Zur Mutter hatte Benn eine innige Beziehung. Ihr Tod im Frühjahr 1912 war für ihn ein einschneidendes Ereignis. Es ist ein 26jähriger Mann, der sagt, er habe mit ihr verloren, „.... woran sich meine Jugend gebunden hatte" (Wellershoff 1975, S. 1929).

In das Frühjahr 1912 fällt eine kleine Szene, die Benns Beziehung zu den Eltern beleuchtet. Er wird an das Lager der bereits todkranken Mutter gerufen. Wahrscheinlich hat sie von ihm, dem jungen Arzt auf irgendeine Weise noch Hilfe erwartet. Er aber sah, daß *nur noch Schmerzen zu lindern* waren, also Morphium zu geben, wie es in solchen Fällen üblich war (Lennig 1962). Der Vater jedoch lehnt ab. Er weist ihn zurück, so jedenfalls sieht es Benn. Die Geschwister indes schildern es später anders.

Es habe nämlich Einvernehmen zwischen den Eltern bestanden, keine Medikamente einzunehmen und auf Gottes Hilfe zu bauen (Wellershoff 1975). Unterstellt man die Angaben als richtig, so spiegelt die kleine Szene eine klassische ödipale Situation: Der Sohn versucht, im Glauben im Besitze potenterer Mittel zu sein, in das Einvernehmen der Eltern einzudringen und wird vom Vater zurückgewiesen. Eine kleine Szene freilich nur. Ihre psychodynamische Konstellation ist jedoch an zahlreichen Details der Lebensgeschichte und des Werkes Benns nachzuweisen. Sie ist geradezu überdeterminiert. Sie bildet den Hintergrund der uns interessierenden Krise des jungen Benn.

Was hat es mit der Krise, die ihn in diesen Jahren schüttelt, auf sich? Die äußeren biographischen Daten sagen über sie wenig aus, um so mehr das Werk. Die wichtigsten

Äußerungen finden sich in den in Brüssel entstandenen Werken, insbesondere in den sog. Rönne-Novellen und den dramatischen Szenen. In den Gestalten *Rönne* und *Pameelen* schildert Benn den Zustand eines Menschen, dem die Wirklichkeit zwischen den Fingern zerrinnt, der in den Dingen keinen Zusammenhang zu sehen vermag, zu keiner menschlichen Gemeinschaft mehr fähig ist, einen Menschen, der eine *kontinuierliche Psychologie* nicht mehr in sich trägt, in dem die *Auflösung der naturhaften Vitalität* Formen angenommen hat, die nach *Verfall* aussehen, in dessen Hirn etwas zerfällt, das seit 400 Jahren als *Ich* galt. Kleine, belanglose Begebenheiten ermatten ihn, erschlagen ihn, bringen ihn an die Grenze seiner Leistungsfähigkeit. Er muß sich der Wirklichkeit versichern, indem er gewohnte Umgebungen aufsucht, sich in eingeschliffene Vollzüge flüchtet. Eine Reise in die Nachbarschaft, die er aus kunstgeschichtlichem Interesse unternehmen will, bricht er ab, weil er sich ihr nicht gewachsen glaubt und fürchtet, nach seiner Rückkehr im Kreise der Kollegen nichts darüber erzählen zu können. Statt zu verreisen, begibt er sich ins Kasino, wo er vertraute Gesichter vorfindet. Er ist voller Selbstzweifel. Beim Friseur macht ihn fassungslos, daß dem Herrn nebenan das Haar gepudert wird, ihm aber nicht. Er versucht eine Stadt, gemeint ist Brüssel, zu erobern, menschliche Gemeinschaft zu finden. Er geht über die Boulevards, begegnet einer Frau, *treibt* ihr nach in ein Café. Die Menschen und Dinge *geschehen* ihm, das heißt, nicht er handelt, *sie* kommen auf ihn zu. Äußere und innere Realität mischen sich. Ein Bild an der Wand gibt ihm Halt, festigt ihn: „Nun hing sogar ein Bild an der Wand: Eine Kuh auf einer Weide. Eine Kuh auf einer Weide, dachte er; eine runde, braune Kuh, Himmel und ein Feld. Nein, was für ein namenloses Glück auf diesem Bild! Da steht sie nun mit vier Beinen, mit eins, zwei, drei, vier Beinen, das läßt sich gar nicht leugnen; sie steht mit vier Beinen auf einer Wiese aus Gras und sieht drei Schafe an, eins, zwei, drei Schafe.

Die Zahl, wie liebe ich die Zahlen, sie sind so hart, sie sind rundherum gleich unantastbar, sie starren von Unangreifbarkeit, ganz unzweideutig sind sie, es wäre lächerlich, irgendetwas an ihnen aussetzen zu wollen; wenn ich noch jemals traurig bin, will ich immer Zahlen vor mich hersagen; er lachte froh und ging" (Wellershoff 1975, S. 1194).

Der geschilderte Mensch ist verzweifelt bemüht, eine *Persönlichkeit* zu entwickeln, eine *kontinuierliche Psychologie* aufzuweisen, wie sie die anderen Menschen haben. Es wäre ihm höchstes Glück, ein *Herr* genannt zu werden. Aber aus *konstitutionellen Gründen* gelingt es ihm nicht. Um die Kontinuität der Realität wieder herzustellen, überprüft er *das Unwahrscheinlichste, mißt alles ab ..... aber es zerrinnt. Er bekämpft den Zerfall, er will Positives, er will „Ansammlung", aber nur sporadisch und künstlich gerufen tritt sie auf* (Wellershoff 1975, S. 1902). Was bedeutet in diesem Zusammenhang die Einnahme von Drogen?

In den Gedichten „*Kokain*" und „*O Nacht*" ist vom *Ichzerfall, dem süßen, tief ersehnten*, aber auch von einer *Spange von Ichgefühl* die Rede, d.h., es wird in zweierlei Weise vom *Ich* gesprochen, einem Ich, das aufgelöst, durchstoßen, zertrümmert werden muß, nämlich das rational-epikritische Ich, das die Welt raumzeitlich nach logischen Kategorien ordnet, auf der anderen Seite vom Ich, besser gesagt dem *Ichgefühl* des tiefen Rausches, das nur Werden und Vergehen kennt, *ein kleines Stück Zusammenballung, ein Abendnebel, eine Wallung vom Raumverdrang.*

Die Frage nach dem *Ich* taucht bereits am Beginn der Krise auf. Das Ich ist ein *Gebilde*, das unaufhaltsam einem Zustand der *Nervenschwäche, Ermüdbarkeit, Psy-*

chasthenie zustrebt („Epilog und lyrisches Ich", Benn 1975, S. 1875). Dieses Ich und seine Identität werden in Frage gestellt:

„Wie entsteht, was bedeutet eigentlich das Ich?" Rönne wirft seine Vorstellung, das Ich sei so etwas wie eine letzte Instanz *zwischen den Assoziationen* über Bord. Ihn erschüttert das Buch eines unbekannten jüdischen Arztes, in dem dieser mit der bis dahin allgemein anerkannten Lehre aufräumt, das Gefühl leite sich aus den Empfindungen ab: „Wußte er denn, was es bedeutete, wenn die Gefühle nicht mehr vom Reiz abhängen, wie er, Rönne, gelernt; wenn er sie den dunklen Strom nannte, der aus dem Leibe brach? Das Unberechenbare? .... Rönne atmete tief ..... Rönne bebte ....." („Die Insel", Wellershoff 1975, S. 1217). Aber in der Krise bahnt sich eine Wende an.

Benn beschreibt sie später so: „Eine Art innere Konzentration setzte sich in Gang, ein Anregen geheimer Sphären, und das Individuelle versank und eine Urschicht stieg herauf, berauscht, an Bildern reich und panisch. Periodisch verstärkt, das Jahr 1915/16 in Brüssel war enorm, da entstand Rönne, der Arzt, der Flagellant der Einzeldinge ..... der keine Wirklichkeit ertragen konnte, aber auch keine mehr erfassen, der nur das rhythmische sich Öffnen und sich Verschließen des Ichs und der Persönlichkeit kannte, das fortwährend gebrochene des inneren Seins und der, vor das Erlebnis von der tiefen, schrankenlosen, müden, alten Fremdheit zwischen dem Menschen und der Welt gestellt, unbedingt der Mythe und deren Bildern glaubte" (Wellershoff 1975, S. 1896).

Ein neues Ich entsteht, ein Ich, *mythen-monoman, religiös, faszinär,* ein Ich, das *die Götter erlebt, substantivistisch suggestiv*, ein Ich, das nur für *Augenblicke* existiert, Augenblicke von *Durchbruchscharakter, immer der Vernichtung nahe*, das kaum, daß es lebt und atmet, schon wieder in *kaltes amorphes Leben* versinkt, ein *Stundenich, den Stundengöttern gleich*, durch das ein *Strom, ein Wurf von Formen, ein Spiel in Fiebern, sinnlos und ohne Ende* rauscht.

Sein ganzes Glück sind Momente der Erhebung: „....... blau, welch Glück, welch reines Erlebnis! .... Man denke dieses ewige und schöne Wort! ...." (Wellershoff 1975, S. 1076).

Zusammenfassung

Benn kommt in einer kritischen Phase seiner Lebensentwicklung mit Drogen in Berührung. In psychodynamischer Hinsicht steht er zu dieser Zeit in einer noch ungelösten ödipalen Beziehung zur Mutter. Die Lösung gelingt über die Entbindung tiefer Rauschzustände und ihre schöpferische Gestaltung im Wort. Er entwickelt keine schwere Form der Abhängigkeit, zeigt aber zeitlebens eine besondere Affinität zu Drogen. Alkohol, Koffein und Nikotin sind wesentlicher Bestandteil eines ihm notwendigen produktiven Milieus. Fragt man, warum Benn nicht abhängig geworden ist, so wird man darauf Verschiedenes anführen können, nicht zuletzt einen von Anfang an spürbaren *Willen* zur Auseinandersetzung mit der objektiv gegebenen Wirklichkeit. Diese wird zugunsten der inneren Wirklichkeit zwar entwertet, nie jedoch vollständig verneint. Benn führt in den späteren Jahren ein unauffälliges, zurückgezogenes Leben. Seine eigene, innere, subjektive Welt steht in einer nur lockeren Beziehung zur äußeren Wirklichkeit. Er entscheidet sich für die inneren

Mythen und Bilder, Zeugen eines schweigenden *Seins*, zu dem er über die Kunst Zugang findet. Er bringt es auf die Formel: *Die Kunst hat die Religion abgelöst.*

Psychodynamisch heißt dies: Der Sohn hat den Vater abgelöst. Er hat ihn nicht vernichtet, nicht verdrängt. Er hat ihn transformiert. Er teilt mit ihm den *Fanatismus zur Transzendenz. Kunst ist*, sagt Benn, *der Versuch gegen den allgemeinen Nihilismus der Werte*, d.h. die Derealisation der Wirklichkeit in der Regression, *eine neue Transzendenz zu setzen, die Transzendenz der schöpferischen Lust* (Wellershoff 1975, S. 1064). Das *reife Ich* sieht Benn jenseits von Sieg und Niederlage. Was ihm zu tun bleibt, ist *im Dunkel leben*, im Dunkel tun, was möglich ist. Sich irren und seinem Inneren dennoch weiter *Glauben* schenken. Hierin sieht er seine *Moira*, das *ihm* zufallende Schicksal.

Literatur

Klages L (1963) Vom kosmogonischen Eros, 6. Aufl Bouvier & Co, Bonn

Leary T (1970) Politik der Ekstase. Christian Wegner, Hamburg

Lennig W (1962) Gottfried Benn in Selbstzeugnissen und Bilddokumenten. Rowohlt, Reinbek bei Hamburg

Temmel M (1985) Der Rausch in Lebensgeschichte und dichterischem Werk Gottfried Benns. Dissertation, Tübingen

Wellershoff D (1975) (ed) Gottfried Benn – Gesammelte Werke in 8 Bänden. Deutscher Taschenbuchverlag, München

Witschel G (1968) Rausch und Rauschgift bei Baudelaire, Huxley, Benn, Burroughs. Bouvier & Co, Bonn

Epidemiologische Aspekte der Sucht
Zur Häufigkeit des Alkoholismus

H. Dilling

Reflektiert man über die Epidemiologie im Bereich der Sucht, so ist man von einer eigentümlichen Relativität verunsichert. Zwar werden auch bei Abhängigen und Mißbrauchern Neuerkrankungsraten, also Inzidenz, und Raten der Gesamtmorbidität, also Prävalenz, bestimmt. Und obwohl Sucht und Seuche etymologisch verwandt sind und man auch Seuche pejorativ für süchtiges Verhalten verwendet und von psychischer Ansteckungsfähigkeit Süchtiger spricht, so scheint den epidemiologischen Ergebnissen in diesem Bereich das naturwissenschaftlich Verbindliche zu fehlen, das man eigentlich von der Epidemiologie erwartet, denn immer noch assoziiert man zunächst Infektionskrankheiten und ihre Verbreitung. Aber auch Häufigkeit und Verbreitung nichtinfektiöser somatischer Erkrankungen passen besser in das Bild epidemiologischer Forschung, so etwa die Bestimmung der Häufigkeit von Krebserkrankungen, die zum einen – wie die Hirntumoren – eher umweltunabhängig in bestimmter Häufigkeit aufzutreten pflegen oder deren Genese zum anderen eher durch ökologische Variablen determiniert wird, wie bei den Bronchialkarzinomen. Wir finden also einerseits Krankheiten, die mit großer Umwelt- und Zeitstabilität auftreten, andererseits solche mit wechselnder Häufigkeit, die den unterschiedlichsten Einflüssen unterliegen, biologischen, gewissermaßen „natürlichen", und von den Menschen direkt verursachten, wie beispielsweise die Folgen von Verkehrsunfällen, die Folgen von habitueller Hyperphagie und natürlich die Folgen von Nikotin- und Alkoholmißbrauch.

Gerade diese Beispiele bieten sich an für eine Analyse der Interaktion zwischen Umwelt und Person. Fehlverhalten, psychogen oder sozial vielfältig determiniert, führt hier zu Krankheitszuständen. Die Frage nach der Schuld erhebt sich und löst sich meist auf in einem komplizierten Bedingungsgefüge. In diesem Grenzbereich von Krankheit wird die epidemiologische Festlegung dann sehr schwierig, wenn in Feldstudien oder in der ärztlichen Praxis zwischen gesund und krank bzw. zwischen normalem Verbrauch, Mißbrauch und Abhängigkeit unterschieden werden soll. Trotz zunächst einleuchtender, allgemeiner Definitionen, etwa die der WHO, ist die Abgrenzung gesund – krank hier noch schwerer zu leisten als bei vielen anderen psychiatrischen Erkrankungen. Hier wird das Urteil nämlich in besonderer Weise durch kulturelle Normen und persönliche Vorurteile beeinflußt. Für den strengen Abstinenzler – man lese bei Forel nach – ist auch schon ein Temperenzler, ein Mäßiger, auf dem besten Wege zur Sucht. Dem sensorischen Genuß gegenüber Aufgeschlossene dagegen kämen in der gleichen Situation auch nicht einmal auf den Gedanken an Mißbrauch.

Das Verhältnis der Psychiatrie
zu ihren Nachbardisziplinen
Herausgeber: H. Heimann, H. J. Gaertner

Objektivierung der Diagnose Alkoholismus

Diese Relativität der Beurteilung und die großen Unterschiede in einzelnen Untersuchungen zwingen zur weitmöglichen Objektivierung der Diagnose, damit epidemiologische Ergebnisse überhaupt vergleichbar sind. Als Schritt auf diesem Wege haben in unserem Sprachraum Feuerlein et al. (1977) den Münchner Alkoholismustest (MALT) entworfen, mit dem jetzt in standardisierter Form Gefährdung und Abhängigkeit bei Alkoholikern festzustellen ist. Die Notwendigkeit eines eigenen Instruments zur Bestimmung dieser Diagnose war auch deshalb besonders dringend, da anders als die meisten psychisch Kranken die Alkoholiker, sofern sie sich nicht gerade im Stadium des Entzuges befinden, nur unter sehr wenigen Symptomen leiden. – So wird in dem von Goldberg et al. (1970) für Allgemeinpatienten mit psychischen Störungen vorgesehenen Interview bei Alkoholikern der sog. „cut-off" von 20 Punkten als Mindestwert für eine psychiatrische Falldiagnose meistens nicht erreicht (Dilling et al. 1984).

Gerade der Bereich der Diagnostik hat uns an der Lübecker Klinik für Psychiatrie in den letzten Jahren beschäftigt: So untersuchten wir im Rahmen der Validierung des MALT vergleichend drei Kliniken der Medizinischen Hochschule Lübeck (Tabelle 1). In dieser Querschnittsstudie (Nieder 1984) diagnostizierten wir in der Psychiatrie 31% Alkoholiker, in der Inneren Medizin 14% und in der Chirurgie 7%, Werte vergleichbar mit denen von Athen u. Schranner (1981) mit 11% Alkoholikern im Allgemeinkrankenhaus. Besonders hoch, aber erklärlich bei dem dort jüngeren Durchschnittsalter, erscheint in der Chirurgie verglichen zur inneren Medizin die Zahl der Gefährdeten. Zusammenfassend ist in beiden Kliniken von gut einem Fünftel, in der Psychiatrie von der Hälfte Alkoholabhängiger oder Gefährdeter auszugehen.

Im Rahmen dieser Untersuchung haben wir auch die Treffsicherheit der Fallidentifikation von Stationsärzten mit dem MALT verglichen (Tabelle 2) und stellten zunächst wie erwartet, die in diesem Bereich größere Zuverlässigkeit der Diagnosenstellung in der Psychiatrie fest, exakt vergleichbar mit dem MALT-Ergebnis (Auerbach u. Melchertsen 1981). Deutlich unsicherer waren die diagnostischen

Tabelle 1. Anteil von Patienten mit Alkoholismus an drei Kliniken der Medizinischen Hochschule Lübeck, 1980

	Klinik für		
	Psychiatrie	Innere Medizin	Chirurgie
Gefährdete/ Verdächtige	15,3%	8,9%	16,9%
Alkoholiker	30,6%	13,8%	7,3%
Insgesamt	124	123	124

Tabelle 2. Sensitivität von MALT und Stationsarztdiagnose in drei Kliniken der Medizinischen Hochschule Lübeck, 1980

	Psychiatrie	Innere Medizin	Chirurgie	gesamt
Sensitivität MALT	89,5%	82,4%	44,4%	81,3%
Sensitivität Stationsarzt	89,5%	58,8%	11,1%	70,3%

Urteile in der inneren Medizin und vor allem in der Chirurgie. Aber auch die Sensitivität des MALT war in beiden Kliniken geringer, was auf die Schwierigkeit der nicht-psychiatrischen Patienten deuten könnte, ihre Symptome wahrzunehmen oder zuzugeben.

Die hohe Gesamteffizienz des MALT geht auch aus einer weiteren Studie hervor (Riffert 1982), in der Stationsarztdiagnosen in den Kliniken für Psychiatrie und Neurologie mit den MALT-Ergebnissen verglichen wurden. Die Sensitivität betrug hier – etwa wie bei Feuerlein – 88%, die Spezifität lag erwartungsgemäß höher bei 95%, so daß nur sehr wenige falsch positive Diagnosen mit dem MALT gestellt werden.

Administrative Prävalenz

Da wir eine realistische, möglichst gemeindenahe Versorgung an unserer Klinik anstreben, haben wir keine Selektion der Aufnahmen nach bestimmten Patientengruppen betrieben. So wurde die Diagnose Alkoholismus bzw. Medikamenten- oder Drogenabhängigkeit in den letzten Jahren bei fast der Hälfte der Aufnahmen gestellt, unter Einschluß der Mehrfachdiagnosen, und unter Einbeziehung auch der Kurzaufnahmen (Tabelle 3). – Sucht ist die diagnostische Kategorie, bei der am häufigsten auch die zweite oder dritte Diagnose Bedeutung gewinnt, was aber bei statistischen

Tabelle 3. Alkoholismus (Drogenabhängigkeit) als Anteil an den Aufnahmen der Klinik für Psychiatrie der Medizinischen Hochschule Lübeck

	1981	1982	1983
1. Diagnose	32,8	31,3	29,3
2. Diagnose	14,3	14,1	14,7
3.+4. Diagnose	2,2	2,7	0,3
Gesamt	49,3	48,1	44,3
Aufnahmen	1407	1528	1431

Zusammenstellungen oft unberücksichtigt bleibt, so daß zu niedrige Werte angegeben werden. – Drogenabhängigkeit (etwa 1%) und Medikamentenabusus (etwa 5%) spielten rein zahlenmäßig eine untergeordnete Rolle, so daß man realiter von Alkoholismusraten ausgehen kann.

Bevölkerungsbezogen betrachtet kamen 1981 1 151 Aufnahmen aus der Stadt Lübeck als Erstdiagnosen Mißbrauch und Abhängigkeit ins Landeskrankenhaus Neustadt oder in unsere Klinik und damit 0,5% von 212 000 Einwohnern, etwa die Hälfte der stationären Aufnahmerate aus Lübeck mit 0,95%, also knapp 1% (Mehrfachaufnahmen sind nicht ausgeschieden). – Im Vergleich dazu stellten wir 1971 aus drei Landkreisen Oberbayerns nur ein Zehntel der stationären Aufnahmerate für Alkoholismus/Drogenabhängigkeit fest, nämlich 0,05% bei einer Gesamtrate stationärer Aufnahmen von 0,27% ohne Mehrfachaufnahmen, nur ein Viertel der unsrigen, allerdings mit längerer Aufenthaltsdauer. Den hohen stationären Aufnahmeraten für Alkoholismus stehen relativ niedrige ambulante Behandlungsraten gegenüber, wie wir sowohl in Nervenarztpraxen als auch bei Hausärzten in Oberbayern nachweisen konnten.

Häufigkeit in der Bevölkerung

Epidemiologisch von besonderem Interesse sind natürlich mehr noch als die selektierten Raten Behandelter diejenigen aus Studien direkt in der Bevölkerung. Diese Resultate standen uns nach unserer Felduntersuchung 1975 bis 1979 (Dilling et al. 1984) zur Verfügung. Damals untersuchten wir in drei ländlich-kleinstädtischen Gemeinden des Landkreises Traunstein 1 536 nach Zufallskriterien ausgesuchte Personen in ihrer Wohnung und verglichen dann die Ergebnisse soweit als möglich mit den Beurteilungen ihrer Hausärzte.

Neben der diagnostischen Einordnung wurden auch die Schweregrade der Erkrankungen bestimmt. Dabei gingen wir – den Untersuchungen von Goldberg et al. (1970) folgend – von einer Einstufung in vier Schweregrade aus, die ein allgemeines Maß darstellten sowohl für den psychopathologischen Befund als auch für die Schwere der Krankheitsbilder: Schweregrad 1 = leichte Ausprägung, die aber keine Behandlung verlangt, Schweregrad 2 = behandlungsbedürftiges Symptom bzw. Erkrankung; kann in der Regel vom Hausarzt behandelt werden; Schweregrad 3 = die Erkrankung sollte ambulant fachärztlich behandelt werden; Schweregrad 4 = stationäre psychiatrische Behandlung ist in der Regel erforderlich. Die Diagnostik erfolgt nach ICD 8 unter Berücksichtigung des MALT-S.

Vergleichen wir die angegebenen Trinkmengen (Tabelle 4) mit der Zahl Diagnostizierter, so läßt sich ein plausibler Zusammenhang zwischen der Anzahl von Probanden mit höheren Trinkmengen und Gefährdung (Schweregrad 1) oder Abhängigkeit (Schweregrad 2 bis 4) aufweisen (Weyerer et al. 1981). Wir stellten die Diagnose in 3,7% als Erstdiagnose, in 1,4% als zweite Diagnose, insgesamt also in 5,1%, davon behandlungsbedürftig als Hauptdiagnose 1,8% und als Nebendiagnose 0,9%, also gesamt 2,7%. Diese Zahl entspricht der Untersuchung von Wieser u. Feuerlein (1976) in Bremen. Unterteilt man nach Altersstufen, so kann man eine zweigipfelige Verteilung mit einem ersten Gipfel zwischen 25 und 34 Jahren und einem zweiten, höheren zwischen 55 und 64 Jahren beschrieben. – Auch in unserer Studie

Tabelle 4. Angaben der Probanden zur Menge des täglich getrunkenen Alkohols. n = 1 536. Feldstudie Landkreis Traunstein 1975 – 79

Alkohol [ml]	Männer		Frauen		Männer + Frauen	
	n	%	n	%	n	%
unter 20	346	50,3	773	91,1	1 119	72,9
20 – 80	260	37,7	71	8,4	331	21,5
80 – 120	72	10,5	1	0,1	73	4,8
über 120	8	1,2	–	–	8	0,5
unbekannt	2	0,3	3	0,4	5	0,3
Gesamt	688	100,0	848	100,0	1 536	100,0

Tabelle 5. Durchschnittliche Scores nach Goldberg für drei Altersgruppen bei der Diagnose Alkoholgefährdung/Alkoholabhängigkeit im Vergleich zu Probanden ohne psychiatrische Diagnose. n = 688 männliche Probanden. Feldstudie Landkreis Traunstein 1975 – 79. Schweregrad: leicht, nicht behandlungsbedürftig: S = 1; behandlungsbedürftig: S = 2 – 4

	15 – 44 Jahre		45 – 64 Jahre		über 65 Jahre	
	$\bar{x}$	n	$\bar{x}$	n	$\bar{x}$	n
keine psychiatrische Diagnose	3,0	271	3,3	103	2,9	71
Alkoholabusus S = 1	3,1	18	10,1	10	2,2	5
Alkoholabhängigkeit S = 2 – 4	12,7	19	18,4	14	22,5	4

fanden wir Alkoholismus besonders häufig in der unteren sozialen Schicht, mit 10% gegenüber Raten bis 2% in den übrigen Schichten. – In der von uns untersuchten Region stellen die Männer mit 10% fast alle Alkoholabhängigen und Gefährdeten, davon 5,4% Behandlungsbedürftige. Besonders hoch ist der Prozentsatz bei den Männern des mittleren Lebensalters mit immerhin 7,7% Behandlungsbedürftiger.
Die erwähnten Schwierigkeiten, die Diagnose Alkoholismus nur aufgrund der Scores des Goldberg-Interviews zu stellen, illustriert die Tatsache, daß nur wenige über 65jährige Alkoholkranke einen durchschnittlichen Score über dem „cut-off" von 20 Punkten aufweisen und die jüngeren Alkoholiker den „cut-off" sämtlich nicht erreichen (Tabelle 5). – Entsprechend liegt der Score bei den über 80 ml täglich Konsumierenden zwar höher als bei den weniger Trinkenden, er trägt aber nicht zur psychiatrischen Falldiagnose bei.

Tabelle 6. Diagnosenvergleich psychiatrischer Interviewer – Hausärzte bezogen auf die Diagnose Alkoholismus (Drogenabhängigkeit). Feldstudie Landkreis Traunstein 1975–79. n = 1231

Alkoholismus (Drogenabhängigkeit)	Interviewer		Hausarzt	
	Absolut	%	Absolut	%
Schweregrad 1	24	1,9	8	0,7
Schweregrad $\geqq 2$	22	1,8	35	2,8
Gesamt	46	3,7	43	3,5

Beim Vergleich mit den Hausärzten (Tabelle 6) ist man zunächst geneigt, von recht guter Übereinstimmung zu sprechen, denn sowohl Interviewer wie Hausärzte stellen in 3–4% als Hauptdiagnosen Alkoholmißbrauch bzw. Abhängigkeit fest. Beim fallbezogenen Vergleich stellt sich allerdings heraus, daß nur etwa zwei Fünftel der Diagnostizierten vom jeweils anderen auch erkannt wurden. Möglicherweise ließ sich der Interviewer in seinem Urteil zu sehr von der angegebenen Alkoholmenge leiten, andererseits hat der Hausarzt dem Interviewer die jahrelange Kenntnis der Probanden und ihrer Familien voraus. So muß der reale Prävalenzwert (Schweregrad $\geqq 2$) höher liegen, wahrscheinlich zwischen 3,5–4%.

5-Jahres-Katamnese

In den Jahren 1980–84 führten Fichter u. Weyerer (1984, persönliche Mitteilung) von der Münchener Psychiatrischen Klinik eine 5-Jahres-Katamnese unserer eben erwähnten Felderhebung durch. Einige ihrer noch unpublizierten Resultate seien hier mit freundlicher Erlaubnis der Autoren mitgeteilt.

Die Zahl der Alkoholiker bzw. Abhängigen hat sich von 5,5% auf jetzt 8,5%, darunter 4% Behandlungsbedürftige erhöht (Tabelle 7). Allerdings warnen die Autoren vor zu eiligen Schlüssen bezüglich einer echten Zunahme des Alkoholismus. Der genaue Fall-zu-Fall-Vergleich steht noch aus, so daß als Erklärung auch diagnostische Inkonsistenz in Frage käme.

Bei den Patienten mit früherer Diagnose Alkoholismus/Drogenabhängigkeit sind in der Zwischenzeit so gut wie keine Entwöhnungsbehandlungen durchgeführt worden, so daß wir von einem Verlauf faktisch unbehandelter Fälle ausgehen können. Von den Behandlungsbedürftigen sind immerhin ein Drittel remittiert und 12% gebessert, während 58%, also mehr als die Hälfte, wie bisher weitertrinken (Tabelle 8). Bei den Probanden mit Schweregrad 1 hat sich etwa ein Viertel verschlechtert, während ein Drittel jetzt als unauffällig bzw. remittiert bezeichnet werden muß. Auch dieses Ergebnis muß noch genau analysiert werden. Es stellt sich die Frage nach Zuverlässigkeit bei Einschätzung des Schweregrades zum Zeitpunkt der ersten Feldstudien.

Tabelle 7. Prävalenz von Alkoholismus (Drogenabhängigkeit) bei ≧ 20jährigen Probanden zu zwei Zeitpunkten im Abstand von 5 Jahren. Feldstudien Landkreis Traunstein 1975–79/1980–84

		1. Untersuchung 1975–79 n = 1373		2. Untersuchung 1980–84 n = 1383	
Schweregrad		1	2–4	1	2–4
Alkoholismus oder Drogenabhängigkeit	n	35	41	62	55
	%	2,5	3,0	4,5	4,0
Alle psychiatrischen Diagnosen	n	339	330	319	322
alle Probanden mit psychiatrischen Diagnosen	n	284	279	243	287
	%	20,7	20,4	17,6	20,7

Tabelle 8. Diagnose Alkoholismus (Drogenabhängigkeit) nach 5jährigem Verlauf. Feldstudien Landkreis Traunstein 1975–79/1980–84

	Schweregrad 1		Schweregrad 2–4	
	n	%	n	%
Remittiert (1→0; 2-4→0)	10	34,5	10	30,3
Verschlechtert (1→2-4)	8	27,6		
Gebessert (2-4→1)			4	12,1
Gleichbleibend (1–1;2-4–2–4)	11	37,9	19	57,6
Gesamt	29	100,0	33	100,0

Offene Fragen der Forschung

Welche Überlegungen und Folgerungen schließen sich an unsere Ergebnisse an? Es liegt nahe, Reflexionen anzustellen über die Bereiche Diagnostik, Inzidenz und Prävalenz, Krankheitsverlauf und die Anwendung epidemiologischer Daten in der Prävention.

Zur Diagnostik haben der MALT wie auch diagnostische Instrumente im englischsprachigen Raum wie der MAST von Selzer (1971) zwar große Fortschritte gebracht, dennoch bestehen gerade bei Felduntersuchungen noch Unzulänglichkeiten bei der direkten Diagnosenstellung durch den Interviewer. Die sonst recht brauchbare behandlungsbezogene Einteilung von Schweregraden nach Goldberg et al. (1970) bewährte sich hier nicht. Es sollten also Schweregrade genauer beschrieben und definiert werden, etwa in der Art, wie sie Zimberg (1979) vorgelegt hat. Dem würden in unserer Einteilung in etwa korrespondierende Gruppen entsprechen (Tabelle 9). Auch eine über die Typologie von Jellinek (1960) hinausgehende Beschreibung von Typen wäre für die Analyse unterschiedlicher Verläufe und Prognosen hilfreich. Eine solche Charakterisierung hat Korczak (O. Korczak 1984, Methodik und Ergebnisse einer Longitudinalstudie bei Abstinenten, Mäßigtrinkern und Alkoholgefährdeten, unveröffentlicht) in einer Infratestverlaufsstudie über Gefährdete mit Vergleichen 1975, 1977 und 1983 verwendet. Auch die Prägnanztypen A und B nach Rothenbacher et al. (1984) seien erwähnt. Feuerlein et al. u. Küfner (1983) haben betont, daß in Zukunft die Diagnostik auf Therapieindikationen und Prognosekriterien bezogen sein muß. Unter Einbeziehung der allgemeinen sozialen und der Familiensituation des Probanden müssen somit auch Rückfallprädiktoren erarbeitet werden.

Unter Berücksichtigung der eben genannten Kriterien müßte man in zukünftigen Studien differenziertere Inzidenz- und Prävalenzraten als bislang bestimmen können.

Tabelle 9. Schweregrade von Alkoholmißbrauch und Abhängigkeit. Nach Zimberg 1983, verkürzt)

Schweregrad nach Zimberg	Charakteristika	Schweregrad entsprechend der Einteilung nach Goldberg (1970)
1	Gelegentliches Trinken, wenn überhaupt.	0
2 minimal	Kein übermäßiger Alkoholgenuß, gelegentlich (bis zu 4 mal/Jahr) betrunken. Keine sozialen oder gesundheitlichen Folgen.	1
3 mild	Intoxikationen bis zu 1 mal im Monat, mehr abends und am Wochenende. Einige soziale Probleme in Familie und Beruf, keine Folgeerkrankungen, keine Konflikte mit dem Gesetz.	2
4 mittel	Häufige Intoxikationen, bis zu 1 oder 2 mal/Woche. Soziale Schwierigkeiten und gesundheitliche Beeinträchtigungen (Tremor, Magenbeschwerden, häufige Unfälle), aber keine stationären Behandlungen wegen Alkoholfolgeerkrankungen (Delir, Leberzirrhose, Polyneuropathie etc.) und keine Inhaftnahme in Zusammenhang mit Alkohol.	3
5 stark	(Fast) ständiges Trinken; Delir, Leberzirrhose, Polyneuropathie, Psychoorganisches Syndrom. Auflösung sozialer Bindungen. Arbeitsplatzverlust, Hospitalisierungen, Inhaftnahmen wegen Alkoholmißbrauchs.	4
6 extrem	Wie 5, zusätzlich Wohnungsverlust und Unfähigkeit, trotz sozialer Unterstützung von außen selbständig zu leben.	4

Verlaufsstudien über behandelte Abhängige sind in den letzten Jahren zahlreicher geworden. Zur Vereinheitlichung der Katamnesenkriterien ist von Bühringer (G. Bühringer et al. 1984, Standards für die Durchführung von Katamnesen bei Abhängigen, unveröffentlicht) in diesem Jahr ein Erhebungsbogen vorgelegt worden als Grundlage künftiger, dann eher vergleichbarer Erhebungen.

Bisher wenige Ergebnisse liegen über unbehandelte Probanden und zu erwartende Raten von Spontanheilungen vor, etwa die Untersuchungen von Lemere (1953), Wieser (1966) und unsere oberbayerische Studie. Unter Unbehandelten verstehen wir in diesem Zusammenhang auch Probanden, die nach einem Krampfanfall oder intoxikiert in die Notfallbehandlung kamen, oder die kurzzeitig entzogen wurden, die aber keine Entwöhnung mit einem entsprechenden Therapieprogramm durchliefen.

Eine noch nicht geklärte Frage ist die des Beginns der Sucht. Wann wird aus dem Gefährdeten, der ja meist die Suchtgefahren nicht ahnt oder nicht ahnen will, ein Abhängiger? Hier hat Oschinsky (1984) theoretische Gedanken vorgelegt, die er gegenwärtig empirisch zu überprüfen sucht. Auch für die Betroffenen selbst ist es sehr schwierig festzustellen, was sich eigentlich im Verlauf der Umschlagstrecke zur Abhängigkeit geändert hat. Neben die Entwicklung des psychologischen Suchtverhaltens tritt möglicherweise eine biologische Aktivierung, die wir aber bisher nur vermuten können.

Epidemiologie und Prävention

Zahlreiche epidemiologische Erkenntnisse, so etwa der naheliegende Zusammenhang zwischen Konsummenge und Zahl der Gefährdeten und Abhängigen und vieles andere, ließen sich in präventive Programme einbauen. Hierzu hat Feuerlein (1982) zahlreiche Vorschläge gemacht, die sich andernorts bereits bewährt haben. In diesen Bereichen werden aber grundsätzliche Fragen der Einstellung gegenüber Alkohol berührt. Die Ambivalenz der Allgemeinheit wie auch der Verantwortlichen läßt eine klare Entscheidung für Primärprävention nicht zu, sondern subventioniert bestenfalls die Behandlung. Dabei wäre Prävention notwendig und möglich für das Leben der Betroffenen und ihrer Familien, aber auch zur Verhinderung der Folgen wie Straftaten, Verkehrsdelikte und Suizide im Zusammenhang mit Alkohol.

Als Teil unserer Gesellschaft sind auch die Ärzte häufig sehr ambivalent gegenüber Alkoholfragen, wie Reimer u. Freisfeld (1984) bezüglich der Behandlung nachweisen konnten. Kreitmann (1984) beklagt in einem Editorial der „Sozialpsychiatrie" die Zurückhaltung der Psychiater bei der epidemiologischen Erforschung des Alkoholismus. Nur etwa ein Fünftel der Vorträge des Symposiums des International Council of Alcohol and Addictions 1984 in Edinburgh sei von Ärzten bzw. Psychiatern bestritten worden. Hier kämen technische bzw. methodische Schwierigkeiten der Forschung und Abneigung gegenüber dem Sujet zusammen. Mit Hinweis auf die großen Möglichkeiten der Prävention versucht er, diesen Zweig der Forschung zu stimulieren.

Forschungsaktivität hängt aber auch mit finanzieller Förderung zusammen. Diese Förderung der Alkoholismusforschung in unserem Lande ist bescheiden, nicht vergleichbar etwa mit den Mitteln des amerikanischen National Institute on Alcoholabuse and Alcoholism (NIAAA) mit zahlreichen großen Programmen (Fahrenkrug

1981; Sumser, 1983). Mehrere unserer Forschungsförderungsinstitutionen scheiden Projekte über dieses Thema von vornherein aus. Die mangelnde Bereitschaft der Forschungsförderung hängt auch mit dem Stellenwert zusammen, den Sucht in unserer Gesellschaft einnimmt. Drogensucht in größerem Umfang wird eher als Bedrohung empfunden; Alkoholismus jedoch hat man wie die jährlichen Verkehrstoten und -verletzten weitgehend integriert und seine vielfältigen Auswirkungen als unvermeidlichen Verlust abgebucht, als Opfer, das unserer Zivilisation zu bringen ist.

Wir werden individuell in Zukunft vielleicht erfolgreicher behandeln können, wir werden aber auch künftig epidemiologisch ähnliche Raten wie heute festzustellen haben, denn, um Geck (1984) zu zitieren, Alkoholismus ist nur eine Erscheinungsform, die aus der im Westen wie im Osten im wesentlichen gleichen, systemüberschreitenden Suchtmatrix hervorkommt. Unsere Welt sei der Nemesis verfallen „daß alles machbar ist und deshalb auch gemacht wird. Eine Welt, die ganz wichtige Bereiche des menschlichen Lebens wie unser Eingebundensein in die Natur, die Frage nach dem Sinn des Erkrankens, des Leidens, des Lebens und des Todes ausgegrenzt hat. Und die dann entsprechend in den falschen Trost der Quantität, des süchtigen Immermehr, ohne Rücksicht auf Konsequenzen ausweichen muß. Unser heutiges Problem Alkoholismus ist nur eine der vielen Erscheinungsformen". Wenn auch im Einzelfall nicht immer zutreffend, so ist die Interpretation unserer zeitgeschichtlichen Situation sicherlich ernst zu nehmen und verweist einmal mehr auf die Schwierigkeit einer grundsätzlichen Änderung im Bereich von Mißbrauch und süchtiger Abhängigkeit.

Zusammenfassung

Ausgehend von den definitorischen Schwierigkeiten bei der Diagnose Alkoholismus wurden einige Untersuchungen aus der eigenen Klinik zitiert, in denen versucht wurde, unter Einsatz des MALT die Zuverlässigkeit und Gültigkeit der Diagnose und ihre klinische Häufigkeit zu bestimmen. Neben administrativen Daten werden vor allem die Ergebnisse unserer Feldstudie in Oberbayern und deren 5-Jahres-Katamnese durch Fichter und Weyerer zitiert. Offene Probleme der epidemiologischen Forschung werden genannt, und Zusammenhänge zwischen Prävention, Morbidität und gesellschaftlichen Einflüssen auf das Phänomen Alkoholismus angedeutet.

Literatur

Athen D, Schranner B (1981) Zur Häufigkeit von Alkoholikern im Krankengut einer Medizinischen Klinik. In: Keup W (Hrsg) Behandlung der Sucht und des Mißbrauchs chemischer Stoffe. Thieme, Stuttgart, S 43–47

Auerbach P, Melchertsen K (1981) Zur Häufigkeit des Alkoholismus stationär behandelter Patienten aus Lübeck. Schlesw-Holst Ärztebl 5: 223–227

Dilling H, Weyerer S, Castell R (1984) Psychische Erkrankungen in der Bevölkerung. Enke, Stuttgart

Fahrenkrug H (1981) Epidemiologische Alkoholforschung in den USA. Suchtgefahren 27: 73–87

Feuerlein W (1982) Ärztliche Forderungen zur Bekämpfung des Alkoholismus. D Ärztebl 79: 71–74

Feuerlein W, Küfner H, Brenk-Schulte E (1983) Aspekte künftiger Forschung und Praxis auf dem Gebiet des Alkoholismus. Drug and Alc Dep 11: 115–119
Feuerlein W, Ringer Ch, Küfner H, Antons K (1977) Diagnose des Alkoholismus. Der Münchner Alkoholismustest (MALT). MMW 40: 1275–1284
Geck A (1984) Liegt die Sucht in unserer Gesellschaft begründet? Psycho 10: 469–470
Goldberg DP, Cooper B, Eastwood MR, Kedward HB, Shepherd M (1970) A standardized psychiatric interview for use in community surveys. Br J prev soc Med 24: 18–23
Jellinek EM (1960) The disease concept of alcoholism. Yale University Press, New Haven
Kreitman N (1984) Alcohol studies and psychiatric epidemiology. Soc Psychiat 19: 153–154
Lemere F (1953) What happens to alcoholics? Amer J Psychiat 109: 674–676
Nieder Ch (1984) Vergleichende Untersuchung über die Prävalenz und Diagnostik von Alkoholismus an drei Kliniken der Medizinischen Hochschule Lübeck. Dissertation. Lübeck
Oschinsky A-M (1984) Vom Konsumenten zum Alkoholiker. Zur Dynamik der Suchtentwicklung. Therapiewoche 34: 2960–2966
Reimer C, Freisfeld A (1984) Einstellungen und emotionale Reaktionen von Ärzten gegenüber Alkoholikern. Therapiewoche 34: 3514–3520
Riffert M (1982) Methodische Probleme und Ergebnisse einer standardisierten psychiatrischen Untersuchung in den Kliniken für Psychiatrie und Neurologie der Medizinischen Hochschule Lübeck. Dissertation. Lübeck
Rothenbacher H, Fritz G, Weithmann G (1984) Zur Persönlichkeit des Alkoholkranken. Therapiewoche 34: 3629–3635
Selzer ML (1971) The Michigan alcoholism screening test. Amer J Psychiat 127: 1653–1658
Sumser J (1983) Alkoholismusprävention in den USA. Exemplarische Projekte des „National Institute on Alcohol Abuse and Alcoholism (NIAAA)“. Suchtgefahren 29: 272–279
Weyerer S, Feike D, Dilling H (1981) Nichterkannte Suchtkranke in der Allgemeinbevölkerung. Ergebnisse einer epidemiologischen Untersuchung. In: Keup W (Hrsg) Behandlung der Sucht und des Mißbrauchs chemischer Stoffe. Thieme, Stuttgart S 29–38
Wieser, S (1966) Alkoholismus III: Katamnesen und Prognose. Fortschr Neurol Psychiat 34: 565–588
Wieser S, Feuerlein W (1976) Über die Prävalenz des Alkoholismus (Alkoholmißbrauch und Alkoholabhängigkeit) im Bundesland Bremen. Fortschr Neurol Psychiat 44: 447–461
Zimberg S (1979) Alcoholism. Prevalence in general hospital emergency room and walk-in clinic. New York State. J Med 1533–1536

Alkohol und Hirnatrophie

J. Peiffer

Unter dem Begriff einer Atrophie versteht die Allgemeine Pathologie den Verlust an Volumen bzw. Masse, also eine Verkleinerung entweder von Zellen oder von Geweben oder Organen. Übertragen wir dies auf das Hirngewebe Alkoholsüchtiger, so können wir hier unterscheiden eine einfache Atrophie einzelner Rinden-Nervenzellen (Abb.1), eine Atrophie größerer Rindenabschnitte – hier entweder als Atrophie der Großhirnrinde (Abb.2) oder des Vorderwurms des Kleinhirns (Abb.3 u. 4) oder auch eine Atrophie des ganzen Organs (Abb.5).
Sicher zu kurzschlüssig wird der Begriff der Atrophie gerade am Zentralnervensystem häufig mit einem endgültigen Defektzustand identifiziert, – ausgehend von der Kenntnis, daß es sich bei den Nervenzellen um postmitotische, einer weiteren Teilung nicht fähige Parenchymzellen handelt. Der eigentliche Begriff der Atrophie ist aber weiter gespannt und schließt eine Reversibilität durchaus ein, – denken wir nur an die Inaktivitätsatrophie der Muskulatur und ihre Rückbildungsfähigkeit durch entsprechendes Training. So können Störungen des Anabolismus und des Katabolismus, welche Ursache auch immer zu Zell- oder Organverkleinerungen führen. Wo Nervenzellen im ZNS mit Kern und Perikaryon abgestorben sind, kann allerdings nicht mit einer Reversibilität von Funktionsstörungen gerechnet werden, wohl aber bei

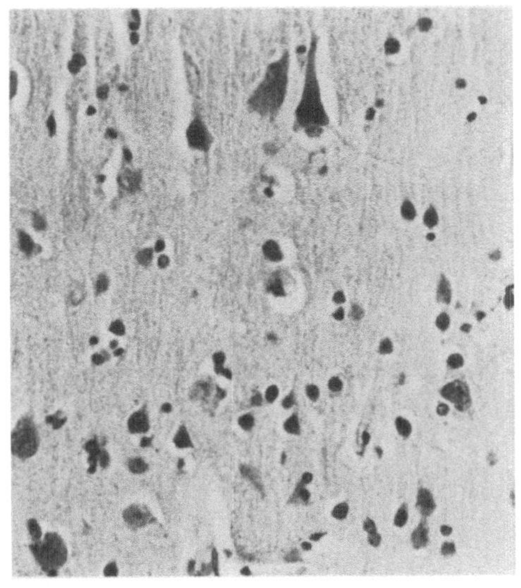

Abb. 1. Einfache Atrophie (Zytoplasma- und Kernschrumpfung) einzelner Großhirnrindennervenzellen bei chronischem Alkoholismus, wahrscheinlich agonal bedingt (HE)

Das Verhältnis der Psychiatrie
zu ihren Nachbardisziplinen
Herausgeber: H. Heimann, H. J. Gaertner

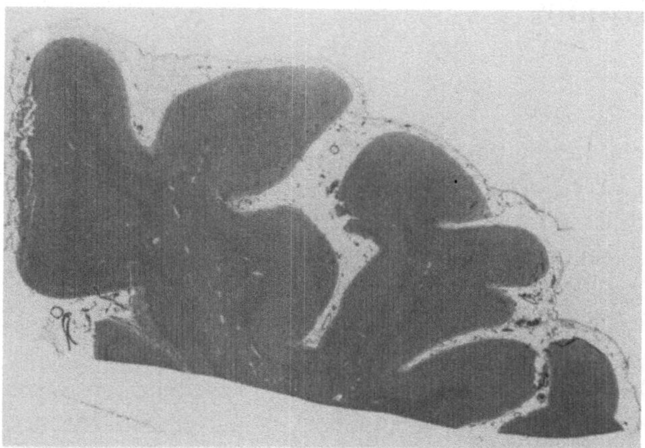

Abb. 2. Verbreiterte Furchen bei Großhirnrindenatrophie

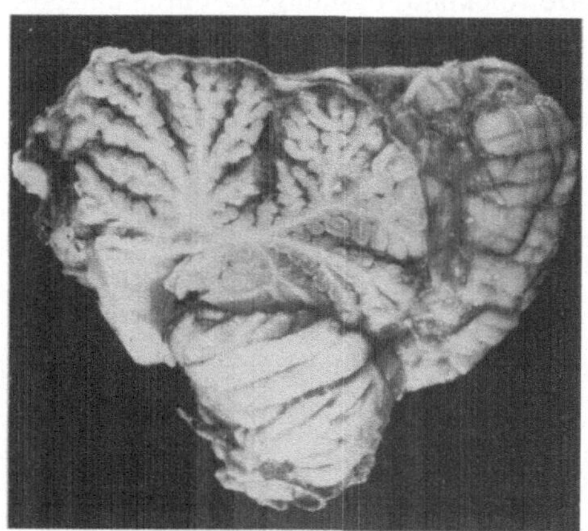

Abb. 3. Atrophie des Kleinhirnvorderwurms als typische Form der alkoholbedingten Kleinhirnschädigung

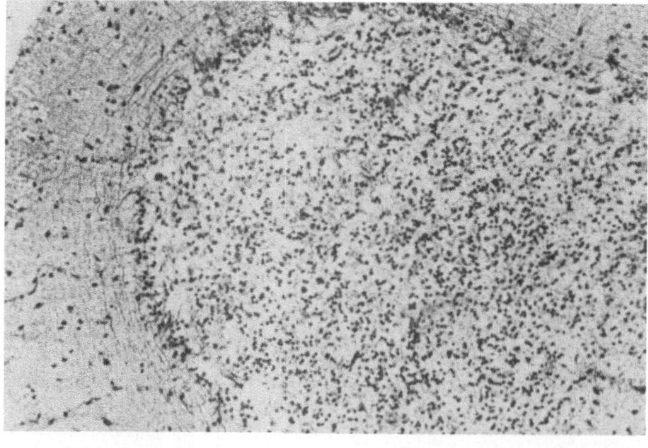

Abb. 4. Alkoholbedingte Kleinhirnrindenatrophie mit weitgehendem Verlust der Purkinje- und Körnerzellen (Bodian-Imprägnation)

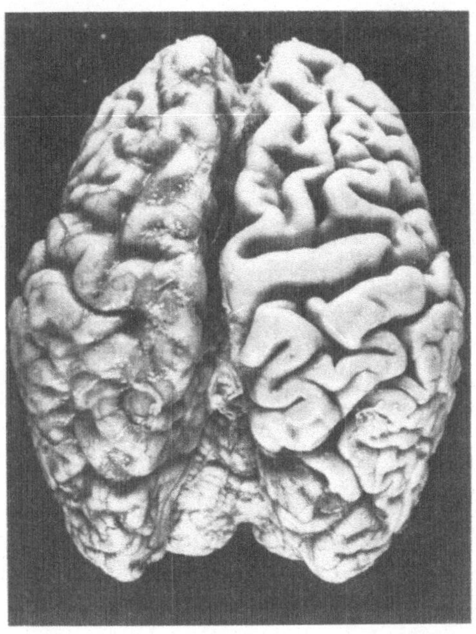

Abb. 5. Globale Hirnatrophie, scheinbar (klinisch vermutet) alkoholbedingten Rindenatrophie, nach dem histologischen Befund Alzheimersche Krankheit

Veränderungen an den Dendritenbäumen, insbesondere an den synapsentragenden Spines oder am gliösen Gewebe.

Im Rahmen der Alkoholkrankheit, wenn auch nicht ausschießlich hierdurch verursacht, begegnen uns atrophisierende Vorgänge bei folgenden Krankheitsbildern bzw. Reaktionsmustern (Tabelle 1).

Wie häufig sehen wir derartige morphologische Veränderungen? In unserem Untersuchungsgut der Jahre 1965–79 kamen wir zu folgenden Zahlen (Peiffer 1982):

101 Fälle mit Wernicke-Enzephalopathie (1,76%) (hierin enthalten 40 Fälle einer Kombination mit zentraler pontiner Myelinolyse),
12 Fälle reiner zentraler pontiner Myelinolyse (0,2%),
12 Fälle mit Lückenfeldern (0,2%).

Tabelle 1. Übersicht über die Angriffsorte des chronischen Alkoholismus bei verschiedenen zentralnervösen Schädigungsformen

Krankheitsbild bzw. Reaktionsmuster	Schädigungsmuster	Vorzugsort
Wernicke-Enzephalopathie	Glio-vasotrop	Zwischenhirn
Zentrale pontine Myelinolyse	Gliotrop	Brücke
M. Marchiafava-Bignami	Gliotrop	Balken
M. Morel	Glio-neurotrop	Rinde (Fr/par)
Großhirnrindenatrophie	Neuronotrop	Konvexität
Kleinhirnrindenatrophie	Neuronotrop	Vorderwurm
Lückenfelder	Glio-axonotrop	Brücke, Mark

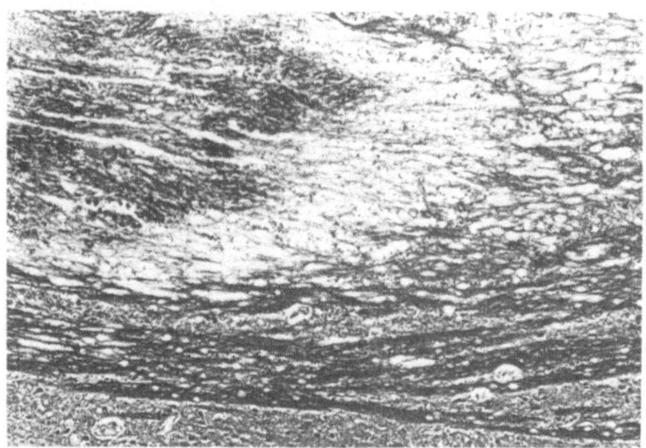

Abb. 6. Sogenanntes Lückenfeld mit grobspongiöser Auflockerung sowie zentralen Verdichtungen durch Axonschwellungen (Brücke: Bodian-Imprägnation)

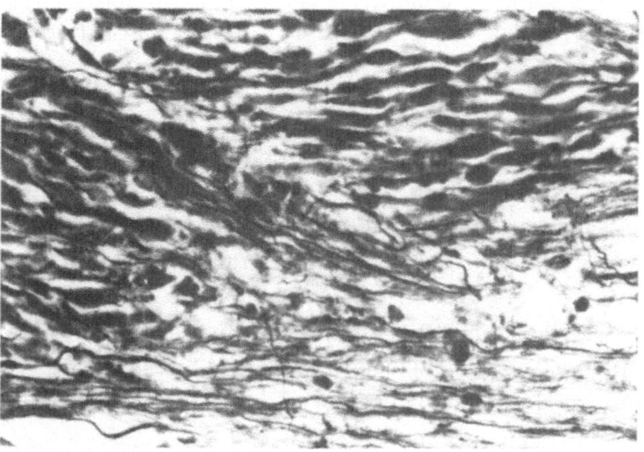

Abb. 7. Axonschwellungen im Zentrum eines pontinen Lückenfeldes bei alkoholbedingter schwerer Leberparenchymschädigung (Bodian-Imprägnation)

Die Lückenfelder (Abb.6 u. 7), überwiegend Folge einer schweren Leberparenchymschädigung, können wir hier ausklammern, da sie nicht unter den Begriff der Atrophie fallen.

Die pathogenetische Verbindung zum Alkohol ist am lockersten bei der *zentralen pontinen Myelinolyse* (Abb.8, 9, 10). Sie ist nicht primär dem Alkohol, sondern schweren Elektrolytstörungen, genauer gesagt allzu forcierten therapeutischen Ausgleichsbemühungen von Hypokaliaemien oder – natriaemien anzulasten.

Die *Wernicke-Enzephalopathie* mit ihrer charakteristischen Schrumpfung der Corpora mamillaria (Abb.11), manchmal auch der Brückenhaube (Abb.12), und der gliovasotropen Gewebsschädigung (Abb.13), ist allgemein bekannt und braucht hier nicht näher beschrieben zu werden. Sie ist im wesentlichen nutritiv bedingt und auf Störungen des Vitamin-B 1-Haushaltes zurückzuführen. Ihre Häufigkeit entspricht in

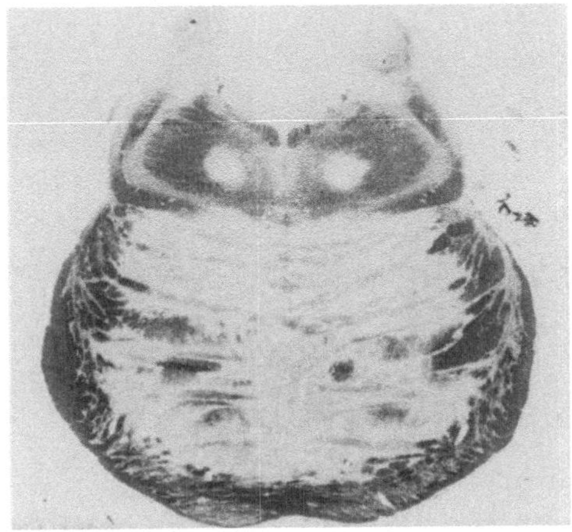

Abb. 8. Zentrale pontine Myelinolyse mit weitgehender Entmarkung des Brückenfußes und kleinen Entmarkungsherden in der Brückenhaube (Klüver-Barrera)

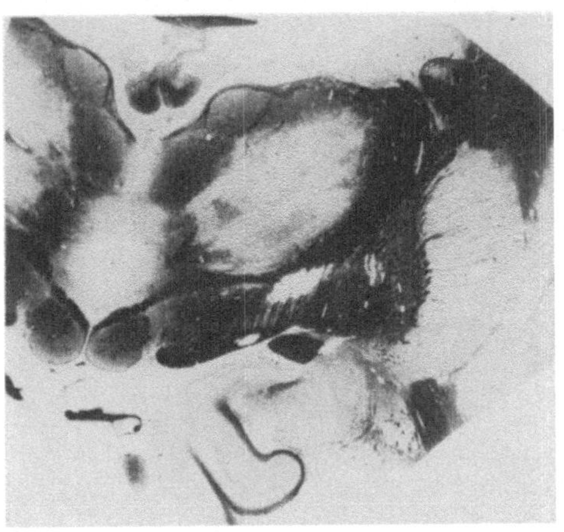

Abb. 9. Zentrale pontine Myelinolyse mit Übergreifen auf die hypothalamischen Kerngebiete und die Thalami (Klüver-Barrera)

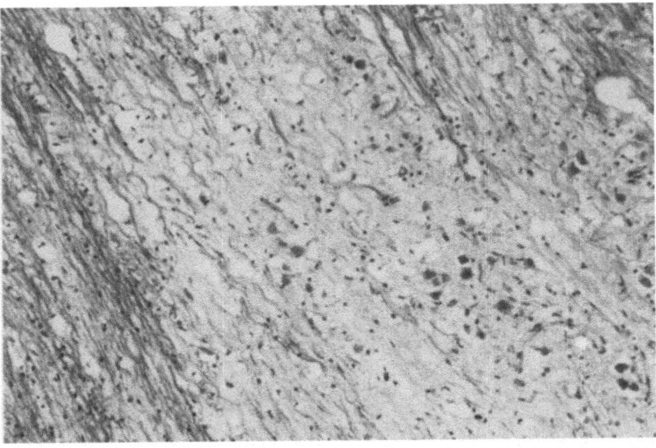

Abb. 10. Zentrale pontine Myelinolyse mit Markscheidenabblassung. Lichtung des Oligodendrogliazellbestandes, Markscheidenschwellungen und leichter Astrozytenreaktion bei Verschontbleiben der Nervenzellen (Klüver-Barrera)

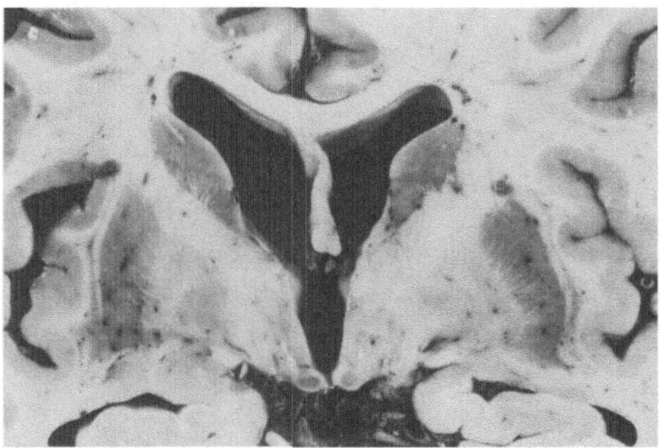

Abb. 11. Wernickesche Enzephalopathie mit bräunlicher Verfärbung und Schrumpfung der Corpora mamillaria

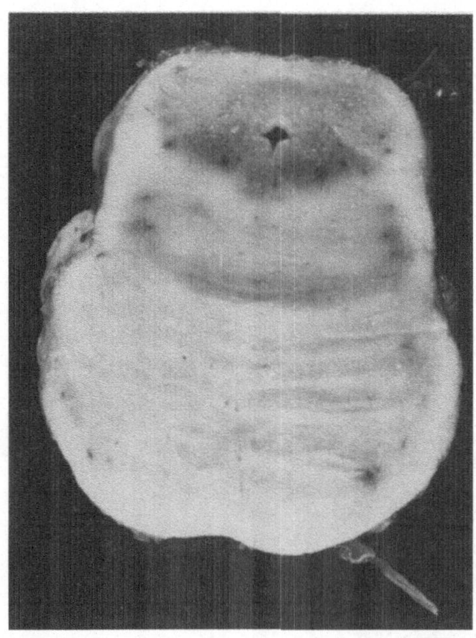

Abb. 12. Akute Wernicke-Enzephalopathie mit Nekrose sowie Mikroblutungen in der Vierhügelregion und in der Brückenhaube

unserem Untersuchungsgut mit 1,76% genau derjenigen australischer Untersuchungen (Harper 1979).

In unseren Zahlenaufstellungen fehlen genaue Angaben über die Häufigkeit der *Atrophien der Klein- und Großhirnrinde.* Dies hängt damit zusammen, daß uns seinerzeit die ursächliche Bedeutung des Alkohols neben konkurrierenden anderen Ursachen zu unbestimmt war, obwohl bereits in gewissermaßen klassischer Zeit auf derartige Rindenatrophien aufmerksam gemacht worden war (Tabelle 2).

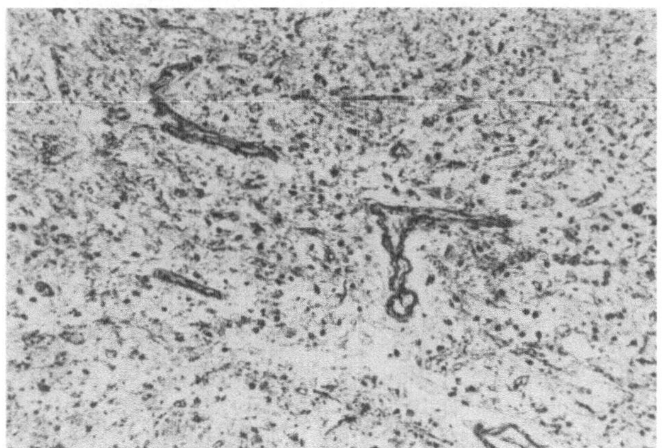

Abb.13. Corpora mamillaria bei Wernickescher Enzephalopathie mit Kapillarsprossung, spongiöser Gewebsauflockerung, Gliazellproliferation und relativem Verschontbleiben der Nervenzellen

Tabelle 2. Klassische Atrophiebeschreibungen

Klassische Atrophiebeschreibungen	
Großhirnrinde	Kleinhirnrinde
E. Meyer 1912	Thomas 1905
H.-G. Creutzfeldt 1928	Jakob 1912
Carmichael u. Stern 1931	Marie et al. 1922
Neubürger 1931	Stender u. Lüthy 1931
Morel 1939	

Inzwischen haben wir aber keinen Zweifel mehr an dem ursächlichen Zusammenhang zwischen chronischem Alkoholmißbrauch und der Vorderwurmatrophie des Kleinhirns (Abb.3 u. 4). Diese Kleinhirnrindenatrophie wird etwa doppelt so häufig beobachtet wie die Wernickesche Enzephalopathie, nach Torvik et al. (1982) in 26,8% der Fälle von chronischen Alkoholikern. Die Literatur nennt allerdings sogar höhere Zahlen, so Neubürger (1957) 50%. Nach seinen Abbildungen zu urteilen, befanden sich hierunter aber auch Fälle mit terminalen akuten Körnerzellnekrosen, die nach meiner Auffassung nicht dem chronischen Alkoholismus zugerechnet werden dürfen (Neubürgers Untersuchungen fußen auf gerichtsmedizinischen Obduktionen bei oft unklarer Vorgeschichte).

Die *Kleinhirnatrophie* ist ein besonders gutes Beispiel, die pathogenetischen Voraussetzungen zu verfolgen, zumal sie auch im Tierexperiment nachweisbar ist. Schon die Lokalisation im Vorderwurm erlaubt, die alkoholbedingte Schädigung von anderen Kleinhirnschädigungen wie nach Hypoxie, Schockzuständen oder die Phenylhydantoingaben abzugrenzen. Auch Mangelernährungen wie sie beim Alkoholiker häufig vorkommen, bedingen ein anderes Muster der Kleinhirnschädigung (Riley u. Walker 1978; Anderson u. Sides 1979, Volk 1984a). Betroffen sind vor allem die

Körnerzellen sowie die Dendriten der Purkinjezellen, deren Ausdehnung signifikant reduziert ist wie auch ihre Besetzung mit Spines (Riley u. Walker 1978). Besonders empfindlich reagieren diese Zellen während der Entwicklungsphase am Ende der Fetalzeit. Man kann hier eine verzögerte Synapsenreifung und eine ribosomale Proteinsynthesehemmung bei Kindern alkoholsüchtiger Mütter nachweisen (Bauer-Moffett u. Altman 1975, 1977; Kornguth et al. 1979; Rawat 1975, 1976, 1979; Noble u. Tewari 1973, 1975; Volk 1977, 1984a und b; Volk et al. 1980; Stoltenburg-Didinger 1982). Entsprechende Reduktionen der dendritischen Verästelungen der Purkinjezellen konnten mit Golgimethoden auch am Menschen nachgewiesen werden (Ferrer et al. 1984).

Wesentlich weniger geklärt ist die Frage der alkoholbedingten Schädigungen der *Großhirnrinde*. Selbst in der Monographie von Colmant (1965) über die Enzephalopathien bei chronischem Alkoholismus wird sie nicht erwähnt, sieht man von den wenigen Zeilen ab, die sich mit der von Morel (1939) beschriebenen „laminären Rindensklerose" befassen, die in der dritten Rindenschicht eine starke Astrogliose zeigt. Ich habe diese Rindensklerose selbst nie diagnostiziert, sehe hier auch morphologisch differentialdiagnostische Schwierigkeiten bei der Abgrenzung gegenüber der Jakob-Creutzfeldtschen Krankheit. Ausgehend von neuropathologischen Untersuchungen stellte Neubürger (1931) fest, „daß die Großhirnrinde nicht in charakteristischer Weise verändert ist" und „die ermittelten Hirngewichte dem Alter der Betreffenden entsprechend waren". Noch 1978 äußerten sich Victor u. Banker in ähnlichem Sinn:

„Cerebral atrophy in long-term alcoholics, like the „alcoholic deteriorated state" does not constitute a clinicopathologic entity. Mainly the concept is a radiologic one".

In der Tat stützen sich die jüngeren Literaturangaben über globale oder rein auf die Rinde bezogene *Großhirnatrophien* auch überwiegend auf neuroradiologische Befunde, früher an Hand von Pneumenzephalographien, in den letzten Jahren ausschließlich gestützt auf Computertomogramme. Die Zahl untersuchter Fälle ist meist bemerkenswert niedrig:

Tabelle 3. Literaturangaben zur Häufigkeit kortikaler bzw. globaler Hirnatrophien

			Atrophie in %	
		n	Kortikal	Global
Carlen et al.	1976	15		100
Fox et al.	1976	12		33
Epstein et al.	1977	46		61,4
Cala et al.	1978	26		73
Götze et al.	1978	50	96	
Gall u. Becker	1978	40	67	
Ron et al.	1979	49	55	
Bergman et al.	1979	106	60	
Lee et al.	1979	37	49	
Huber et al.	1982	83	19,5	63,9

Die Zahl der Prozentwerte der Atrophien schwankt also zwischen 19.5% (Huber et al. 1982) und 96% (Götze et al. 1978).

Am eigenen, allerdings rein neuropathologischen Untersuchungsgut sahen auch wir immer wieder einmal Großhirnrindenatrophien, wenn auch insgesamt deutlich seltener als Kleinhirnatrophien. Die kausale Zuordnung zum Alkoholismus fällt aber am Großhirn sehr viel schwerer als am Kleinhirn. Zwei Beispiele aus den letzten Monaten mögen dies erläutern: Im ersten Fall erwies sich als Ursache einer globalen Rindenatrophie (Abb.5) und der vermeintlichen alkoholischen Demenz eine Alzheimersche Krankheit. Im zweiten Fall zeigten sich mikroskopisch Zeichen einer generalisierten Vaskulopathie mit zahlreichen unterschiedlich großen Rindennekrosen bei einem thromboembolischen Prozeß. Im Grunde stimmen wir mit Torvik et al. (1982) überein, der zu folgender Schlußfolgerung kam:

„In our experience there are such great variations in the gross appearance of the cortex and ventricles that the subjective impression and evaluation of the cerebral atrophy in alcoholics is uncertain and unreliable. Nor have we seen any histological changes in the cerebral cortex of alcoholics which cannot be explained by other factors, such as ageing or incipient senile changes, or by coincidental diseases, such as liver disease or anoxia".

Nichtsdestoweniger gibt es an größeren Untersuchungsreihen erhobene Meßdaten, die eine eindeutige *Minderung des durchschnittlichen Hirngewichtes* bei chronischen Alkoholikern beweisen (31 g bei Torvik et al. 1982; sonst Harper u. Blumbergs 1982; Skullerud u. Torp to be published). Diese Differenzen fanden sich auch bei Ausschluß von Fällen, bei denen nutritive Störungen wahrscheinlich eine Rolle spielten (Harper u. Blumbergs 1982).

Selbst wenn man in Analogie zu den Kleinhirnrindenatrophien auch bei den Großhirnatrophien eine unmittelbare toxische Wirkung des Alkohols erkennt, ist hier doch eine ganze Reihe anderer *pathogenetischer Faktoren* als wahrscheinlichere Ursache erst einmal auszuschließen, soweit dies überhaupt in der Humanpathologie möglich ist. Zu den pathogenetischen Hauptgruppen gehören Traumata, Folgen von Leberfunktionsstörungen, Kreislaufstörungen und Vaskulopathien sowie Störungen der Membranstabilität an Zellorganellen, Zellen und an der Bluthirnschranke.

Folgen von *Schädelhirntraumata* fanden wir unter 80 fortlaufenden Alkoholismusfällen 15mal, darunter auch Fälle, in denen anamnestisch keine entsprechenden Angaben gemacht worden waren. Zu den Traumafolgen sind auch chronisch-subdurale Hämatome, vor allem aber im Hinblick auf mögliche atrophische Vorgänge Subarachnoidalblutungen mit der Folge eines sogenannten Normaldruckhydrozephalus zu berücksichtigen.

Die zu derartigen Blutungen beitragende erhöhte Blutungsbereitschaft hängt mit den häufigen chronischen *Leberschädigungen* zusammen, die zu Thrombozytopenien und einer makrozytären Anaemie führen können (Heidemann 1984). Das Risiko von Aneurysmablutungen ist bei Alkoholikern erhöht, andererseits auch das Risiko anämischer Infarkte und thrombotischer Gefäßverschlüsse (Hillbom u. Kaste 1981, 1982, Hillbom et al. 1983).

Das erhöhte Infarktrisiko wurde mit der erhöhten Emboliegefahr bei alkoholbedingter Kardiomyopathie in Verbindung gebracht (Berlit u. Krause 1981, Berlit 1982). Seit langem bekannt sind die Folgen des erhöhten Ammoniakgehaltes an den Astrozytenkernen mit ihren Veränderungen im Sinne der Alzheimer-II-Glia (Abb. 14). Gerade diese Astrozytenveränderungen sind reversibel (Diemer u. Laursen

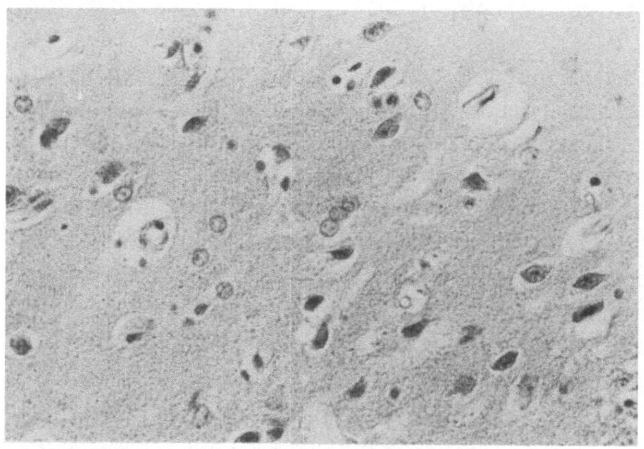

Abb. 14. Durch schwere Leberparenchymschädigung bedingte Veränderungen der Astrozytenkerne im Sinne der sogenannten Alzheimer-II-Glia mit hellen, vergrößerten und atypisch geformten Kernen

1977) ebenso wie die Wirkungen der Ammoniumerhöhung auf verzweigtkettige Aminosäuren und auf den Katecholaminstoffwechsel sowie die verminderte Proteinsyntheserate (Jellinger et al. 1978; Wasterlain et al. 1978). Bei portokavalen Anastomosen kann es, abgesehen von der verminderten arteriovenösen Sauerstoffdifferenz, zur Entwicklung intrazerebraler arteriovenöser Shunts kommen (Schomerus 1977; Baly-Moulinier et al. 1977; Diemer u. Laursen 1977).

Auch die im Schlaf der Alkoholiker vermehrte Dyspnoe durch oropharyngeale Muskelhypotonie sowie die verlängerte Obstruktionsapnoe bei alkoholbedingter Depression der arousal-Mechanismen ist zu berücksichtigen (Issa u. Sullivan 1982). Blutende Magenulzera in Verbindung mit der makrozytären Anämie (Craig et al. 1980) sowie eine erhöhte Hochdruckneigung (Larbi et al. 1983) belasten den normalen Stoffwechsel des Hirngewebes ebenso wie die Erhöhung des mittleren Erythrozytenvolumens (Heidemann 1984).

Damit sind als weitere pathogenetische Faktoren Störungen der *Membranstabilität* (Rubin u. Rottenberg 1982) sowie Störungen der Bluthirnschranke (Heinicke 1982) angesprochen. Abnorme Muster der essentiellen Fettsäuren in den Zellmembranen spielen hierbei wahrscheinlich eine Rolle (Sun et al. 1977; Alling et al. 1979; Horrobin 1980).

Alle diese Faktoren sind bedeutungsvoll für die Entstehung kortikaler Atrophien, auch wenn der Alkohol dabei vielfach nur eine mittelbare Rolle spielt.

Nimmt man, ohne Berücksichtigung dieser Faktoren, global die im CT nachweisbare Atrophie und versucht sie mit verschiedenen Daten zu *korrelieren*, darunter Alter und Schwere der Leberschädigung, so ergeben sich positive Beziehungen zum Alter bei der Ventrikelweite sowie der Breite des Interhemisphärenspaltes und Beziehungen zur Leber bei der Rindenatrophie (Acker et al. 1982). Die Furchenverbreiterung nimmt deutlich mit dem Schweregrad der Leberschädigung zu. Bei jungen Alkoholikern geht aber die Rindenatrophie der Leberschädigung voraus und ist hier auch häufiger sowie wahrscheinlich unabhängig von der Leberschädigung (Lee et al. 1979).

Die Korrelation zwischen Atrophiegrad und psychologischen Leistungstesten ist sehr viel schwächer (Lee et al. 1979; Lishman et al. 1980; Hubbard u. Anderson 1981; Soininen et al. 1982). Nicht zuletzt hängen unterschiedliche Ergebnisse einmal von verschiedenartigen Normwerten (z.B. von Gall u. Becker 1978; Götze et al. 1978) sowie von unterschiedlichen Beurteilungen desselben Bildes, also Auffassungsdifferenzen ab (Huber 1980). Darüber hinaus – und das scheint mir wesentlicher – wurde in früheren Untersuchungen nicht darauf geachtet, zu welchem Zeitpunkt die CT-Untersuchung erfolgte, genauer gesagt, welches Zeitintervall zwischen dem Ende des Alkoholabusus und der CT-Untersuchung lag. War schon durch pneumenzephalographische Untersuchungen (Pierson u. Kirscher 1954) sowie auf Grund psychologischer Teste (Fitzhugh et al. 1960, 1965; Allen et al. 1971; Page u. Linden 1974; Clarke u. Haughton 1975) bekannt, daß *nach Alkoholabstinenz Besserungen* auftreten können, so ließ sich dies computertomographisch eindeutig sichern (Page u. Linden 1974; Ron 1977; Carlen et al. 1978; Victor u. Laureno 1978; Artmann et al. 1981; Lishman 1981; Wilkinson 1982).

Offensichtlich ist das Hirngewebe in der Lage, auf Entzug des Alkohols durch eine gewisse Gewebsquellung zu reagieren und sich dabei wieder dem Normzustand zu nähern, soweit nicht irreversible Schädigungen – welcher Genese auch immer – vorliegen. Wir kennen die Ursache derzeit noch nicht. Wir kennen aber inzwischen die *Wirkung des chronischen Alkoholismus auf Katecholamine, Neurotransmitter und Neuropeptide* (z.B. von Wartburg 1976; Myers 1978; Reggiani et al. 1980; Detering et al. 1980; Nordberg et al. 1982; Askew u. Charalampous 1977; Charness et al. 1983).

Um so bedeutungsvoller ist daher bei notwendigen neuen, prospektiven Studien die Berücksichtigung folgender Faktoren:

- Lebensalter (Durchschnittsalter des Untersuchungskollektivs)?
- Psychopathologisches Bild (Korsakow? Demenz?)?
- Dauer des Alkoholabusus?
- Konsumquantität?
- Konsumqualität?
- Konsummodalität (periodisch, ständig)?
- Traumata in der Vorgeschichte?
- Leberschaden?
- Dauer des Zeitintervalls zwischen letzter Alkoholzufuhr und Untersuchungszeit?
- Zusätzlicher Medikamentenabusus?
- Mangelernährung?

Nur wenn diese Faktoren bekannt sind, wird man auch in der Humanpathologie über die im Tierexperiment nachgewiesenen Alkoholschäden mit Dendritenveränderungen und Membranschädigungen (Goldstein et al. 1983), intrazytoplasmatischen Membranaggregationen (Fuentes et al. 1982) oder Ansammlungen atypischer paarförmiger helikaler Filamente (Volk 1980) hinauskommen. Dann wird vielleicht das von Lishman noch 1981 getroffene Urteil: „The pathologists, frankly, disappoint us" nicht mehr gerechtfertigt sein. Voraussetzung hierfür ist aber eine enge Kooperation zwischen Kliniker, Neuropathologen und Biochemiker.

Literatur

Acker W, Aps EJ, Majumdar Sisir K, Shah GK, Thomson AD (1982) The relationship between brain and liver damage in chronic alcoholic patients. J Neurol Neurosurg Psychiat 45: 984–987

Allen RP, Faillace LA, Reynolds DM (1971) Recovery of memory functioning in alcoholics following prolonged alcohol intoxication. J nerv ment Dis 153: 417–423

Alling Ch, Aspenström G, Dencker SJ, Svennerholm L (1979) Essential fatty acids in chronic alcoholism. Acta med scand, Suppl 631

Anderson WJ, Sides GR (1979) Alcohol induced defects in cerebellar development in the rat. Current Alcoholism 5: 123–133

Artmann H, Gall MV, Hacker H, Herrlich J (1981) Reversible enlargement of cerebral spinal fluid spaces in chronic alcoholics. Amer J Neurorad 2: 23–27

Askew WE, Charalampous KD (1977) Cyclic AMP and Ethanol with-drawal in the mouse cerebellum. In: Seixas FA (ed) Currents in alcoholism. Vol 1, Grune & Stratton, New York

Baldy-Moulinier M, Bories P, Michel H, Passouant P (1977) Encéphalopathies hépatiques; Etude hémodynamique et métabolique de l'influence de l'ammoniaque et de la L. Dopa. Rev neurol 133: 175–189

Bauer-Moffett C, Altman J (1975) Ethanol-induced reduction in cerebellar growth of infant rats. Exp Neurol 48: 378–382

Bauer-Moffett C, Altman J (1977) The effect of ethanol chronically administered to preweanling rats on cerebellar development: a morphological study. Brain Res 119: 249–268

Bergman H, Borg S, Hindmarsh T, Ideström CM, Mützell S (1979) Computed tomography of the brain and neuropsychological assessment of alcoholic patients. In: Begleiter H, Kissin B (eds) Proceedings from the Fourth Biennial International Symposium on Biological Research in Alcoholism. Plenum Press, New York

Berlit P (1982) Neurologische Schädigungen bei chronischem Alkoholismus. Dtsch Ärzteblatt 1: 41–50

Berlit P, Krause KH (1981) Die Hirnembolie bei der kongestiven Kardiomyopathie des Alkoholikers. Nervenarzt 52: 605–607

Cala LA, Jones B, Mastaglia FL, Wiley B (1978) Brain atrophy and intellectual impairment in heavy drinkers. Aust NZ J Med 8: 147–153

Carlen PL, Wilkinson DA, Kiraly LT (1976) Dementia in alcoholics: A longitudinal study including some reversible aspects. Neurology 26: 355

Carlen PL, Wortzman G, Holgate RC, Wilkinson DA, Rankin JG (1978) Reversible cerebral atrophy in recently abstinent chronic alcoholics measured by computed tomography scans. Science 200: 1076–1078

Carmichael EA, Stern EO (1931) Korsakow's syndrome. Brain 54: 183–213

Charness ME, Gordon AS, Diamond I (1983) Alcohol produces changes in opiate receptors which may correspond to intoxication, tolerance, and withdrawal. Neurology 33, Suppl 2: 175

Clarke J, Haughton H (1975) A study of intellectual impairment and recovery rates in heavy drinkers in Ireland. Brit J Psychiat 126: 178–184

Colmant HJ (1965) Enzephalopathien bei chronischem Alkoholismus. Enke, Stuttgart

Craig JR, Johnson L, Lundberg GD, Tatter D, Edmondson HA, McGah S (1980) An autopsy survey of clinical and anatomic diagnoses associated with alcoholism. Arch Path Lab Med 104: 452–455

Creutzfeldt HG (1928) Hirnveränderungen bei Gewohnheitstrinkern. Zbl Neurol Psychiat 50: 321

Detering N, Edwards E, Ozand P, Karahasan A (1980) Comparative effects of ethanol and malnutrition on the development of catecholamine neurons: Changes in specific activities of enzymes. J Neurochem 34: 297–304

Diemer NH, Laursen H (1977) Glial cell reactions in rats with hyperammoniemia induced by urease or porto-caval anastomosis. Acta neurol scand 55: 425–442

Epstein PS, Pisani VD, Fawcett JA (1977) Alcoholism and cerebral atrophy. Alcoholism 1: 61–65

Ferrer I, Fabregues I, Pineda M, Gracia I, Ribalta T (1984) A Golgi study of cerebellar atrophy in human chronic alcoholism. Neuropath App Neurobiol 10: 245–253

Fitzhugh LC, Fitzhugh KB, Reitan RM (1960) Adaptive abilities and intellectual functioning in hospitalized alcoholics. Quart J Stud Alc 21: 414–423

Fitzhugh LC, Fitzhugh KB, Reitan RM (1965) Adaptive abilities and intellectual functioning of hospitalized alcoholics: further consideration. Quart J Stud Alc 26: 402–411

Fox JH, Ramsey RG, Huckman MS, Proske AE (1976) Cerebral ventricular enlargement. Chronic alcoholics examined by computerized tomography. J Amer med Ass 236: 365

Fuentès C, Michel H, Roch G, Marty R (1982) A propos d'un cas d'encephalopathie cirrhotique alcoolique. Acta Neuropath 58: 17–26

Gall M v, Becker H (1978) Zur Anwendung der Computertomographie (CT) in der klinischen Psychiatrie. Fortschr Neurol Psychiat 46: 361–368

Goldstein B, Maxwell DS, Ellison G, Hammer RP (1983) Dendritic vacuolization in the central nervous system of rats after longterm voluntary consumption of ethanol. J Neuropath Exp Neurol 42: 579–589

Götze P, Kühne D, Hansen J, Knipp HP (1978) Hirnatrophische Veränderungen bei chronischem Alkoholismus. Arch Psychiat Nervenkr 226: 137–156

Harper CG (1979) Wernicke's encephalopathy: A more common disease than realised. J Neurol Neurosurg Psychiat 42: 226–231

Harper CG, Blumbergs PC (1982) Brain weights in alcoholics. J Neurol Neurosurg Psychiat 45: 838–840

Heidemann E (1984) Die Blutbildung und das Immunsystem unter Alkoholeinwirkung. DMW 109: 1247–1248

Heinicke EA (1982) The effect of acute ethanol intoxication and chronic ethanol comsumption on vascular permeability around cerebral stab wounds in mice. Acta Neuropath 56: 273–278

Hillbom M, Kaste M (1981) Does alcohol intoxication precipitate aneurysmal subarachnoid haemorrhage? J Neurol Neurosurg Psychiat 44: 523

Hillbom M, Kaste M (1982) Alcohol intoxication: A risk factor for primary subarachnoid hemorrhage. Neurology 32: 706–711

Hillbom M, Kaste M, Rasi V (1983) Can ethanol intoxication affect hemocoagulation to increase the risk of brain infarction in young adults? Neurology 33: 381–384

Horrobin DF (1980) A biochemical basis for alcoholism and alcohol-induced damage including the fetal alcohol syndrome and cirrhosis: Interference with essential fatty acid and prostaglandin metabolism. Med Hypotheses 6: 929–942

Hubbard BM, Anderson JM (1981) Age, senile dementia and ventricular enlargement. J Neurol Neurosurg Psychiat 44: 631–635

Huber G (1980) Was erwartet der Psychiater von der Computertomographie? Fortschr Neurol Psychiat 48: 385

Huber G, Gross G, Schüttler R, Wappenschmidt J (1982) Hirnatrophische Prozesse. In: Wieck HH, Schrader A, Daun H, Witkowski R (Hrsg) Krankheit Alkoholismus. Perimed Fachbuch-Verlagsgesellschaft, Erlangen

Issa FG, Sullivan CE (1982) Alcohol, snoring and sleep apnoea. J. Neurol Neurosurg Psychiat 45: 353–359

Jakob A (1912) Zur Klinik und pathogenetischen Anatomie des chronischen Alkoholismus, zugleich ein Beitrag zu den Erkrankungen des Kleinhirns. Z Neur 13: 132–152

Jellinger K, Riederer P, Kleinberger G, Wuketisch St, Kothbauer P (1978) Brain monoamines in human hepatic encephalopathy. Acta Neuropath 43: 63–68

Kornguth SE, Rutledge JJ, Sunderland E et al. (1979) Impeded cerebellar development and reduced serum thyroxine levels associated with fetal alcohol intoxication. Brain Res 177: 347–360

Larbi EB, Cooper RS, Stamler J (1983) Alcohol and hypertension. Arch intern Med 143: 28–29

Lee K, Møller L, Hardt F, Haubek A, Jensen E (1979) Alcohol-induced brain damage and liver damage in young males. Lancet II: 759–761

Lishman WA (1981) Cerebral disorder in alcoholism syndromes of impairment. Brain 104: 1–20

Lishman WA, Ron M, Acker W (1980) Computed tomography of the brain and psychometric assessment of alcoholic patients – a British study. In: Sandler M (ed) Psychopharmacology of alcohol. Raven Press, New York, pp 33–41

Marie P, Foix C, Alajouanine T (1922) De l'atrophie cérébelleuse tardive à prédominance corticale. Revue neur 29: 849, 1082

Meyer E (1912) Zur pathologischen Anatomie des Korsakowschen Symptomen-Komplexes alkoholischen Ursprungs. Arch Psychiat 49: 469–481

Morel F (1939) Une forme anatomo-clinique particulière de l'alcoolisme chronique: sclérose corticale laminaire alcoolique. Rev Neurol 71: 280–288

Myers RD (1978) Psychopharmacology of alcohol. Ann Res Pharmacol Toxicol 18: 125–144

Neubürger K (1931) Über Hirnveränderungen nach Alkoholmißbrauch (unter Berücksichtigung einiger Fälle von Wernickescher Krankheit mit anderer Ätiologie). Z Neurol Psychiat 135: 159–209

Neubürger K (1957) The changing neuropathologic picture of chronic alcoholism. AMA Arch Path 63: 1–6

Noble EP, Tewari S (1973) Protein und ribonucleic acid metabolism in brains of mice following chronic alcohol consumption. New York Acad Sci 215: 333–345

Noble EP, Tewari S (1975) Ethanol and brain ribosomes. Fed Proc 34: 1942–1947

Nordberg A, Larsson C, Perdahl E, Winblad B (1982) Cholinergic activity in hippocampus in chronic alcoholism. Drug Alcohol Dependence 10: 33–344

Page RD, Linden JD (1974) „Reversible" organic brain syndrome in alcoholics. Quart J Stud Alc 35: 98–107

Peiffer J (1982) Pathologie des Zentralnervensystems bei chronischem Alkoholismus. In: Krankheit Alkoholismus. Perimed-Fachbuchgesellschaft, Erlangen

Pierson CA, Kirscher JP (1954) La dilatation atrophique des ventricules cerebraux favorisetelle l'apprarition de l'alcoholique recidivant. Maroc Med 33: 1095

Rawat AK (1975) Ribosomal protein synthesis in the fetal and neonatal rat brain as influenced by maternal ethanol consumption. Res Commun chem Path Pharmacol 12: 723–732

Rawat AK (1976) Effect of maternal ethanol consumption on fetal and neonatal rat hepatic protein synthesis. Biochem J 160: 651–653

Rawat AK (1979) Derangement in cardiac protein metabolism in fetal alcohol syndrome. Res Commun chem Path Pharmacol 25: 365–375

Reggiani A, Barbaccia ML, Spano PF, Trabucchi M (1980) Dopamine metabolism and receptor function after acute and chronic ethanol. J Neurochem 35: 34–37

Riley JN, Walker DW (1978) Morphological alterations in hippocampus after long-term alcohol consumption in mice. Science 201: 646–648

Ron MA (1977) Brain damage in chronic alcoholism: A neuropathological, neuroradiological and psychological review. Psychol Med 7: 103–112

Ron MA, Acker W, Lishman WA (1979) Dementia in chronic alcoholism. In: Obiols J, Monclus EG, Pujol J (eds) Biological psychiatry today. Elsevier North-Holland Biomedical Press, Amsterdam

Rubin E, Rottenberg H (1982) Ethanol-induced injury and adaptation in biological membranes. Fed Proc 41: 2465–2471

Skullerud K, Torp T (to be published) Brain weight and volume of lateral ventricles in male alcoholics. Zbl allg Pathol Anat

Soininen H, Puranen M, Riekkinen PJ (1982) Computed tomography findings in senile dementia and normal aging. J Neurol Neurosurg Psychiat 45: 50–54

Sun AY, Sun GY, Middleton ChC (1977) Alcohol-membrane interaction in the brain: Effect of chronic ethanol administration. In: Seixas FA (ed) Currents in alcoholism. Biological, biochemical, and clinical studies, vol I. Grune & Stratton, New York

Schomerus H (1977) Reversible Störungen der Sauerstoffaufnahme und ihre Beziehung zur portocavalen Encephalopathie. Verlaufsuntersuchungen an Patienten mit Lebercirrhose. Habilitationsschrift, Universität Tübingen

Stender A, Lüthy F (1931) Über Spätatrophie der Kleinhirnrinde bei chronischem Alkoholismus. Dtsch Zschr Nervenkh 119: 604–622

Stoltenburg-Didinger G, Spohr HL, Chahout J (1982) Animal studies of postnatal brain development in fetal alcohol syndrome. IXth International Congress of Neuropathology. Vienna. Abstract B 3–20

Thomas A (1905) Atrophie lamellaire des cellules de Purkinje. Revue neur 13: 917

Torvik A, Lindhoe CF, Rodge S (1982) Brain lesions in alcoholics. J Neurol Sci 56: 233–248

Victor M, Banker BQ (1978) Alcohol and dementia. In: Kathman R, Terry RD, Bick KL (eds) Alzheimer's disease: Senile dementia and related disorders (Aging, vol 7). Raven Press, New York, pp 149–172

Victor M, Laureno R (1978) Neurologic complications of alcohol abuse: Epidemiologic aspects. In: Schoenberg BS (ed) Advances in neurology, vol 19. Raven Press, New York, pp 603–617
Volk B (1977) Delayed cerebellar histogenesis in embryofetal alcohol syndrome. Light microscopic study of the rat cerebellum. Acta Neuropath 39: 157–163
Volk B (1980) Paired helical filaments in rat spinal ganglia following chronic alcohol administration: An electron microscopic investigation. Neuropath App Neurobiol 6: 143: 153
Volk B (1984a) Cerebellar histogenesis and synaptic maturation following pre- and postnatal alcohol administration. Alcohol Neuropath 63: 57–65
Volk B (1984b) Neurohistological and neurobiological aspects of fetal alcohol syndrome in the rat. In: Yanai J (ed) Neurobehavioral teratology. Elsevier, Amsterdam Oxford New York, pp 163–193
Volk B, Berlet HH, Maletz J (1980) The influence of alcohol on cerebellar histo- and synaptogenesis. Light and electron microscopic histochemical and neurochemical investigations of the rat cerebellar cortex. Drug Alcohol Depend 6: 67
Wartburg JP v (1976) Biologic aspects of alcohol: an introduction. Ann NY Acad Sci 273: 146–150
Wasterlain CG, Lockwood AH, Conn M (1978) Chronic inhibition of brain protein synthesis after portocaval shunting. Neurology 28: 233–238
Wilkinson DA (1982) Examination of alcoholics by computed tomographic (CT) scans: A critical review. Alcoholism: Clin Exp Res 6: 31–45

Benzodiazepin-Abusus
Epidemiologische und klinisch-klassifikatorische Aspekte

G. Laux, W. König

Benzodiazepintranquilizer gehören seit Jahren weltweit zu den am häufigsten verordneten Medikamenten. 30–40% der Patienten von Allgemeinärzten oder Internisten sollen Benzodiazepine verordnet bekommen, 50% ohne den behandelnden Arzt zu sehen (Nord 1976; Tyrer 1980). In Anbetracht dieser häufigen Verschreibung von Tranquilizern überrascht es nicht, daß relativ frühzeitig auf die Gefahr einer Abhängigkeitsentwicklung und Gewohnheitsbildung hingewiesen wurde (WHO 1957). Erst in den letzten Jahren drang diese Gefahr jedoch in das Bewußtsein der Ärzteschaft; die Daten über Prävalenz und Inzidenz des Mißbrauchs dieser Substanzen sind jedoch wegen der Schwierigkeiten der Datenerhebung bislang relativ spärlich und kontrovers. Manche Autoren berichten über sehr kleine Zahlen, andere über vergleichsweise hohe Zahlen. Dies dürfte unter anderem damit zusammenhängen, daß die Termini „Abusus" und „Mißbrauch" unscharf sind und in erheblichem Ausmaß eine Wertung beinhalten (Ayd 1980; Busto et al. 1983; Dietch 1983; Marks 1978; 1980; Palmer 1978; Rickels 1981). Als Mißbrauch gilt die eigenmächtige Einnahme eines Medikamentes bei fehlender Indikation oder die Einnahmen von Dosen, welche zur Erzielung des therapeutischen Zweckes nicht erforderlich sind. Der Mißbrauch ist also nicht nur in bezug auf die Dosierung, sondern auch in bezug auf die therapeutische Indikation und damit auch in bezug auf die Einnahmedauer definiert. Sowohl von Ärzten als auch beim Verbraucher wird die Grenze zwischen Anwendung zur Beeinflussung einer Erkrankung und Konsum nicht selten überschritten.

Epidemiologische Studien in neun europäischen Ländern ergaben, daß 10–17% der Bevölkerung während des letzten Jahres Benzodiazepine eingenommen haben (Balter et al. 1974; Bergmann et al. 1979). Ähnliche Zahlen wurden auch aus den USA sowie aus Kanada berichtet (Uhlenhuth et al. 1978; Greenblatt et al. 1975). 2% der Bevölkerung sollen Benzodiazepine länger als ein Jahr einnehmen (Balter et al. 1974), 34% aller Bewohner eines Altenheimes erhielten Benzodiazepinhypnotika chronisch verordnet (Morgan et al. 1982). Interessanterweise bestanden zum Teil erhebliche Unterschiede im Einnahmeverhalten verschiedener europäischer Länder (Bellantuono et al. 1980; Hemminki et al. 1983).

In den letzten Jahren scheint eine Sättigung des Marktes eingetreten zu sein, wenngleich unter den einhundert meist verordneten Medikamenten nach wie vor mehrere Benzodiazepine zu finden sind. Beckmann u. Haas (1984) ziehen die Bilanz einer gegenwärtig überakzentuiert scheinenden Sorge um Mißbrauch und Abhängig-

Das Verhältnis der Psychiatrie
zu ihren Nachbardisziplinen
Herausgeber: H. Heimann, H. J. Gaertner

keit von Benzodiazepinen. Für diese Autoren ist es illusionär zu hoffen, eine sucht- und abhängigkeitsfreie Gesellschaft durch strengstes Verbot aller stimmungs- und antriebsverändernden Stoffe zu erreichen. Gonzales (1983) kommt ebenfalls zu dem Schluß, daß es Tranquilizersüchtige in nennenswertem Umfang überhaupt nicht gebe. Greenblatt u. Shader (1978) sprechen von einem „übertriebenen Abhängigkeitsgerede", Marks (1980) und Rickels (1981) vertreten die Meinung, daß Benzodiazepine überwiegend konservativ verordnet würden, also von den Ärzten eher zurückhaltend als zu häufig verwendet würden. Der Verbrauch sei im Vergleich zur Häufigkeit seelischer Störungen nicht zu hoch. Die Inzidenz einer Abhängigkeit wird von diesen Autoren für sehr niedrig befunden. Marks (1978) gibt den Risikofaktor einer Abhängigkeit für geringer als einen Fall pro 50 Mio. Patienten/Monate an, Ladewig (1981, 1983) gibt für die Schweiz ein Gefährdungsrisiko von zwei Abususpatienten auf einhunderttausend Benzodiazepin-Verschreibungen an. Mellinger et al. (1984) berichten über die neueste NIMH-Studie, wonach nur 1,6% der Erwachsenen Tranquilizer täglich für länger als ein Jahr einnehmen. Demgegenüber sprechen Binder et al. (1984) von der „Benzodiazepin-Sucht als unserer iatrogenen Seuche". Unter den mit der Diagnose Medikamentenabhängigkeit in psychiatrischen Kliniken aufgenommenen Patienten steht der Benzodiazepinmißbrauch in den letzten Jahren an erster Stelle (Kemper et al. 1980; Wolf u. Rüther 1984). Biniek et al. (in Waldmann 1983) geben die Dunkelziffer nicht diagnostizierter Medikamentenabhängigkeiten in psychiatrischen Kliniken für Männer doppelt und Frauen drei- bis viermal so hoch wie die der diagnostizierten an. Zwei Drittel der niedergelassenen Ärzte sahen in den mit Benzodiazepinen behandelten Krankheiten eine Indikation für eine Langzeitbehandlung (Ladewig 1981). Bei einer Einnahme von länger als vier Monaten erscheint das Abhängigkeitsrisiko relevant zu werden (Entstehen einer funktionellen Toleranz; Tyrer 1980; Owen u. Tyrer 1983).

Auf die Tatsache, daß Abhängigkeit in therapeutischen Dosen möglich, ja am häufigsten vorkommt und zu einem klar definierbaren Entzugssyndrom führt, wurde erst in den letzten Jahren hingewiesen (Lader 1983; Böning u. Schrappe 1984; Schöpf 1981, 1983).

Angesichts dieser Situation schien es angezeigt, anhand einer epidemiologischen Studie zu untersuchen, wie häufig eine längerfristige Benzodiazepineinnahme im Patientengut einer Nervenklinik vorkommt.

Methodik

Am psychiatrischen Landeskrankenhaus Weinsberg wurde im Frühjahr 1984 eine Quartalsstichprobe erhoben, in die alle Patienten, die länger als drei Monate Benzodiazepine eingenommen haben, aufgenommen wurden.[1] Befragt wurden die Patienten von drei offenen psychiatrischen Akutstationen, der Suchtstation und der psychotherapeutischen Abteilung mit insgesamt 130 Betten. Durchgeführt wurde die Untersuchung in zwei Schritten: Nach Erhebung einer Stichtagsprävalenz zu Beginn

1 Für ihre Mitarbeit danken wir unseren Kollegen, Drs. Becker, Jantzer, Lehnerer, Michael, Pfaff, Spengler, Sobez und Zimmermann; für die statistische Auswertung Fr. Dipl.-Psych. Kuhnt und Herrn Dr. Kunow.

der Studie wurden alle neu aufgenommenen Patienten der einzelnen Stationen (Quartalsinzidenz) befragt. Neben soziodemographischen Daten wurden Einnahmegründe, Einnahmemodus, Anzahl der verwendeten Präparate, Einstellung zur Einnahme sowie klinische Daten (Entzugserscheinungen, Abhängigkeitssymptome) erfaßt. Des weiteren wurde erfragt, von welchen Ärzten (Hausarzt, Internist, Nervenarzt) die Erst- bzw. Letztverschreibung eines Benzodiazepinpräparates erfolgte. Ergänzend wurden die Angaben der einweisenden Ärzte mitverwendet.

Ergebnisse

Von den im Untersuchungszeitraum interviewten Patienten (N = 504) erfüllten N = 93 (18,5%) das o.a. Kriterium einer Benzodiazepinlangzeiteinnahme. Die Verteilung insgesamt und nach Hauptdiagnosen ist in Tabelle 1 dargestellt, Abb.1 zeigt die Altersverteilung.

Tabelle 1. Häufigkeit Benzodiazepinlangzeiteinnahme (>3 Monate). Stichprobe PLK Weinsberg 1984

Stichtagsprävalenz: (01.05.1984)	N = 130 gesamt	N = 33 (25,4%) BZD
Quartalsinzidenz: (II/1984)	N = 504 gesamt	N = 93 (18,5%) BZD
Aufschlüsselung nach Diagnose:		
	N_{gesamt}	N_{BZD}
Neurosen	51	21 (41,2%)
Affektive Psychosen	59	16 (27,1%)
Schizophrenien	115	17 (14,8%)
Abhängigkeiten	179	18 (10,1%)

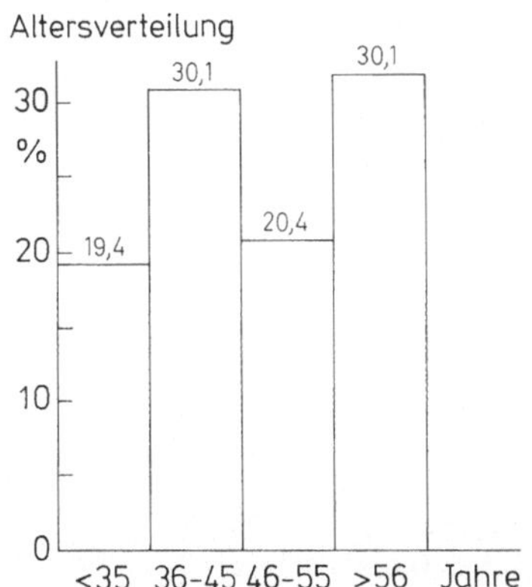

Abb. 1. Altersverteilung der BZD-Langzeitkonsumenten (N = 93)

Das durchschnittliche Alter der Patienten lag bei 47,7 Jahren (Männer 43,1; Frauen 49,6); in der Geschlechtsverteilung überwogen Frauen mit 71%. 57% der Patienten waren verheiratet; von den nicht verheirateten waren Männer häufiger ledig (29,6% der Gesamtgruppe; bei den Frauen 12,1%), Frauen häufiger verwitwet (18,2% der Gesamtgruppe, Männer 3,7%). Alleinstehend waren nur 23% der Patienten.

Von den Frauen nannten 56,1% als Berufsstatus „Hausfrau“, 18,2% „Rentnerin“; lediglich 13,6% waren erwerbstätig im Unterschied zu den Männern mit 63%.

Die diagnostische Zuordnung nach ICD ergab folgendes Verteilungsmuster: Neurosen 22,6%, Abhängigkeiten 19,4%, Schizophrenien 18,3%, affektive Psychosen 17,2% und organische Psychosyndrome 7,5% (vgl. Tabelle 1). Eine Alkoholproblematik bestand bei 32% der Patienten (79% der Suchtpatienten); erwartungsgemäß überwogen Männer (56% der Gesamtgruppe, bei Frauen 23%), altersmäßig handelte es sich vorwiegend um die 35 bis 55jährigen.

Die mittlere Anzahl früherer psychiatrischer Krankenhausbehandlungen aller erfaßten Patienten lag bei 2,7.

Bei den von den Patienten angegebenen Einnahmegründen überwog mit 75,3% das Symptom Schlafstörung; Angstgefühle standen mit 53,8% und psychosomatische Symptome mit 37,6% an 2. bzw. 3. Stelle der Nennungen. Weitere Gründe wie „Streß“ mit 11,8%, Partnerkonflikte mit 10,8% und Arbeitsprobleme mit 4,3% wurden relativ selten angegeben.

77% der Patienten nahmen die Medikamente täglich ein, die übrigen 2–3mal pro Woche. Die prozentuale Verteilung der Einnahmedauer ist in Abb. 2 wiedergegeben. Daraus ist ersichtlich, daß 48,4% der Patienten länger als fünf Jahre regelmäßig Benzodiazepine eingenommen haben. Bezogen auf die einzelnen Diagnosegruppen ergeben sich hierbei deutliche Unterschiede:

Bei Neurosen liegt der Prozentsatz bei 71%, bei affektiven Psychosen und Abhängigkeiten bei 50% und bei Schizophrenien nur bei 23,6%. 52% der Neurosekranken nahmen Benzodiazepine sogar länger als zehn Jahre, bei schizophrenen Patienten war die Einnahmedauer bei 53% kürzer als ein Jahr (Tabelle 2).

Die mittlere Anzahl der Absetzversuche lag bei 2,7, wobei 50% 1–2mal den Versuch unternahmen, keine Medikamente mehr einzunehmen; 27% waren Dauerkonsumenten ohne Absetzversuch.

Zu einer Dosissteigerung im Laufe der Langzeiteinnahme kam es bei 60% der Patienten; die einzelnen Diagnosegruppen unterscheiden sich hier nur unwesentlich (Abhängigkeiten 68,8%, Neurosen 64,7%, Schizophrenien 62,5% und affektive Psychosen 57,1%). Ein deutlicher Unterschied hingegen ergibt sich bei der Betrach-

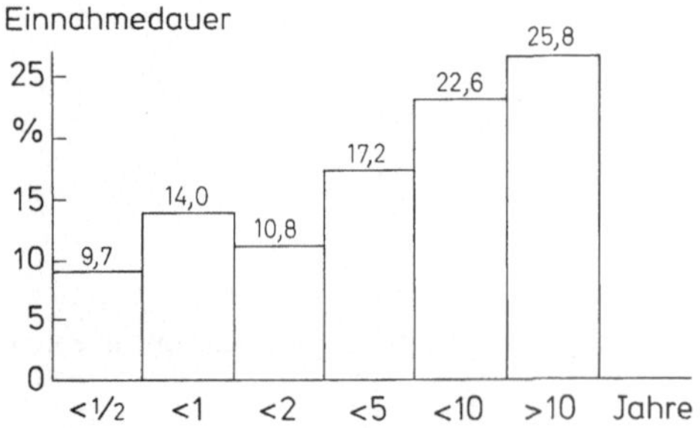

Abb.2. Klinische Daten der BZD-Langzeitkonsumenten (N=93)

Tabelle 2. Einnahmedauer und Einnahmeverhalten

Diagnose-Gruppe	Einnahmedauer > 5 Jahre	Dosissteigerung	Zuletzt eingenommene Dosis im therapeutischen Bereich
Neurose	71% (52% > 10 J.)	64,7%	81%
Affektive Psychose	50%	57,1%	86,7%
Schizophrenie	23,6% (53% < 1 J.)	62,5%	66,7%
Abhängigkeit	50%	68,8%	35,3%

Tabelle 3. Benzodiazepinverordnung

	Erstrezeptur		Letztrezeptur	
	Hausarzt/ Internist	Nervenarzt	Hausarzt/ Internist	Nervenarzt
Neurosen	70%	25%	23,8%	71,4%
Schizophrenien	50,1%	43,8%	11,8%	82,4%
Affektive Psychosen	75%	25%	40%	60%
Abhängigkeiten	83,3%	16,7%	72,3%	22,2%

tung der zuletzt eingenommenen Dosis: Im Durchschnitt lag sie bei 72% der Patienten noch im therapeutischen Bereich, bei den Patienten mit affektiven Psychosen war dies in 86,7%, bei Neurosepatienten in 81%, bei Patienten mit Schizophrenie in 66,7%, bei Suchtpatienten nur in 35,3% der Fall. Auch in der Altersverteilung ergaben sich signifikante Unterschiede: Bei über 55jährigen lagen 89% mit der zuletzt eingenommenen Dosis noch im therapeutischen Bereich.

Im Spektrum der verordnenden Ärzte gab es eine deutliche Verschiebung zwischen erst- und letztrezeptierendem Arzt. Erhielten 72% ein Benzodiazepinpräparat zum ersten Mal von ihrem Hausarzt oder Internisten und nur 24,4% vom Nervenarzt verordnet, so waren dies bei der Letztrezeptur nur noch in 46% der Fälle Hausarzt/Internist, in 49,5% der Fälle der Nervenarzt. Tabelle 3 zeigt die Verteilung nach einzelnen Diagnosegruppen. Auffallend ist hier der zahlenmäßig große Wechsel von benzodiazepinbehandelten Patienten mit Neurosen und affektiven Psychosen vom Hausarzt zum Nervenarzt, während Suchtpatienten überwiegend weiterhin vom Hausarzt behandelt wurden.

Bezüglich der Einstellung zur Langzeiteinnahme wurde in 54% die Auffassung des „Nutzen mehr als Schaden“ vertreten; 12% sahen in der Medikamenteneinnahme ein Zeichen von Schwäche und berichteten über Schuldgefühle.

Eine völlig unkritische Einstellung zur Einnahme fand sich bei 27%; hier waren Suchtpatienten mit einem Anteil von 53% signifikant häufiger vertreten.

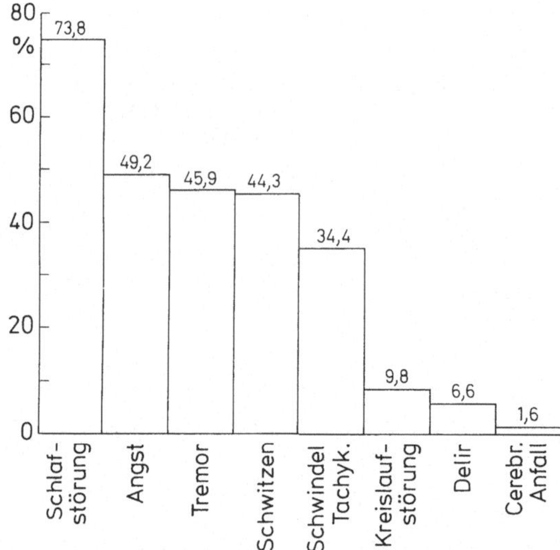

Abb.3. Häufigkeit von Entzugserscheinungen bei BZD-Langzeitkonsumenten ($N=61$ von $N_{Gesamt}=93$)

Entzugserscheinungen traten bei insgesamt 61 der 93 Patienten auf; an erster Stelle stand mit 73,8% die Schlafstörung, es folgen Angst mit 49,2%, Tremor mit 45,9%, Schwitzen mit 44,3%, Schwindel und Tachykardie mit 34,4%. Kreislaufstörungen (9,8%), Delirien (6,6%) und zerebrale Krampfanfälle (1,6%) waren nur relativ selten vertreten (Abb.3).

Die Häufigkeit der anamnestisch eruierbaren sowie klinisch beobachtbaren Abhängigkeitssymptome ist in Tabelle 4 wiedergegeben.

Die Analyse der von den Patienten meistverwendeten Präparate ergab eine Präferenz für Lorazepam und Bromazepam mit 39 bzw. 33 Nennungen; es folgen Diazepam (N=30), Oxazepam (N=22) sowie Dikaliumchlorazepat (N=13) und Chlordiazepoxid (N=12).

Unter den Kombinationspräparaten stand Limbatril[R] mit 22 Nennungen mit weitem Abstand an erster Stelle. (Psyton und Persumbran jeweils 3 Nennungen).

Tabelle 4. Klinische Symptomatik

* „Angewiesensein", Eigenmedikation	43%
* Dysphorisch-depressiv	36% (♁>♂)
* Affektive Nivellierung, Kritikverlust, Konfliktvermeidung	31%
* Entzugserscheinungen kompensiert durch BZD-Wiedereinnahme	31%
* Dosissteigerung, Toleranz	31%
* Gescheiterte Abstinenzversuche, Gefühl des Kontrollverlustes	30%
* Direktes Verlangen, „Betteln"	27%

Meistverwendete Substanzen der Benzodiazepinhypnotika waren Flurazepam (N=15), Nitrazepam (N=11), Temazepam (N=7) und Flunitrazepam (N=4).

Diskussion

In der vorliegenden Studie ergibt sich ein relativ hoher Prozentsatz von Patienten mit Benzodiazepinlangzeiteinnahme (18,5%).

In Übereinstimmung mit der vorliegenden Literatur (Mellinger et al. 1984; Wolf u. Rüther 1984; Ryser 1983; Binder et al. 1984; Kemper et al. 1980) überwiegen Frauen, Hausfrauen sowie mittlere und höhere Altersgruppen. Diagnostisch besteht am häufigsten eine neurotische Erkrankung oder eine Abhängigkeit, der relativ hohe Prozentsatz affektiver und schizophrener Psychosen muß als stichprobenbedingt angesehen werden (Landesnervenklinik). Fast die Hälfte der Patienten nahmen Benzodiazepine länger als fünf Jahre ein (insbesondere Patienten mit Neurosen, Patienten mit schizophrenen Psychosen wiesen eine signifikant kürzere Einnahmedauer auf). An dieser Stelle muß der Befund von Vellucci u. File (1979) kritisch erwähnt werden, wonach die Wirksamkeit der Benzodiazepine bei Langzeiteinnahme nachläßt. Bemerkenswert ist, daß bei 72% der Patienten die Dosierung zuletzt im therapeutischen Bereich lag, bei den über 55jährigen fand sich dies sogar in 89% der Fälle. Demgegenüber tendierten Patienten mit der Diagnose Abhängigkeit zur Einnahme untherapeutisch hoher Dosen. Als Hauptsymptom, welches zur Einnahme von Benzodiazepinen führte, wurden überwiegend Schlafstörungen angegeben, nur relativ selten die Beschwerden „Streß", Partnerkonflikte und Arbeits-/Berufsprobleme. In anderen Untersuchungen (Hasday u. Karch 1981; Lasagna 1977) wurden Benzodiazepine überwiegend wegen psychosomatischer Erkrankungen (funktionelle Magen-Darm-Störungen, Spannungskopfschmerzen, Rückenschmerzen) sowie wegen angstneurotischen und hysterischen Symptomen verordnet. Erwartungsgemäß wurden Benzodiazepine erstmalig überwiegend von Allgemeinärzten/Internisten verordnet, die Letztrezeptur wurde dann in unserem Patientengut in der Hälfte der Fälle vom Nervenarzt vorgenommen, wobei interessanterweise bei Suchtpatienten auch die Letztrezeptur überwiegend von Allgemeinärzten vorgenommen wurde. Unter den verordneten Präparaten standen Lorazepam, Bromazepam sowie Limbatril[R] an erster Stelle, wie dies auch von anderen Untersuchern berichtet wurde (Kemper et al. 1980; Wolf u. Rüther 1984; Laux 1978, 1980, 1982a,b). Diese Verordnungshäufigkeit einzelner Präparate muß in Relation zu den Marktanteilen bzw. Verkaufszahlen gesehen werden (Ziegler 1984). Als Entzugserscheinungen wurden am häufigsten Schlafstörungen und Angst angegeben, wie dies auch von anderen Autoren berichtet wird (Binder et al. 1984). Hier erhebt sich die Frage, inwieweit es sich „nur" um Rebound–Phänomene (Lader 1978; Rickels 1981) oder tatsächlich um Entzugssymptome handelt.

Attitüden und Einstellungen zur Benzodiazepinlangzeiteinnahme können – insbesondere bei den Neurose-Patienten – als ambivalent umschrieben werden: Zum einen wird die Einnahme als problematisch, ja mit Schuldgefühlen belastet angesehen, andererseits geben die Patienten an, daß der Nutzen den möglichen Schaden überwiege. Ein Viertel der Patienten sieht kein Problem in der Langzeiteinnahme dieser Substanzen. Auf die Bedeutung der Attitüden von Patienten und der verordnen-

Tabelle 5. Unerwünschte Wirkungen von Benzodiazepinen

* Nebenwirkungen (Sedierung, Hang-over)
* Überdosierung (Ataxie, Apathie)
* Paradoxwirkung (Erregung, Suizidalität)
* Entzugssyndrome
  – Rebound (Angst, Schlafstörung)
  – Leichte E. (Tremor, Tachykardie, Schwitzen)
  – Spezif. E. (Sensor, Perzeptionsstörung, Depersonalisation/ Derealisation, Fahrigkeit, Zerstreutheit)
  – Schwere E. (Delir, Anfälle, Psychosen)
* Chronische Einnahme
  Dysphorie, Gewöhnung, „Persönlichkeitswandel"

den Ärzte haben Stolley et al. (1972), Heiman u. Wood (1981) sowie Manheimer et al. (1973) hingewiesen („Wunschverschreibung", Massenmedien, Ausbildungsstandard der Ärzte).

Welche Möglichkeiten der klinischen Klassifikation unerwünschter Benzodiazepinwirkungen bestehen nun? (Laux u. Puryear 1984).

Wie in Tabelle 5 dargestellt, können wir die bekannten Benzodiazepinnebenwirkungen von den – relativ seltenen – *paradoxen Reaktionen* unterscheiden; davon abzugrenzen sind Fälle von *Überdosierung* (Intoxikation, Kumulation) sowie die *Entzugssyndrome.* Letztere können gegliedert werden in:

– *Rebound-Phänomene,* das heißt dem Wiederauftreten der vor der Therapie bestehenden Symptome.
– *Leichte Entzugssyndrome* überwiegend vegetativer Art.

Relativ *benzodiazepinspezifische Entzugssyndrome,* wie sie von Hallstrom u. Lader (1981), Khan et al. (1980), Schöpf (1981, 1983) sowie Lader (1983) beschrieben wurden. Hierbei handelt es sich vor allem um sensorische Perzeptionsstörungen sowie Phänomene der Derealisation und Depersonalisation.

Schwere Benzodiazepinentzugssyndrome kommen sehr selten und nach abruptem Absetzen hoher Dosen vor (Delirien, zerebrale Krampfanfälle, Funktionspsychosen).

Immer wieder beobachtbar, oft jedoch schwer eindeutig verifizierbar, sind Wesensänderungen (Persönlichkeitswandel) nach chronischer Benzodiazepineinnahme; hierbei stehen meistens dysphorisch-depressive Verstimmungszustände sowie eine Realitätsflucht mit Konfliktvermeidung und affektiver Nivellierung im Vordergrund.

Beim Gebrauch des Terminus „Abhängigkeit" sollte zwischen primärer und sekundärer Abhängigkeit ebenso unterschieden werden wie zwischen „low dose"-Abhängigkeit (therapeutische Dosierung) und „high dose"-Anhängigkeit (Dosissteigerung, Toleranz; Tabelle 6). Letztere spielt sicherlich zahlenmäßig keine große Rolle, diese Fälle von „echter Sucht" dürften selten zu beobachten sein; eine „Gewohnheits-Benzodiazepin-Abhängigkeit" in therapeutischen Dosen dürfte dem-

Tabelle 6. Einteilung Benzodiazepinabhängigkeiten

1. Primäre Abhängigkeit mit Toleranz/Dosissteigerung (high dose dependence)
2. Primäre Abhängigkeit bei therapeutischer Dosierung (low dose dependence)
3. Sekundäre Abhängigkeit (Polytoxikomanie)

gegenüber von erheblicher praktisch-klinischer Bedeutung sein. Die Forderung nach einer klaren Indikationsstellung sowie einer zeitlichen Befristung der Verordnung von Benzodiazepintranquilizern muß nachdrücklich unterstrichen werden.

Literatur

Ayd FJ (1980) Social issues: misuse and abuse. Psychosomatics 21: 21–31

Balter MB, Levine J, Manheimer DI (1974) Cross-national study of the extent of anti-anxiety/sedative drug use. New Engl J Med 290: 769–774

Beckmann H, Haas S (1984) Therapie mit Benzodiazepinen: eine Bilanz. Nervenarzt 55: 111–121

Bellantuono C, Reggi V, Tognoni G, Garattini S (1980) Benzodiazepines: clinical pharmacology and therapeutic use. Drugs 19: 195–219

Bergmann U, Dahlström M, Gunnarson C, Westerholm B (1979) Why are psychotropic drugs prescribed to outpatients? Europ J clin Pharmacol 15: 249–256

Binder W, Kornhuber HH, Waiblinger G (1984) Benzodiazepin--Sucht, unsere iatrogene Seuche – 157 Fälle von Benzodiazepin-Abhängigkeit. Öff Gesundh-Wes 46: 80–86

Biniek EM, Hartmann H, Heydt G, Dietz K (1983) Zur Dunkelziffer medikamentenabhängiger Patienten in einer psychiatrischen Klinik. In: Waldmann H (Hrsg) Medikamentenabhängigkeit. Akademische Verlagsgesellschaft, Wiesbaden

Böning J, Schrappe O (1984) Benzodiazepin-Abhängigkeit: Ätiologie und Pathogenese der Entzugs-Syndrome; Klinik der Entzugs-Syndrome. Dt Ärztebl 81: 211–218; 279–285

Busto U, Simpkins J, Sellers EM, Sisson B, Segal R (1983) Objective determination of benzodiazepine use and abuse in alcoholics. Brit J Addict 78: 429–435

Dietch J (1983) The nature and extent of benzodiazepine abuse: An overview of recent literature. Hospital and Community Psychiatry 34: 1139–1145

Gonzalez ER (1983) Where are all the tranquilizer junkies? JAMA 249: 2603–2604

Greenblatt DJ, Shader RI, Koch-Weser J (1975) Psychotropic drug use in the Boston area: A report from the Boston Collaborative Drug Surveillance Program. Arch gen Psychiat 32: 518–521

Greenblatt DJ, Shader RI (1981) Dependence, tolerance, and addiction to benzodiazepines: Clinical and pharmacokinetic considerations. Drug Metabolism Reviews 8: 13–28

Hallstrom C, Lader M (1981) Benzodiazepine withdrawal phenomena. Int Pharmacopsychiat 16: 235–244

Hasday JD, Karch FE (1981) Benzodiazepine prescribing in a family medicine center. JAMA 246: 1321–1325

Heiman EM, Wood G (1981) Patient characteristics and clinician attitudes influencing the prescribing of benzodiazepines. J clin Psychiatry 42: 71–73

Hemminki E, Bruun K, Jensen TD (1983) Use of benzodiazepines in the nordic countries in the 1960s and 1970s. Brit J Addict 78: 415–528

Kemper N, Poser W, Poser S (1980) Benzodiazepin-Abhängigkeit. Suchtpotential der Benzodiazepine größer als bisher angenommen. Dtsch med Wschr 105: 1707–1712

Keup W, Platz W (1979) Das Mißbrauchspotential der Benzodiazepin-Derivate ... eine striktere Reglementierung der Verschreibung erscheint unumgänglich. arznei-telegramm 9: 86–88

Khan A, Joyce P, Jones AV, Ladewig D, Bänzinger W, Löwenheck M (1980) Benzodiazepine withdrawal syndromes. New Zeal Med J 92: 94–96
Khan A, Hornblow AR, Walshe JW (1981) Benzodiazepine dependence: a general practice survey. New Zeal Med J 93: 19–21
Lader M (1970) Benzodiazepines – the opium of the masses? Neuroscience 3: 159–165
Lader M (1983) Dependence on benzodiazepines. J clin Psychiat 44: 121–127
Ladewig D (1983) Abuse of benzodiazepines in Western European Society – incidence and prevalence, motives, drug acquisition. Pharmacopsychiat 16: 103–106
Ladewig D et al. (1981) Tranquilizer-Abusus – Ergebnisse einer gesamt-schweizerischen Enquete. Schweiz Ärztez 62: 3203–3209
Lasagna L (1977) The role of benzodiazepines in nonpsychiatric medical practice. Amer J Psychiat 134: 656–658
Laux G (1978) Das Problem des Tranquilizer-Mißbrauchs. Neurol Psychiat 4: 272–276
Laux G (1980) Benzodiazepin-Tranquilizer – Therapeutische Möglichkeiten, Grenzen und Gefahren. Z Allgemeinmed 56: 1058–1062
Laux G (1982a) Tranquilizer-Abhängigkeit als neues Suchtproblem der klinischen Psychiatrie. In: Laux G, Reimer F Klinische Psychiatrie. Tendenzen, Ergebnisse, Probleme und Aufgaben heute. Hippokrates, Stuttgart
Laux G (1982b) Einteilungs- und Differenzierungsmöglichkeiten der Benzodiazepine. Fortschr Med 100: 2179–2186
Laux G, Puryear DA (1984) Benzodiazepines – misuse, abuse and dependency. Amer Fam Phycn 30: 139–147
Manheimer DI, Davidson ST, Balter MB, Mellinger GD, Cisin IH, Parry HJ (1973) Popular attitudes and beliefs about tranquilizers. Am J Psychiat 130: 1246–1253
Marks J (1978) The benzodiazepines: use, overuse, misuse, abuse. MTP Press, Lancaster
Marks J (1980) The benzodiazepines – use and abuse. Arzneimittel-Forsch 30: 898–901
Mellinger GD, Balter MB, Manheimer DJ (1984) Prevalence and correlates of the long-term regular use of anxiolytics. JAMA 251: 375–379
Morgan K, Gilleard CJ, Reive A (1982) Hypnotic usage in residential homes for the elderly: A prevalence and longitudinal analysis. Age and Ageing 11: 229–234
Nord D (1976) Arzneimittelkonsum in der Bundesrepublik Deutschland – Eine Verhaltensanalyse von Pharmaindustrie, Arzt und Verbraucher. Enke, Stuttgart
Owen RT, Tyrer P (1983) Benzodiazepine dependence. A review of the evidence. Drugs 25: 385–398
Palmer GC (1978) Use, overuse, misuse, and abuse of benzodiazepines. Ala J med Sci 15: 308–317
Petursson H, Lader MH (1981) Benzodiazepine dependence. Brit J Addict 76: 133–145
Rickels K (1981) Are benzodiazepines overused and abused? Brit J clin Pharmac 11: 71–83
Ryser PE (1983) Sex differences in substance abuse: 1976–1979. Int J Addict 18: 71–87
Schöpf J (1981) Ungewöhnliche Entzugssymptome nach Benzodiazepin-Langzeitbehandlungen. Nervenarzt 52: 288–292
Schöpf J (1983) Withdrawal phenomena after long-term administration of benzodiazepines. A review of recent investigations. Pharmacopsychiat 16: 1–8
Stolley PD, Becker MH, Lasagna L, McEvilla JD, Sloane LM (1972) The relationship between physician characteristics and prescribing appropriateness. Med Care 10: 17–22
Tyrer P (1980) Dependence on benzodiazepines. Brit J Psychiat 136: 576–577
Uhlenhuth EH, Balter MB, Lipman RS (1978) Minor tranquilizers. Arch gen Psychiat 35: 650–655
Vellucci SV, File SE (1979) Chlordiazepoxide looses its anxiolytic action with long-term treatment. Psychopharmacologia 62: 61–65
Waldmann H (Hrsg) (1984) Medikamentenabhängigkeit. Akadem. Verlagsanstalt, Wiesbaden
Wolf B, Rüther E (1984) Benzodiazepin-Abhängigkeit. Münch med Wschr 126: 294–296
World Health Organisation (1957) Expert commitee on addiction-producing drugs. Technical Report Series No 7
Ziegler H (Hrsg) (1984) Jahrbuch zur Frage der Suchtgefahren. Neuland-Verlagsgesellschaft, Hamburg

3. Psychotherapeutische Versorgung

Zur Methodik der Evaluation psychotherapeutischer Verfahren

H. J. Möller

Notwendigkeit der Evaluation psychotherapeutischer Verfahren

Zur Zeit werden zahlreiche Psychotherapieverfahren als wirksam ausgegeben. Neben den tradierten und bereits etablierten Methoden wie autogenes Training, Hypnose, Psychodrama, Psychoanalyse unterschiedlicher theoretischer Ausrichtung, in Langzeit- oder Kurzzeitform, Einzel- oder Gruppentherapie sowie der sich bereits gut einbürgernden Verhaltenstherapie, Kommunikationstherapie und klientenzentrierten Gesprächstherapie drängen in kreativem Überschwang neue therapeutische Ansätze auf den Markt des psychotherapeutischen Angebotes: Gestalttherapie, Primärtherapie, transaktionale Analyse, musische Verfahren, konzentrative Bewegungstherapie, Bioenergetik (Möller 1981), um nur einige markante Namen zu nennen. Kreativitäten dieser Art sind grundsätzlich wünschenswert und förderungswürdig. Zu kritisieren ist allerdings, mit welcher Leichtfertigkeit im Erprobungsstadium befindliche Verfahren, von denen man glaubt, sie könnten psychotherapeutische Wirksamkeit enthalten, als psychotherapeutische Verfahren ausgegeben werden, ohne daß diese therapeutische Wirksamkeit in einer den üblichen Bedingungen der Therapieforschung gerecht werdenden Weise nachgewiesen wurde. So stellte der für gesundheitspolitische Planungsaufgaben in der Psychiatrie bekannte amerikanische Psychiater Klerman vor kurzem die Frage, ob es nicht nötig sei, eine der „Food-and-Drug-Administration" vergleichbare Parallelinstitution für die psychotherapeutischen Aktivitäten einzurichten, um den „Psychoboom" einzugrenzen und Empfehlungen zu geben, welche der sicher über hundert angebotenen Verfahren als psychotherapeutische Maßnahme i.S. medizinischer Versorgungsmethoden zu qualifizieren ist. Hauptaufgabe einer solchen „psychotherapy administration" wäre, den Wirksamkeitsnachweis des betreffenden Verfahrens zu fordern und, wenn möglich, gleichzeitig auch nach den Indikationsbereichen und nach möglichen Nebenwirkungen des Verfahrens zu suchen. Gerade letztere Frage wird in der Psychotherapieforschung meist völlig ausgeklammert.

Nun stoßen derartige Forderungen meist nicht auf sehr viel Gegenliebe, zumindest nicht bei einer Reihe von Psychotherapeuten. Man kann sich des Eindrucks nicht erwehren, daß viele Psychotherapeuten davon ausgehen, daß jedes Verfahren – gleich welcher Art –, das in irgendeiner Weise die psychischen Dimensionen eines Menschen zu erreichen versucht, einen therapeutischen Nutzen habe. Wenn dann auch noch die Wirkung auf die Psyche in einer scheinbar plausiblen Weise theoretisch begründet werden kann und der Nutzen in der unkontrollierten Beobachtungssituation des klinischen Alltags in Einzelfällen scheinbar offensichtlich ist und kasuistisch beschrie-

Das Verhältnis der Psychiatrie
zu ihren Nachbardisziplinen
Herausgeber: H. Heimann, H. J. Gaertner

ben werden kann, so glauben viele Therapeuten voller Überzeugung an die Berechtigung, das neue psychotherapeutische Verfahren als eine wirkungsvolle Methode in den Kreis der tradierten Psychotherapieformen einreihen zu können. Eine derartige Vorgehensweise wird oft mit dem Argument verteidigt, innerhalb der Psychotherapieforschung könne man nicht, wie z.B. in der pharmakologischen Forschung, von den klassischen Methoden der empirischen Therapieforschung Gebrauch machen, sondern die Beurteilung müsse sich auf Einzelfallevidenz berufen: Nur so könne man den jeweils individuellen Gegebenheiten des Patienten, auf den die Therapie zugeschnitten werde, gerecht werden. Während einige Psychotherapieforscher, die letzteres Argument vertreten, wenigstens versuchen, durch methodisch saubere Einzelfallstudien Aussagen über eine Effizienz des von ihnen untersuchten therapeutischen Verhaltens zu machen, halten andere Verfechter dieses Arguments offenbar auch diese Mühe nicht mehr für erforderlich, registrieren lediglich durch eigene Beobachtung, in wievielen Einzelfällen das von ihnen propagierte psychotherapeutische Verfahren eine (scheinbare) Wirkung gezeigt hat. Dabei bleibt völlig unbeachtet, daß diese naive Betrachtungsweise nicht zwischen spontanen Remissionstendenzen, Plazeboeffekten, Rosenthal-Effekten, unspezifischen und spezifischen Wirkfaktoren u.a. unterscheiden kann. Versagt das betreffende Psychotherapieverfahren bei bestimmten Einzelfällen, so wird dies nicht dem Verfahren selbst zur Last gelegt, sondern zumeist mit der Persönlichkeit des jeweiligen Patienten bzw. der Schwere seiner Erkrankung entschuldigt.

Selbst ein heute so weit verbreitetes und anerkanntes Verfahren wie die Psychoanalyse brauchte Jahrzehnte, ehe wissenschaftlich halbwegs akzeptable Untersuchungen über die Effizienz dieses Verfahrens vorgelegt werden konnten. Mag man dies auch damit entschuldigen, daß die Situation der Psychoanalyse als staatlich zunächst nicht geförderte Initiative zu diesem verspäteten Versuch einer empirischen Evaluierung der Therapieeffekte beigetragen hat, so kann man sich doch des Eindrucks nicht erwehren, daß hier die skeptische Ablehnung gegenüber der Methodologie empirischer Therapieforschung – eine auch heute noch oft vertretene Position – eine Rolle gespielt hat.

Es soll nicht bestritten werden, daß all das, was man in guter Absicht und motiviert durch ein humanitäres Solidaritätsgefühl mit psychisch kranken Menschen tut, einen unspezifischen therapeutischen Effekt haben kann. Noch viel weniger soll bestritten werden, daß auf der Basis psychologischer Erkenntnisse konstruierte psychotherapeutische Verfahren einen spezifischen Effekt haben können. Man muß aber von den Vertretern einer psychotherapeutischen Methode erwarten, daß sie sie erst dann als psychotherapeutisch wirksam ausgeben, wenn die spezifische Wirksamkeit nachgewiesen wurde in einer Weise, die den in der empirischen Therapieforschung üblichen Kriterien entspricht (Hoffmann u. Gebhardt 1973). Die Begrenzung ökonomischer Ressourcen zwingt nicht nur im pharmakologischen Bereich, sondern gerade bei dem derzeit wachsenden Interesse für den Psychotherapie-Bereich zu sparsamer Haushaltsführung. Die jeweiligen Kostenträger (Krankenkasse, Rentenversicherungsträger, der Patient selbst) haben ein Recht darauf zu wissen, welches psychotherapeutische Verfahren seine Wirksamkeit ausgewiesen hat und wann ein solches Verfahren indiziert ist. Psychotherapie sollte mehr sein als „gekaufte Freundschaft“ (Schofield 1964).

Trautner hat 1973 versucht, Argumentationsebenen herauszuarbeiten, die bei der Bewertung eines psychotherapeutischen Verfahrens als Grundlage dienen können. Er unterscheidet dabei u.a. folgende Argumentationsebenen:

a) Therapieziele: Wie lauten die Ziele, auf welchen Gebieten werden Änderungen angestrebt, wer wird therapiert?
b) Behandlungsmethode: Was sind die spezifischen Therapiefaktoren?
c) Effektivität: Erfolgskriterien, Quote, Schnelligkeit, Vollständigkeit und Dauerhaftigkeit des Behandlungserfolges?
d) Theoretische Grundlagen: Stimmt das therapeutische Vorgehen mit den theoretischen Grundlagen überein, welche Rolle spielen nichtspezifische Faktoren?

Über die Methodik der Evaluation psychotherapeutischer Verfahren sind in den letzten Jahren eine Reihe wichtiger Arbeiten publiziert worden (Meltzoff u. Kornreich 1970; Hartig 1975; Kirchner et al. 1977; Kiesler 1977; Möller u. Benkert 1980; Baumann 1981). Es kann hier nicht angestrebt werden, diese Literatur zusammenfassend zu referieren, sondern es sollen nur wenige Aspekte herausgegriffen werden, die anzustrebende Standards der Evaluationsforschung in der Psychotherapie betreffen.

Methodenvielfalt und Evaluation im prospektiven, uni- oder multifaktoriellen Design

Grundsätzlich kann man die Evaluationsmethoden unterteilen in retrospektive und prospektive, nicht experimentelle, quasi experimentelle und experimentelle Verfahren. Es soll hier nicht weiter auf die Methodik sowie Vor- und Nachteile aller dieser unterschiedlichen prinzipiellen Forschungsansätze eingegangen werden, sondern es soll zusammenfassend nur ihre Wertigkeit hinsichtlich des Erkenntnisgewinns klassifiziert werden. Als hypothesengenerierende Verfahren sind nicht experimentelle Studien, in denen korrelative Zusammenhänge beschrieben werden fruchtbar. Dabei haben prospektive Studien gegenüber retrospektiven wegen der größeren Gefahr der Beobachtungsverfälschung und der höheren Wahrscheinlichkeit zufälliger Korrelationen bei der retrospektiven Datenerhebung, Vorrang. Die gefundenen Korrelationen können nur in experimentellen Verfahren auf das Vorhandensein kausaler Beziehungen überprüft werden. Je mehr ein quasi experimenteller Ansatz sich hinsichtlich des Ausmaßes der Variablenkontrolle dem experimentellen Ansatz nähert, desto stringenter ist die Beweisführung (Problem der internen Validität; Campbell u. Stanley 1963). Allerdings wird die Generalisierbarkeit der Ergebnisse zunehmend erschwert, je reduktionistischer ein experimentelles Vorgehen ist (Problem der externen Validität; Campbell u. Stanley 1963).

Unter dem Aspekt der Methodenvielfalt in der Evaluationsforschung ist es von Interesse, sich an das von der „Food-and-Drug-Administration" entwickelte 4-Phasen-Schema der Wirksamkeitsforschung pharmakologischer Therapiemaßnahmen zu erinnern, das von der Psychopharmakologie übernommen wurde (Wittenborn 1977) und das prinzipiell auch für Psychotherapieforschung übertragbar wäre. Sinngemäß hätte es folgenden Wortlaut (Linden 1980):

Die Phase I hat zum Ziel, Ergebnisse der psychologischen Grundlagenforschung in therapeutische Interventionsschritte zu übersetzen und erstmals an Patienten zu erproben. Hierfür sind vor allem offene Studien mit methodenimmanenten Meßinstrumenten und kleinen Fallzahlen, wenn nicht sogar Einzelfallstudien angebracht, alleinige Prozeßforschung ist typischerweise ein Gegenstand der Phase I. Dabei wäre auch das Problem möglicher Nebenwirkungen von Anfang an im Auge zu behalten.

Die Phase II hat zum Ziel, ein Verfahren zur Routinereife zu entwickeln. Hierzu gehört die Abklärung verschiedenster Indikationen, Untersuchungen der hinreichenden und notwendigen Bedingungen für den Therapieerfolg, Angaben zu Mindestumfang und Mindestdauer einer bestimmten Therapie und auch hier die Frage nach Nebenwirkungen. Hierbei sind je nach Stand der Entwicklung offene wie kontrollierte Blindstudien durchzuführen. Blindbedingungen gelten dabei vor allem für die Untersucher und Rater des potentiellen Therapieerfolges.

Die Phase III wäre schließlich als die Phase des eigentlichen Wirkungsnachweises zu bezeichnen. Hier gelten im wesentlichen dieselben Anforderungen wie bei den Pharmakastudien, insbesondere auch die Forderung nach Kontrollgruppenstudien. Vor allem sind in dieser Phase ausreichende Fallzahlen vonnöten. Darüber hinaus kann diese Phase für ein bestimmtes Behandlungsverfahren erst dann als zufriedenstellend abgeschlossen bezeichnet werden, wenn entsprechende Studien von verschiedenen Autoren aus verschiedenen Institutionen mit demselben Ergebnis vorliegen.

Die Phase IV schließlich bezieht sich auf Erfahrungen in der Routineanwendung einzelner therapeutischer Verfahren. Eine Organisationsform, die entsprechende Erfahrungen sammelt und auswertet, fehlt allerdings bislang noch.

Stützte sich früher die Einschätzung der Effektivität psychotherapeutischer Maßnahmen weitgehend auf kasuistische Mitteilungen und auf sehr subjektive, auf Evidenzerlebnissen beruhende globale Wertungen durch den jeweiligen Psychotherapeuten, so hat sich in jüngster Zeit unter dem Einfluß der z.T. stark experimentell ausgerichteten psychologischen Therapieformen (insbesondere der Verhaltenstherapie) eine methodisch sehr differenzierte Psychotherapieforschungsmethodik entwickelt. Es wurde versucht, die gängigen Verfahren klinischer Therapieforschung durch entsprechende Modifikationen für den speziellen Forschungsbereich der Psychotherapie zu adaptieren, bisher nicht genügend beachtete kritische Punkte in der klinischen Therapieforschung anzugehen und neue Lösungsstrategien für spezielle Probleme der Psychotherapieforschung zu entwickeln (Fiske et al. 1970; Bergin u. Garfield 1971; Kiesler 1977; Petermann 1977; Garfield u. Bergin 1978; Köhnken et al. 1979).

In der Psychotherapieforschung wie überhaupt in der Therapieforschung besteht die schwierige Situation, daß die unabhängige Variable, die experimentell variiert bzw. manipuliert wird, nur einen Teil der Gesamtmenge aller Variablen ausmacht, die für die Veränderung der abhängigen Variablen verantwortlich sind. Die Effekte der übrigen Einflußgrößen („Störfaktoren") sind nicht kontrolliert und gehen als „Zufallsfehler" in das Endergebnis ein. Die Größe dieses Fehlers kann man durch das Kontrollgruppenverfahren analysieren. Obendrein kann versucht werden, durch statistische Analysen die wesentlichen Faktoren für den Zufallsfehler herauszufinden und diese ggf. in neuen Experimenten zu überprüfen. In der traditionellen Psychotherapieforschung wird üblicherweise eine Abstraktion von den anderen Einflußgrößen zugunsten der Wirkvariablen vollzogen. Dem entspricht die Bevorzugung unifaktorieller experimenteller Studien, bei denen die anderen Einflußgrößen nicht variiert oder manipuliert werden. Zumeist werden die Ergebnisse solcher univariater Studien lediglich sekundär unter dem Aspekt ausgewertet, korrelative Zusammenhänge zwischen bestimmten anderen Einflußgrößen und Therapieresultaten herzustellen (Prädiktoranalysen).

Ergeben sich mehrere therapierelevante Faktoren bzw. sind von vornherein mehrere dieser Faktoren bekannt, kann man versuchen, gleichzeitig den Effekt dieser einzelnen Faktoren sowie die Wechselwirkung zwischen den Faktoren abzuschätzen, indem man in einem Experiment mehrere Faktoren systematisch variiert. Eine solche multivariate Dependenzanalyse ist gegenüber der oben beschriebenen univariaten Dependenzanalyse wesentlich informationsreicher. Allerdings setzt sie erheblich größere Fallzahlen voraus, insbesondere wenn man möglichst viele für die Therapie bei psychischen Krankheiten relevante Faktoren einbeziehen will. Bei nur vier unabhängigen Variablen mit je zwei Ausprägungen oder Modalitäten ergeben sich z.B. 16 Zellen. Besetzt man jede Zelle mit nur fünf Patienten, benötigt man bereits 80 Patienten. Wegen der großen Zahl von Einflußfaktoren stoßen adäquate multifaktorielle Ansätze in der klinischen Therapieforschung schnell an die Grenzen der verfügbaren Patientenzahlen, so daß man sich auf einige wenige Haupteinflußfaktoren konzentrieren muß.

Evaluation psychotherapeutischer Verfahren als kombinierte Erfolgs-Prozeßforschung

Von den Vertretern der empirischen Psychotherapieforschung wurden im letzten Jahrzehnt zwei grundsätzliche Positionen bezüglich des zentralen Anliegens der Psychotherapieforschung herausgearbeitet, zwei Positionen, die zeitweise als unvereinbar hingestellt wurden, die es aber keineswegs sind.

Das Ziel der „Erfolgsforschung" ist die Überprüfung des Erfolgs psychotherapeutischer Bemühungen. Unter Bezugnahme auf bestimmte Erfolgskriterien wird dabei versucht nachzuweisen, daß durch die therapeutischen Einwirkungen zwischen Beginn und Ende der Psychotherapie spezifische Veränderungen beim Patienten i.S. einer Besserung oder Heilung eingetreten sind. Die Messung der relevanten Merkmale erfolgte dabei ursprünglich nur i.S. einer Zweipunkteerhebung vor und nach der Therapie.

Die „Prozeßforschung" richtet sich ausschließlich auf das Geschehen in der therapeutischen Situation. Ihr Ziel ist die Aufdeckung der den therapeutischen Veränderungsvorgängen zugrunde liegenden Mechanismen. Dabei können sehr unterschiedliche Forschungsstrategien zum Einsatz kommen. Eine der gebräuchlichsten stellt die Methode der Verlaufsforschung dar, bei der therapieinterne Mehrpunkteerhebungen durchgeführt werden, z.B. über bestimmte Verhaltensweisen des Patienten und/oder des Therapeuten sowie über die Interaktion zwischen Patient und Therapeut.

Vertreter der Erfolgsforschung gehen davon aus, daß differenzierte Untersuchungen über bestimmte Variablen des psychotherapeutischen Prozesses erst dann sinnvoll sind, wenn grundsätzlich die Wirksamkeit eines tradierten oder neu entwickelten Verfahrens bewiesen worden ist (Meltzoff u. Kornreich 1970). Dieser Position halten die Anhänger der Prozeßforschung entgegen, daß globale Fragestellungen über den Erfolg psychotherapeutischer Verfahren keine brauchbaren Aussagen darüber machen können, welche spezielle Variable welche therapeutische Wirkung hervorruft; gerade das aber sei Aufgabe einer methodisch entwickelten Psychotherapieforschung (Kiesler 1966; Strupp u. Bergin 1969). Nur durch Untersuchung aller therapierelevanten Variablen sei es möglich, ein breites Arsenal optimaler therapeutischer Techniken zu finden, das jeweils speziell auf bestimmte Störungen zugeschnitten sei.

Historisch betrachtet entwickelte sich das Paradigma der Prozeßforschung zunächst in Frontstellung gegenüber der traditionellen globalen Erfolgsforschung. In der theoretischen Diskussion wurden insbesondere folgende Hauptargumente angeführt (Reinecker 1980):

a) Reine Erfolgsforschung leistet dem Mythos von der Einheitlichkeit der Therapie Vorschub. Da man an den bloßen Erfolgserlebnissen interessiert ist, wird die Therapie nicht in ihre möglicherweise spezifisch wirksamen bzw. unwirksamen Bestandteile zerlegt. Eine kontinuierliche Optimierung der Psychotherapie ist im Rahmen der reinen Erfolgsforschung nicht möglich, weil die Variablen nicht unterschieden und zum Gegenstand empirischer Untersuchungen gemacht werden.

b) Durch statistische Regressionseffekte (extreme Meßwerte tendieren bei Meßwiederholungen zu Verschiebungen in Richtung auf den Mittelwert) ist in der Therapieforschung aufgrund des Vorliegens extremer Stichproben (Patienten mit besonders auffälligem, stark gestörtem Verhalten) mit solchen zufälligen Veränderungen zu rechnen, die in der Erfolgsforschung nicht weiter aufgeschlüsselt werden und als Erfolg des Verfahrens angesehen werden. Erst wenn die Variablen des therapeutischen Prozesses miterfaßt werden, läßt sich diese Problematik in den Griff bekommen.

c) Eine in der Erfolgsforschung übliche Zweipunktemessung erlaubt keinerlei Aussagen über die Kontinuität oder Variabilität einer Veränderung. Somit können Schwankungen genausowenig erfaßt werden wie Kriterien für den Abbruch einer Therapie, etwa wenn Besserungskriterien bereits zu einem früheren als dem Meßzeitpunkt erfüllt sind. Außerdem begünstigt eine Zweipunktemessung die Interpretation einer zufälligen, allein aufgrund der mangelnden Reliabilität der Meßinstrumente eingetretenen Veränderungen als Folge der Behandlung.

Gegen die zum größten Teil historisch begründete kategorische Trennung zwischen Erfolgs- und Prozeßforschung, die vorübergehend zu einer Überbetonung einer alleinigen Prozeßforschung führte, wurden in den letzten Jahren vielfach Einwände erhoben (Kiesler 1977). Es wurde betont, daß eine strenge gegenseitige Abgrenzung dieser beiden Forschungsansätze schwer durchführbar und wenig aussagefähig ist, während die Kombination beider Aspekte weitreichende Erkenntnisse über psychotherapeutische Vorgänge und Resultate ermöglicht. Um die gegensätzlichen Positionen auch terminologisch zu relativieren, schlug Kiesler (1977) vor, anstelle der Begriffe „Erfolgsforschung“ und „Prozeßforschung“ von „therapieinternen“ und „therapieexternen“ Untersuchungen zu sprechen. Diese Relativierung trifft auf volle Zustimmung der meisten in der klinischen Forschung mit schwerer gestörten psychisch Kranken tätigen Kliniker, die einer übertriebenen Akzentuierung der Prozeßanalyse unter Nichtberücksichtigung der Frage globaler Effizienz sehr skeptisch gegenüberstehen. Aus der Sicht dieser Kliniker gerät eine sich nur für die Identifizierung von Prozeßvariablen und deren Interaktion interessierende Psychotherapieforschung an den Rand der Bedeutungslosigkeit, wenn nicht gleichzeitig Aussagen über die spezifischen Kurzzeit- und Langzeitwirkungen dieser Variablen und damit letzten Endes über den Therapieerfolg gemacht werden. Durch die Kombination des therapieinternen und therapieexternen Untersuchungsansatzes scheinen prinzipiell die Voraussetzungen gegeben zu sein, eine Antwort auf die für den Kliniker zentrale, immer wieder zitierte Frage der Psychotherapieforschung zu geben: Welche Art von Therapie, verabreicht durch welchen Therapeuten, unter welchen spezifischen Bedingungen, hat welche Wirkung auf welche Klienten mit welchen spezifischen Problemen und wodurch?

Ohne hier auf die Details eines derartig kombinierten Forschungsansatzes einzugehen, sei hier nur kurz erwähnt, welchen Vorteil bereits die Mehrpunktemessung eines Erfolgskriteriums gegenüber der einfachen Zweipunkteerhebung im Rahmen der ursprünglichen Erfolgsforschung bringt. Derartige Zweipunkteerhebungen werden durch ein großes Fehlerrisiko beeinträchtigt, da zufällige Fluktuationen im Verhalten des Patienten fälschlicherweise als systematische Veränderung interpretiert werden können und da bei kurvilinearen Verläufen durch ungünstige Wahl der Meßzeitpunkte eindeutige, durch die Therapie induzierte Veränderungen nicht erfaßt werden. Dieses Problem kann man nur durch die im Rahmen der Prozeßforschung üblichen Mehrpunkteerhebungen umgehen, wobei allerdings nicht nur der therapieinterne, sondern auch der therapieexterne Veränderungsverlauf erfaßt werden und die Stabilität der Therapieeffekte durch Katamnesen überprüft werden müssen. Gerade die Notwendigkeit von katamnestischen Kontrollen wird offenbar von vielen Untersuchern noch immer übersehen, wie aus entsprechenden Literaturübersichten hervorgeht (Pawlicki 1970; Goldstein u. Stein 1976).

Evaluation psychotherapeutischer Verfahren im kombinierten Einzelfall und Gruppendesign

Die für die klinisch-pharmakologische Evaluationsforschung bekannten Designtypen wurden in der Psychotherapieforschung grundsätzlich akzeptiert (Fiske et al. 1970; McNamara u. McDonough 1972; Hartig 1975; Gottman u. Markman 1978), insbesondere der Kontrollgruppenvergleich mit randomisierter bzw. stratifizierter Fallzuteilung.

Es wurde in der Psychotherapieforschung versucht, Kontrollgruppenverfahren im Stile der klinischen Therapieforschung durchzuführen, bei denen die eine Gruppe psychotherapiert wird, während die andere Gruppe als Plazebogruppe fungiert. Mit den Patienten der Plazebogruppe wird keine spezifische psychotherapeutische Behandlung durchgeführt, sondern man bemüht sich, Gespräche über neutrale Themen zu führen. Die praktische Realisierung von Plazebogruppen fällt aber sehr schwer, da eine Eingrenzung auf neutrale Themen häufig nicht möglich ist, weil der Patient immer wieder versucht, seine Probleme zur Sprache zu bringen. Außerdem wird die Plazebotherapie auch vom Patienten als unglaubwürdig empfunden, so daß es dem Therapeuten kaum gelingt, durch geeignete Instruktionen ähnliche Erwartungshaltungen wie in der Therapiegruppe zu erzeugen. Dies ist besonders problematisch, da gerade viele Ergebnisse aus der jüngeren Psychotherapieforschung die Bedeutung der Variablen Glaubwürdigkeit der Therapie und Erwartungshaltung des Patienten belegen (Borkovec u. Nau 1972; McReynolds et al. 1973; Nau et al. 1974; Steinmark u. Borkovec 1974; Kazdin u. Wilson 1978). Zur Umgehung dieses Problems bietet es sich an, auch die zweite Patientengruppe mit einer spezifischen psychotherapeutischen Technik zu behandeln. Allerdings werden dann nicht mehr spezifische und unspezifische Therapiefaktoren im Gruppenvergleich, sondern zwei verschiedene therapeutische Techniken analysiert. Eine andere Möglichkeit besteht darin, für die Kontrollgruppe Patienten zu nehmen, die nicht behandelt werden. Kontrollgruppen aus Patienten ohne jegliche Behandlung und die auch keinen Behandlungswunsch zeigen, sind in der Praxis jedoch kaum zusammenstellbar. Obendrein sind solche Gruppen gegenüber einer Patientengruppe mit Behandlungswunsch bezüglich dieser Variablen nicht äquivalent und stellen meistens eine prognostisch ungünstigere Gruppe dar. Wegen dieser Problematik greift man in der Psychotherapieforschung meist für die Kontrollgruppen auf Patienten zurück, die auf der Warteliste stehen. In der praktischen Durchführung fällt es allerdings schwer, Therapiegruppe und Wartegruppe äquivalent zu halten, da man häufig bei der Therapieentscheidung durch die aktuellen Schwierigkeiten eines Patienten, z.B. durch Suizidäußerungen unter Druck gesetzt werden kann. Weiterhin entstehen Probleme dadurch, daß sich die Patienten, die auf Therapie warten müssen, zwischenzeitlich gezielte psychotherapeutische Hilfe oder zumindest unspezifische Hilfe durch Hausärzte, Seelsorger etc. suchen.

Wegen der praktischen und methodischen Probleme des Fremdkontrollgruppenvergleichs besteht bei vielen Psychotherapieforschungen die Tendenz, Einzelgruppenuntersuchungen mehr Gewicht beizumessen. Beim Eigenkontrollgruppenverfahren werden mehrere Messungen an dem gleichen Patientenkollektiv zu unterschiedlichen Zeitpunkten durchgeführt und miteinander verglichen. Die Befürworter dieser Methode betonen, daß ihr großer Vorteil darin besteht, daß Experimentalgruppe und Kontrollgruppe („Eigenwartegruppe“) identisch sind. Dem muß man den Nachteil dieses Verfahrens entgegenhalten, daß nicht bestimmbar ist, inwieweit das Therapieergebnis durch Spontanverlauf und Plazeboeffekte bedingt ist. Diese Problematik ist aber z.T. durch Modifikation des einfachen Einzelgruppenvergleichsplanes lösbar. Zu nennen sind hier das Einzelgruppenverfahren mit Zeitreihenplan sowie das Einzelgruppenverfahren mit äquivalentem Zeitstichprobenplan. Einzelgruppenverfahren mit Zeitreihenplan sind dadurch charakterisiert, daß sowohl vor, als auch nach der Behandlung mehrere Messungen durchgeführt werden, z.B. bei der ersten Kontaktnahme, vor Beginn der Behandlung, bei Beendigung der Behandlung und bei einer Nachuntersuchung. Wichtig ist dabei, daß die Zeitabstände zwischen den einzelnen Messungen konstant gehalten werden. Ein solcher Zeitreihenplan erlaubt mehr Aussagen als eine Zweipunktemessung vor und nach der Therapie, insbesondere hilft er, Spontanverlaufstendenzen der Krankheit abzuschätzen. Das Einzelgruppenverfahren mit äquivalentem Zeitstichprobenplan unterscheidet sich vom eben erwähnten Design insofern, als eine wiederholte Einführung und Absetzung der therapeutischen Variablen erfolgt. Dadurch kann das Problem der Interferenz therapeutischer Effekte mit dem Spontanverlauf besser unter Kontrolle gebracht werden. Die Methode ist nur bei psychotherapeutischen Verfahren durchführbar, bei denen kurzfristige therapeutische Interventionen möglich sind und sie setzt wegen des wiederholten Einführens und Absetzens der therapeutischen Variablen eine ausreichende Dauer der Erkrankung voraus.

Gruppendesigns werden in der Psychotherapieforschung insbesondere unter dem Aspekt kritisiert, daß gruppenstatistische Auswertungsverfahren mit einem Informationsverlust über die Einzelperson verbunden sind und damit den unterschiedlichen individuellen Gegebenheiten nicht genügend Rechnung tragen. Betont wird auch, daß die unzureichende Vergleichbarkeit der Stichprobenzusammensetzung beim Fremdkontrollgruppenverfahren zu Trugschlüssen führen könne und daß der in einem Gruppenvergleich gefundene größere Effekt eines bestimmten Verfahrens ggf. auf die

Besserung nur weniger Patienten zurückzuführen ist und somit für das Gros der Zielpopulation irrelevant sei. Weiter ist es in der klinisch-psychotherapeutischen Forschung oft gar nicht möglich, ausreichend große Gruppen von Patienten mit einer bestimmten Störung zu finden. Diese methodologischen und forschungspraktischen Überlegungen haben in der Psychotherapieforschung zu einem zunehmend stärker werdenden Interesse an der Durchführung und methodischen Verbesserung von Einzelfallstudien geführt (Barlow u. Hersen 1973; Dukes 1965; Leitenberg 1973; Frey et al. 1979).

Grundsätzlich kann man zwischen Einzelfallstudien mit je einer Messung vor und nach Behandlung und experimentellen Fallstudien unterscheiden, bei denen eine systematische Variation der therapeutischen Variablen, z.B. i.S. eines A-B-A-B-Designs, mit mehrfacher Messung der Veränderungen erfolgt. Es geht bei dieser Strategie darum, daß Variablen, von denen angenommen wird, daß sie bestimmte therapeutische Effekte haben, unter experimenteller Kontrolle eingeführt, wieder zurückgenommen und wieder eingeführt werden, wobei jeweils die erfolgten Veränderungen gemessen werden. Für die Beurteilung der Therapieeffekte ist eine ausreichend lange Grundkurve (Baseline) der gemessenen Variablen wichtig. Falls das Absetzen der therapeutischen Variablen, wie es zum Nachweis der therapeutischen Relevanz eines Faktors erforderlich ist, aus praktischen therapeutischen Erwägungen undurchführbar ist, existiert in der „multiplen Baselinetechnik" ein mögliches Alternativverfahren zum Nachweis gezielter therapeutischer Effekte. Bei dieser Untersuchungsmethode werden spezifische, voneinander unabhängige Zielverhaltensweisen definiert und in Baselines erfaßt. Im Anschluß daran wird eine spezielle therapeutische Technik auf die erste Zielverhaltensweise angewandt. Wenn die Technik erfolgreich ist und die ausgewählten Zielverhaltensweisen wirklich unabhängig voneinander sind, dann sollten bei der ersten Zielverhaltensweise Veränderungen eintreten, während bei den anderen Verhaltensweisen nur geringe oder überhaupt keine Veränderungen feststellbar sein sollten. Dann wird die Technik auf eine zweite Zielverhaltensweise angewandt, und es werden wiederum die resultierenden Veränderungen, die sich nur bei dieser Zielverhaltensweise finden sollten, registriert. Das Design mit „multipler Baseline" ist abgeschlossen, wenn die therapeutische Variable auf alle festgelegten Zielreaktionen angewandt wurde. Es gibt keine speziellen Regeln im Hinblick darauf, wieviele Zielverhaltensweisen man benötigt, um die Wirkung der Behandlung sicher nachweisen zu können, doch wird man den Effektivitätsnachweis der therapeutischen Technik wohl bei mindestens drei Zielverhaltensweisen verlangen.

Die Auswertung von Einzelfallstudien, insbesondere von weniger reduktionistischen Einzelfalldesigns, ist in den letzten Jahren durch neue statistische Analysemöglichkeiten methodisch verbessert worden. Besonders die Zeitreihenanalyse gewinnt zunehmend an Bedeutung, da sie Aussagen in Kausalrichtung möglich macht, also über die lediglich Feststellung von Korrelationen zweier Variablen hinausführt. Die Zeitreihenanalyse faßt die Merkmalsausprägungen zu verschiedenen Beobachtungszeitpunkten als Ausdruck eines prozessualen Verlaufes auf und strebt die Zerlegung der Entwicklung in einzelne Komponenten – Trend, Oszillation um den Trend, Fehlerkomponente – an. Es werden die einzelnen Komponenten systematisch geschätzt und damit die Frage beantwortet, welchen Anteil die einzelnen Komponenten am Verlauf des Gesamtprozesses haben. Dafür liegen verschiedene deterministische und stochastische Modelle vor, wobei die deterministischen Modelle wegen der großen Anzahl unbekannter Störfaktoren in der Psychotherapieforschung als weniger adäquat eingeschätzt werden (Glass et al. 1975; Petermann 1977).

Bei der Einzelfallauswertung entfallen Fehler, die bei der statistischen Verrechnung von Gruppenergebnissen auftreten. So können sich z.B. bei einer Therapie die Werte der Patienten in unterschiedlicher Richtung ändern, ein Phänomen, das durch die Berechnung von Durchschnittswerten verwischt wird. Die experimentelle Einzelfalluntersuchung ist hinsichtlich eines individuumzentrierten Forschungsansatzes aussagekräftiger. Sie birgt aber viele Probleme in sich. Aus der Art des Verfahrens wird bereits klar, daß es vorwiegend für psychotherapeutische Techniken durchführbar ist, die bereits bei kurzzeitiger Einführung einen Effekt haben (z.B. bestimmte verhaltenstherapeutische Techniken). Die Ergebnisse von Einzelfallstudien sind zunächst auf die untersuchte Person beschränkt. Durch Wiederholung von Einzelfallexperimenten an anderen Versuchspersonen und zusammenfassender Auswertung aller Ergebnisse ist eine Generalisierung der Einzelfallergebnisse auf größere Stichproben/Populationen aber prinzipiell möglich.

Auch bezüglich Einzelfall und Gruppendesign scheint es nicht sinnvoll, diese beiden Designtypen zu unvereinbaren polaren Gegensätzen hochzustilisieren, sondern viel sinnvoller scheint es, von den unbestreitbaren Vorteilen jeder der beiden Verfahren durch Kombination beider Verfahren zu profitieren. Genau dieser Ansatz, also die Kombination von Gruppendesign und Einzelfalldesign wurde in den letzten Jahren von einigen methodisch sehr versierten Untersuchern praktiziert und hat zu sehr differenzierten Resultaten geführt (deJong et al. 1982).

Standardisierte und multidimensionale Erfassung unabhängiger und abhängiger Variablen

Im Gegensatz zum Ansatz in der Psychopharmakologie, in der man mit einem gewissen Recht davon ausgeht, daß die psychotrope Substanz den Haupttherapiefaktor darstellt und somit andere Einflußgrößen (z.B. Arzt-Patient-Beziehung) weniger Bedeutung haben, ist es in der Psychotherapieforschung fragwürdig, ob die jeweils spezielle therapeutische Technik den wesentlichen Therapiefaktor darstellt und ob nicht andere Faktoren gleichrangig sind, z.B. die Therapeut-Patient-Interaktion, Patientenvariablen und Therapeutenvariablen. Insgesamt gesehen wird in der Psychotherapieforschung zunehmend den anderen Einflußgrößen größere Bedeutung beigemessen. In diesem Sinne warnt Kiesler (1977) vor naiven Untersuchungsplänen, die von unzutreffenden „Homogenitätsmythen" (Kiesler 1966) bezüglich Patient, Therapeut und Therapieverfahren ausgehen und damit interindividuelle Unterschiede und sonstige relevante Einflußgrößen vernachlässigen. Aus der Komplexität des therapeutischen Geschehens, die Kiesler in seinem viel zitierten „Gittermodell" abzubilden versucht, leitet er konsequenterweise die Notwendigkeit einer sehr differenzierten Beschreibung aller relevanten Therapeuten-, Patienten-, Therapie- und Umweltmerkmale (z.B. andere Therapien, „life events" u.a.) ab. Durch die Anwendung standardisierter psychopathometrischer Verfahren (Möller u. Zerssen 1983) wird eine möglichst exakte Beschreibung der relevanten unabhängigen und abhängigen Variablen des psychotherapeutischen Prozesses angestrebt. Die angewandten psychopathometrischen Verfahren müssen so weit wie möglich den testtheoretischen Gütekriterien –

Objektivität, Reliabilität, Validität – entsprechen und im Idealfall Normwerte aus der Durchschnittsbevölkerung und Referenzwerte für verschiedenartig zusammengesetzte klinische Stichproben bieten. Naturgemäß schneiden die standardisierten Beurteilungsverfahren in der Psychopathometrie bezüglich Reliabilität wesentlich schlechter ab als sog. „objektive Tests". Trotzdem werden Fremd- und Selbstbeurteilungsverfahren zur quantifizierenden Beschreibung von Auffälligkeiten im Verhalten oder Erleben aus Zeit- und Personalökonomiegründen am häufigsten in der Therapieforschung eingesetzt. Sie können durch andere psychopathometrische Methoden – systematische Verhaltensanalyse, objektive Tests sowie ggf. durch psychophysiologische, neurophysiologische und biochemische Methoden – bei entsprechender Fragestellung und entsprechenden Möglichkeiten sinnvoll ergänzt werden.

Die standardisierten Beurteilungsskalen stehen hinsichtlich Standardisierung in der Mitte zwischen freier klinischer Beurteilung und genormten psychopathometrischen Tests. Die Standardisierung beschränkt sich bei einigen dieser Instrumente auf die Vorgabe der Items und der zugehörigen Beurteilungskategorien sowie auf den Auswertungsmodus (gewöhnlich Errechnung eines oder mehrerer Summenscores). Bei anderen schließt sie den zu beurteilenden Zeitraum, bei weiteren auch die Beobachtungssituation selber ein. Im letzteren Fall spricht man von einem voll strukturierten oder standardisierten Interview. Je weiter die Standardisierung fortgeführt wird, desto größer wird im allgemeinen die Reliabilität eines solchen Beurteilungsverfahrens. Zugleich büßt ein stärker standardisiertes Verfahren aber auch an Praktikabilität ein. Deshalb werden gerade bei mit nur geringerem Aufwand durchgeführten Forschungsvorhaben die standardisierten Beurteilungsverfahren gegenüber aufwendigeren Meßmethoden bevorzugt. Insbesondere wenn vor der eigentlichen Anwendung im Projekt ein ausreichendes Beurteilertraining stattfindet, kann die Interbeobachterreliabilität der standardisierten Beurteilungsmethoden auf ein befriedigendes Niveau gebracht werden (Heimann et al. 1977).

Neben standardisierten Beurteilungsverfahren mit Hilfe von Skalen gibt es die Möglichkeit der systematischen Verhaltensbeobachtung und Beschreibung unter Verwendung bestimmter Kategoriensysteme. Davon hat bisher insbesondere die verhaltenstherapeutische Psychotherapieforschung Gebrauch gemacht. Solche systematischen Verhaltensanalysen können auf der Ebene komplexer Kategorien stattfinden, können aber auch ganz elementare Verhaltensweisen, wie Dimensionen der Stimm- und Sprechweise u.a. betreffen. Diese Verfahren können im Rahmen direkter Beobachtung der Therapie oder aber an Dokumentationsmaterial über die Therapie durchgeführt werden (Cranach u. Frenz 1969; Ellgring u. Clarke 1978; Frey et al. 1981, Goldfried 1976; Revenstorf u. Keser 1978). Die Analyse der so erhobenen Daten kann neben der quantifizierenden Beschreibung von Merkmalen des Therapeuten- oder Patientenverhaltens auch zu quantitativen Maßen über die Interaktion führen. Die Anwendung solcher kategorialer Beobachtungssysteme ist nur zweckdienlich, wenn bestimmte Mindestvoraussetzungen berücksichtigt werden (Revenstorf u. Keser 1978):

a) Das Beobachtungssystem soll genau sein in dem Sinne, daß dadurch die infragestehenden Hypothesen bzw. die in ihnen vorkommenden Begriffe operationalisiert werden können.

b) Das Beobachtungssystem soll objektiv sein in dem Sinne, daß unabhängige Beobachter in der Kodierung übereinstimmen.

c) Das Beobachtungssystem soll relevant sein in dem Sinne, daß es praktisches Handeln veranlaßt, leitet und zu überprüfen gestattet.

Wegen des besseren Auflösungsvermögens ist ein auf die untersuchten Hypothesen zugeschnittenes Kategoriensystem sinnvoll. Dies bringt aber auch Gefahren mit sich, nämlich die Gefahr der Zirkularität: d.h. der Beobachter kann aufgrund eines so reduzierten Kategoriensystems evtl. nur noch die Phänomene beschreiben, die als ursächlich nachgewiesen werden sollen, nicht aber andere, möglicherweise ebenso relevante ursächliche Faktoren. Diese Überlegung führt zu der Forderung, daß die relevanten Alternativhypothesen nicht von vornherein „im Felde des Beobachtungssystems hängenbleiben" (Revenstorf u. Keser 1978, S. 187). Abgesehen von solchen grundsätzlichen Problemen, die insbesondere unter theoretischen Aspekten interessant sind, wurde aber auch das Problem der mangelnden Operationalisierung vieler der in solchen Kodiersystemen verwendeten Kategorien kritisiert (Frey et al. 1979).

Den einzelnen Verfahren sind in der Psychopathometrie prinzipielle Grenzen hinsichtlich Reliabilität und Validität gesetzt, so daß nur die Kombination verschiedener Verfahren i.S. einer „Mehrebenendiagnostik" bzw. „multimethodalen Diagnostik" (Seidenstücker u. Baumann 1978) eine ausreichend valide Messung des abzubildenden Sachverhaltes ergibt. Dieser multimethodalen Diagnostik liegt die Überlegung zugrunde, daß jedes Verfahren, jede Datenquelle und jede Datenebene einen Aspekt zu dem jeweilig zu erfassenden Sachverhalt beiträgt, die einzelnen Verfahren, Datenebenen und Datenquellen sich somit ergänzen zu einer optimalen Information über den zu erfassenden Sachverhalt. Abgesehen von dem hohen durch dieses Postulat geforderten Meßaufwand, kann ein solcher mehrdimensionaler Meßansatz aber auch methodische Probleme mit sich bringen, z.B. wenn hinsichtlich der Beurteilung des Erfolgskriteriums nicht von vornherein festgelegt wird, welche Meßmethode das Erfolgskriterium bei der Beurteilung hinsichtlich Effektivität des Verfahrens zugrunde gelegt werden soll. Geschieht das nicht, so wird einer zufallsbedingten oder gar vom Untersucher manipulierten Auswahl Tür und Tor geöffnet; denn mit jeder zusätzlichen Meßmethode für das Erfolgskriterium nimmt auch die Wahrscheinlichkeit zu, daß sich in einem Datenbereich eine positive Veränderung abbildet. Will man auf eine derartige Reduktion der erhobenen Informationen aus verständlichen Gründen nicht eingehen, so besteht die Möglichkeit, durch faktorenanalytische Zusammenfassung des multidimensionalen Datensatzes neue, übergreifende Meßdimensionen zu finden und dadurch das eben angesprochene Problem des zufallsbedingten Effektivitätsnachweises zu umgehen. Allerdings setzt ein solches Vorgehen eine entsprechend große Stichprobe voraus, eine Voraussetzung, die meistens nicht realisierbar ist.

Aus den schon genannten Praktikabilitätsgründen wird, insbesondere in einfacheren Untersuchungen, im wesentlichen mit Fremd- und Selbstbeurteilungsskalen gearbeitet. Für den Bereich des psychopathologischen Befundes und der Persönlichkeit sind eine Reihe von Untersuchungsinstrumenten entwickelt worden, die unter testtheoretischen Gesichtspunkten durchaus ein hohes Niveau erreicht haben: z.B. das Freiburger Persönlichkeitsinventar (Fahrenberg et al. 1978), das AMDP-System (Baumann u. Stieglitz 1983), die klinischen Selbstbeurteilungsskalen (Zerssen 1976) u.a. Soweit es um die standardisierte Erfassung von Variablen des therapeutischen Prozesses wie therapeutische Technik, Therapeutenverhalten sowie Therapeut-Patient-Interaktion geht, ist die Situation wesentlich unbefriedigender. Das Problem der

Beurteilung bestimmter therapeutischer Variablen läßt sich am Beispiel der zur Operationalisierung gesprächspsychotherapeutisch relevanter Faktoren entwickelten Skalen darstellen. Tausch (1974) unternahm, basierend auf Truax (1961) im deutschsprachigen Raum als erster den Versuch, die Variablen „Verbalisierung emotionaler Erlebnisinhalte", „positive Wertschätzung" und „emotionale Wärme" sowie „Echtheit" und „Selbstexploration des Klienten" mit Hilfe von Schätzskalen zu erfassen. Diese Skalen wurden in den meisten deutschsprachigen Untersuchungen zur Gesprächspsychotherapie angewandt. Ihre Brauchbarkeit für die Forschung wurde aber in den letzten Jahren unter inhaltlichen und methodischen Gesichtspunkten diskutiert und z.T. erheblich kritisiert (Schwartz 1975). Auch die Arbeit am Klientenerfahrungsbogen (Eckert 1976) sowie am Gruppenerfahrungsbogen (Eckert et al. 1979), Skalen, die entwickelt wurden, um die Wahrnehmungen, Empfindungen und Erlebnisse der am therapeutischen Prozeß beteiligten Personen zu erfassen, scheint in den letzten Jahren methodisch nicht weiter vorangetrieben worden zu sein.

Psychotherapieforschung im Sinne von Programmentwicklungsmodell und Kosten-Effektivitäts-Analyse

In der Psychotherapieforschung ergibt sich das Problem, daß in verschiedenen Regionen und verschiedenen Institutionen Patientengruppen therapiert werden, die im Vergleich zu der Gesamtheit von psychisch Kranken mit ähnlichen Störungen hochselektiert sind. Wegen der bekannten Motivations- und sonstigen Barrieren bei der Erlangung eines Psychotherapieplatzes erreichen diese Selektionsprozesse z.T. extremes Ausmaß. Berücksichtigt man die Ergebnisse der Untersuchungen über Spontanremissionen neurotischer Störungen, so ergibt sich, daß in den für die Psychotherapie selektierten Patienten die Faktoren überrepräsentiert sind, die eine Spontanremission begünstigen, andererseits sind in den nicht für die Behandlung ausgewählten Patientenkollektiven solche Faktoren überrepräsentiert, die für einen eher ungünstigen Verlauf sprechen. Letztlich wird also durch Selektionsprozesse gerade die Patientengruppe von der Therapie ausgeschlossen, die wegen der Schwere der Erkrankung und wegen des zu erwartenden ungünstigen Verlaufs am ehesten psychotherapeutischer Maßnahmen bedürfte. Das ist um so problematischer, als auch noch während der Therapie ein Großteil der Patienten aufgrund gleichgerichteter, prognostisch für den Gesamtverlauf ungünstiger Faktoren ausfallen (McNair et al. 1973). Aus methodischer Sicht ist es deshalb erforderlich, die untersuchte Patientenstichprobe sehr genau hinsichtlich der abgelaufenen Selektionsprozesse zu beschreiben und die Generalisierbarkeit der Ergebnisse diesbezüglich einzuschränken. Die beschriebenen Selektionsprozesse bringen die Gefahr mit sich, daß sich die gesamte Psychotherapieforschung immer wieder nur auf Patienten konzentriert, die eine relativ günstige Spontanprognose haben.

Um zu garantieren, daß auch Patienten mit ungünstiger Prognose bei der Psychotherapieforschung berücksichtigt werden, empfehlen Gottman u. Markman (1978) ein mehr pragmatisches Vorgehen. Ausgehend von industriellen Planungsmethoden empfehlen sie ein „program-development-model", das durch eng aufeinander bezogene kleinere Forschungsprogramme in den einzelnen Stufen der Programmentwicklung ein für eine definierte Zielpopulation adäquates Psychotherapieverfahren entwickeln helfen soll. Dieses wird durch immer wieder vorzunehmende Prüfungen und Verbesserungen in seiner Wirksamkeit sowie hinsichtlich der Kosten-Nutzen-Relation sukzessiv optimiert. Dabei wird nicht nur auf die Patienten geachtet, welche die Therapie erfolgreich abschließen, sondern es werden auch „drop-outs" und Behandlungsmißerfolge berücksichtigt und differenziert beschrieben. Die erfolglos Therapierten und die Therapieabbrecher werden hinsichtlich spezieller Merkmale mit den erfolgreich Therapierten verglichen und es wird versucht, durch Änderung im Programm auch diesen Patienten Hilfe zu geben. Zeigt die Evaluation der geänderten Therapieverfahren, daß dies nicht möglich ist, wird die Indikationsstellung für das Therapieprogramm modifiziert. Eine solche Evaluationsstrategie über verschiedene Etappen der Entwicklung eines therapeutischen Programms entspricht vielleicht am besten den Gegebenheiten der realen psychotherapeutischen Versorgungssituation und ist damit von höchster praktischer Relevanz, zumal bei diesem Vorgehen auch Kostengesichtspunkte berücksichtigt werden.

Im Gesundheitsversorgungssystem setzt die Entscheidung für oder gegen ein Verfahren, neben der Analyse der Wirkungen, Kenntnisse über die Kosten voraus. Stehen mehrere gleich gute Möglichkeiten zur Lösung eines Problems zur Verfügung, dann sollte die kostengünstigste Alternative gewählt werden. Für die Beurteilung der Effizienz von Behandlungsprogrammen, können im Prinzip zwei Verfahren, nämlich die Kosten-Nutzen- und die Kosten-Effektivitäts-Analyse herangezogen werden.

In der Kosten-Nutzen-Analyse (Rothenberg 1975) wird den Kosten des Versorgungsprogramms der monetär quantifizierte Nutzen gegenübergestellt. Als ein Beispiel sei hier die diesbezügliche Kosten-Nutzen-Analyse der Lithiumprophylaxe affektiver Psychosen erwähnt (Felber et al. 1981). Die Anwendung der Kosten-Nutzen-Analyse auf medizinische Versorgungsbereiche stößt bekanntlich auf erhebliche Schwierigkeiten gerade im psychotherapeutischen Bereich. Dies betrifft vor allem die monetäre Quantifizierung des Nutzens. Auch wenn die Wirkungen von psychotherapeutischen Maßnahmen in Form von Prä-post-Messungen quantifiziert werden können, bleibt ihr monetärer Wert unbestimmt. Für die hier besonders interessierende Fragestellung, nämlich die Bestimmung der kostengünstigen Alternative zur Lösung eines bestimmten Problems scheint die Methode der Kosten-Effektivitäts-Analyse angemessener, da sie auf die monetäre Quantifizierung des Nutzens verzichtet. In den Empfehlungen des National Institute of Mental Health zur Programmevaluation in Community Mental Health Centers beschränken sich Hagedorn et al. (1976) ausschließlich auf diese letzte Methode. Die einzelnen Schritte der Kosten-Effektivitäts-Analyse werden in den Empfehlungen des NIMH im Detail erläutert. Es werden sechs Einzelschritte unterschieden:

a) Klärung der Fragestellung der Studie und Festlegung der Behandlungsziele bei der Zielpopulation.
b) Festlegung der Behandlungsprogramme und der Behandlungsmodalitäten, die miteinander verglichen werden sollen.
c) Ermittlung der Kosten jedes Behandlungsprogramms. Dabei müssen die Behandlungskosten pro Patient über die gesamte Laufzeit der Studie im einzelnen erfaßt werden.

d) Ermittlung der Wirkungen der Intervention in den Behandlungsgruppen durch Vorher-Nachher-Messungen mit standardisierten Erhebungsinstrumenten. Auf der Grundlage dieser Daten sollte entschieden werden können, ob sich der Zustand der Patienten verbessert oder verschlechtert hat, bzw. ob dieser gleich geblieben ist. Die Studienpatienten in jeder Behandlungsgruppe sind diesen drei Kategorien ggf. mit differenzierteren Unterkategorien am Ende der Studie zuzuordnen.

e) Darstellung der Kosten und der Wirkungen der Behandlung pro Patient. In diesem Schritt wird die Zahl der Patienten in jeder Behandlungsgruppe, deren Zustand sich verbessert, verschlechtert bzw. nicht verändert hat, den jeweils angefallenen Behandlungskosten einschließlich der Kosten für die Behandlung von Nebenwirkungen und Komplikationen zugeordnet. Bei der Gesamtbeurteilung des Programms ist nicht nur die Zahl der verbesserten, sondern auch die Zahl der verschlechterten und unveränderten Fälle entscheidend. Geht man davon aus, daß ein verbesserter Fall durch einen verschlechterten Fall aufgewogen wird, dann stellt die Differenz zwischen verbesserten und verschlechterten Fällen den Nettoeffekt des Programms dar. Der Betrag, der aufgewendet werden muß, um diesen Nettoeffekt zu erreichen, ergibt sich, wenn der Nettoeffekt auf die Gesamtkosten des Behandlungsprogramms bzw. der Behandlungsgruppe bezogen wird. In der Regel wird man sich mit einer derart globalen Analyse der Programmeffekte nicht zufrieden geben, sondern versuchen, aufzudecken, warum eine Verbesserung bzw. Verschlechterung des Zustands eingetreten ist. So könnte z.B. die Art der Behandlung dieser Patienten vor Aufnahme in die Studie das Ergebnis beeinflußt haben. Aussagen über Wirkungen und Kosten von Behandlungsprogrammen hängen davon ab, ob die Überlegenheit des Programms über seine Alternativen generell oder differenziert betrachtet wird. Ziel muß es nicht in jedem Fall sein, sich für eines der alternativen Behandlungsprogramme oder Behandlungsmodalitäten zu entscheiden. Das Ergebnis kann z.B. auch lauten, daß sowohl Behandlungsprogramm A wie Behandlungsprogramm B hinsichtlich der Wirkungen und der Kosten bei bestimmten Indikationen annehmbar sind. Voraussetzung für diese differenzierte Betrachtung ist allerdings, daß die Patienten nach bekannten Merkmalen, die in einem relevanten Zusammenhang mit dem Behandlungsergebnis stehen, unterschieden werden können.

f) Durchführung der Kosten-Effektivitäts-Analyse durch Vergleich der Kosten und der Wirkungen der alternativen Behandlungsprogramme. Dieser letzte Schritt besteht in der Schlußfolgerung, die sich aus den relativen Kosten und den relativen Wirkungen der Behandlungsprogramme ergibt.

Bisher ist die Berücksichtigung von Kostengesichtspunkten in der Psychotherapieforschung noch ganz in den Anfängen und es gibt erst wenige Ansätze in dieser Richtung (Bühringer u. Hahlweg, im Druck). In einer Zeit zunehmender Begrenzung der ökonomischen Ressourcen, kann sich aber wohl auch die Psychotherapieforschung dieser Art der Problemanalyse nicht entziehen, um wirklich das kostengünstigste Verfahren als Standardmethode in die allgemeine Gesundheitsversorgung einzuführen. Gerade unter diesem Aspekt wären auch Vergleichsuntersuchungen zwischen psychopharmakologischen und psychotherapeutischen Interventionsstrategien bei bestimmten Erkrankungen (z.B. Depressionen) durchzuführen und zu bewerten.

Literatur

Barlow DH, Hersen M (1973) Single-case experimental designs. Arch gen Psychiat 29: 319–325
Baumann U (1981) Differentielle Therapiestudien und Indikation. In: Baumann U (Hrsg) Indikation zur Psychotherapie. Urban & Schwarzenberg, München
Baumann U, Stieglitz RD (1983) Testmanual zum AMDP-System. Empirische Studien zur Psychopathologie. Springer, Berlin Heidelberg New York Tokyo
Bergin AE, Garfield SL (1971) Handbook of psychotherapy research. Wiley, New York
Borkovec TD, Nau SD (1972) Credibility of analogue therapy rationales. J Behav Ther Exp Psychiat 3: 257–260
Bühringer G, Hahlweg K (im Druck) Effizienz psychologischer Behandlung: Methodologie und Ergebnisse von Kosten-Nutzen-Berechnungen. Psychol Rundschau
Campbell DT, Stanley JC (1963) Experimental and quasi-experimental designs for research on teaching. In: Gage NL (ed) Handbook of research on teaching. Rand McNally, Chicago
Cranach M v, Frenz HG (1969) Systematische Beobachtung. In: Graumann CF (Hrsg) Handbuch der Psychologie in 12 Bänden, Bd. VII. Hogrefe, Göttingen, S 269–331
deJong R, Henrich G, Treiber R (1982) Die Effekte von zwei psychologischen Therapien bei schwer neurotisch depressiven Patienten. In: Brengelmann JC, Bühringer G (eds) Therapieforschung für die Praxis 3. Themen der 9. Verhaltenstherapiewoche 1982. Röttger, München
Dukes WF (1965) N=1. Psychol Bull 64: 74–79
Eckert J (1976) Zur Prognose von psychotherapeutischen Effekten bei unterschiedlichen Behandlungsmethoden. Z klin Psychol 5: 153–163
Eckert J, Schwartz HJ, Tausch R (1979) Klienten-Erfahrungen und Zusammenhang mit psychischen Änderungen in personenzentrierter Gesprächs-Psychotherapie. Z klin Psychol Psychother 27: 22–29
Ellgring JH, Clarke AH (1978) Verlaufsbeobachtungen anhand standardisierter Videoaufzeichnungen bei depressiven Patienten. In: Helmchen H, Renfordt E (Hrsg) Fernsehen in der Psychiatrie. Thieme, Stuttgart
Fahrenberg J, Selg H, Hampel R (1978) Freiburger Persönlichkeitsinventar, FPI. Hogrefe, Göttingen
Felber W, König L, Lange E (1981) Rehabilitative Ziele in der Psychiatrie und die Lithium-Behandlung affektiver Psychosen. Dt Gesundh-Wesen 36: 289–293
Fiske DW, Luborsky L, Parloff MB, Hunt HF, Orne MT, Reiser MF, Tuma AH (1970) Planning of research on effectiveness of psychotherapy. Arch gen Psychiat 22: 22–32
Frey S, Hirsbrunner HP, Pool J, Daw W (1981) Das Berner System zur Untersuchung nonverbaler Interaktion: I. Die Erhebung des Rohdatenprotokolls. In: Winkler P (Hrsg) Methoden der Analyse von Face-to-Face-Situationen. Metzlersche Verlagsbuchhandlung, Stuttgart
Frey S, Zerssen D v, Hansen W, Harders S (1979) Probleme der Verhaltensmessung in Einzelfalluntersuchungen. In: Petermann F, Hehl FJ (Hrsg) Einzelfallanalyse. Urban & Schwarzenberg, München Wien Baltimore, S 159–182
Garfield SL, Bergin AE (eds) (1978) Handbook of Psychotherapy Research, 2. edn. Wiley, New York
Glass GV, Wilson VL, Gottman JM (1975) Design and analysis of time-series experiments. Colorado
Goldfried MR (1976) Behavioral assessment. In: Weiner JB (ed) Clinical methods in psychology. Wiley, New York London Sydney
Goldstein AP, Stein N (eds) (1976) Prescriptive psychotherapies. Pergamon Press, New York
Gottman JM, Markman HJ (1978) Experimental designs in psychotherapy research. In: Garfield SL, Bergin AE (eds) Handbook of psychotherapy and behavior change, 2. edn. Wiley, New York
Hagedorn J, Beck KJ, Neubert StF, Werlyn StH (1976) A working manual of simple program evaluation techniques for community mental health centers. DHEW Publ. (ADM). U.S. Government Printing Office, Washington, pp 76–404
Hartig M (1975) Probleme und Methoden der Psychotherapieforschung. Urban & Schwarzenberg, München
Heimann H, Obermair W, Boller W, Stoll KD (1977) Videotape training in psychiatric practice. Progr Neuropsychopharm 1: 141–145

Hoffmann SO, Gebhardt R (1973) Möglichkeiten der Kontrolle von psychotherapeutischen Ergebnissen. Praxis der Psychother 18: 241–252

Kazdin AE, Wilson G (1978) Evaluation of behavior therapy. Issues, evidence and research strategies. Ballinger, Cambridge, Mass.

Kiesler DJ (1966) Some myths of psychotherapy research and the search for a paradigm. Psychol Bull 65: 110–136

Kiesler DJ (1977) Experimentelle Untersuchungspläne in der Psychotherapieforschung. In: Petermann F, Schmook C (Hrsg) Grundlagentexte der Klinischen Psychologie I. Huber, Bern Stuttgart Wien, S 106–148

Kirchner FT, Kissel E, Petermann F, Böttger P (1977) Interne und externe Validität empirischer Untersuchungen in der Psychotherapieforschung. In: Petermann F (Hrsg) Psychotherapieforschung. Beltz, Weinheim Basel, S 51–102

Köhnken, Seidenstücker G, Baumann U (1979) Zur Systematisierung von Methodenkriterien für Psychotherapiestudien. In: Baumann U, Berbalk H, Seidenstücker G (Hrsg) Klinische Psychologie. Trends in Forschung und Praxis, II. Huber, Bern Stuttgart Wien, S 72–130

Leitenberg H (1973) The use of single-case-methodology in psychotherapy research. J abn soc Psychol 32: 87–101

Linden M (1980) Stand der pharmakologischen Depressionsbehandlung: Das Problem der „geprüften Wirksamkeit" und seine Bedeutung für die antidepressive Psychotherapie. In: deJong R, Hoffmann N, Linden M (Hrsg) Fortschritte der klinischen Psychologie. Urban & Schwarzenberg, München Wien Baltimore

McNair DM, Lorr M, Callahan DM (1973) Patient and therapist influences on quitting psychotherapy. J cons Psychol 27: 10–17

McNamara JR, MacDonough TS (1972) Some methodological considerations in the design and implementation of behavior therapy research. Behav Ther 3: 361–378

McReynolds WT, Barnes AR, Brooks S, Rehagen NJ (1973) The role of attention-placebo influences in the efficacy of systematic desensitization. J Cons Clin Psychol 41: 86–92

Meltzoff J, Kornreich M (1970) Research in psychotherapy. Atherton Press, New York

Möller HJ (Hrsg) (1981) Kritische Stichwörter zur Psychotherapie. Fink, München

Möller HJ, Benkert O (1980) Methoden und Probleme der Beurteilung der Effektivität psychopharmakologischer und psychologischer Therapieverfahren. In: Biefang S (Hrsg) Evaluationsforschung in der Psychiatrie: Fragestellungen und Methoden. Enke, Stuttgart

Möller HJ, Zerssen D v (1983) Psychopathometrische Verfahren: II. Standardisierte Beurteilungsverfahren. Nervenarzt 54: 1–16

Nau DS, Caputo LA, Borkovec TD (1974) The relationship between credibility of therapy and simulated therapeutic effects. J Behav Ther Exp Psychiat 5: 129–134

Pawlicki R (1970) Behavior therapy research with children: A critical review. Canadian J Behav Sci 2: 163–173

Petermann F (1977) Methodische Ansätze der Einzelfallanalyse in der Psychotherapieforschung. In: Deutsche Gesellschaft für Verhaltenstherapie (Hrsg) Verhaltenstherapie. Kongreßbericht 1976. Sonderheft I der „Mitteilungen der DGVT". Tübingen

Reinecker H (1980) Grundlagen und Kriterien verhaltenstherapeutischer Forschung. Habilitationsschrift, Universität Salzburg

Revenstorf F, Keser (1978) Zeitreihenanalyse von Therapieverläufen. In: Petermann F, Jejö F (Hrsg) Einzelfallanalyse. Urban & Schwarzenberg, München

Rothenberg J (1975) Cost-benefit-analysis: A methodological exposition. In: Guttentag M, Struening EL (eds) Handbook of evaluation research, Vol. II. Sage Publications, London, pp 55–88

Schofield W (1964) Psychotherapy, the purchase of friendship. Prentice-Hall Anglewood Cliffs, New Jersey

Schwartz HJ (1975) Zur Prozeß-Forschung in der klientenzentrierten Gesprächspsychotherapie. Bedingungen des Behandlungseffektes im Anfangssgespräch. Dissertation. Universität Hamburg

Seidenstücker G, Baumann U (1978) Multimethodale Diagnostik. In: Baumann U, Berbalk H, Seidenstücker G (Hrsg) Klinische Psychologie. Trends in Forschung und Praxis, I. Huber, Bern Stuttgart Wien, S 134–176

Steinmark SW, Borkovec TD (1974) Active and placebo treatment effects on moderate insomnia under counterdemand and positive demand instructions. J Abnorm Psychol 83: 157–163

Strupp HH, Bergin AE (1969) Some empirical and conceptual bases for coordinated research in psychotherapy: A critical review of issues, trends and evidences. Int J Psychiat 7: 19–90

Tausch R (1974) Gesprächspsychotherapie. Verlag für Medizinische Psychologie, Göttingen

Trautner HM (1973) Wie gut ist die Verhaltenstherapie? Überlegungen zu einer Therapiekritik. Klin Psychol Forschung und Praxis 2: 300–323

Truax CB (1961) A scale for the measurement of accurate amapthy. Psychiatric Institute Bulletin, vol I, University Wisconsin

Wittenborn JR (1977) Guidelines for clinical trials of psychotropic drugs. Pharmakopsychiat 10: 207–231

Zerssen D v, Koeller DM (1976) Klinische Selbstbeurteilungsskalen (Ksb-S) aus dem Münchner Psychiatrischen Informationssystem (PSYCHIS München). Manuale. a) Allgemeiner Teil, b) Paranoid-Depressivitäts-Skala, c) Befindlichkeitsskala, d) Beschwerden-Liste. Beltz, Weinheim

Kognitive Verhaltenstherapie depressiver Patienten – Entwicklungen und Perspektiven aus der Therapieforschung

F. T. Rötzer-Zimmer

Zur Fragestellung

Welche Rolle spielt die kognitive Verhaltenstherapie (KVT) für depressive Patienten, für die psychotherapeutische Versorgung innerhalb der Psychiatrie? Wie wohl für *jede* psychotherapeutische Methode ergibt sich dies aus der Beantwortung der folgenden drei Fragen:

1. Kann ihre Wirksamkeit im Sinne psychopathologischer Besserung, im Sinne von Wiederherstellung der Arbeits- und Genußfähigkeit, gezeigt werden?
2. Kann sie einen Beitrag leisten zur Frage der Rezidivprophylaxe, zur Verhinderung von Chronifizierung?
3. Ist sie kombinierbar mit Psychopharmaka, und wenn ja, mit welchem Effekt?

Die Effektivität psychotherapeutischer Methoden in der Behandlung affektiver Störungen ist erst seit kurzem untersucht worden, seit international akzeptierte Standardkriterien für die psychiatrische Diagnostik existieren, seit der Entwicklung reliabler und valider Maße für den Therapieerfolg und seit der Entwicklung präzise definierter therapeutischer Methoden und diese spezifizierende Therapiemanuale.

Eine Reihe von Gründen für die kontrollierte Überprüfung psychotherapeutischer Methoden im Vergleich zu antidepressiver Medikation wurden von Weissman (1978) und Beck et al. (1979) genannt:

a) Während Antidepressiva gründlich untersucht wurden, mangelte es bis in die frühen 70er Jahre an kontrollierten Psychotherapiestudien.
b) Die Kombination von Psychopharmaka und Psychotherapie ist zwar weit verbreitet in der Praxis, jedoch ihre Wirkung – sei sie additiv, positiv oder negativ interagierend – blieb lange ungeprüft.
c) Eine weitere Klärung der differentiellen Effekte ist notwendig: Welche Patienten sprechen am besten auf verschiedene Formen von Pharmakotherapie, Psychotherapie oder einer Kombination beider an?

Die ersten Studien zu dieser Fragestellung wurden von Covi et al. (1974), Klerman et al. (1974) und Friedman (1975) veröffentlicht. Eine Kombination trizyklischer Antidepressiva mit psychodynamisch orientierter Gruppenpsychotherapie oder stützender psychiatrischer Behandlung erwies sich nicht besser als trizyklische Antidepressiva allein. Sie waren ebenfalls einer Eheberatung überlegen; und 1–2 wöchentliche

Das Verhältnis der Psychiatrie
zu ihren Nachbardisziplinen
Herausgeber: H. Heimann, H. J. Gaertner

psychotherapeutische Gespräche führten *nicht* zu größerer Rezidivprophylaxe als Antidepressiva.

Zusammengefaßt zeigen diese frühen Studien *keinen* Vorteil eines psychotherapeutischen Ansatzes gegenüber medikamentöser Behandlung.

Ziele kognitiver Therapie

Kognitive Therapie basiert auf einer Weiterentwicklung der sozialen Lerntheorie und Verhaltenstherapie und wurde in der speziellen Form für depressive Patienten von Beck et al. (1979) innerhalb der Psychiatrie entwickelt.

Kognitive Therapie, wie sie im Therapiemanual von Beck et al. beschrieben wurde, zielt auf die Änderung depressiogener Grundannahmen und idiosynkratischer Schemata, die für die Aufrechterhaltung der Depression eine Rolle spielen, indem der Informationsprozeß und die Verarbeitung durch Selektion, Kodierung, Kategorisierung und Bewertung einfließender Information negativ verzerrt wird. Hierfür werden sowohl verhaltenstherapeutische wie kognitive Strategien verwendet.

Ich möchte hier nicht so sehr auf die Darstellung der einzelnen Methoden eingehen; manchen von Ihnen werden sie bekannt sein. Ein wirkliches Verständnis würde man erst in einem längeren Seminar bekommen (vgl. Beck et al. 1979, Rötzer 1983). Ich möchte mich daher auf die Darstellung bisheriger und neuer, noch nicht veröffentlichter Untersuchungen sowie unserer Tübinger Studie beschränken.

Depression soll im folgenden im Sinne der Research Diagnostic Criteria (Spitzer et al. 1978), „Major Depressive Disorder" verstanden werden.

Literaturübersicht

Tabelle 1 gibt einen Überblick über die Therapiestudien zur Wirksamkeit kognitiver Verhaltenstherapie bei psychiatrischen Patienten sowie zur Katamnese, die seit der bahnbrechenden Studie von Rush et al. (1977) abgeschlossen wurden.

Die hier genannten Studien haben folgende gemeinsame Selektionskriterien: Sie beziehen sich alle auf psychiatrische Patienten. Diagnosestellung nach Research Diagnostic Criteria (RDC) oder Kriterien von Feighner et al. (1972), d.h. „Major Depressive Disorder", unipolare, nicht-psychotische Depression, meist im ambulanten Setting. Es ist verschiedenen Forschergruppen an ganz unterschiedlichen Orten hier einmal gelungen, einheitliche Selektionskriterien anzuwenden und damit ihre Studien vergleichbar zu machen:

BDI-Wert (Beck-Depressions-Inventar; Beck et al. 1961) größer/gleich 20, HAMD-Wert (Hamilton Rating-Skala für Depression; Hamilton 1960) größer/gleich 14 (17-Item-Form), Alter 20–60 (bzw. 65) Jahre. Die Therapiedauer betrug bei allen Studien 12 Wochen mit 20 Sitzungen bzw. 12 Sitzungen in zwei Studien (McLean u. Hakstian 1979; Rötzer-Zimmer et al. (to be published). Die Patienten waren im Schnitt mittel bis schwer depressiv, gemessen am BDI (im Mittel zu Beginn 27–32) und „Hamilton-Depressions-Score" (im Mittel zu Beginn 17–24).

In einer Studie von Beck et al. (1985) an der psychiatrischen Abteilung der Universität von Pennsylvania, Philadelphia, wurde kognitive Therapie allein (N=18) mit einer kombinierten Behandlung mit Amitriptylin (N=15) verglichen.

Tabelle 1. Studien zur Wirksamkeit kognitiver Verhaltenstherapie bei unipolar depressiven psychiatrischen Patienten

Studie	Jahr	Setting	N
Rush et al.	1977	ambulant	32
Beck et al.	1979	ambulant	26
McLean u. Hakstian	1979	ambulant	154
Blackburn et al.	1981	ambulant	64
DeJong et al.	1981	stationär	20
Rush u. Watkins	1981	ambulant[a]	38
Bellack et al.	1981	ambulant	72
Covi et al.	1984[b]	ambulant[a]	53
Hollon et al.	1984[b]	ambulant	64
Murphy et al.	1984	ambulant	70
Rötzer-Zimmer et al.	1984[b]	ambulant	46
Teasdale et al.	1984	ambulant	34
Beck et al.	1985	ambulant	25
1-Jahres-Katamnesen			
Kovacs et al.	1981	von Rush et al.	1977
Simons et al.	1984[b]	von Murphy et al.	1984
Beck et al.	1984[b]	von Beck et al.	1984[b]
Hollon et al.	1984[b]	von Hollon et al.	1984[b]
Rötzer-Zimmer et al.	1984[b]	von Rötzer-Zimmer et al.	1984[b]

[a] Gruppentherapie [b] to be published

25 von anfänglich 33 Patienten schlossen die Therapie ab. Beide Behandlungen führten zu signifikanter Besserung. Es ergaben sich jedoch keine additiven Effekte durch die Kombination. Auch in zwei Katamnesen (6 und 12 Monate nach Therapieende) zeigte sich kein Gruppenunterschied. Bei randomisierter Zuteilung der Patienten auf die Gruppen ergaben sich vergleichbare Dropoutquoten (KVT: 22%; Kombination: 27%), ein für die Interpretation wichtiger methodischer Gesichtspunkt. Kritisch kann jedoch die mangelnde Plasmaspiegelbestimmung angemerkt werden.

Eine interessante Folgestudie wurde von Covi et al. (to be publ.) an der John Hopkins Universität, Baltimore, durchgeführt (jener Covi, der 1974 eine der ersten Therapiestudien leitete). In einem Gruppensetting (Gruppen à 6–8 Personen) wurde kognitive Verhaltenstherapie allein, mit einer Kombination mit Imipramin einerseits und traditioneller Gruppenpsychotherapie (psychodynamisch orientiert) andererseits verglichen. Auch hier war die Selektion der Patienten wie oben beschrieben. Im Ergebnis führte KVT allein wie in Kombination mit Imipramin zu größerer Besserung als traditionelle Gruppenpsychotherapie in Selbst- und Fremdbeurteilung, wobei sich eine tendenzielle Überlegenheit der kombinierten Behandlung ergab. Der längerfristige Verlauf, bei bisher 3- und 9monatigen Katamnesen, erwies sich für die zwei Gruppen mit KVT in der Selbst- und Fremdbeurteilung als günstiger als die traditionelle Gruppenpsychotherapie. Hier war auch die Dropoutrate am höchsten (30% vs. 15% bei KVT allein vs. 21% bei KVT plus Imipramin). Covi selbst bezeichnet die Studie noch als Pilotstudie. Auch hier ist kritisch zu sehen: keine Plasmaspiegelbestimmung, keine MHPG-Analyse.

Eine weitere interessante Folgestudie, die kürzlich in den Archives of General Psychiatry veröffentlicht wurde, wurde von Murphy et al. (1984) an der psychiatrischen Abteilung der Universität St. Louis durchgeführt. Auf sie möchte ich wegen ihrer sorgfältigen Methodik näher eingehen. 87 Patienten, von denen 70 die Therapie beendeten, erhielten in maximal 20 Sitzungen, über 12 Wochen verteilt, entweder kognitive Verhaltenstherapie (N=24), Nortriptylin (N=24), eine Kombination beider (N=22) oder KVT plus Placebo (N=17). Die Analyse der Selbstbeurteilung anhand des BDI und des unabhängigen Fremdratings (HAMD) ergab keinerlei Differenzen zwischen den verschiedenen Therapieformen.

Wie aus Abb.1 hervorgeht, wurden nicht nur Anfangs- und Endwerte erhoben, sondern in sehr sorgfältiger Weise über den gesamten Therapieverlauf wöchentliche BDI-Werte und 14tägige Hamilton-Ratings erhoben. Es wird deutlich, daß auch die Besserung für die einzelnen Gruppen nahezu identisch verläuft. Darüber hinaus wurde mit Hilfe regelmäßiger Plasmaspiegelbestimmungen und anfänglicher MHPG-Analyse darauf geachtet, eine optimale Dosierung der antidepressiven Medikation im Sinne eines „therapeutischen Fensters" zu erreichen. Die Abbrecherquote war für das Nortriptylin mit 33% am höchsten, für KVT plus Plazebo mit 0% am niedrigsten, KVT allein 21%, Kombination 18%. Die Einbeziehung der Abbrecher in die Analyse, was durch die Verlaufserhebungen möglich war, ergab jedoch dieselben Ergebnisse.

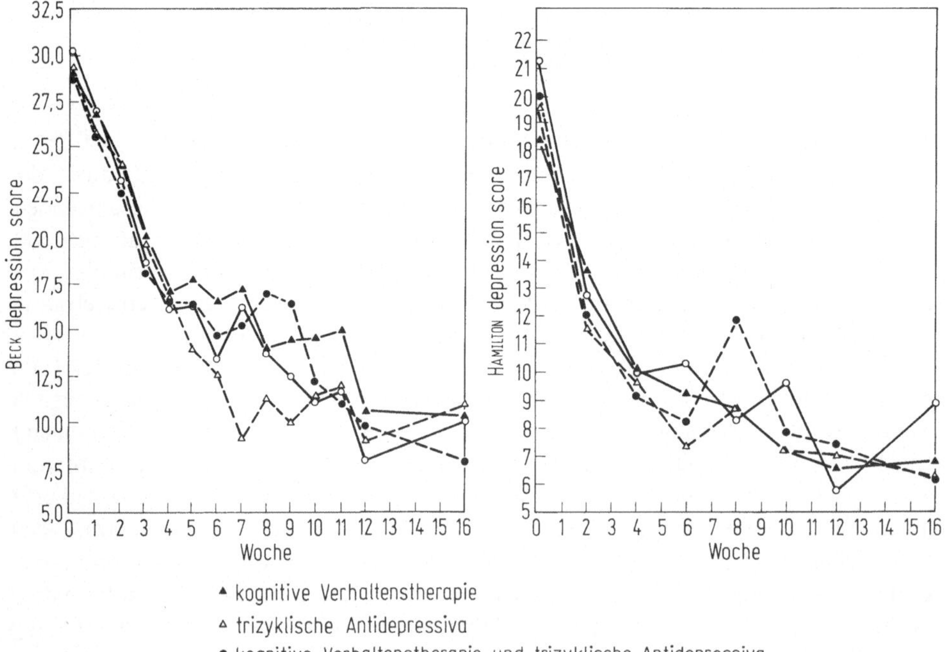

Abb.1. Verlauf der Depressionsabnahme bei kognitiver Verhaltenstherapie und/oder Nortriptylin, (aus Murphy et al. 1984)

Inzwischen liegt zu dieser Studie eine einjährige Katamnese vor. 89% der 70 Patienten konnten nachverfolgt werden. Katamnesen wurden 1, 6 und 12 Monate nach Therapieende erhoben. Ein Rückfall wurde durch einen BDI-Wert größer als 16 oder Wiederaufnahme der Behandlung definiert. Mit diesem Kriterium gab es 16 Rückfälle im Laufe des Jahres, davon 28% in den zwei Gruppen, die KVT erhalten hatten, 66% in den Gruppen ohne KVT. Dieses Ergebnis kann als erster Hinweis für einen prophylaktischen Effekt der kognitiven Therapie interpretiert werden.

Für die Behandlung ambulanter depressiver Patienten ergeben sich *zusammengefaßt* folgende Ergebnisse:

1. *Kurzfristig* gesehen ist kognitive Verhaltenstherapie gleich effektiv wie trizyklische Antidepressiva (3 Monate: Blackburn et al. 1981; Rush u. Watkins 1981; Bellack et al. 1981; Hollon et al. (to be published); McLean u. Hakstian 1979) oder überlegen (Rush et al. 1977; McLean u. Hakstian 1979).

Langfristig gesehen (9-Monate- bis 1-Jahres-Katamnesen) führte kognitive Verhaltenstherapie in *drei* Studien zu größerer Depressionsabnahme und deutlich weniger Rückfällen als trizyklische Antidepressiva (Kovacs et al. 1981; Simons et al., to be published; Hollon et al., to be published).

2. Auch gegenüber traditioneller Psychotherapie schnitt Kognitive Verhaltenstherapie in den beiden einzigen Studien zu diesem Thema besser ab (McLean u. Hakstian. 1979; Covi et al., to be published).

3. Während Weissman (1978) zur Frage der Kombination noch schlußfolgerte, daß „Medikamente und Psychotherapie zusammen die Wirksamkeit bei ambulanten neurotischen Depressiven maximieren" (S. 1319), sind die Ergebnisse *zur Frage der Kombinationsbehandlung* aus heutiger Sicht nicht ganz einheitlich:

In den meisten (sechs) Studien fand sich *kein* additiver Effekt von KVT und Pharmaka (Beck et al. 1985; Blackburn et al. 1981 bei Patienten aus der Allgemeinpraxis; Bellack et al. 1981; Murphy et al. 1984; Rush u. Watkins 1981; Hollon et al., to be published (BDI, HAMD)). Eine Überlegenheit der Kombination jedoch fand sich in drei Studien, bei Blackburn et al. (1981) (bei psychiatrischen Patienten), Covi et al., to be published, and Hollon et al., to be published (in einem Maß: MMPI-D). Bei Teasdale et al. (1984) erwies sich die Kombination als besser als die übliche Behandlung (meist trizyklische Antidepressiva) allein.

4. Unter Berücksichtigung methodischer Kritikpunkte an früheren Studien (Randomisierung, Fremdurteil durch blinden Rater, realistische Dropoutrate, Absetzen der Medikation *nach* Ende der Therapie, Blutplasmaspiegelbestimmung, MHPG-Bestimmung, Patientenzahl, u.ä.) ist die Studie von Murphy et al. (1984) vorbildlich und ihre Ergebnisse daher sehr ernst zu nehmen. Ich möchte mich auch bei der Darstellung der Tübinger Studie auf sie beziehen.

Die Tübinger Studie

Fragestellung und Methodik

In einer eigenen, von der DFG geförderten Studie (Rötzer-Zimmer et al., to be published) wurden mehrere Ziele verfolgt: Im Anschluß an Studien aus dem angloamerikanischen Sprachraum wurde erstmalig in der BRD ein Vergleich kogniti-

Tabelle 2. Design der Tübinger Studie. *KVT*. Kognitive Verhaltenstherapie, *PH*. Pharmakotherapie (Amitriptylin, Maprotilin), *AT*. Aktivitätstraining, *SR*. Selbstregulation, *PS*. Positives Selbstbild

	KVT allein	KVT + PH	PH
AT			
AT + SR			
AT + PS			

ver Verhaltenstherapie ohne und in Kombination mit Psychopharmaka vorgenommen (Tabelle 2).[1]

Darüber hinaus wurde diese Fragestellung mit einer Komponentenanalyse der komplexen kognitiven Verhaltenstherapie verbunden. Es handelt sich um den Aufbau befriedigender Aktivitäten, entweder allein oder ergänzt durch eines von zwei kognitiven Verfahren (Selbstregulation oder Modifikation des Selbstkonzeptes durch Aufmerksamkeitslenkung auf emotional positiv getönte Gedächtnisprozesse). Über eine weitere Vergleichsgruppe von 15 Patienten, die psychiatrisch antidepressiv behandelt wurde, wird nach Abschluß der Katamnesen an anderer Stelle berichtet. Patienten wurden randomisiert einer der Gruppen zugeordnet. Die Selektionskriterien entsprachen denen der zuvor genannten Studien. Die längerfristigen Effekte wurden in mehreren Katamnesen überprüft (3, 6 und 12 Monate).

Multiple Meßebenen erfaßten Änderungen der globalen Psychopathologie und der zielspezifischen Variablen, psychophysiologische und biochemische Parameter: (1) *Selbstbeurteilung*: Depression: Beck-Depressions-Inventar (BDI, Beck et al. 1961), Depressions-Skala (DS, v. Zerssen 1976), Befindlichkeitsskala (BfS, v. Zerssen 1976). Anhedonie: Tübinger-Anhedonie-Fragebogen (TAF, Rötzer 1983). Kognitionen: Skalen zur Internal/Externalen Kausalattribuierung (IEKA, Rötzer et al. 1983). Somatische Beschwerden: Beschwerdeliste (BL, v. Zerssen 1976). (2) *Fremdbeurteilung*: Hamilton-Ratingskala für Depression (HAMD, Hamilton 1960), Auswertung standardisierter, auf Video aufgezeichneter Interviews. (3) *Psychophysiologie*: Orientierungsreaktion, Habituation, Konditionierung, CNV, PINV. (4) *Biochemische Ebene*: MHPG-Analyse.

Ergebnisse

Die hier berichtete Stichprobe umfaßte 45 mittel bis schwer depressive Patienten, diagnostiziert nach Research Diagnostic Criteria (RDC), von denen 38 die Therapie beendeten. Die Therapiegruppen unterschieden sich weder hinsichtlich demographischer Charakteristika (Geschlecht, Alter, Familienstand, Berufsstatus und Ausbildung) noch hinsichtlich krankheitsrelevanter Merkmale (Diagnose, Schweregrad, Suizidalität, Dauer des Krankheitsverlaufs und der -Phase, Vorbehandlungen

1 Diese Studie wurde von der Deutschen Forschungs-Gemeinschaft (DFG) im Schwerpunktprogramm „Verhaltensmodifikation" (Selbstregulation) gefördert.

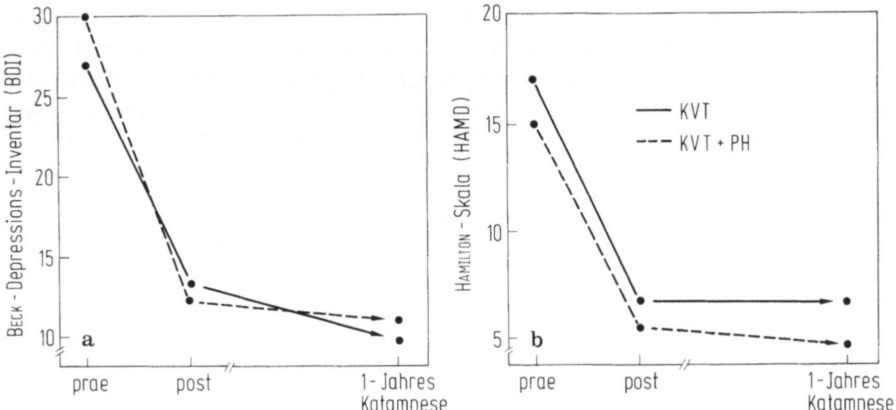

Abb.2. Abnahme der Depression bei kognitiver Verhaltenstherapie mit und ohne Antidepressiva während der Therapie und bei der 1-Jahres-Katamnese. *KVT.* Kognitive Verhaltenstherapie, BDI (N=18), HAMD (N=17), *KVT+Ph.* KVT+Pharmakotherapie, BDI (N=17), HAMD (N=15). **a** Beck-Depressionsinventar, **b** Hamilton-Skala

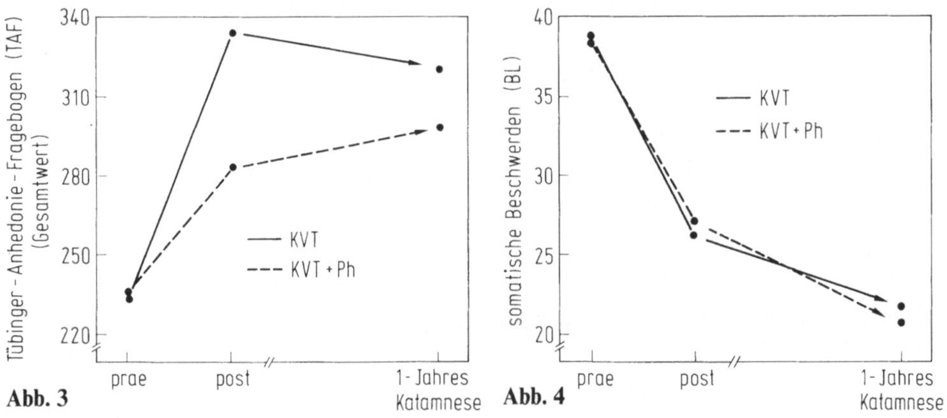

Abb.3. Besserung der Anhedonie bei kognitiver Verhaltenstherapie mit und ohne Antidepressiva während der Therapie und bei der 1-Jahres-Katamnese. *KVT.* Kognitive Verhaltenstherapie (N=14), *KVT+PH.* KVT+Pharmakotherapie (N=15)

Abb.4. Abnahme somatischer Beschwerden bei kognitiver Verhaltenstherapie mit und ohne Antidepressiva während der Therapie und bei der 1-Jahres-Katamnese. *KVT.* Kognitive Verhaltenstherapie (N=17), *KVT+Ph.* KVT+Pharmakotherapie (N=13)

und Arbeitsfähigkeit). Die Abbrecher (KVT: 5, Kombination: 2) unterschieden sich zu Beginn von den Beendern weder auf dem BDI noch dem HAMD.

Patienten, die die Therapie abschlossen, verbesserten sich signifikant in allen Depressionsmaßen (HAMD, BDI, DS, BfS) sowie auf den zielspezifischen Maßen der Verhaltens-, kognitiven und somatischen Ebene, wie aus den Abb.2–4 hervorgeht.

Bezüglich der Besserung ergaben sich keine Unterschiede zwischen den Behandlungen. Sowohl die kognitive Verhaltenstherapie alleine wie ihre Kombination mit

Antidepressiva erwiesen sich klinisch und statistisch als sehr wirksam in der Therapie primärer, unipolarer Depression. Additive Effekte einer Kombination wurden nicht gefunden. Diese Ergebnisse stimmen überein mit einer Reihe gerade abgeschlossener Studien aus den USA. Einzelbefunde deuten auf mögliche negative Interaktionen hin, insofern als kognitive Verhaltenstherapie 'ohne' Pharmaka zu einer größeren Aktivierung der Patienten führte. Unterschiede zwischen den drei Varianten der kognitiven Verhaltenstherapie wurden nicht gefunden.

Die einzelfallstatistischen Analysen (ARIMA) stehen in Übereinstimmung mit der gruppenstatistischen Auswertung und belegen eine erhebliche Variabilität der Therapieverläufe auch innerhalb der einzelnen Therapiegruppen (Rötzer-Zimmer et al., im Druck).

Nun zur zweiten Frage: Kann die kognitive Verhaltenstherapie einen Beitrag zur Rezidivprophylaxe leisten?

Von 92% (N=35) der Verhaltenstherapiepatienten (allein oder in Kombination) konnten bei der 1-Jahres-Katamnese BDI-Werte erhoben und mit 84% (N=31) Hamilton-Ratings durchgeführt werden. Diese zeigten eine Stabilität der Besserung (2×3 Varianzanalysen mit Meßwiederholung) mit Tendenz zur Weiterverbesserung, wie aus den Abbildungen 2–4 hervorgeht. Von drei Patienten mit fehlendem BDI waren zwei bei der 6-Monats-Katamnese voll remittiert, einer verweigerte.

Womit hängt nun die Besserung zusammen? Gibt es Prädiktoren, die sie vorhersagen?

Multiple Regressionsanalysen fanden wiederholt im Ausmaß der Anhedonie zu Therapiebeginn den Prädiktor, der am besten die Besserung (BDI, HAMD) vorhersagt.

Zur Frage der therapeutischen Beziehung

Was mag nun die Ergebnisse begründen?

Neben einer Reihe von üblichen wissenschaftlichen Interpretationsmöglichkeiten, die zu diskutieren sind (wofür leider hier die Zeit nicht reicht), möchte ich hier nur auf die Frage der *therapeutischen Beziehung* (Rötzer 1983) eingehen:

1. Daß sie eine ganz entscheidende Basis für die therapeutische Arbeit darstellt, steht außer Zweifel. Aber daß sie allein nicht hinreichend ist für die Behandlung mittel bis schwer Depressiver, dafür gibt es inzwischen Befunde (Whitehead 1979; Corney 1981). Sie ist *notwendig*, aber nicht *hinreichend*.

2. Was die Beziehung jedoch über die Person des Therapeuten hinaus bestimmt, sind Merkmale kognitiver Verhaltenstherapie selbst:

a) *zeitliche Strukturiertheit*: (Von Herrn Bräutigam erfuhren wir, daß Patienten häufig von kurzen Behandlungen mehr profitieren als von langen.) Damit verbunden ist ein zielorientiertes, schrittweises Vorgehen.

b) *Transparenz* des Vorgehens: Therapeutische Schritte werden offengelegt, begründet und Therapeut und Patient arbeiten sozusagen gemeinsam gegen das Problem.

c) *Ausgangspunkt* (in diesem Vorgehen) bleiben immer die Bedeutungen des Patienten, *seine* Wirklichkeit, und er bleibt letztlich das Kriterium für Entscheidungen.

d) *Spezifität*: Der den Depressiven eigenen Generalisierung wird ein spezifisches Arbeiten an konkreten Situationen und Erfahrungen entgegengesetzt, zu denen auch der Therapeut, die Therapie und der Umgang mit der Rolle als Patient gehören können.

Diese Charakteristika kognitiver Verhaltenstherapie wirken auf die therapeutische Beziehung oder können vielleicht sogar als Teil von ihr betrachtet werden.

Perspektiven

Die Ergebnisse unserer Tübinger Studie zeigen, zusammengefaßt, eine Stabilität der Besserung – sowohl die kognitive allein wie die Kombinationsbehandlung – und stehen in Einklang mit einer Reihe anderer Studien.

Trotz der nun mehrfach replizierten Gesamteffektivität bei unipolaren Depressionen und ersten Hinweisen für eine positive Beantwortung der eingangs gestellten Fragen bleiben uns eine ganze Reihe offener Fragen:

a) Welches sind die wirksamen Komponenten kognitiver Verhaltenstherapie?

b) Welche Bedeutung haben Verhaltens- und welche speziell kognitive Therapieelemente?

c) Hierfür sind spezifische Meßverfahren, die kognitive Änderungen adäquat abbilden, notwendig.

d) Welche therapeutischen Bedingungen verbessern die Wirksamkeit für längere Zeiträume? *Weitere* Katamnesen von *mehr* Studien einerseits sowie *längerer* Zeiträume als ein Jahr sind für die Beurteilung der längerfristigen Effekte wünschenswert.

e) Welches sind die Bedingungen, die zur stabilen Besserung führen, zur geringeren – oder Verhinderung von – Chronifizierung und wie können sie therapeutisch vermittelt werden? Hierfür sind Studien zur Konzeptualisierung und Entwicklung chronischer Verläufe notwendig.

f) Letztlich: Wie können Gesundheitskriterien von Arbeits- und Genußfähigkeit am ehesten erreicht werden?

g) Die bisherigen Therapiestudien begründen die Hoffnung, daß die kognitive Verhaltenstherapie in diesem Sinne einen Beitrag zur psychotherapeutischen Versorgung in der Psychiatrie leisten kann.

h) Indikationsstudien zur differentiellen Wirksamkeit sind notwendig zur eingangs gestellten Frage, für *welche* Patienten diese Therapie besonders hilfreich ist.

i) Die Einbeziehung physiologischer und biochemischer Parameter mag uns weiteren Aufschluß über die Bedeutung der unterschiedlichen Ebenen geben.

k) Im Hinblick auf unsere Patienten, deren Entwicklungsmöglichkeiten das Kriterium unserer Arbeit und Forschung sind, sollten wir versuchen, auf der Basis einer guten therapeutischen Beziehung die Strukturierung, Konkretisierung und Transparenz zu geben, die es ihnen ermöglichen, im Handeln, Denken und emotionalen Erleben ihre sozialen Beziehungen, Eigenverantwortung und Struktur selbst zu übernehmen.

Denn – wie eine alte Weisheit sagt:

„Wir können nicht verhindern, daß schwarze Vögel über unseren Köpfen kreisen, aber wir können verhindern, daß sie sich in unserem Haar ein Nest bauen.“

Literatur

Beck AT, Hollon SD, Young JE, Bedrosian RC (1985) Treatment of depression with cognitive Therapie and Amitriptyline Arch gen Psychiat 42: 142–148

Beck AT, Rush AJ, Shaw BF, Emery G (1979) Cognitive therapy of depression. Guilford Press, New York

Beck AT, Ward CH, Mendelsohn MI, Erbaugh I (1961) An inventory for measuring depression. Arch gen Psychiat 4: 561–571

Bellack AS, Hersen M, Himmelhoch J (1981) Social skills training compared with pharmacotherapy in the treatment of unipolar depression. Amer J Psychiat 138: 1562–1567

Blackburn IM, Bishop S (1981) Is there an alternative to drugs in the treatment of depressed ambulatory patients? Beh Psychother 9: 996–104

Blackburn IM, Bishop S, Glen AIM, Whalley LJ, Christie JE (1981) The efficacy of cognitive therapy in depression. A treatment trial using cognitive therapy and pharmacotherapy each alone and in combination. Brit J Psychiat 139: 181–189

Corney RH (1981) Social work effectiveness in the management of depressed women: A clinical trial. Psychol Med 11: 417–423

Covi L, Lipman RS, Derogatis LR, Smith LE, Pattison JH (1974) Drugs and group psychotherapy in neurotic depression. Amer J Psychiat 131: 191–198

Covi L, Lipman RS, Pattison JH (to be published) Imipramine and cognitive behavior group therapy in depression. Paper presented at the American Psychiatric Association, 1984

DeJong R, Henrich G, Ferstl RS (1981) A behavioral treatment programme for neurotic depression. Behavioral Analysis and Modification 4: 275–287

Feighner JP, Robins E, Guze SB, Woodruff RA, Winokur G, Munoz R (1972) Diagnostic criteria for use in psychiatric research. Arch gen Psychiat 26: 57–63

Friedman AS (1975) Interaction of drug therapy with marital therapy in depressive patients. Arch gen Psychiat 32: 619–637

Hamilton M (1960) A rating scale for depression. J Neurol Neurosurg Psychiat 23: 56–62

Hollon S, Evans M, Derubeis B (to be published) Paper presented at the World Congress of Behavior Therapy 1983

Klerman GL, Dimascio A, Weissman M, Prusoff B, Paykel ES (1974) Treatment of depression by drugs and psychotherapy. Amer J Psychiat 131: 186–191

Kovacs M, Rush AJ, Beck AT, Hollon SD (1981) Depressed outpatients treated with cognitive therapy or pharmacotherapy. A one-year follow-up. Arch gen Psychiat 38: 33–39

McLean PD, Hakstian AR (1979) Clinical depression. Comparative efficacy of outpatient treatment. J Consult Clin Psychol 47: 818–836

Murphy GE, Simons AD, Wetzel RD, Lustman PJ (1984) Cognitive therapy and pharmacotherapy singly and together in the treatment of depression. Arch gen Psychiat 41: 33–41

Rötzer FT (1983) Die therapeutische Interaktion in der Behandlung Depressiver. In: Zimmer D (Hrsg) (1983) Die therapeutische Beziehung. edition psychologie, Weinheim, S 173–188

Rötzer FT, Nabitz U, Koch H, Pflug B (1983) Zur Bedeutung von Attribuierungsprozessen bei der Depressionsbehandlung. In: Lür G (Hrsg) Bericht des 33. Kongresses der Deutschen Gesellschaft für Psychologie, Mainz 1982. Hogrefe, Göttingen

Rötzer-Zimmer FT, Serra E, Pflug B, Heimann H (im Druck) Änderungsprozesse in der Depressionsbehandlung – kognitive Verhaltenstherapie allein und in Kombination mit Pharmakotherapie. Vortrag geh. auf dem 3. Symposium über klinisch-psychologische Forschungsarbeiten der Eberhard-Karls-Universität Tübingen. Bad Liebenzell 1.–3.6.1984 In: Miltner W, Gerber WD, Mayer K (Hrsg) Verhaltensmedizin. Ergebnisse und Perspektiven interdisziplinärer Forschung. Springer, Berlin

Rötzer-Zimmer FT, Nabitz U, Koch H, Giedke H, Pflug B, Heimann H (to be published) Comparison of treatments of depression. Cognitive behavioral therapy alone and in combination with pharmacotherapy. Submitted for publication

Rötzer FT (1983) Depression und Verstärkung: Untersuchungen zum Verstärkerverlust–Modell. Vortrag geh. auf der 25. Tagung experimentell arbeitender Psychologen, Hamburg 1983

Rush AJ, Beck AT, Kovacs M, Hollon SD (1977) Comparative efficacy of cognitive therapy and pharmacotherapy in the treatment of depressed outpatients. Cog Ther Res 1: 17–37

Rush AJ, Watkins JT (1981) Group vs. individual cognitive therapy. A pilot study. Cog Ther Res 5: 95–103

Simons AD, Murphy GE, Wetzel RD, Lustman PJ (1984) Paper presented at the 15th meeting of the Society for Psychotherapy Research (SPR) Banff Canada

Spitzer RL, Endicott J, Robins E (1978) Research Diagnostic Criteria. Rationale and reliability. Arch gen Psychiatry 35: 773–782

Teasdale JD, Fennell MJV, Hibbert GA, Amies PL (1984) Cognitive therapy for major depressive disorder in primary care. Brit J Psychiat 144: 400–406

Weissman MM (1978) Psychotherapy and its relevance to the pharmacotherapy of affective disorders. From ideology to evidence. In: Lipton MA, Dimascio A, Killam KF (eds) Psychopharmacology. A generation of progress. Raven Press, New York

Whitehead A (1979) Psychological treatment for depression: A review. Beh Res Ther 17: 495–509

Zerssen D v (1976) Klinische Selbstbeurteilungs-Skala (KSb-S) aus dem Münchner Psychiatrischen Informationssystem (PSYCHIS München). Allgemeiner Teil; die Beschwerdenliste; die Paranoid-Depressivitäts-Skala. Beltz, Weinheim

Zur Versorgungsrelevanz psychoanalytischer Therapieformen

H. Kächele, E. Mergenthaler und I. Hößle

Von einer ausreichenden Versorgung der Bevölkerung mit Psychotherapie und damit auch von der differentiellen Bedeutung verschiedener Therapieverfahren kann man heute eigentlich noch nicht sprechen. Denn bislang ist nicht gelöst, wie man die Zahl der psychisch Kranken bzw. Gestörten zuverlässig ermitteln kann (Häfner 1978). Zwar ist eine psychiatrische Epidemiologie im Entstehen, aber ihre Wirksamkeit scheint stärker den Bereich schwerer psychiatrischer Krankheiten zu betreffen als jenen Bereich der Personen, die im Grenzbereich von krank und gestört recht und schlecht leben und deren Schwierigkeiten nur mit sanfter Gewalt in der Nomenklatur des ICD angesiedelt werden können. Zieht man trotzdem die vorliegenden Ergebnisse heran, so berichtet z.B. Schepank (1982) von 6,2% Psychoneurosen, 6% Persönlichkeitsstörungen im weiteren Sinne und 14,9% psychosomatischen und funktionell-vegetativen Störungen in der von ihm untersuchten Mannheimer Population.

Darüber hinaus kann aus der Prävalenz allein in keiner direkten Weise auf den Bedarf geschlossen werden, weil die Indikationsproblematik in der Psychotherapie, nach allem vorliegenden Wissen (s. Baumann 1981a), weitgehend von Diagnosen unabhängig ist und sich meist auf krankheitsunspezifische Merkmale wie Motivation, gesunde Persönlichkeitsanteile etc. stützt. Darüber hinaus scheint sich abzuzeichnen, daß sich auch die Entwicklung differentieller Indikationsstrategien als Forschungsaufgabe als Irrweg erweisen könnte, weil die praktische Indikationsproblematik sich diesem Modell schlecht einfügt.

Zum Dritten darf nicht unterschlagen werden, daß der Bedarf an Psychotherapie nicht allein von den Experten bestimmt wird. Das Inanspruchnahmeverhalten der Betroffenen dürfte die entscheidende Größe sein.

Angesichts dieser Problemlage kann die bescheidene Aufgabe dieser Mitteilung nur sein, bestehende Versorgungsverhältnisse zu beschreiben und sie auf ihre Relevanz hin zu reflektieren. Im Großraum Ulm/Neu-Ulm mit den unmittelbaren Einzugsgebieten leben schätzungsweise 250 000 Menschen. Psychotherapeutisch wird dieser Raum von drei Universitätsabteilungen, zwei psychologischen Beratungsstellen für Erwachsene und einer für Kinder, sieben niedergelassenen Psychoanalytikern und einigen nebenberuflich psychotherapeutisch tätigen Psychologen versorgt. Von den niedergelassenen Nervenärzten haben zwei zwar den Zusatztitel Psychotherapie, führen aber faktisch nur Beratungsgespräche durch. Eine psychiatrische Ambulanz an der Universität verknüpft die beiden akademischen psychiatrischen Krankenhäuser, die beide außerhalb der Stadtregion liegen, mit der kommunalen Versorgung.

Das Verhältnis der Psychiatrie
zu ihren Nachbardisziplinen
Herausgeber: H. Heimann, H. J. Gaertner

Überwiegend ist die fachliche Orientierung der Psychotherapeuten in diesem Raum psychoanalytisch; dies ist eine unmittelbare Folge der Ulmer Universitätsgründung, bei der von Anfang an der Ausbau einer psychosomatisch-psychotherapeutischen Gruppe vorgesehen war.

Im folgenden soll die Versorgungsleistung der Ulmer psychotherapeutischen Ambulanz auf dem Hintergrund der geschätzten Versorgungsleistung der Ulmer Region näher beschrieben werden, wobei wir auf der Grundlage des Tätigkeitsberichtes 1983 einen Aufriß der Verteilung der institutionellen Leistungen geben; im Anschluß daran soll anhand einer größeren Stichprobe die Verteilung der Behandlungsdauer beschrieben werden, die als wichtige Größe für Bedarfsrechnungen anzusehen ist.

Versorgung

Die Jahresstatistik der psychotherapeutischen Ambulanz (Einzelheiten zur Methode unserer Ambulanzdokumentation s. Kächele et al. 1983):

Die zehn Mitarbeiter der Abteilung arbeiten im Schnitt täglich fünf Stunden in der ambulanten Krankenversorgung; hierunter fallen Erstgespräche, Behandlungen und Supervisionen. Sieben Mitarbeiter sind psychoanalytisch ausgebildete Therapeuten, zwei Sozialarbeiter verfügen über eine psychoanalytische Weiterbildung und ein Psychologe arbeitet verhaltenstherapeutisch.

Im Jahre 1983 (s. Tabelle 1) wurden insgesamt 646 Patienten versorgt, von denen 380 Patienten zum ersten Mal untersucht wurden; 102 Patienten hatten eine Reihe weiterer loser Kontakte zu der Ambulanz. Wie aus dem Verhältnis der Zahl der Patienten im Erstinterview zu der dafür aufgewendeten Stundenzahl hervorgeht, wurden im Mittel zwei bis drei Stunden für dieses Erstinterviewverfahren aufgewandt, welches bei uns bereits einen eigenen Versorgungsauftrag hat. Dies wird aus der Übersicht in Tabelle 2 deutlich, bei der die Verteilung der abschließenden Vereinbarungen dargestellt ist.

Diese Kategorien der Beendigung wurden von uns (Hohage u. Kächele 1979, Entscheidungsprozesse in einer psychotherapeutischen Ambulanz, unveröffentlicht)

Tabelle 1. Gesamtübersicht der klinischen Kapazität 1983

Anzahl Patienten: 646
Anzahl Erstkontakte: 380

	Behandlungen	Stunden
Erstinterviews	398	956
Weitere Kontakte	102	227
Therapien	264	6966
Supervisionen	–	1284
Insgesamt	764	9412

Tabelle 2. Abschließende Vereinbarung

	Absolut	in %
Verbindl. Therapieempfehlung	156	41,1
Unverb. Therapieempfehlung	29	7.6
Gelegentliche Kontakte	25	6.6
Nichtpsychoth. Maßnahmen	13	3.4
Problem gelöst	66	17.4
Ergebnislos	18	4.7
Abbruch der Kontakte	29	7.6
Ersterinterviewverfahren noch nicht abgeschlossen	44	11.6
Gesamt	380	100.0

entwickelt, um klare Aussagen über den ersten Abschnitt unserer Versorgungsleistung zu erhalten. So sehen wir die wichtigste Aufgabe dieses ersten Versorgungsabschnittes nicht nur in der Feststellung von Diagnose und Indikation, sondern auch in der Klärung, ob und welches weitere psychotherapeutische Verfahren dem Patienten zugänglich gemacht werden kann (Hohage et al. 1981).

Die globalen Aussagen zur Behandlungskapazität im engeren Sinne über ein Jahr lassen erkennen, daß unsere Ambulanzphilosophie eine breite Verteilung und Berücksichtigung der verschieden intensiven und unterschiedlich zielorientierten Verfahren kennzeichnet. Bestimmte Behandlungsverfahren wie Gruppentherapie und Familientherapie sind im Jahre 1983 in geringem Maße vertreten; hierin schlagen sich Interessen und Vorlieben der Therapeuten nieder, was nicht zu umgehen ist, wenn dirigistische Ansätze vermieden werden sollen (Tabelle 3).

Tabelle 3. Therapieverteilung

	Behandlungen	Stunden	Teilnehmer
Beratung	39	242	
Kurztherapie	46	668	
Analyt. Psychoth.	34	1305	
Psychoanalyse	32	3021	
Paartherapie	22	237	44
Familientherapie	1	10	3
Verhaltenstherapie	40	563	
Supp. Psychotherapie	41	689	
Sonstiges	2	19	
Gruppentherapie	1	68	7
Gruppenarbeit	3	128	15
Autogenes Training	1	8	9
Psychodiagnostik	2	8	

Ziehen wir ergänzend die Angaben hinzu, die wir aus den anderen oben genannten Institutionen erhalten konnten, so zeigt der Vergleich mit der im gleichen Haus tätigen psychiatrischen Ambulanz, daß dort ca. 500 Patienten im Durchschnitt sechs bis acht Einzelkontakte sehr variabler Dauer hatten. Spezielle psychotherapeutische Maßnahmen konnten nur einer kleinen Gruppe von Patienten angeboten werden.

Charakteristisch für die Arbeit der Beratungsstellen im Ulmer Raum ist, daß sie zwischen 300 und 500 Klienten mit einem durchschnittlichen Zeitaufwand von acht bis zehn Stunden behandeln.

Ohne hier eine genaue Zahlenübersicht vorlegen zu wollen, können wir zu dem Schluß kommen, daß an den psychotherapeutisch orientierten Institutionen im Großraum Ulm schätzungsweise 2 500 Patienten in irgendeiner Form beraten und/oder behandelt werden. Aus den Jahresstatistiken der einzelnen Institutionen geht hervor, daß selten der mittlere Behandlungsaufwand pro Patient die Zehnstundenmarke nach oben überschreitet. Nur die psychotherapeutische Ambulanz und die niedergelassenen Psychoanalytiker weisen eine Praxisstruktur auf, die auch längerdauernde Behandlungsmaßnahmen zuläßt. Immerhin werden von ca. 1% aller Menschen dieses Lebensraumes professionelle psychotherapeutische Hilfestellungen gesucht und gefunden.

Bei dieser Übersichtsschätzung operieren wir mit einer zugegebenermaßen sehr unscharfen Definition von Psychotherapie. Wir lassen die Auswirkungen der in Balint-Gruppen geschulten Ärzte weg; genausowenig beziehen wir allgemein psychotherapeutisch gekennzeichnete Hilfestellungen anderer Berufsgruppen ein, obwohl, wie Katschnig (1975) unterstreicht, eine realistische Schätzung der Versorgungslage erst durch die Einbeziehung dieser anderen Gruppen möglich wird.

Zur Dauer einzelner Behandlungen

Die Übersicht über die Behandlungskapazität eines Jahres läßt nicht erkennen, wieviel Zeit für den einzelnen Patienten aufgewendet wurde. Dabei ist diese Größe von besonderem Interesse, wenn es darum geht, die Leistungsfähigkeit verschiedener Therapieformen für die Versorgung der Bevölkerung kritisch zu evaluieren. Viele Bedenken gegen die psychoanalytische Therapie werden mit dem großen Aufwand begründet, mit dem diese Methode generell in Verbindung gebracht wird. Dabei wird das Kind mit dem Bade ausgeschüttet: Unbestritten ist, daß einzelne psychoanalytische Kuren extrem lange Zeiträume benötigen, deren Bedeutung für die wissenschaftliche Weiterentwicklung der Psychoanalyse als theoretischer und klinischer Disziplin hoch zu veranschlagen ist. Die behandlungspraktische Wirklichkeit psychoanalytischer Therapieformen an einer Ambulanz gestaltet sich ganz anders, wie im folgenden gezeigt wird.

Wir haben mit zwei Methoden die Behandlungsdauer in verschiedenen Therapieformen für den einzelnen Patienten erhoben:

a) eine Umfrage bei den Therapeuten der Ambulanz, die aufgrund ihrer eigenen Aufzeichnungen Auskunft geben sollten, und
b) eine Erhebung über einen größeren Zeitraum (1973–1983) auf der Grundlage unseres klinischen Dokumentationssystems (Mergenthaler u. Hößle 1983).

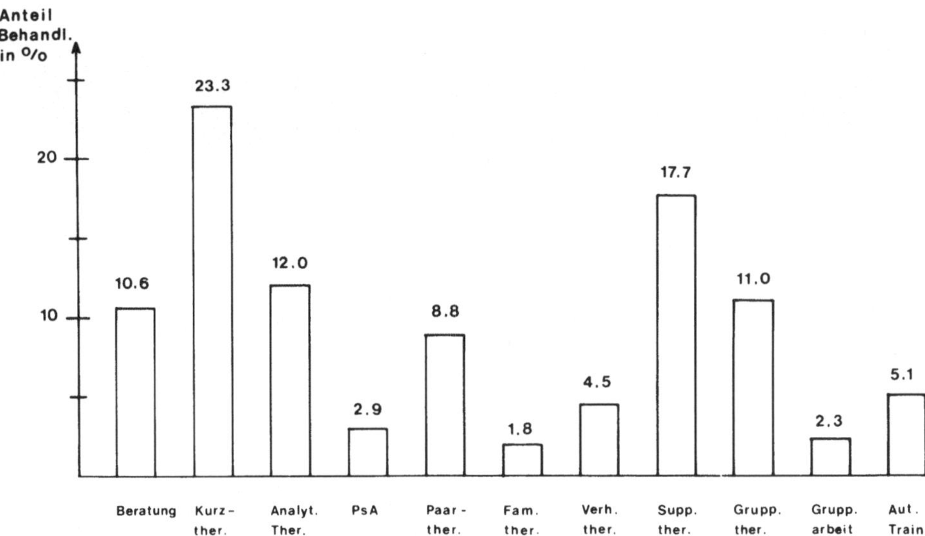

Abb.1. Therapieformen an der Psychotherapeutischen Ambulanz der Universität Ulm, 1973–1983 (N=980)

Die Erhebung bezog sich nur auf die in diesem Zeitraum begonnenen und abgeschlossenen Therapien. Bei den von den Mitarbeitern erhobenen Zahlen (N=270) ergab sich im Vergleich zu der systematischen Auswertung der Dokumentation, daß in deren Angaben besonders die kürzeren Therapien oft dem Vergessen anheimgefallen waren. Im folgenden werden deshalb die Aussagen auf die Zahlen des Zehnjahreskollektives (N=980) gestützt.

Die Aufgliederung über die verschiedenen Therapieformen zeigt erneut die starke Differenzierung des therapeutischen Angebotes (Abb.1). Der geringe Prozentsatz an sog. Standardanalysen erklärt sich auch durch die Festlegung der Untersuchung, daß nur solche Therapien einbezogen werden, die in diesem Zeitraum angefangen und abgeschlossen wurden. Für die Beschreibung der Dauer von Behandlungen eignet sich der Mittelwert nicht; wir haben eine Darstellung gewählt, die den Verlauf der kumulierten Frequenz wiedergibt (Abb.2). Aus dieser Darstellung läßt sich ablesen, wieviel Prozent der Behandlungen nach wievielen Stunden abgeschlossen werden.

Die Ergebnisse zeigen, daß an dieser psychoanalytisch orientierten Ambulanz 61% der Patienten in Therapien mit bis zu 30 Stunden behandelt werden. Die Zahl der Patienten, die über den von den Kassenrichtlinien gesetzten Zeitraum von 240 Stunden behandelt werden, liegt bei 2%. Schlüsselt man die Stundenzahl pro Patient nach der Zeitdauer auf, während der die Patienten in Therapie waren, so ergibt sich eine wichtige Klassifizierung: Die 2/3-Prozentmarke der kumulierten Frequenz wird erst bei einer Dauer von neun Monaten erreicht, nur ein Drittel der Behandlungen endet schon nach drei Monaten (Abb.3).

Schlüsselt man die Behandlungen nach verschiedenen Therapieformen auf (Abb.4), so zeigt sich erwartungsgemäß z.B. zwischen Kurztherapie und analytischer Psychotherapie eine deutlich unterscheidbare Verlaufsstruktur der kumulierten Frequenz: Im Zeitraum bis zu fünfzig Stunden, entsprechend der gegenwärtigen Kassenregelung für tiefenpsychologisch orientierte Therapie werden 90% aller

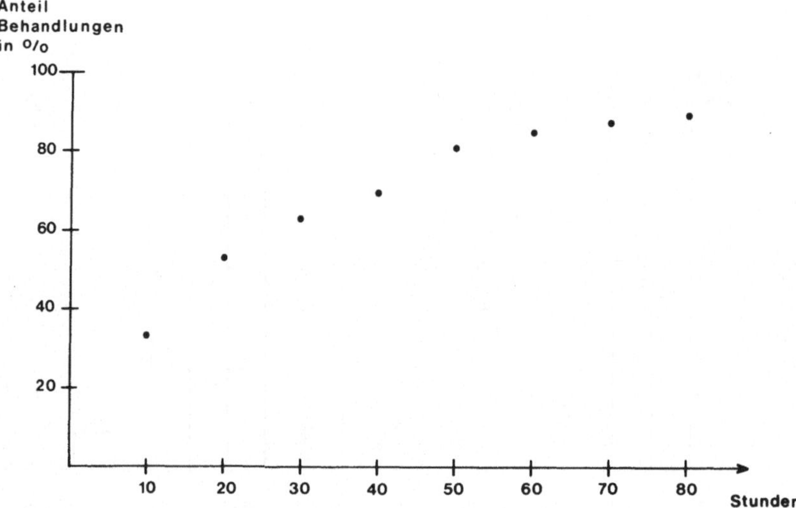

Abb.2. Dauer psychoanalytischer Therapien (N = 980)

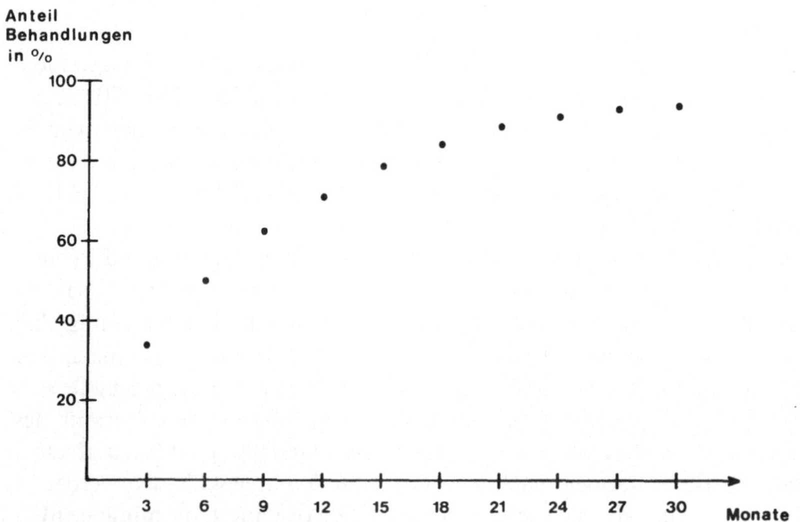

Abb.3. Dauer psychoanalytischer Therapien (N = 980)

Kurztherapien abgeschlossen, während die analytische Psychotherapie deutlich eine auf längere Zeit angelegte Therapieform ist.

Aus den vorgestellten Befunden ziehen wir zusammenfassend die Schlußfolgerung, daß die Versorgungsrelevanz psychoanalytischer Therapieformen durch eine Erstinterviewpraxis gefördert wird, die eine breite Zugänglichkeit gewährleistet. Dort werden Entscheidungen getroffen, die nicht nur die Frage Therapie „ja" oder „nein" betreffen. Für die Hälfte aller Patienten werden Behandlungen empfohlen und durchgeführt. Diese Behandlungen dauern für ein Drittel der Patienten bis zu drei Monaten, für ein weiteres Drittel bis zu neun Monaten und für das dritte Drittel sind

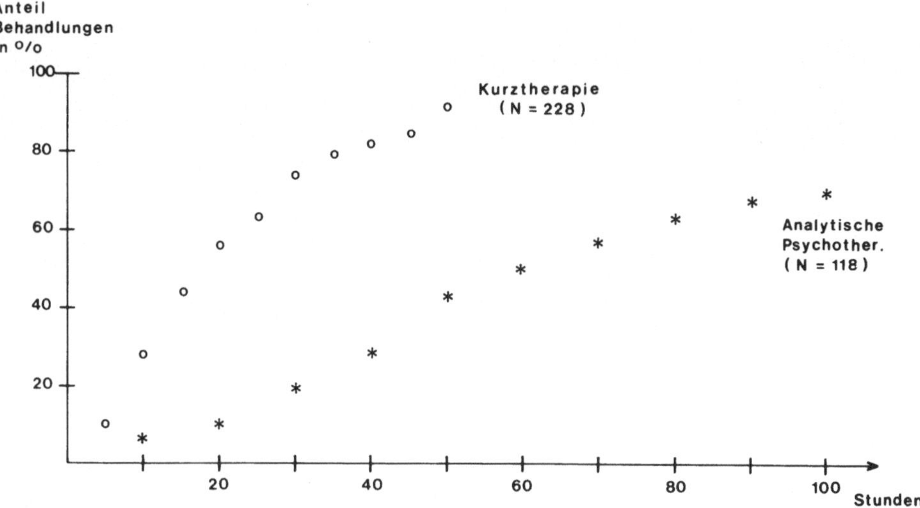

Abb.4. Dauer psychoanalytischer Therapien (N = 980)

längere Zeiträume erforderlich. Psychoanalytische Therapieformen in ihrer differenzierten Vielfalt können ein Versorgungsangebot machen, welches eine Relevanz auch in quantitativer Hinsicht beanspruchen kann. Unsere Darstellung betont das Moment der Zeit mehr als das einer je speziellen Technik; wir möchten betonen, daß es klinisch unrealistisch wäre, eine psychotherapeutische Versorgung zu fordern, die nicht zeitaufwendig wäre. Menschliche Veränderungsprozesse vollziehen sich in der Zeit und benötigen diese auch; die therapeutische Arbeit trägt entscheidend dazu bei, dem Zeitkontinuum einen äußeren Rahmen und eine innere Struktur zu verleihen.

Literatur

Baumann U (1981a) Differentielle Therapiestudien und Indikation. In: Baumann U (Hrsg) Indikation zur Psychotherapie. Urban & Schwarzenberg, München

Baumann U (Hrsg) (1981b) Indikation zur Psychotherapie. Perspektiven für Praxis und Forschung. Urban & Schwarzenberg, München

Häfner H (Hrsg) (1978) Psychiatrische Epidemiologie. Springer, Berlin

Hohage R, Klöß L, Kächele H (1981) Über die diagnostische Funktion von Erstgesprächen in einer Psychotherapeutischen Ambulanz. Psyche 40: 544–556

Kächele H, Hohage R, Mergenthaler E (1983) Therapieorientierte Dokumentation in einer psychotherapeutischen Ambulanz – Funktion und Implikationen. Psychother med Psychol 33: 142–146

Katschnig H (1975) Psychotherapiebedarf. Psychiat Praxis 2: 28–34

Mergenthaler E, Hößle I (1983) PADOS – ein System zur klinischen Dokumentation an einer psychotherapeutischen Ambulanz. Arbeitspapier. Abteilung Psychotherapie, Universität Ulm

Schepank H (1982) Epidemiologie psychogener Erkrankungen. Ein Beitrag zur Grundlagenforschung aus einer Feldstudie. Z für psychosom Med Psychoanal 28: 104–125

Die Bedeutung neuerer psychoanalytischer Konzepte für die psychotherapeutische Versorgung

C. Rohde-Dachser

Hinderliches für die Übersetzung neuerer psychoanalytischer Konzeptualisierungen in psychotherapeutische Versorgung

Der Versuch einer unvoreingenommenen Beurteilung neuerer psychoanalytischer Konzeptualisierungen mit Blick auf ihre mögliche Versorgungsrelevanz gerät leicht in Kollision mit einem Stereotyp von Psychoanalyse, das – wie Stereotype dies so an sich haben – scheinbar dort bereits die Antwort präsentiert, wo sonst das Fragen seinen Anfang nehmen könnte. Die dabei unversehens eingeschleusten Denkschablonen bleiben in der Regel implizit und allein aus diesem Grunde schon kritischer Überprüfung entzogen. Sie aufzuspüren und zu benennen, soll deshalb mein erster Schritt auf dem hier beabsichtigten Wege sein, aktuelle Trends der Psychoanalyse (insbesondere der psychoanalytischen Ichpsychologie und der Psychologie der Objektbeziehungen) darzustellen und auf ihre Übersetzbarkeit in psychotherapeutische Versorung hin zu untersuchen.

Es handelt sich dabei um theoretische und methodische Fortentwicklungen, die bei der Diskussion um den zukünftigen Stellenwert von Psychoanalyse innerhalb der psychotherapeutischen Versorgung nach meinem Eindruck bis jetzt nicht die Beachtung gefunden haben, die ihnen auf Grund ihrer möglichen therapeutischen Breitenwirksamkeit eigentlich zukommen würde. Diese mangelhafte Rezeption – auch oder gerade innerhalb der Psychiatrie – mag unterschiedliche Gründe haben. Einer davon liegt sicher in der Tatsache, daß die Korrekturbedürftigkeit bestimmter tradierter (Vor-)Annahmen über Psychoanalyse nur langsam ins Bewußtsein einer breiteren Fachöffentlichkeit tritt. So trifft man insbesondere immer wieder auf die Meinung, daß

- Psychoanalytiker auch heute noch ihre Patienten ganz überwiegend mit dem von Freud entwickelten „psychoanalytischen Standardverfahren" (als der „eigentlichen" psychoanalytischen Methode) behandeln;
- die heutzutage propagierten „Modifikationen" dieses Standardverfahrens (psychoanalytisch orientierte Kurz- bzw. Gruppentherapie) sich von diesem vorwiegend durch quantitative Parameter unterscheiden, sonst aber wie dieses grundsätzlich „aufdeckend" (d.h. hier: am psychodynamischen Konfliktmodell) orientiert sind;
- das wichtigste Agens psychoanalytisch orientierter Psychotherapie die „*Deutung*" (von unbewußtem Konfliktmaterial) ist;
- dieser deutende Analytiker immer auch ein „abstinenter" (in seinen persönlichen Reaktionen möglichst unsichtbarer) Analytiker ist;

Das Verhältnis der Psychiatrie
zu ihren Nachbardisziplinen
Herausgeber: H. Heimann, H. J. Gaertner

– psychoanalytisch orientierte Psychotherapie *prinzipiell unverträglich* ist mit anderen, „aktiveren" therapeutischen Interventionsmodi, zum Beispiel einer gleichzeitigen Milieu- und Pharmakotherapie;
– ihre hauptsächliche Indikation in der Behandlung von *Neurosen* liege, mit methodenimmanenter Selektion von (seltenen) ichstarken Patienten vorwiegend aus der sozialen Ober- und Mittelschicht;
– psychoanalytisch orientierte Psychotherapie dagegen wenig oder gar nichts zur Behandlung von schwereren psychiatrischen Erkrankungen (Psychosen, Süchten, Borderlineerkrankungen, schwerere Charakteropathien etc.) beizutragen habe, die demnach exklusiv in den Versorgungsbereich einer Sozialpsychiatrie fallen, die sich in den sechziger Jahren aus eben diesem Grunde stellenweise in ausdrücklichem Gegensatz zur „etablierten" Psychoanalyse formierte und zumindest informell sich gern auch heute noch so definiert (vgl. Rohde-Dachser 1979).

Hier wird ein historisches Entwicklungsstadium von Psychoanalyse festgeschrieben, das diese zumindest in ihrer Theorie seit längerem hinter sich gelassen hat, auch wenn die korrespondierende klinisch-methodische Umorientierung sich auch unter den (bekanntlich eher konservativ-bewahrend orientierten) psychoanalytischen Berufskollegen zugegebenermaßen nur langsam und nicht ohne Reibungswiderstand vollzieht. Bei der folgenden Sichtung solcher, hier im Hinblick auf ihre potentielle Versorgungsrelevanz ausgewählten neueren psychoanalytischen Theorieansätze, *zunächst aus dem Bereich der Ichpsychologie*, geht es mir deshalb unter Verzicht auf Systematik und Vollständigkeit vor allem auch um den *Aufweis heute verfügbarer klinischer Bandbreite psychoanalytischer Indikation und Therapie.*

Psychoanalytische Diagnostik und Therapie jenseits des Konfliktmodells: Von der „Neurose" zur „Ichstörung"

Die Weiterentwicklung insbesondere der psychoanalytischen Ichpsychologie seit Hartmann (1939, 1964) hat zu klinischen Sichtweisen geführt, die grundsätzlich eine *differentielle, patientenbezogene (im Gegensatz zu methodenbezogener) Indikation* für psychoanalytische Psychotherapie ermöglichen, wie sie Strotzka (1978), Baumann (1981) und Tölle (1982) zu Recht gefordert haben. In dieser ichpsychologischen Sicht erweitert sich die bekannte, am psychodynamischen Konfliktmodell orientierte Devise Freud's „Wo Es ist, soll Ich werden", um mögliche andere therapeutische Zielsetzungen, deren Schwerpunkt auf der Beeinflussung defizienter oder auch pathologischer *Strukturen* innerhalb der Persönlichkeit des Patienten liegt. Fürstenau unterschied in diesem Zusammenhang bereits 1977 (S. 197) zwei therapeutische Traditionen innerhalb der Psychoanalyse: die klassische Methodik der psychoanalytischen Behandlung neurotischer Störungen bei intaktem Ich und die andersgearteten, vielfältigen therapeutischen Bemühungen um Patienten mit „strukturellen Ichstörungen". Eine solche Unterscheidung ist sinnvoll und notwendig, weil die Effizienz intensiver, primär aufdeckend orientierter psychoanalytischer Psychotherapie (insbesondere natürlich des psychoanalytischen Standardverfahrens) an bestimmte ichstrukturelle Voraussetzungen gebunden ist, deren Mangel bis vor kurzem tatsächlich den Ausschluß von Psychoanalyse (und damit häufig von Psychotherapie überhaupt) bedeutete. Die „strukturelle Indikation" wurde damit häufig zu einer typischen Negativindikation, deren Inhumanität Tölle zu Recht monierte (1982, S. 47f). Heigl-Evers u. Streeck (1984, Psychoanalytisch-interaktionelle Therapie, unveröffentlicht) beispielsweise nennen folgende Ichfunktionen, die bei einem Patienten ausreichend entwickelt sein müssen, soll er von der herkömmlichen psychoanalytischen Deutungstechnik dauerhaft profitieren:

– Fähigkeit zur Realitätsprüfung
– Flexible Regressionssteuerung
– Ausreichende Affektdifferenzierung
  (Entwicklung von Affekten mit Signalfunktion)
– Verläßliche Affekttoleranz
– Gut ausgebildete synthetisch-integrative Funktion.

Ein Patient mit mangelhaft entwickelter Fähigkeit zur Realitätsprüfung oder etwa auch zur Ausbildung hinreichend differenzierter Affekte wäre nach diesem Katalog ungeeignet für eine regressionsfördernde, „aufdeckende" psychoanalytische Behandlung herkömmlicher Prägung. Aus neuerer ichpsychologischer Sicht muß diese Feststellung jedoch keineswegs in therapeutischen Nihilismus führen; sie verlangt vielmehr einen Wechsel des Behandlungs-Paradigmas von der Bearbeitung des *neurotischen Konflikts* hin zu einer gezielten therapeutischen Arbeit an dem konstatierten „*ichstrukturellen Defizit*" (vgl. Rohde-Dachser 1983). In unserem Beispiel hier würde dieses Ziel dann wahrscheinlich in der zunehmenden Klarifizierung und Differenzierung der Affekte des Patienten innerhalb der therapeutischen Beziehung bestehen.

Die ichpsychologischen Überlegungen, die in eine derartige Indikationsstellung eingehen, sind von Blanck u. Blanck (1974), den derzeit führenden Vertretern einer „angewandten Ichpsychologie", im Modell einer „*deskriptiven Entwicklungsdiagnose*" systematisiert worden (vgl. Blanck u. Blanck 1974, S. 125; ebenso den ähnlichen Ansatz von Bellak et al. 1973). Dieses diagnostische Modell erfaßt das Niveau der Ichentwicklung eines Individuums in acht wesentlichen Dimensionen, und zwar sowohl unter einem quantitativen als auch unter einem qualitativen Aspekt. In graphischer Darstellung ermöglicht es eine „prima-vista"-Einschätzung besonders hochentwickelter, aber auch stärker defizienter Persönlichkeitsbereiche. Letztere sind immer Ausdruck einer *Entwicklungs-* und damit letztlich einer *Beziehungsstörung* in den ersten, entscheidenden Lebensjahren eines Menschen. So gesehen, verdichtet sich in der „deskriptiven Entwicklungsdiagnose" der Niederschlag von *guten und schlechten Erfahrungen* mit den entscheidenden Beziehungspersonen der frühen Kindheit (diese Überlegung ist wichtig, weil diese Erfahrungen in der therapeutischen Situation reaktiviert und damit – im Gegensatz zum reinen „Nachlernen" – auch einer erlebnismäßigen Korrektur zugänglich werden können). Blanck u. Blanck (1974) empfehlen, mit Hilfe ihres diagnostischen Profils die jeweils gesündeste oder besonders hoch entwickelte Ichfunktion eines Patienten zu identifizieren, um dann zunächst mit dieser therapeutisch zu arbeiten. Genauso gut könnte man sagen: Der Therapeut soll bei den guten Erfahrungen des Patienten anknüpfen (die es sorgfältig aufzuspüren gilt), um sich von dort aus zu den Defizienzen (und das heißt immer auch: zum Trauma) vorzutasten.

Abb.1 zeigt die „deskriptive Entwicklungsdiagnose" von Blanck u. Blanck als (fiktives) „Normal"-Profil. Abb.2 zeigt ein Profil, wie man es bei einem relativ gut

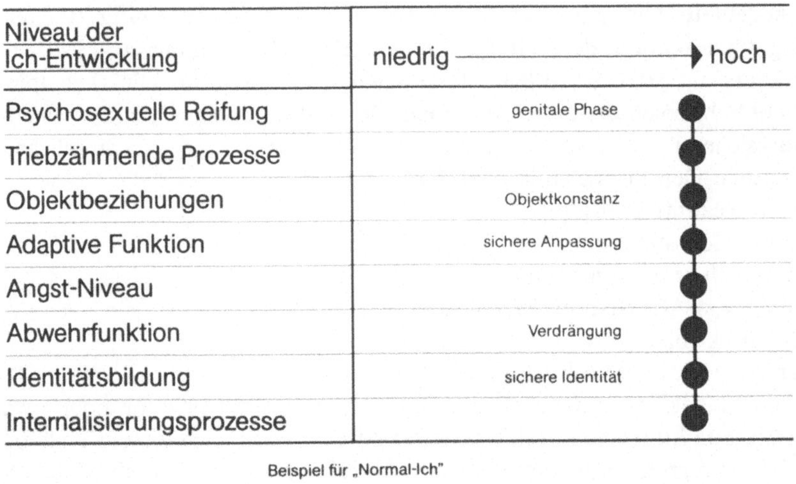

Niveau der
Ich-Entwicklung
niedrig
hoch
Psychosexuelle Reifung
genitale Phase
Triebzähmende Prozesse
Objektbeziehungen
Objektkonstanz
Adaptive Funktion
sichere Anpassung
Angst-Niveau
Abwehrfunktion
Verdrängung
Identitätsbildung
sichere Identität
Internalisierungsprozesse
Beispiel für „Normal-Ich"

Abb 1. Deskriptive Entwicklungsdiagnose: „Normal"-Profil. (Nach Blanck u. Blanck 1974)

Niveau der
Ich-Entwicklung
niedrig
hoch
Psychosexuelle Reifung
Phallische Phase
Triebzähmende Prozesse
Objektbeziehungen
Spaltung
Adaptive Funktion
gut sozial angepaßt
Angst-Niveau
Abwehrfunktion
eher schwache Abwehr
Identitätsbildung
Internalisierungsprozesse
relativ reifes Über-Ich
Borderline-Profil

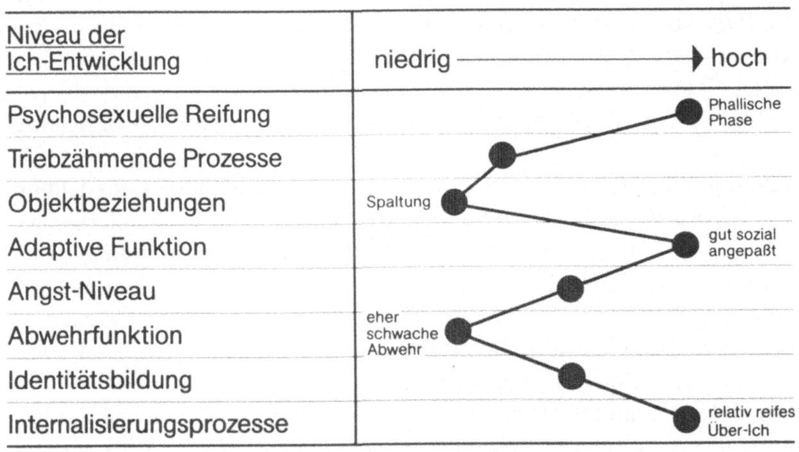

Abb.2. Deskriptive Entwicklungsdiagnose: Denkbares Entwicklungsprofil eines „Borderline"-Patienten. (Nack Blanck u. Blanck 1974)

strukturierten Borderlinepatienten antreffen könnte („Borderline" wegen des Vorherrschens der Spaltung in den Objektbeziehungen und der dazu korrespondierenden primitiven, eher brüchigen Abwehr). In diesem Profil präsentieren sich ausgesprochen unreife Objektbeziehungen und eine ebensolche Abwehr im Verein mit guter sozialer Anpassung, einem relativ reifen Überich und einer höheren (phallischen) Stufe der psychosexuellen Entwicklung. Hier wären also das (gesunde) „phallische" Rivalitäts- und Geltungsstreben des Patienten, seine vermutlich einigermaßen sichere Geschlechtsidentität, seine Fähigkeit zur sozialen Anpassung und seine normativen Verinnerlichungen mögliche Bundesgenossen bei der allmählichen therapeutischen Arbeit an seiner primitiven Abwehr und der Nachreifung seiner Objektbeziehungen.

Aus der psychoanalytischen Objektbeziehungstheorie abgeleitete Behandlungsstrategien

Während das der psychoanalytischen *Konfliktpsychologie* zugrundeliegende Dreiinstanzenmodell idealtypisch auf der Annahme eines entwickelten, intakten Ich beruht und die psychoanalytische *Ichpsychologie* sich bevorzugt mit Strukturen und Strukturanomalien des Ichs im Hier und Jetzt eines Individuums befaßt, thematisiert die psychoanalytische *Theorie der Objektbeziehungen* die Entwicklungs- und Sozialisationsprozesse jener Lebensphasen, in denen sich Ich und Selbst erst konstituieren (der Zeitraum von der Geburt bis zur Vollendung des dritten Lebensjahres besitzt dabei zentrale Bedeutung). Ihre wichtigsten Exponenten sind gegenwärtig Jacobson (1964), Mahler et al. (1975) und Kernberg (1975, 1976).

Kernberg war es auch, der die allmähliche Herausdifferenzierung der Selbst- und Objektrepräsentanzen beim Kinde von der Phase undifferenzierter, ganz „guter" und ganz „böser" Selbst-Objekt-Imagines über eine Zwischenstufe, in der Selbst und Objekt zwar bereits voneinander differenziert, jedoch noch in „gut" und „böse" aufgespalten werden, bis hin zur etwa mit Abschluß des dritten Lebensjahres erreichten Fähigkeit zur Wahrnehmung ganzer, realistischer (d.h. gleichzeitig guter *und* böser) Selbst- und Objektbilder beschrieb und zu bestimmten Persönlichkeitsstörungen Erwachsener (vor allem den sog. „Borderlinestörungen") in Beziehung setzte. Ich muß an dieser Stelle auf eine eingehendere Darstellung sowohl der Theorien Kernberg's als auch der ebenso bedeutsamen Beschreibung des Prozesses von Loslösung und Individuation vor allem durch Mahler verzichten, obwohl gerade das theoretische Werk dieser beiden Autoren in seinen klinischen und behandlungstechnischen Konsequenzen nach meinem Eindruck zumindest außerhalb des angelsächsischen Sprachraumes noch nicht annähernd ausgeschöpft ist. Stattdessen beschränke ich mich auf eine schematische Darstellung der Kernberg'schen Auffassung von der Entwicklung der Objektbeziehungen (Abb.3), zu der mich ein ähnliches Schema bei Ciompi (1982, S. 185) angeregt hat. Eine ins Detail gehende Interpretation bleibt dem Leser überlassen.

Der hier angedeutete theoretische Ansatz ermöglicht u.a. gezielte diagnostische und therapeutische Interventionen in der Psychotherapie Erwachsener, die sich am gerade aktuellen *Objektbeziehungsmodus* des Patienten orientieren (Kernberg hat diesen Gedanken 1977 in seinem zu diagnostischen und differentialdiagnostischen Zwecken entwickelten „strukturellen Interview" systematisch ausgebaut). Wie hätte man sich ein solches therapeutisches Vorgehen vorzustellen? Bei der Beantwortung dieser Frage will ich aus der Vielzahl mittlerweile verfügbarer, auf der psychoanalytischen Objektbeziehungstheorie fußenden Behandlungsansätze *eine* (allerdings recht bedeutsame) Überlegung herausgreifen, nach welcher zu unterschiedlichen Objektbeziehungsmustern immer auch unterschiedliche *Abwehrstrukturen* gehören. Im Falle unzureichend voneinander differenzierter Selbst- und Objektbilder wären dies vor allem *Projektion* und *projektive Identifizierung*. Dieser Beziehungsmodus läßt sich am ehesten der von Spitzer u. Endicott (1979) beschriebenen „Schizotypischen Persönlichkeit" zuordnen (vgl. Abb. 3, Zeile IIb), wie ich an anderer Stelle zu zeigen versucht habe (Rohde-Dachser 1982). In den Objektbeziehungsmustern sog. Borderlinepatienten dominiert demgegenüber die *Spaltung* in ganz gute und ganz böse Selbst- und Objektbilder, deren Integration vermieden wird (vgl. Abb.3, Zeile III). Aus diesem

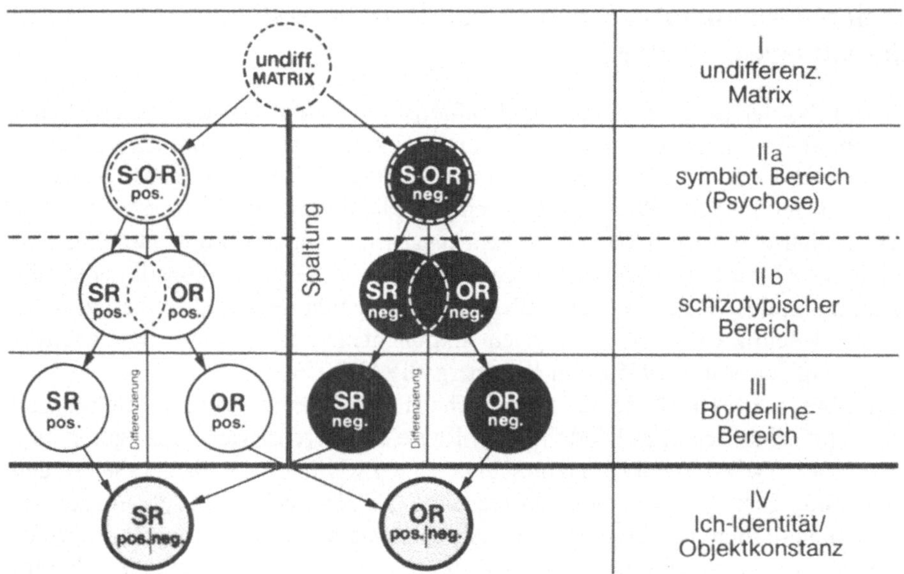

Abb.3. Schematische Darstellung der „Entwicklung der Objektbeziehungen". *SR.* Selbst-Repräsentanz, *OR.* Objekt-Repräsentanz. (Nach Kernberg 1976; vgl. auch Ciompi 1982, S. 185)

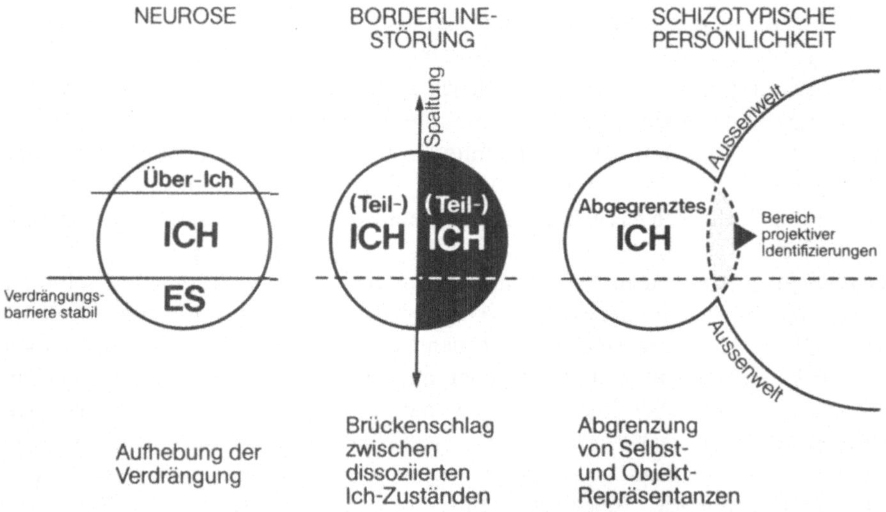

Abb.4. Schematische Darstellung der am vorherrschenden Abwehrmodus (Verdrängung, Spaltung, Projektion) orientierten therapeutischen Interventionsstrategien

Entwicklungsmodell ableitbare, am vorherrschenden Abwehrmodus orientierte differentielle therapeutische Strategien lassen sich, wie in Abb.4 gezeigt, verbildlichen.

Anders als in der Neurosentherapie, wo es idealtypisch immer um die Aufhebung von *Verdrängung* geht, stehen danach im Zentrum der Borderlinetherapie *integrative Interpretationen*, sozusagen ein „Brückenschlag" zwischen den dissoziierten Ichsegmenten. Demgegenüber benötigen „Schizotypische Persönlichkeiten" in der psychotherapeutischen Beziehung vor allem Abgrenzung und Realitätsvermittlung. Im Hinblick auf den vorherrschenden *Beziehungsmodus Schizophrener* unterscheidet Lang (im Druck) mittels ganz ähnlich strukturierter Überlegungen zwischen *dualen* und *triangulierenden Strategien* in der psychotherapeutischen Behandlung schizophrener Patienten. Ebenso wie Kernberg (1976) führt er den Nachweis der Gültigkeit seines Denkmodells sowohl für die therapeutische Zweierbeziehung als auch das multidimensionale Beziehungsgefüge des Patienten innerhalb einer klinischen Institution.

Interaktionelle Psychotherapie: Das Prinzip „Deutung" und das Prinzip „Antwort" (Heigl-Evers 1980)

Psychotherapie ist *Interaktion*. Dies gilt auch – oder gerade – für die Arbeit mit schwerer gestörten, in ihren Ichfunktionen beeinträchtigten Patienten. Der ichpsychologisch orientierte Psychotherapeut ist kein Seeleningenieur, der einen defekten „psychischen Apparat" repariert, wie manchmal mißverständlich angenommen wird. Gerade er weiß (oder sollte wissen), daß und auf welche Weise vitale Ichfunktionen in Beziehungen erlernt und eingeübt werden oder aber verkümmern können (vgl. z.B. König's Konzept des „steuernden Objekts" und mein im Anschluß an Kohut (1977) entwickeltes Konzept vom „empathischen Objekt", beide in ihrer Bedeutung für die Entstehung pathogener struktureller Mängel beim Erwachsenen (König 1981; Rohde-Dachser 1980)). Bei allen bisher vorgestellten Therapieansätzen geht es deshalb letztlich um die Gestaltung einer therapeutischen *Beziehung*, in welcher sich die beschriebenen (emotionalen) Lernprozesse ereignen können.

Heigl-Evers u. Heigl (1975, 1983) entwickelten für eine so verstandene psychoanalytische „*interaktionelle Psychotherapie*" das Prinzip „Antwort", welches dem Prinzip „Deutung" der traditionellen Psychoanalyse gegenübergestellt wird. Diesem (lehr- und lernbaren!) „Antworten" will ich – in bewußtem Kontrast zur Karikatur vom „abstinenten" Analytiker – den letzten Teil dieses Aufsatzes widmen.

„*Deutung*" und „*Antwort*" unterscheiden sich nach Heigl-Evers (1980) so: „Mittels der Deutung soll die latente Bedeutung der Worte und Verhaltensweisen eines Subjekts aufgedeckt, sollen die Modalitäten des Abwehrkonflikts erhellt und soll letztlich auf den Wunsch oder den Impuls abgezielt werden, der sich in jeder Bildung des Unbewußten ausdrückt; die im Sinne von Deutung dem Patienten gemachte Mitteilung soll ihm zu diesen latenten Bedeutungen Zugang verschaffen. ... Das Prinzip Antwort dagegen heißt: Der Patient löst durch sein Verhalten beim Therapeuten Gefühle und Vorstellungen aus, die dieser zu einer Mitteilung, einer Antwort verarbeitet, die wiederum dem Patienten eine Antwort ermöglichen soll. Die therapeutische Mitteilung im Sinne der Deutung soll die Aufmerksamkeit des Patienten nach innen lenken, Introspektion begünstigen; die *interaktionelle* Mitteilung, die Mitteilung im Sinne von *Antwort*, soll die Aufmerksamkeit des Patienten auf die aktuelle Beziehung lenken, damit er erkennt, daß Ich-Funktionsmängel sie behindern und daß deren Behebung sie bereichert" (S. 90). „Beide Vorgehensweisen werden aus der Theorie der Psychoanalyse entwickelt, die interaktionelle aus der psychoanalytischen Ichpsychologie" (S. 91).

Ein Patient aus meiner Praxis zum Beispiel, mit chronischer Depersonalisation und einer Identitätsunsicherheit, die ihn in fast allen Lebensbereichen existentiell beeinträchtigt, füllt die therapeutischen Sitzungen mit intellektuellen Grübeleien über die „wirklichen" Hintergründe seiner Studienwahl aus. Seine Schilderungen sind weit ausholend, im Wechsel mit Hegelzitaten und endlosen Beispielen aus seiner eigenen Lebensgeschichte angereichert, während er sich gleichzeitig gequält um (logische) Präzision bemüht.

Eine mögliche *Deutung* könnte lauten: „Sie weichen Ihrer Traurigkeit, Ihrer Wut, Ihren auf mich gerichteten Wünschen aus, indem Sie sich in lauter intellektuelle Spitzfindigkeiten flüchten und auch mich dazu bringen wollen, mit Ihnen zu grübeln statt zu fühlen" (führt beim Patienten wahrscheinlich zu verstärkten Grübeleien, ob der Therapeut recht hat oder nicht).

Eine denkbare *Antwort* wäre demgegenüber: „Ich werde zunehmend verwirrt und erschöpft, je länger ich Ihnen zuhöre. Es macht mich traurig, wie wenig es mir gelingt, Sie mit Ihrem Anliegen an mich wirklich zu spüren...." (könnte das Gedankenkreisen des Patienten unterbrechen und ihn in ihm noch wenig bekannte Bereiche einer zwischenmenschlichen Beziehung führen).

Schlußbemerkung

Mein Anliegen war es, ohne jeden Anspruch auf Systematik oder Vollständigkeit, hier ein psychoanalytisches Methodenrepertoire vorzustellen, das möglicherweise jenen Kriterien genügen könnte, die Hambrecht u. Norcross (1984) zufolge zumindest in den USA den Psychotherapietrend der Neunziger Jahre kennzeichnen werden: „mehr gegenwartsbezogen, problemspezifischer und kürzer" (S. 224). Es handelt sich zudem um mit vertretbarem Aufwand *lehr- und lernbare* Therapiemethoden, wie beispielsweise die Erfahrungen mit der analytisch-orientierten Weiterbildung zum Sozialtherapeuten im Suchtbereich des „Gesamtverbandes für Suchtkrankenhilfe im Diakonischen Werk der EKD" belegen (vgl. Herdieckerhoff 1984). Da sie sich in erster Linie mit „ichstrukturellen Defiziten", im Klartext: mit Patienten befassen, die sehr viel schwerer gestört sind, als man dies vom traditionellen Klientel des Psychoanalytikers gewohnt ist und die deshalb weit wahrscheinlicher im psychiatrischen Feld anzutreffen sind, könnten sie sich auch programmatischen Vorstellungen nähern, wie sie jüngst von Helmchen et al. (1982) für eine „mehrdimensionale psychiatrische Psychotherapie" entwickelt worden sind.

Daß für die Integration einer Methode in das psychiatrisch/psychotherapeutische Versorgungssystem neben ihrer klinischen Wirksamkeit auch noch ganz andersgeartete Rahmenbedingungen eine Rolle spielen (nämlich organisatorische, berufspolitische und ideologische), gibt – bedenkt man allein die historisch gewachsene Reserve der deutschen Psychiatrie gegenüber der Psychoanalyse (Winkler 1982) – allerdings wohl zu eher gedämpftem Optimismus Anlaß.

Literatur

Baumann U (Hrsg) (1981) Indikation zur Psychotherapie. Urban & Schwarzenberg, München

Bellak L, Hurvich M, Gediman HK (1973) Ego functions in schizophrenics, neurotics, and normals. John Wiley & Sons, New York London Sydney Toronto

Blanck G, Blanck R (1974) Angewandte Ich-Psychologie. Klett-Cotta, Stuttgart

Ciompi L (1982) Affektlogik – Über die Struktur der Psyche und ihre Entwicklung. Ein Beitrag zur Schizophrenie-Forschung. Klett-Cotta, Stuttgart

Fürstenau P (1977) Die beiden Dimensionen des psychoanalytischen Umgangs mit strukturell ichgestörten Patienten. Psyche 31: 197–207
Hambrecht M, Norcross JC (1984) Aktuelle Trends der Psychotherapie in den USA. Nervenarzt 55: 230–235
Hartmann H (1939) Ichpsychologie und Anpassungsproblem. 3. Aufl. Klett, Stuttgart
Hartmann H (1964) Ich-Psychologie. Studien zur psychoanalytischen Theorie. Klett, Stuttgart
Heigl-Evers A (1980) Zur Bedeutung des therapeutischen Prinzips der Interaktion. In: Haase HJ (Hrsg) Psychotherapie im Wirkungsbereich des Psychiatrischen Krankenhauses. Perimed, Erlangen, S 78–103
Heigl-Evers A, Heigl F (1979) Interaktionelle Gruppentherapie. Eine gruppenpsychotherapeutische Methode der Psychoanalyse nach dem Göttinger Modell. In: Heigl-Evers (Hrsg) Psychologie des XX. Jahrhunderts, Bd VIII. Kindler-Verlag, Zürich
Heigl-Evers A, Heigl F (1983) Das interaktionelle Prinzip der Einzel- und Gruppenpsychotherapie. Z Psychosom Med Psychoanal 29: 1–14
Helmchen H, Linden M, Rüger U (1982) Psychiatrische Psychotherapie. In: Helmchen H, Linden M, Rüger U (Hrsg) Psychotherapie in der Psychiatrie. Springer, Berlin Heidelberg New York
Herdieckerhoff E (1984) Therapie der süchtigen Persönlichkeit (Polytoxikomanie). Vorbemerkung zu einem „Prüfungsfall". Materialien Psychoanalyse 10: 75–77
Jacobson E (1964) Das Selbst und die Welt der Objekte. Suhrkamp, Frankfurt/Main
Kernberg OF (1975) Borderlinestörungen und pathologischer Narzissmus. Suhrkamp, Frankfurt/Main
Kernberg OF (1976) Objektbeziehungen und Praxis der Psychoanalyse. Klett-Cotta, Stuttgart
Kernberg OF (1977) The structural diagnosis of borderline personality organization. In: Hartocollis P (Hrsg) Borderline personality disorders. International Universities Press, New York, pp 87–121
König K (1981) Angst und Persönlichkeit. Das Konzept vom steuernden Objekt und seine Anwendungen. Vandenhoeck & Ruprecht, Göttingen
Kohut H (1977) Die Heilung des Selbst. Suhrkamp, Frankfurt/Main
Lang H (im Druck) Struktural-analytische Überlegungen zur Psychotherapie Schizophrener. Nervenarzt
Mahler MS, Pine F, Bergmann A (1975) Die psychische Geburt des Menschen. Fischer, Frankfurt/Main
Rohde-Dachser (1979) Ärztliche Psychotherapie-Weiterbildung in der Psychiatrischen Klinik. Erfahrungen und Reflexionen am Beispiel der Medizinischen Hochschule Hannover. Psychiatrische Praxis 6: 183–194
Rohde-Dachser C (1980) Frühkindliche Traumatisierung durch Ausfall des empathischen Objekts. In: Naske R (Hrsg) Aufbau und Störungen frühkindlicher Beziehungen zu Mutter und Vater. Brüder Hollinek, Wien, S 31–48
Rohde-Dachser C (1982) Diagnostische und behandlungstechnische Probleme im Bereich der sogenannten Ichstörungen. Psychother Psychosom Med Psychol 32: 14–18
Rohde-Dachser C (1983) Ichstrukturelles Defizit. In: Mertens W (Hrsg) Psychoanalyse. Ein Handbuch in Schlüsselbegriffen. Urban & Schwarzenberg, München Wien Baltimore
Spitzer RL, Endicott J (1979) Justification for separating schizotypical and borderline personality disorders. Schizophrenia Bull 5: 95–104
Strotzka H (Hrsg) (1978) Psychotherapie: Grundlagen, Verfahren, Indikationen. 2. Aufl. Urban & Schwarzenberg, München
Tölle R (1982) Patientenorientierte Psychotherapie – Indikation in der Psychiatrie. In: Helmchen H, Linden M, Rüger U (Hrsg) Psychotherapie in der Psychiatrie. Springer, Berlin Heidelberg New York, S 47–54
Winkler WT (1982) Zur historischen Entwicklung der Beziehungen zwischen Psychotherapie und Psychiatrie in Deutschland seit 1900 unter besonderer Berücksichtigung der Psychoanalyse. In: Helmchen H, Linden M, Rüger U (Hrsg) Psychotherapie in der Psychiatrie. Springer, Berlin Heidelberg New York, S 11–25

Zur psychotherapeutischen Versorgung über 60jähriger – Aspekte der Implementierung im institutionellen Bereich

H. Radebold, M. Rassek, G. Schlesinger-Kipp, M. Teising

Fragestellung

Bereits in der Psychiatrie-Enquête (1975) wurde auf die hohe Prävalenzrate psychischer Erkrankung bei den über 65jährigen hingewiesen, die nachdrücklich durch weitere epidemiologische Untersuchungen für die Bundesrepublik (Dilling u. Weyerer 1978; Cooper u. Sosna 1983) bestätigt wurde (s. Tab.1). Damit ist „die Alterspsychiatrie nicht die Psychiatrie der Demenz" (Lauter 1974), sondern umfaßt im Gegenteil einen hohen Anteil neurotischer, reaktiver und psychosomatischer Erkrankungen (die teilweise aus früheren Lebensabschnitten stammen und teilweise erstmals jenseits des 60./65. Lebensjahres auftreten).

Psychotherapie wird primär als die adäquate Behandlungsform für derartige Erkrankungen angesehen. Selbst wenn die Prävalenzrate derartiger Erkrankungen keinesfalls einem entsprechenden Psychotherapiebedarf gleichgesetzt werden darf (Cooper u. Bickel 1984), so ist doch von einem gewissen Bedarf auszugehen.

Dilling (1981, Zur Notwendigkeit psychotherapeutischer Interventionen zwischen dem 50. und 80. Lebensjahr, unveröffentlicht) gibt den Bedarf für psycho- und soziotherapeutische Maßnahmen aufgrund der Einschätzung der Untersucher für die Gruppe der 50–65jährigen mit 19% und für die Gruppe der über 65jährigen mit 7% an. Dieser Bedarf steht in deutlichem Kontrast zu der Tatsache, daß Psychotherapie nicht zum praktizierten Behandlungsspektrum des gerontopsychiatrischen Versorgungssystems zählt bzw. über 55/60jährige nicht psychotherapeutisch versorgt werden (Radebold 1979a, 1982). Dieser Befund ist um so auffälliger, da Anwendbarkeit und Wirksamkeit der Psychotherapie für Erwachsene vom mittleren bis hohen Lebensalter (d.h. ab dem 50./60. Lebensjahr) in den letzten dreißig Jahren ausgehend von den USA und später in der Schweiz (ab 1960) und in der Bundesrepublik (ab 1965/70) erforscht wurden. Die dabei angewandten psychotherapeutischen Verfahren leiten sich bis heute weitgehend von der Psychoanalyse ab. Überwiegend werden Einzel- und Gruppenpsychotherapie durchgeführt; nur in geringem Ausmaß existieren Ansätze der Paar- und Familientherapie (s. Übersichten bei Petzold u. Bubolz 1979; Brink 1979; Radebold, Schlesinger-Kipp 1982; Radebold 1983, Myers 1984).

Es ergibt sich aufgrund des Lebensalters teilweise eine veränderte Zielsetzung: Sie ist einerseits mehr auf die Bearbeitung akuter Konflikte und eine Symptomreduktion oder Symptomminimalisierung sowie auf die Auseinandersetzung mit dem sich nähernden Lebensende und weniger auf eine Strukturveränderung ausgerichtet (Strotzka 1978; Müller 1967, 1982; Radebold 1979b, 1980) und muß andererseits

Das Verhältnis der Psychiatrie
zu ihren Nachbardisziplinen
Herausgeber: H. Heimann, H. J. Gaertner

Tabelle 1. Prävalenz psychischer Störungen in der Bevölkerung über 65; berechnet aufgrund von Feldstudien. (Aus Cooper u. Sosna 1983)

Autoren	Untersuchungsgebiet	Anzahl der Probanden	Schwere organische Psychosyndrome (%)	Leichte organische Psycho syndrome (%)	Funktionelle Psychosen (%)	Neurosen und Persönlichkeitsstörungen (%)	Gesamt (%)
Sheldon, 1948	Wolverhampton, England (städtisch)	369	3,9	11,7	–	12,6	28,2
Primrose, 1963	N. Schottland (ländlich)	222	4,5	–	1,4	12,6	–
Nielsen, 1962	Samsø (ländlich)	978	3,1	15,4	3,7	6,8	29,0
Kay et al., 1964	Newcastle, England (städtisch)	443	5,6	5,7	2,4	12,5	26,3
Parsons, 1965	Swansea, Wales (städtisch)	228	4,4	–	2,6	4,8	–
Dilling u. Weyerer, 1980	Oberbayern (halbländlich)	295	–	8,5	3,4	10,2	23,1
Cooper u. Sosna, 1983	Mannheim (städtisch)	519	6,0	5,4	2,2	10,8	24,4

stärker reale Veränderungen im sozialen, physischen und psychischen Bereich (Radebold et al. 1973, 1981; Radebold 1979a) berücksichtigen.

So stellt sich die Frage, welche Aspekte es bisher verhindert haben, diese vorliegenden Kenntnisse für die praktische Versorgung nutzbar zu machen und damit in das psychiatrische, gerontopsychiatrische oder psychotherapeutisch/psychosomatische Versorgungssystem zu implentieren.

Unsere bisherigen Erfahrungen erlauben bestimmte, von uns dafür als entscheidend angesehene Bedingungen zu benennen. Sie stützen sich auf eine langjährige Praxisberatung und Supervision im klinischen Bereich und eine jetzt anderthalbjährige Erfahrung in der Kooperation mit psychiatrischen Einrichtungen in Kassel.

Derzeitige Rahmenbedingungen unserer Arbeit

Die personellen, institutionellen und formalen Rahmenbedingungen unserer jetzigen Forschungstätigkeit sollen zum besseren Verständnis kurz beschrieben werden:

Unsere Gruppe umfaßt vier 0,5-Stellen für Wissenschaftler (2 Psychoanalytiker mit psychiatrischer bzw. internistischer Facharztanerkennung; 1 Diplom-Psychologin und 1 Arzt, beide in psychoanalytischer Weiterbildung; die Mitglieder verfügen teilweise über langjährige psychotherapeutische Erfahrungen mit über 50/60jährigen). Die Gruppe hat eigene Behandlungsräume in der Institutsambulanz und der Tagesklinik des Psychiatrischen Landeskrankenhauses Merxhausen in Kassel, die ambulant und teilstationär das gesamte Stadtgebiet von Kassel versorgen. Weiterhin besteht eine enge Kooperation mit dem Ludwig-Noll-Krankenhaus, einem psychiatrischen Krankenhaus in Kassel, welches die stationäre und darüber hinaus die sozialpsychiatrische Versorgung für einen Sektor in Kassel bereitstellt. Mit dem Stadtkrankenhaus Kassel besteht eine Kooperation in der Nachversorgung über 60jähriger Patienten nach einem Suizidversuch.

Diese Kooperation ist durch entsprechende Verträge zwischen der Universität Kassel und den Trägern der psychiatrischen Institutionen abgesichert.

Der Verdrängungswettbewerb und seine Ursachen

In psychiatrischen Institutionen lassen sich seit langem zwischen den verschiedenen Patientengruppen und Behandlungsformen bestimmte sehr wirksame Verdrängungswettbewerbe beobachten. Neurotisch, reaktiv oder psychosomatisch Erkrankte werden zugunsten der an „großen“ psychischen Erkrankungen, speziell endogenen und exogenen Psychosen Leidenden, weniger häufig aufgenommen und allmählich nur noch in psychosomatischen und psychotherapeutischen Abteilungen psychiatrischer Institutionen behandelt. Psychotherapie wird im Gesamtbehandlungsspektrum entweder unverändert gar nicht oder wenig oder als letzte Möglichkeit, d.h. nach Erprobung der anderen Behandlungsformen versucht. Ebenso werden über 60jährige psychisch Kranke bei Wahlmöglichkeit entsprechend seltener als jüngere ambulant, teilstationär oder stationär in allgemeinpsychiatrische Institutionen aufgenommen. Auf den zum Ausgleich geschaffenen gerontopsychiatrischen Abteilungen befinden sich weitgehend hirnorganisch Erkrankte, die Patienten mit andersartigen psychischen Erkrankungen dagegen auf den Allgemeinabteilungen. Bestehen psychotherapeutische Behandlungsmöglichkeiten, werden in der Regel fast ausschließlich Jugendliche und Erwachsene im jüngeren und mittleren Lebensalter behandelt und Erwachsene im höheren und hohen Lebensalter nicht. In Konsequenz werden über 60jährige neurotisch, reaktiv oder psychosomatisch Erkrankte unterrepräsentiert in psychiatrischen Einrichtungen aufgenommen, haben nur geringen Zugang zu gerontopsychiatrischen und psychotherapeutischen Institutionen und werden gegenüber Jüngeren vernachlässigt, wenn überhaupt psychotherapeutische Behandlungsmöglichkeiten bestehen. Damit ist diese Patientengruppe eine derjenigen, für die bisher am wenigsten adäquate Behandlungsmöglichkeiten zur Verfügung stehen.

Die Ursachen dieses Verdrängungsprozesses sind mehrfach untersucht worden (Radebold 1979a, b, 1980).

Auf der bewußten Ebene sind sie zu sehen im geringen Sozialstatus der Älteren und damit der Behandlungsinstitutionen und der darin Tätigen, in fehlenden und auch nicht während Aus- und Weiterbildung erworbenen gerontologischen, geriatrischen und gerontopsychiatrischen Kenntnissen, in schneller Rotation während der Facharztausbildung, Ausrichtung auf pflegende, betreuende und bewahrende Aspekte in den Institutionen, entsprechender Bevorzugung von Patienten mit hirnorganischen Krankheitsbildern u.a.m.

Auf der unbewußten Ebene besteht für die alltägliche Interaktion und eine intensive langfristige Arbeitsbeziehung eine im Gegensatz zur Arbeit mit Jüngeren umgekehrte Übertragungskonstellation in Form einer Kind-Eltern-Beziehung. Der Jüngere erlebt in dieser Beziehung unbewußt Gefühle, Phantasien, Bedürfnisse, Konflikte und Ängste wieder, die ursprünglich seinen wichtigen älteren Beziehungspersonen (Eltern und Großeltern) galten, nachdem er sich mühsam von diesen während seines Erwachsenwerdens abgegrenzt und gelöst hat. Umgekehrt erlebt der Ältere aufgrund der Altersdifferenz bei den Jüngeren Aspekte seiner bisherigen Beziehungen zu Jüngeren (reale oder phantasierte Kinder, Enkelkinder, Jüngere am Arbeitsplatz und im Alltag) wieder. Weiterhin konfrontiert die Begegnung mit dem Älteren den Jüngeren mit seinem eigenen Altern und den Veränderungen im Alter in Form von Verlusten, Bedrohungen und Kränkungen (Krankheiten und Beeinträchtigungen, schlechte soziale Bedingungen, Verluste an Statusrollen, wichtigen Beziehungspersonen sowie Sterben und Tod). Die Vermeidung des Kontaktes mit Älteren oder zumindestens einer intensiven Arbeitsbeziehung ermöglicht die Vermeidung dieser beunruhigenden, beängstigenden und konfliktträchtigen Aussichten.

Die Einbeziehung unbewußter Aspekte macht auch ein weiteres Phänomen (welches allerdings sehr viel seltener beobachtbar ist) verständlich. Einige ältere Patienten (sowohl in allgemeinärztlichen, aber auch in psychiatrischen, gerontopsychiatrischen und sogar psychotherapeutischen Institutionen) werden langfristig und intensiv fast liebevoll und fürsorglich versorgt, unterstützt und behandelt, aber kaum, da sie „besondere", „interessante", oder „liebgewonnene" Patienten sind, dem Psychiater und zumindestens nicht von seiten des Psychiaters dem Psychotherapeuten vorgestellt. Die Mitarbeiter suchen und schaffen sich damit unbewußt neue, hochgeschätzte, anerkannte, umsorgte und idealisierte Eltern oder Großeltern, von denen sie umgekehrt Anerkennung, Fürsorge und Wertschätzung erwarten. Als „bessere" Kinder wollen sie diese neuen Eltern ganz für sich haben und Konkurrenten nicht zulassen. Zunächst besteht diese unbewußte Bevorzugung erst bei den Patienten, denen gegenüber deutliche positive Übertragungsreaktionen zu beobachten sind. Selbst die sonst eher abgelehnten Patienten nach einem Suizidversuch finden als über 60jährige meist hilfreiche Unterstützung und verbleiben erheblich länger in der Klinik. Treten neben die bisher tätigen Psychiater und Rehabilitations- und Pflegekräfte speziell therapeutisch Tätige (Psychotherapeuten, Psychologen, Sozialarbeiter), so werden derartige Konkurrenzgefühle reaktiviert und mit den bisher vernachlässigten Patienten werden plötzlich lange Gespräche geführt und es wird versucht, die Beziehungen zu intensivieren.

Adäquates Behandlungsangebot, Identifizierungsmöglichkeiten sowie Fortbildung/Supervision als Strategien zur Implementierung

Solange die in den psychiatrischen und speziell gerontopsychiatrischen Institutionen tätigen Ärzte, Psychologen (und auch Sozialarbeiter) nicht über qualifizierte psychotherapeutische Kenntnisse und Erfahrungen verfügen, bedarf es eines Bündels an Maßnahmen, um ein adäquates Behandlungsangebot zu implementieren. Dazu zählen:

a) Parallel zu dem psychiatrischen Untersuchungs- und Behandlungsangebot (einschließlich soziotherapeutischer, pflegerischer und rehabilitativer Maßnahmen) wird ein psychotherapeutisches Angebot geschaffen, welches von qualifiziert ausgebildeten Psychotherapeuten (hier Psychoanalytiker) wahrgenommen wird.

b) Durch vertragliche Regelung wird von vornherein eine eigenständige und eigenverantwortliche Arbeit beider Gruppen festgelegt. Die Arbeit findet im gleichen institutionellen und räumlichen Rahmen statt. Die vorgesehene Sicht aller über 60jährigen Patienten durch beide Gruppen erlaubt die Wahrnehmung von psychiatrischer und allgemeiner Diagnostik, akuter psychiatrischer Krisenintervention sowie von Assessmentfunktionen und bietet durch das nachfolgende psychoanalytische Interview die Abklärung neurotischer, reaktiver oder psychosomatischer Krankheitsanteile sowie der bestehenden Behandlungsmöglichkeiten einschließlich einer psychotherapeutischen Krisenintervention.

c) Auf der wöchentlich stattfindenden gemeinsamen Ambulanzkonferenz werden sowohl psychiatrischerseits die gesehenen Patienten bezüglich Vorgeschichte, diagnostischer und differentialdiagnostischer Überlegungen vorgestellt und gemeinsam psychodynamische und psychosoziale Aspekte erläutert als auch in der nachfolgenden Woche Ergebnisse der psychoanalytischen Untersuchung mitgeteilt. Anschließend erfolgt die gemeinsame Festlegung des Behandlungsplanes, wobei beide Gruppen von Zeit zu Zeit über spezielle Probleme und den Fortgang der Therapie berichten. Notwendige zusätzliche Behandlungen oder Veränderungen des Behandlungsplanes können dadurch kurzfristig verabredet werden.

d) Die Einführung einer psychodynamischen Sichtweise führt in Ergänzung der bisherigen Sichtweisen zu einer u.E. umfassenden Wahrnehmung der äußeren und inneren Situation des Patienten und erlaubt damit ein adäquateres Behandlungsspektrum für alle psychisch Alterskranken, insbesondere für die vernachlässigte Gruppe der neurotisch, reaktiv oder psychosomatisch Kranken.

e) Die in der psychiatrischen Institution Tätigen werden durch diese umfassendere Sicht angeregt, sich mehr mit den Alterspatienten auseinanderzusetzen, psychotherapeutische Behandlungsmöglichkeiten zu berücksichtigen und fühlen sich allmählich ermutigt, selbst therapeutisch tätig zu werden. Sie übernehmen damit einen konfliktorientierten Verstehens- und Behandlungszugang. Sind die Gehbeschwerden einer 74jährigen Frau „organisch" alterstypisch oder Ausdruck einer Phobie, die auftrat als die Enkeltochter heiratete, ins Haus zog und damit eine unbewußte Verführungskonstellation schuf? Kann eine 78jährige Frau bereits Tochter und Enkeltochter haben und sich noch einmal auf die Suche nach einem idealisierten längst verstorbenen Vater begeben, nachdem sich der kränkelnde Ehemann endgültig als unbrauchbar herausgestellt hat? Kann eine Altersdepression auch als pathologische Trauerreaktion aufgrund unbewußter, trotz und nach 40jähriger Ehe, hochambivalenter Gefühle gegenüber dem verstorbenen Ehemann verstanden werden?

Diese umfassende Sicht erfordert umgekehrt von den psychotherapeutisch Tätigen eine stärkere Berücksichtigung der Multikonditionalität der Alterssituation, insbesondere der Berücksichtigung organischer und sozialer Aspekte für Diagnose und Therapie. Die Notwendigkeit der Einbeziehung dieser Aspekte belegt die Untersuchung von Cooper u. Sosna (1983) durch die Feststellung, daß die psychisch Alterskranken im Vergleich zu rein körperlich Alterskranken charakterisiert sind durch ein höheres Maß an körperlicher Krankheit und Behinderung (insbesondere Beweglichkeit, beim Hören und Sehen) durch schlechtere Wohnqualität und subjektiv erlebte Isolierung. Allerdings muß aus psychoanalytischer Sicht stets die subjektive Bedeutung der objektiven Ereignisse hinterfragt werden (Radebold 1979a, 1979b).

f) Ein derartiges psychotherapeutisches Behandlungsangebot führt allmählich dazu, daß sich auch außerhalb der eigenen psychiatrischen Institution Tätige für derartige Fragestellungen interessieren und diese Gesichtspunkte bei Diagnose, Behandlung und Hilfestellung berücksichtigen möchten. Die kommunalen und teilweise auch regionalen Auswirkungen können systematisch unterstützt werden durch Fortbildungsangebote für alle Berufsgruppen, Forschungsseminare zur Erörterung tiefenpsychologischer Themen, Angebote zur Übernahme von Kotherapie – Aufgaben z.B. für Gruppenpsychotherapie in anderen Institutionen, Angebote von Praxisanleitung und Supervision und Information der breiteren Öffentlichkeit.

Als vorläufig letzter Schritt (in Kassel zur Zeit in Planung) bietet sich die Einrichtung von Balint-Gruppen für Ärzte an, die speziell auf die Arbeit mit über 60jährigen zentriert sind.

Der systematische Aufbau dieser zusätzlichen Angebote führt zu einem ansteigenden Interesse, vermittelt bisher fehlende und nicht erwerbbare Kenntnisse für die verschiedenen Berufsgruppen, verhilft zur Einführung therapeutisch orientierter Angebote in anderen Einrichtungen (z. B. für psychisch Alterskranke in sozialpsychiatrischen Diensten, in Heimen und weiteren psychiatrischen Institutionen) und schafft gleichzeitig eine Identität der sich für diesen Bereich Interessierenden und in diesem Bereich Tätigen. Dazu zählt auch manchmal die leider notwendige Unterstützung jüngerer interessierter Kolleginnen und Kollegen gegen die Annahmen, Vorurteile und Unkenntnisse älterer in diesem Bereich Tätiger.

g) In der Regel entwickelt sich erst nach einer längeren Fortbildung und Praxisanleitung eine reguläre Supervision. Neben der Wissensvermittlung wird Hilfe benötigt für die Klärung bestehender Vorurteile, Einstellungen und Leitbilder des Alters, die Handhabung der Übertragungs- und Gegenübertragungskonstellation, die Auseinandersetzung mit dem eigenen Altern und das Ertragen von meist schwierigen Veränderungen der Älteren, die gerade bei psychisch Alterskranken in hohem Umfang bestehen, einschließlich der Auseinandersetzung mit eigenem Sterben und Tod. Ohne psychotherapeutische Vorbildung und ohne Hilfestellung sind Behandlungsmißerfolge vorprogrammiert, die dann nicht der Unkenntnis und Schwierigkeiten des jüngeren Behandlers, sondern typischerweise der „Rigidität" und „Unbehandelbarkeit" der Älteren angelastet werden.

h) Selbst unter der Voraussetzung des Vorhandenseins einer Gruppe entsprechend therapeutisch Interessierter und Tätiger und der Bereitschaft zur Kooperation auf seiten der Gerontopsychiatrie benötigt der Implementierungsprozeß einen langen Zeitraum von mindestens zwei bis drei Jahren, der von vornherein bewußt eingeplant und mitberücksichtigt werden muß.

Zukünftige Aspekte

Unsere Erfahrungen belegen die Möglichkeiten, aber auch die erforderliche Zeitdauer für die Implementierung eines psychotherapeutischen Versorgungsangebotes für die Gruppe der über 60jährigen in einer psychiatrischen Institution und nachfolgend im kommunalen und noch später im regionalen Bereich. Bei dem derzeitigen Entwicklungsstand gerontopsychiatrischer Versorgung in der Bundesrepublik scheint die Schaffung eines spezialisierten Angebotes praktisch den einzigen Weg zur Verbesserung der Versorgung darzustellen. Die sich dadurch abzeichnende Spezialisierung darf in ihren Auswirkungen dabei nicht unterschätzt werden, denn alle praktikablen Versorgungsmodelle führen zu einer hochgradigen Trennung zwischen den verschiedenen Altersgruppen und damit zu einer Abgrenzung gegenüber den Jüngeren und umgekehrt zu einer Ausgrenzung der Älteren. Sieht man dagegen die Schaffung eines eigenen Versorgungsangebotes für die Gruppe der Älteren als eine sich notwendigerweise ergebende Konsequenz an, so kann jetzt in einem weiteren Schritt eine größere Integration erreicht werden. Diese läßt sich in einigen psychiatrischen Institutionen beobachten, in denen gerontopsychiatrische Abteilungen zunehmend mehr psychotherapeutisch und auch familientherapeutisch arbeiten (siehe z.B. Vorträge auf dem 13. Symposion der Europäischen Arbeitsgemeinschaft für Gerontopsychiatrie im September 1984 in Kassel). Außerdem wird für das gesamte Team dieser Abteilungen eine psychosomatische (Uexküll 1979) oder eine psychotherapeutische Grundhaltung angestrebt. Der familientherapeutische Ansatz und die stärkere Einbeziehung der Angehörigen (z.B. Sektorisierung des psychiatrischen Krankenhauses und verstärkte Angehörigenarbeit) vermeidet die Zerreißung noch bestehender intergenerativer Beziehungen. Ähnliche Ansätze lassen sich auch in ambulanten und teilstationären Einrichtungen beobachten.

Unverändert besteht die Schwierigkeit, innerhalb des psychotherapeutisch/psychosomatischen Versorgungssystems über 50/60jährige zu behandeln (Radebold 1979a, 1983). Hier wird hoffentlich die Integration ohne neue Spezialisierung möglich werden.

Literatur

Bericht zur Lage in der Bundesrepublik Deutschland (1975) Zur psychiatrischen und psychotherapeutisch/psychosomatischen Versorgung der Bevölkerung. Deutscher Bundestag, 7. Wahlperiode, Drucksache 7/4200

Brink TL (1979) Geriatric psychotherapy. Human Sciences Press, New York London

Cooper B, Bickel H (1984) Epidemiologie psychischer Störungen: Folgerungen für die psychotherapeutische Versorgung. In: Baumann U (Hrsg) Psychotherapie: Makro- und Mikroperspektiven. Hogrefe, Göttingen

Cooper B, Sosna U (1983) Psychische Erkrankungen in der Altenbevölkerung. Nervenarzt 54: 239–249

Dilling H, Weyerer S (1978) Epidemiologie psychischer Störungen und psychiatrische Versorgung. Urban & Schwarzenberg, München

Lauter H (1974) Epidemiologische Aspekte alterspsychiatrischer Erkrankungen. Nervenarzt 45: 277–288

Müller C (1967) Alterspsychiatrie. Thieme, Stuttgart

Müller C (1982) Psychotherapie in der Alterspsychiatrie. In: Helmchen H, Linden M, Rüger U (Hrsg) Psychotherapie in der Psychiatrie. Springer, Berlin Heidelberg New York

Myers WA (1984) Dynamic therapy of the older patient. Jason Aronson, New York

Petzold H, Bubolz E (Hrsg) (1979) Psychotherapie mit alten Menschen. Junfermann, Paderborn

Radebold H (1979a) Möglichkeiten und Einschränkungen von Behandlungsverfahren in den Versorgungssystemen Psychotherapie/Psychosomatik und Soziale Therapie. Z Geront 12: 149–155

Radebold H (1979b) Psychosomatische Probleme in der Geriatrie. In: Uexküll T (Hrsg) Lehrbuch der psychosomatischen Medizin. Urban & Schwarzenberg, München

Radebold H (1980) Die Altersdimension – Möglichkeiten und Grenzen des therapeutischen Prozesses. Praxis Psychother Psychosom 25: 29–36

Radebold H (1982) Probleme der psychotherapeutischen Technik bei neurotischen und reaktiven Erkrankungen im höheren und hohen Alter. In: Helmchen H, Linden M, Rüger U (Hrsg) Psychotherapie in der Psychiatrie. Springer, Berlin Heidelberg New York

Radebold H (Hrsg) (1983) Gruppentherapie im Alter. Vandenhoeck & Ruprecht, Göttingen

Radebold H, Schlesinger-Kipp G (Hrsg) (1982) Familien- und paartherapeutische Hilfen bei älteren und alten Menschen. Vandenhoeck & Ruprecht, Göttingen

Radebold H, Bechtler H, Pina I (1973) Psychosoziale Arbeit mit älteren Menschen. Lambertus, Freiburg

Radebold H, Bechtler H, Pina I (1981) Therapeutische Arbeit mit älteren Menschen. Lambertus, Freiburg

Strotzka H (1978) Psychotherapie der Lebensalter. In: Rosenmay L (Hrsg) Die menschlichen Lebensalter-Kontinuität und Krisen. Pieper, München

Uexküll T (1979) Vorwort zur ersten Auflage. In: Uexküll T (Hrsg) Lehrbuch der psychosomatischen Medizin. Urban & Schwarzenberg, München

Behandlungsergebnisse bei 111 Patienten mit stationär-ambulanter psychoanalytisch-orientierter Psychotherapie [1]

W. Senf

Jede Form ärztlicher Therapeutik muß sich die Frage nach ihrer Effizienz gefallen lassen. In der Psychosomatischen Klinik der Universität Heidelberg werden alle in den Jahren 1978–1980 begonnenen stationären wie ambulanten Psychotherapien in einem Katamneseprojekt wissenschaftlich überprüft (Engel et al. 1979; Bräutigam et al. 1980). Der Forschungsansatz ist praxisbegleitend, d.h., es wird das untersucht, was üblicherweise in der Klinik therapeutisch getan wird.

Der Ablauf sowie die inhaltliche Gliederung der Gesamtuntersuchung (Tabelle 1) sind darauf angelegt, Veränderungen der Patienten während der Wartezeit zwischen dem ersten und zweiten Untersuchungszeitpunkt, während der Therapie sowie während der Follow-up-Zeit zu erfassen. Mit dem Vergleich der Symptombefunde bzw. Testergebnisse beim Erstkontakt einerseits und bei Therapiebeginn andererseits wird dem ohnehin schwierig zu lösenden Kontrollgruppenproblem Rechnung getragen. Zu den verschiedenen Erhebungszeitpunkten kommen Untersuchungsinstrumente zur Anwendung, die zum einen der Erfolgsmessung und zum anderen der Prädiktorensuche dienen.

Damit sind zwei der Fragestellungen des Projektes angesprochen:

1. Unter dem sog. *Legitimationsaspekt* ist zu überprüfen, ob global gesehen das Therapieangebot wirksam ist;
2. Unter dem *Indikationsaspekt* ist herauszufinden, welche Patienten es sind, denen das Therapieangebot hilft, und welchen nicht.

Es stellt sich die Aufgabe, über globale Erfolgsquoten hinaus die interindividuellen Unterschiede zwischen verschiedenen Patienten bis hin zum Einzelfall sichtbar zu machen. Nur so ist der Forderung nach einer differentiellen Therapieforschung (Thomä u. Kächele 1983) zu genügen.

Datenbasis

Die folgende Darstellung bezieht sich nur auf einen Teil der behandelten Patienten, nämlich die stationär begonnenen und ambulant fortgesetzten psychoanalytisch-

1 Diese Arbeit wurde durch die Breuninger-Stiftung gefördert.
Prof. Dr. W. Bräutigam zum 9. 8. 1985 in Dankbarkeit.

Das Verhältnis der Psychiatrie
zu ihren Nachbardisziplinen
Herausgeber: H. Heimann, H. J. Gaertner

Tabelle 1. Schematische Darstellung des Heidelberger Katamneseprojektes

I. Erster klinischer Kontakt ca. 3 Monate	II. Beginn der Therapie z. B. 2 Jahre	III. Ende der Therapie ca. 2 Jahre	IV. Katamnese
1. Symptombefund 2. Tests GT: Giessen-Test GBB: Giessener Beschwerdebogen HIT: Holtzman-Inkblot-Technik GG: Gottschalk-Gleser-Sprech-Probe 3. Psychoanalytisches Erstinterview	1. Symptomveränderung 2. Tests (GT, GBB, HIT, GG) 3. Individuelle Therapieziele 4. Psychodynamische Hypothese 5. Klinisches Rating	1. Symptomveränderung 2. Tests (GT, GBB, HIT, GG) 3. Bewertung der indiv. Therapieziele 4. Fragebögen	1. Symptomveränderung 2. Tests (GT, GGB, HIT, GG) 3. Bewertung der indiv. Therapieziele 4. Katamnestisches Interview 5. Fragebögen

Tabelle 2. Stationär-ambulante Behandlungsformen

Stationär		Ambulant
Gruppenpsychotherapie (5 × wöchentlich) 3 Monate	Therapeutische Gemeinschaft, konzentrative Bewegungstherapie, analytische Gestaltungstherapie etc.	Fortsetzung durch ambulante Gruppenpsychotherapie für mindestens 2 Jahre
Kombinierte Gruppen- (3 × wöchentlich) und Einzelpsychotherapie (2 × wöchentlich) 3 Monate		Fortsetzung durch ambulante Einzel- oder Gruppenpsychotherapie für 1 – 2 Jahre oder länger

orientierten Gruppen- und Einzeltherapien. Die jeweils drei Monate dauernden stationären Behandlungen mit ergotherapeutischen und averbalen Therapieformen werden ambulant für etwa zwei Jahre oder länger fortgesetzt (Tabelle 2). Von den insgesamt 126 stationär-ambulanten Behandlungen sind derzeit 111 abgeschlossen. Von diesen Patienten litten 54% an psychoneurotischen Symptomen, 27% an funktionellen Körperbeschwerden, 12% an psychosomatischen Beschwerden im engeren Sinne und 7% an sonstigen Symptomen. Die Symptomdauer betrug im Durchschnitt 7 1/2 Jahre. Die folgenden Daten beschreiben die Veränderungen der Patienten zum dritten Erhebungszeitpunkt („outcome") etwa sechs Wochen nach Therapieende, die Auswertung der 2-Jahres-Katamnesen ist noch nicht abgeschlossen. Zur Untersuchung kamen 80% der Patienten.

Behandlungsergebnisse

Entsprechend der Forderung z.B. von Strupp u. Hadley (1977), daß Ergebnisse der Psychotherapie multidimensional und unter verschiedenen Betrachterstandpunkten zu untersuchen sind, werden für die Bewertung der Veränderungen bei den Patienten Daten aus unterschiedlichen Quellen verwendet.

Die Therapeuten beurteilen u.a. die Symptomveränderungen der Patienten in einem standardisierten Symptomrating und bewerten individuelle Behandlungsziele, die für jeden Patienten zu Beginn der Behandlung schriftlich festgelegt wurden (Kordy u. Scheibler 1984). In diesen individuellen Therapiezielen kommen Symptome, Beschwerden, Problem- und Konfliktbereiche, Störungen in den Objektbeziehungen usw. so zur Darstellung, wie sie von den Patienten erlebt und zum Ausdruck gebracht wurden. Das jeweilige Hauptproblem ist gesondert gekennzeichnet und als „Hauptziel" erfaßt.

Die Patienten beurteilen das Behandlungsergebnis über den Gießener Beschwerdebogen (Brähler u. Scheer 1979), über einen ausführlichen Fragebogen der u.a. nach der „Zufriedenheit" mit dem Therapieergebnis fragt, sowie über Veränderungen im Gießen-Test (Beckmann u. Richter 1972). Die Veränderungen der Patienten, wie sie sich in den hier gewählten Untersuchungsinstrumenten abbilden, sind in den Tabellen 3 und 4 zusammengefaßt. Im Ganzen weisen die Daten auf diesen Evaluationsebenen auf positive Veränderungen sowohl aus der Sicht der Patienten wie der der Therapeuten. Unterstrichen wird dieser Eindruck durch den Vergleich mit fehlenden Veränderungen im Beschwerdebogen und in dem Symptomrating in der Wartezeit. Im Gießen-Test (Abb.4) sind die beobachteten Veränderungen in den Skalen soziale Resonanz, Dominanz, Grundstimmung und Durchlässigkeit signifikant. Die auf intrapsychische Kontrolle bezogene Skala zeigt keine signifikanten Veränderungen. Andere Untersucher, die den Gießen-Test benutzten, berichteten für stationär-ambulante Behandlungen ähnliches (vgl. Rüger 1981; Janssen 1980).

Prognostische Gesichtspunkte

Unter dem eingangs genannten Indikationsaspekt werden im folgenden die bisher global betrachteten Behandlungsergebnisse unter der Fragestellung differenziert:

Tabelle 3. Ergebnisse stationär-ambulanter psychoanalytisch orientierter Psychotherapie

	Sehr gute/gute Besserung %	Befriedigende Besserung %	Ohne Erfolg %	Verschlech-terung %	Nicht zu beurteilen[a] %
Therapeut					
Symptomrating (n=91)	36	40	14	7	3
Wartezeit:	3	6	72	19	
Individuelle Therapie-ziele (n=95)	41	46	12	1	–
Hauptziele	49	39	11	1	
Patient:					
Beschwerdebogen (n=84)	29 (43)[b]	11 (16)	17 (25)	11 (16)	33
Wartezeit:	6	11	28	55	
„Zufriedenheit" (n=62)	58	5	19	16	2

[a] „Nicht zu beurteilen" heißt, daß die Untersuchungsinstrumente zu Behandlungsbeginn nicht verwertbare Daten erbracht haben.

[b] Werden die 33% der Patienten, die zu Behandlungsbeginn keine der in dem Gießener Beschwerdebogen meßbaren körperlichen Beschwerden angaben, aus der Bewertung herausgenommen, dann ergeben sich die in Klammern gesetzten Prozentzahlen

Tabelle 4. Veränderungen zwischen Therapiebeginn und -ende für die Skalen des Gießen-Test (n=83)

Skala	Mittelwert		Standardabweichung		T-Test
	Beginn	Ende	Beginn	Ende	($\alpha=1\%$)
Soziale Resonanz	35,6	41,0	10,5	11,0	–4,3 (sign.)
Dominanz	50,5	43,5	10,4	9,9	5,8 (sign.)
Kontrolle	44,3	45,4	10,4	10,2	–1,1 (– –)
Grundstimmung	64,0	60,5	8,4	8,3	3,7 (sign.)
Durchlässigkeit	57,1	52,9	11,2	11,1	3,3 (sign.)

Welche Ausgangsbedingungen (z.B. welche Symptome oder welche Persönlichkeitsstörungen) lassen bei welchen Patienten einen guten bzw. schlechten Behandlungserfolg erwarten? Die prognostische Relevanz einzelner Variablen wurde an anderer Stelle diskutiert (Kordy et al. 1983; Senf et al. 1984). Die folgende Analyse konzentriert sich auf zwei Extremgruppen bezüglich der Schwere der Persönlichkeits-

Tabelle 5. Erfolgsquoten für zwei Extremgruppen von in ihren Ichfunktionen „leichter" und „schwerer" gestörten Patienten[a]

Erfolgsquoten / Bewertungsebene	„Leichter gestört"		„Schwerer gestört"	
	Sehr gute/gute Besserung % (n)	Befriedigende Besserung % (n)	Sehr gute/gute Besserung % (n)	Befriedigende Besserung % (n)
Symptomrating	55,6 (n=20)	25,0 (n=9)	23,3 (n=7)	46,7 (n=14)
Individ. Therapieziele	46,3 (n=19)	46,3 (n=19)	27,3 (n=9)	51,5 (n=17)
Hauptziel	61,1 (n=22)	33,3 (n=12)	33,3 (n=10)	43,3 (n=13)
Beschwerdebogen 42,1 (n=16)	7,9 (n=3)	7,9 (n=3)	13,3 (n=4)	13,3 (n=4)
Zufriedenheit	62,5 (n=20)	6,3 (n=2)	43,8 (n=7)	6,3 (n=1)

[a] Die Daten konnten nicht für alle Patienten auf allen Bewertungsebenen erhoben werden. Die Prozentangaben beziehen sich daher auf unterschiedliche Bezugszahlen.

störungen, d.h. hier der Störungen der Ichfunktionen. Nach Behandlungsbeginn wurden alle Patienten in einem psychoanalytisch orientierten klinischen Rating (Engel et al. 1979) u.a. in den Bereichen Ichstärke bzw. Ichschwäche, Triebkontrolle, Triebintegration, Überichfunktion und emotionaler Ausdrucksfähigkeit eingeschätzt. Anhand dieser Merkmale lassen sich zwei Gruppen bilden, zum einen solche Patienten, die in vier dieser Merkmale als schwer gestört eingeschätzt wurden („schwerer gestört") und zum anderen die Patienten, die in höchstens einem dieser Merkmale eine gravierende Störung zeigten („leichter gestört"). Tabelle 5 zeigt, wie sich diese beiden Patientengruppen in bezug auf eine sehr gute, gute bzw. befriedigende Besserung auf den verschiedenen Evaluationsebenen unterscheiden.

Es ist nicht überraschend, daß die Patienten, die in jeweils vier Bereichen als schwerer gestört eingeschätzt wurden, weniger häufig ein sehr gutes bzw. gutes Behandlungsergebnis erreichten. Ein ähnliches, wenn auch nicht ganz so ausgeprägtes Bild ergibt sich für die Skalen des Gießen-Tests. In Abb.1 sind in Anlehnung an Sloane et al. (1975) die mittleren Veränderungen und die zugehörigen 95%-Konfidenzintervalle für die fünf Skalen des Gießen-Tests dargestellt. Mit der Ausnahme der Skala Dominanz zeigen sich auf den übrigen Skalen zu Therapiebeginn ungünstigere Mittelwerte, d.h. Ausgangsbedingungen für die Gruppe der als „schwerer gestört" eingeschätzten Patienten. Für *beide* Extremgruppen sind die mittleren Veränderungen in Richtung des Mittelwertes einer Normalbevölkerung auf den Skalen „soziale Resonanz", „Grundstimmung" und „Durchlässigkeit" jedoch beträchtlich, wobei die positiven Veränderungen bei den als „leichter gestört" eingeschätzten Patienten allerdings überwiegen.

Die bisherige statistische Bewertung der beobachteten mittleren Veränderungen erlaubte es nicht, Aussagen über die Richtung und das tatsächliche Ausmaß der Veränderungen bei den einzelnen Patienten zu machen. Das wäre aber unter dem Indikationsaspekt für die klinische Praxis von entscheidender Bedeutung. Es soll im folgenden anhand der Skala „soziale Resonanz" exemplarisch aufgezeigt werden, in

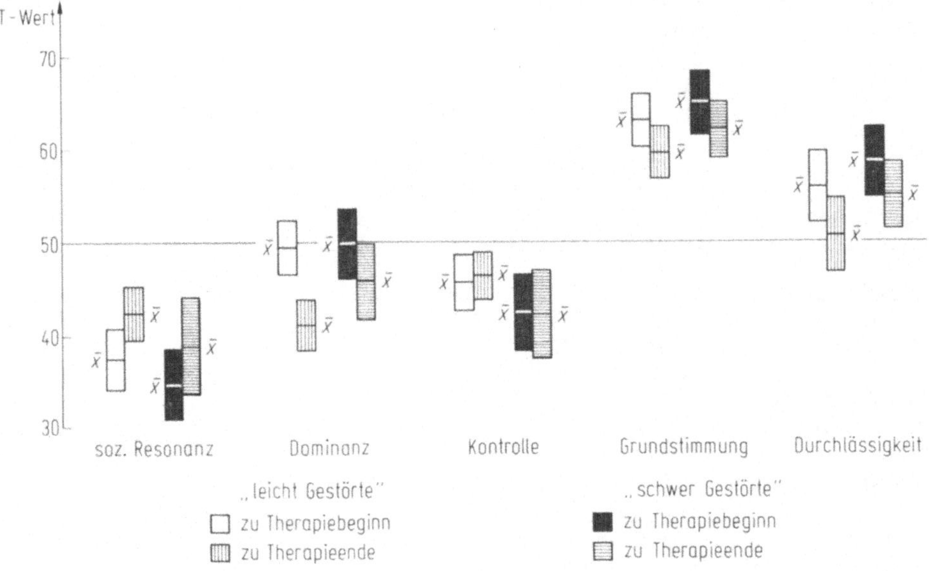

Abb.1. Mittlere Veränderungen und (95%-)Konfidenzintervalle der Skalenwerte des Gießen-Tests im Vergleich für in ihren Ichfunktionen „schwer gestörte" bzw. „leicht gestörte" Patienten

welchem Ausmaß sich die Patienten, die als „schwerer gestört" eingeschätzt wurden, gegenüber der Vergleichsgruppe tatsächlich verändert haben. In Abb.2 repräsentiert jeder Kreis bzw. jedes Kreuz einen Patienten. Der Anfangswert zu Therapiebeginn (Horizontale) und der Endwert zu Therapieende (Vertikale) wurden für jeden einzelnen Patienten aufgetragen. Entsprechend der Standardisierung des Gießen-Tests gilt als negativ sozial resonant, wer unterhalb des Normalbereiches I und II zwischen den Skalenpunkten 40 und 60 liegt. Wird zunächst die Gesamtgruppe der Patienten betrachtet, dann zeigt sich folgendes: links der gestrichelten vertikalen Linie A liegen die Patienten, die vor der Therapie als negativ sozial resonant auffielen, rechts dieser Linie sind die Patienten zu finden, die zu Behandlungsbeginn unauffällig waren. Es ist nun zu erkennen, daß 68% der Patienten zu Behandlungsbeginn mit erniedrigten Werten starteten, d.h., daß sie sich als unattraktiv, unbeliebt, mißachtet, wenig durchsetzungsfähig usw. fühlten. Anhand der gestrichelten horizontalen Linie B ist zu erkennen, in welchem Ausmaß sich diese Patienten nach der Therapie verändert haben. Die Patienten, die oberhalb dieser horizontalen Linie im Normalbereich II liegen, haben sich im Verlauf der Therapie von erniedrigten Werten in den Normalbereich bewegt. Das gilt für 40% der Patienten, weitere etwa 15% haben sich angenähert. Wird nun zwischen den als „schwerer gestört" (X) und den als „leichter gestört" (O) eingeschätzten Patienten unterschieden, dann wird deutlich, daß mehr der „schwerer gestörten" Patienten (80%) mit erniedrigten Werten zu Behandlungsbeginn starteten. Von diesen Patienten bewegen sich 36% in den Normalbereich II. Von den „leichter gestörten" Patienten gelangen dagegen 70% in den Normalbereich.

Darüber hinaus kann die Richtung und das Ausmaß der Veränderung einzelner Patienten beobachtet werden. So hat sich z.B. die mit 1 gekennzeichnete Patientin über die Therapie aus Normalbereich I hin zu einer negativ sozialen Resonanz

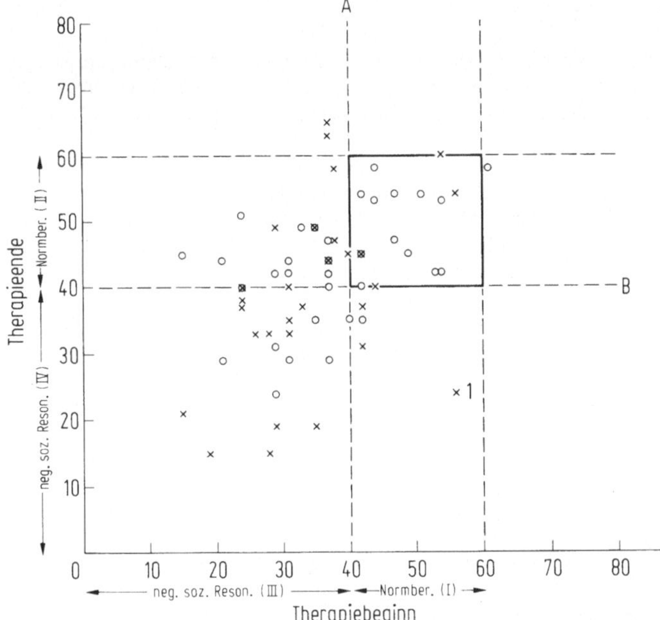

Abb.2. Individuelle Änderungen zwischen Therapiebeginn und -ende für die Skala „Soziale Resonanz" des Gießen-Test. *O.* „leichter gestört", *X.* „schwerer gestört"

(Skalenpunkt 24 bei Therapieende) bewegt. Es handelt sich um eine 28jährige Patientin mit einer schweren chronifizierten Bulimie, einem massiven Laxantienabusus, Schlaf- und Arbeitsstörungen und ausgeprägten hypochondrischen Krebsängsten. Sozial völlig zurückgezogen, nahm sie häufig kurzzeitig wechselnde Beziehungen auf. Der Therapieverlauf ergab hier eine maligne Entwicklungsstörung, es kam zu massiven Regressionen mit ausgeprägten Derealisationen bis hin zum Realitätsverlust und Suizidgefährdung, wodurch psychiatrische Maßnahmen notwendig wurden.

Die hier skizzierte Analyse der Behandlungsergebnisse für verschiedene Patientengruppen bis zum Einzelfall auf der Ebene der verschiedenen Meßinstrumente erlaubt ein schrittweises Erfassen auch von Risikofaktoren für eine psychotherapeutische Behandlung. Dadurch lassen sich unter dem Indikationsaspekt Ergebnisse von hoher klinischer Relevanz gewinnen. Solche Risikofaktoren sollen diese Patienten von der Behandlung nicht ausschließen, sondern den Kliniker dazu auffordern, seine Behandlungspraxis zu überprüfen. Damit ist das grundlegende Ziel jeder Katamneseforschung angesprochen, nämlich dem Kliniker eine konkrete Rückmeldung über seine alltägliche klinische Praxis und über die Behandlungschancen seiner Patienten zu geben.

Literatur

Beckmann D, Richter H-E (1972) Gießen-Test (GT). Huber, Bern

Brähler E, Scheer JW (1979) Skalierung psychosomatischer Beschwerdekomplexe mit dem Giessener Beschwerdebogen (GBB). Psychother med Psychol 29: 14–27

Bräutigam W, Rad M v, Engel K (1980) Erfolgs- und Therapieforschung bei psychoanalytischen Behandlungen. Z Psychosom Med Psychoanal 26: 101–118

Engel K, Rad M v, Becker H, Bräutigam W (1979) Das Heidelberger Katamnesenprogramm. Med Psychol 5: 124–137

Engel H, Haas F, Rad M v, Senf W, Becker H (1979) Zur Einschätzung von Behandlungen mit Hilfe psychoanalytischer Konzepte (Heidelberger Rating). Med Psychol 5: 253–268

Janssen PL (1980) Psychotherapie als angewandte Psychoanalyse. Habilitationsschrift, Universität Essen

Kordy H, Rad M v, Senf W (1983) Success and failure in psychotherapy: Hypotheses and results from the Heidelberg follow up project. Psychother Psychosom 40: 211–227

Kordy H, Scheibler D (1984) Individuumsorientierte Erfolgsforschung: Erfassung und Bewertung von Therapieeffekten anhand individueller Behandlungsziele. Teil 1: Gibt es in der Erfolgsforschung eine „Lücke“ für individuumsorientierte Verfahren? Z klin Psychol Psychopath Psychother 32, Heft 3

Kordy H, Scheibler D (1984) Individuumsorientierte Erfolgsforschung: Erfassung und Bewertung von Therapieeffekten anhand individueller Behandlungsziele. Teil 2: Anwendungs- und Auswertungsaspekte. Z klin Psychol Psychopath Psychother 32, Heft 4

Rüger U (1981) Stationär-ambulante Gruppenpsychotherapie. Springer, Berlin Heidelberg New York

Senf W, Kordy H, Rad M v, Bräutigam W (1984) Indication in psychotherapy on the basis of a followup study. Psychother Psychosom 42: 37–47

Sloane RB, Staples FR, Cristol AH, Jorkston NJ, Whipple K (1975) Psychotherapy versus behavior therapy. University Press, Harvard

Strupp HH, Hadley SW (1977) A tripartite model of mental health and therapeutic outcomes. Amer Psychol 32: 187–195

Thomä H, Kächele H (1983) Bemerkungen zur Lage der psychoanalytischen Forschung in der BRD. In: Häfner H (Hrsg) Forschung für die seelische Gesundheit. Springer, Berlin Heidelberg New York

III Schluß

Psychiatrische Versorgung. Das humane Minimum und seine Kosten

K. Ernst

Der öffentliche Sparauftrag

Steuerzahler, Parlamente und Behörden erwarten zur Zeit von uns Psychiatern, daß wir uns an den allgemeinen Sparbemühungen *angesichts der Kostensteigerung im Gesundheitswesen* effizient beteiligen.

Wir nehmen diese Aufforderung ernst. Denn wir sind darauf gefaßt, daß nur schon die unvermeidbaren technologisch verursachten Umweltveränderungen bereits in den nächsten Jahrzehnten neuartige Kostenentwicklungen herbeiführen werden – Kosten und Belastungen, deren Verteilung erhebliche humane Probleme mit sich bringen werden. Die Frage, die ich im folgenden beantworten werde, lautet deshalb: *Wie können wir in der psychiatrischen Versorgung der Öffentlichkeit Geld sparen – ohne dadurch die Lebensqualität der Versorgten zu verschlechtern?* – Die Zusatzbedingung zu dieser Frage ist im Auge zu behalten.

Sparen kann der Staat in der Psychiatrie an seinen stationären und ambulanten Institutionen und an den von ihm unterstützten Krankenkassen. Sparen kann er aber auch, wenn es ihm gelingt, die psychiatrische Morbidität der Bevölkerung zu senken. In dieser Reihenfolge sollen die Sparmöglichkeiten hier untersucht werden. Aus Raumgründen muß dabei auf die Besprechung der Kinderpsychiatrie verzichtet werden.

Braucht es weiterhin psychiatrische Kliniken?

Wer diese Frage verneint, kann sich tatsächlich auf sorgfältige erfahrungswissenschaftliche Belege stützen. So ist z.B. bewiesen worden, daß man die meisten an Schizophrenien erkrankten Patienten außerhalb von psychiatrischen Kliniken behandeln kann, nämlich in offenen Auffangstellen zur Krisenüberbrückung (Linn et al. 1977), in Tageskliniken (Herz et al. 1971), in therapeutischen Wohngemeinschaften mit Laienhelfern (Mosher u. Menn 1978) und in spezialisierter Familienpflege (Polak 1976). Ja es ist sogar mehrfach gezeigt worden, daß man scheinbar hospitalisierungsbedürftige psychotische Kranke einfach zu Hause lassen kann, wenn man sie dort psychisch und medikamentös durch spezielle Betreuer oder fliegende Equipen behandelt, soweit nötig rund um die Uhr (Davis et al. 1972; Langsley et al. 1971; Marx et al. 1973; Reynolds u. Hoult 1984).

Das Verhältnis der Psychiatrie
zu ihren Nachbardisziplinen
Herausgeber: H. Heimann, H. J. Gaertner

Ob alle diese außerklinischen Behandlungsformen den Patienten und ihren Angehörigen ausschließlich Vorteile bringen, mag vorläufig offen bleiben. Auf jeden Fall zeigen aber die Experimente, *daß für fast alle heute hospitalisierten schizophrenen Kranken eine genügende Versorgung ohne psychiatrische Kliniken möglich ist.* Einige Autoren rechnen dabei sogar mit reduzierten Kosten im Vergleich zur klinischen Behandlung. Man fragt sich in der Tat, warum keine dieser alternativen Behandlungsmethoden sich in großem Maßstab durchgesetzt hat. Der Grund dafür ist ein banaler: er liegt im *Personalaufwand auf lange Sicht* und damit gleichwohl bei den *Kosten.* Man kann sich leicht ausrechnen, was die Pflege eines unruhigen, tätlichen oder suizidalen Psychosekranken zu Hause während 24 Stunden pro Tag über Wochen bis Monate an Personalbedarf mit sich bringt. Würde nämlich eine solche externe Behandlungsmethode für Kranke „klinischen" Schweregrades zur Routine, so würde sie nicht mehr von begeisterten Freiwilligen im Rahmen eines Forschungsprojektes durchgeführt, sondern von besoldeten Angestellten mit geregelten Ausbildungs- und Arbeitsbedingungen.

Weitere Kosten würden sich durch die Wahrung der *Rechte der Kranken* ergeben. Denn diese Rechte werden durch häusliche Zwangsbehandlung ebenso betroffen wie durch klinische Zwangsbehandlung. Wenn dem Patienten schon in der Klinik ein Recht auf Beschwerde, Rekurs und Behandlungsverweigerung zusteht, so hat er diesen Anspruch auch zu Hause. Das Fehlen entsprechender Regelungen wird ja schon heute in manchen sozialpsychiatrischen Diensten klassischer Observanz gerügt (Ernst W 1984). In eigentlicher, nachgehender Betreuung könnten solche Rechte wegen der dezentralisierten Behandlungsweise aber nur mit einem Aufwand an Kontrollpersonal und Aufsichtszeit verwirklicht werden, der den analogen, aber zentralisierten Aufwand der Klinik um ein Vielfaches übersteigen würde.

Die Zusammenfassung aller Erfahrungen auf diesem Gebiet besteht also in der Erkenntnis, daß es zwar psychiatrische Kliniken keineswegs an und für sich braucht; daß man sie vielmehr durch andersartige, freiwillige und zwangsmäßige, jedenfalls viel individuellere und dezentralisiertere Behandlungsformen ersetzen kann, *daß aber die psychiatrischen Kliniken unter allen Möglichkeiten ganz einfach die billigste Variante darstellen* – und daß sie eben aus *diesem* Grund dem ökonomischen Selektionsdruck historisch standgehalten haben. Wenn wir kostenbewußt denken, müssen wir den Traum vom radikalen Ersatz der psychiatrischen Kliniken durch preisgünstigere *und* humanere Institutionen vergessen.

Nun brauchen Sparbemühungen noch nicht die völlige Abschaffung eines Ausgabenpostens zu bedeuten. Man kann auch eine vernünftige Reduktion desselben anstreben.

Wodurch lassen sich psychiatrische Betten wenigstens reduzieren?

In dieser Hinsicht haben wir eine Zeitlang weittragende Hoffnungen in die Eröffnung von *psychiatrischen Ambulatorien* gesetzt. Denn diese haben überall dort, wo die ambulante psychiatrische Versorgung durch die niedergelassenen Psychiater nicht ausreichte, ihren spezifischen Beitrag an die Versorgung geleistet. Deshalb nahmen wir an, daß sie durch rechtzeitige Behandlung und Beratung der Kranken und ihrer Familien zahlreiche Hospitalisierungen unnötig machen würden.

In der Tat haben viele psychiatrische Kliniken *während* der Epoche des Ausbaus ihrer sozialpsychiatrischen Dienste ihren Bettenbestand vermindert. Letzteres haben freilich auch diejenigen amerikanischen und italienischen Kliniken getan, in deren Region keine ausreichenden ambulanten Dienste errichtet wurden. Dies legt die Vermutung nahe, daß der klinische Bettenabbau vielleicht *gar nicht wegen* des sozialpsychiatrischen Aufbaus, sondern unabhängig von diesem erfolgt ist.

Analysiert man die einschlägigen Daten genauer, so scheinen die Ambulatorien die vorbestehenden Kliniken tatsächlich nicht erwartungsgemäß zu entlasten. So fand Kastrup in Dänemark, daß der Ausbau der ambulanten psychiatrischen Versorgung seiner Region weder zu einer absoluten Abnahme der Klinikpatienten noch zu einer prozentualen Abnahme der hospitalisierunsbedürftig werdenden Poliklinikpatienten geführt hatte (Kastrup et al. 1976). In Zürich hat der Aufbau eines differenzierten sozialpsychiatrischen Dienstes mit Nachtkliniken, Tageszentren, Drogenbehandlungsstellen und Ambulatorien zwischen 1970 und 1983 die Aufnahmezahlen der Klinik nicht zu senken vermocht. Wohl wurden während dieser Zeit die Klinikbetten im Zuge von Renovierungsarbeiten etwas reduziert. Dies hatte aber zur Folge, daß in der zunehmend überfüllten Klinik die Abweisungen von Notfällen anstiegen (Jahresberichte der Psychiatrischen Universitätsklinik Zürich 1970–1983). Und im psychiatrischen Spital Yverdon im Kanton Waadt sind seit dem Aufbau eines leistungsfähigen Centre Psychosocial ab 1974 weder die Betten- noch die Aufnahmezahlen zurückgegangen (Jahresbericht der Psychiatrischen Institutionen des Kantons Waadt 1972–1982). Solche Beispiele lassen sich leicht vermehren.

Die Tendenz zum psychiatrischen Bettenabbau hat demnach ihren Grund nicht einfach im – an sich nachweislich hilfreichen – Aufbau besserer ambulanter Versorgungsmöglichkeiten, sondern der wirkliche historische Grund liegt vor allem in den Mißständen, die in vielen überdimensionierten Kliniken geherrscht haben. Dort, wo man die Entleerung dieser Kliniken aber forciert hat, wie in einigen Regionen der USA, ist es zu *neuen Mißständen* gekommen. Die entlassenen Kranken versinken im Elend der Slums, sie werden in unkontrollierten Privatheimen ausgenützt (Ahmed u. Plog 1976; Allen 1974; Greenblatt u. Glazier 1976; Laub u. Goertzel 1972) oder sie bevölkern wieder vermehrt die Gefängnisse (Modlin 1974; Rollin 1972).

Die humanen Probleme beginnen allerdings nicht erst bei solch heroischen Massenentlassungen. Kunze hat bekanntlich gezeigt, um wieviel die Lebensqualität von chronisch Kranken absinkt, wenn sie aus der therapeutischen aktiven, anregenden Klinik in Heime verlegt werden, die wegen ihrer Abgelegenheit administrativ, allgemeinärztlich und psychiatrisch nur noch mangelhaft dotiert und supervisiert werden (Kunze 1981).

Nicht nur für die Kranken selber, sondern auch für allfällige Angehörige, zu denen psychotische Patienten nach forcierter Entlassung zurückkehren, entstehen schwere Belastungen (Hoenig u. Hamilton 1967; Grad u. Sainsbury 1968). Ein verhängnisvolles Ausmaß an Leid wird Kindern zugemutet, die mit schwer psychisch kranken Eltern zusammenleben müssen (Ernst K 1978). In England haben sich Angehörige Schizophrener zusammengeschlossen, um gegen vorzeitige Entlassungen ihrer Kranken zu protestieren (Pringle 1974).

Gerade für solche Familien erweist sich andererseits die Zusammenarbeit mit ambulanten Behandlungs- und Beratungsstellen von außerordentlichem Wert. Zwar vermögen sozialpsychiatrische Institutionen die Chronifizierungstendenz ihrer Kranken offenbar nicht besser zu verhindern als die Kliniken (Fischer 1977; Garonne et al. 1975). Aber es scheint, daß spezielle ambulante Bemühungen um die am meisten belasteten Angehörigen nicht nur diesen selber helfen, sondern auch die Rehospitalisierungsbedürftigkeit der Patienten durch Entspannung der häuslichen Atmosphäre zu vermindern mögen (Falloon et al. 1982; Leff u. Vaughn 1981; Vaughn u. Leff 1976). Die Verwirklichung dieser familientherapeutischen Rezidivprophylaxe ist aber ohne zusätzliches, und zwar psychiatrisch gut ausgebildetes und damit teures Personal nicht möglich. Kurz gesagt: *es dürfte auf diesem Wege zwar in Zukunft gelingen, Betten zu sparen, nicht aber Geld:* Verkleinerte Kliniken führen nicht eo ipso zur Verbilligung der psychiatrischen Gesamtversorgung. Im Gegenteil gilt auch hier banalerweise: Das Bessere ist teuer.

Schon heute sind die verkleinerten Kliniken nicht nach Maßgabe ihrer Bettenreduktion billiger geworden. Der Grund dafür ist einfach: *Neuerdings bleiben überhaupt nur noch Schwerstkranke in den komprimierten Kliniken.* Im Zusammenhang damit hat sich der Charakter der psychiatrischen Krankenhäuser tiefgreifend geändert. Vorbei ist die Zeit der selbständigen Faktoten und der zuverlässigen Haushaltshelfer unter den Anstaltspatienten. Sie sind entlassen, zum Teil praktisch gesund, zum Teil trotz ihrer Krankheit völlig unbehandelt, zum Teil in Heimen untergebracht und zum Teil hausärztlich und sozialpsychiatrisch zweckmäßiger behandelt als vorher stationär. Jedenfalls fehlen in der Klinik seither die chronisch Leichtkranken, während die an wellenförmigen Verläufen leidenden Patienten im Sinne der sog. „Drehtürpsychiatrie" nur noch ihre schwersten Phasen hier verbringen.

Damit ist unsere Hoffnung, die meisten Klinikabteilungen öffnen zu können, verflogen – mindestens für die redimensionierten Regionskliniken mit Aufnahmepflicht. Es zeichnet sich sogar ein gegenläufiger Trend ab. Verschämt schließt man wieder da und dort, so z.B. in Zürich, die noch vor 10 oder 15 Jahren geöffneten Abteilungen. Es erweist sich weiterhin als unmöglich, den Anteil an Kranken, die *gegen ihren erklärten Willen eingewiesen* werden, wesentlich unter ein Drittel aller Aufgenommenen zu senken (Ernst K 1982). Auch innerhalb der Klinik bringen es Ärzte und Schwestern nicht zustande, *Zwangsmaßnahmen* wie Isolierungen und Zwangsinjektionen abzuschaffen (Schmied u. Ernst 1983): schwer verhaltensgestörte Kranke werden ja immer mehr konzentriert und nicht mehr wie früher durch Leichtkranke „verdünnt".

Geschlossene Abteilungen mit Anhäufungen derart schwer Kranker lassen sich aber mit den geringen Personalbeständen der alten offenen Pensionärsabteilungen nicht in vertretbarer Weise führen. Nicht nur auf einigen wenigen Aufnahmestationen, sondern auf allen Abteilungen brauchen die Schwerkranken jetzt sehr viel ärztliches und pflegerisches Personal. Damit wird aber der Pflegetag wesentlich teurer: *Das zusätzliche Personal kostet Geld.*

Die minimale Bettenrate

Wieviele psychiatrische Betten pro 1 000 Einwohner sind heute in einer sozialpsychiatrisch versorgten mitteleuropäischen Region nötig, *wenn in der Bevölkerung grobe Mißstände vermieden werden sollen*? Als Mißstände sind in unserer Zivilisation nicht erst Suizide und Homizide unbehandelter Kranker zu bezeichnen. Vielmehr liegt ein

Mißstand z.B. schon dann vor, wenn ein ambulant nicht behandelbarer psychotischer oder toxikomaner Kranker mangels vorübergehender Hospitalisierungsmöglichkeit bei einem erneuten Rezidiv während vieler Wochen seinen bisher toleranten Arbeitgeber und seine bisher fürsorgliche Ehefrau derart belastet, daß ihm die Stelle gekündigt wird und die Frau ihn endgültig verläßt – während beide Verluste dem Kranken erspart geblieben wären, wenn sein Klinikaufenthalt den Bezugspersonen die unerläßliche Entlastungspause gebracht hätte. Ein Mißstand liegt aber auch dann vor, wenn dieser Kranke zwar hospitalisiert wird, aber mangels Platz in der zuständigen Regionsklinik schon primär in eine weit entfernte Klinik mit übermäßiger Besuchs- und Rehabilitationsdistanz eingewiesen werden muß.

Die Region Zürich (Stadt und ein Teil des ländlichen Kantonsgebietes) gibt ein gutes Beispiel eines Bettenschlüssels, der offensichtlich für die psychiatrische Versorgung der Bevölkerung *nicht* ausreicht. Dieser Bettenschlüssel beträgt 0,7 pro 1 000 Einwohner (407 Betten auf 580 000 Einwohner) einschließlich Gerontopsychiatrie. Er erlaubt, daß die Zürcher Klinik zwar jährlich etwa 1 400 Kranke aufnimmt, aber er erzwingt, daß sie rund 350 weitere notfallmäßig telefonisch angemeldete Kranke wegen Vollbesetzung abweisen bzw. in entferntere Kliniken umleiten muß und gar nicht erst aufnehmen kann. Durch eine Verschiebung der Regionsgrenzen ist das Problem nicht zu lösen. Diese müßte nämlich dazu führen, daß ein Teil des Stadtgebietes einer entfernten Klinik zugeteilt würde. Das aber würde von der betroffenen Bevölkerung schlecht toleriert.

Diese Verhältnisse sind seit 15 Jahren statistisch belegt. Trotz intensiver sozialpsychiatrischer Bemühungen und trotz unzähliger Reklamationen von Patienten, Angehörigen, zuweisenden Ärzten und Behörden haben sie sich nicht ändern lassen. Das beweist, daß wir die untere Grenze des Minimalbedarfs unserer Region deutlich unterschritten haben. Das Übel kann nicht davon herrühren, daß wir unsere Kranken zu lange stationär behandeln, denn ich erhalte von auswärts seit Jahren in konstanter Dichte einfühlbare Beschwerden über die Folgen zu früher Entlassungen. Es handelt sich beim ganzen also um ein *historisches Spontanexperiment*, das durch die geographische Verteilung der staatlichen Kliniken innerhalb des Kantons Zürich verursacht wird. Das Experiment beweist, daß der für eine mitteleuropäische Stadtregion nötige psychiatrische Bettenschlüssel eindeutig oberhalb von 0,7 Promille liegen muß. Wo liegt er genau?

Die Antwort erhalten wir u.a. durch die Studien der Mannheimer Klinik (Häfner u. Heiden 1982; Häfner et al. 1983). Aufgrund von Fallregistern und unter Berücksichtigung der sog. neuen Langzeitpatienten finden die Autoren nicht nur für Mannheim und für weitere deutsche Regionen, sondern auch für Versorgungsgebiete anderer Länder wie England und Dänemark minimale Bettenraten, die untereinander in erstaunlichem Maße übereinstimmen. *Die Ziffern dürfen 1–1,5 Betten pro 1 000 Einwohner nicht wesentlich unterschreiten, wenn unerträgliche Zustände in der Bevölkerung vermieden werden sollen.*

Diese Zahlen gelten, wenn die Betten für *pflegebedürftige hirnorganisch verwirrte Alterskranke* nicht mitgerechnet werden. Bezieht man diese ein, so werden *zusätzlich 0,5–1 Promille gerontopsychiatrische Betten* notwendig. Alles in allem braucht es also nicht weniger als 1,5–2,5 psychiatrische Betten pro 1 000 Einwohner, wenn nicht massive Beeinträchtigungen der Lebensqualität der betroffenen Kranken und ihrer Angehörigen auftreten sollen.

Wiederum ist hier zu bemerken, daß diese Zahlen keine Naturkonstanten sind, sondern daß sie durch institutionalisierte bezahlte Nachbarschaftshilfe, durch zeitlich unbeschränkte psychiatrische Hauspflege und durch ähnliche Maßnahmen noch ganz wesentlich gesenkt werden können. Diese Maßnahmen aber würden einen personellen Aufwand erfordern, den zweifellos niemand bezahlen will.

Außerdem gelten alle erwähnten Zahlen nur dann – und haben nur dann einen Sinn –, wenn sie sich auf *umschriebene geographische Regionen* beziehen, die über ein eigenes vollständiges psychiatrisches Versorgungssystem verfügen. Möglichkeiten, chronisch kranke, schwerkranke, oligophrene oder suchtkranke Patienten aus der Region abschieben zu können, dürfen nicht bestehen. Nur solche Standardversorgungsgebiete, wie sie Müller (1981) eingehend beschrieben, befürwortet und persönlich verwirklicht hat, lassen realitätsnahe Aussagen über psychiatrische Versorgung überhaupt zu (Müller 1981) und bieten zudem in der Praxis einen gewissen Schutz gegen das Aufkommen einer sog. *Zweiklassenpsychiatrie* mit ihrer schädlichen Abspaltung des Pflegefalles vom Behandlungsfall.

Die Rate der ambulant behandlungsbedürftigen psychisch Kranken

Ich stütze mich im folgenden vor allem auf die epidemiologische Münchener Studie an einer repräsentativen Stichprobe von 1 536 Personen der über 14jährigen Bevölkerung dreier ländlicher bis kleinstädtischer Gemeinden in Süd-Bayern (Dilling u. Weyerer 1984; Weyerer u. Dilling 1984). Die Autoren vergleichen ihre Befunde mit den Resultaten früherer epidemiologischer Erhebungen. Sie finden international eine gute Übereinstimmung für Ergebnisse, die mit vergleichbaren Methoden und Falldefinitionen erarbeitet worden sind (für die USA vgl. Freedman 1984; Myers et al. 1984). Dies gilt in bezug auf die Jahresprävalenzen auch für die Ergebnisse an repräsentativen Stichproben von 20jährigen Zürchern und Zürcherinnen (Angst, Dobler-Mikola 1984a,b). Daß im Vergleich damit Studien mit weitergefaßter Falldefinition, wie z.B. das Mannheimer Kohortenprojekt von Schepank et al. (1984) zu höheren Prävalenzen gelangen, bestätigt lediglich den Wirklichkeitsgehalt, der beiden Ergebnissen zugrundeliegt.

Frappant sind auch die Übereinstimmungen mit epidemiologischen Nebenbefunden in Arbeiten anderer Zielsetzung, so z.B. mit den Ergebnissen über die Stichtagsprävalenz von behandlungsbedürftigen Depressionen bei Londoner Hausfrauen, die Harris 1976 beim Suchen nach „gesunden“ Kontrollpersonen gefunden hat. Diese internationale Übereinstimmung ermöglicht es im vorliegenden Zusammenhang, die südbayerische Studie als repräsentatives Beispiel zu zitieren.

Ihr Resultat lautet auf eine Jahresprävalenz von 24% und eine Einwochenprävalenz von 18% an behandlungsbedürftigen psychisch Kranken. Diese Einwochenprävalenz wird nach der Art und dem Ausmaß der Behandlungsbedürftigkeit von den Autoren wie folgt unterteilt: 15% der gesamten Stichprobe würden nach ihrem Urteil in die Behandlung des Allgemeinpraktikers gehören, 3% in diejenige eines Psychiaters bzw. niedergelassenen Nervenarztes und 0,3% in eine psychiatrische Klinik (wobei diese Kranken zur Zeit nicht hospitalisiert waren). Die Patienten ihrerseits betrachten sich nur zu etwa 60% als krank, und von diesen 60% wiederum ließ sich nur die

Minderheit einigermaßen adäquat behandeln, während eine entgegengesetzt eingestellte Minderzahl von etwa zwei Fünfteln eine solche Eventualbehandlung ausdrücklich ablehnte. Geht man nicht von der Prävalenz während der vergangenen Woche, sondern von der Jahresprävalenz mit ihren 24% Fällen aus, so erachten die Autoren 6% der Stichprobe als psychiatrisch-spezialärztlich behandlungsbedürftig. Von diesen 6% ist im Stichjahr aber nur ein Drittel fachärztlich gesehen worden.

Wie kommen wir mit diesen Zahlen bei Politikern und Steuerzahlern an? Daß in einer bestimmten Stichwoche jeder sechste der über 14jährigen Einwohner derart psychisch krank sein soll, daß er ärztliche Behandlung benötigt, glauben uns die wenigsten Mitbürger. Sie werden uns eher raten, den Lebensschwierigkeiten unserer Patienten weniger wehleidig zu begegnen, die Menschen ihre persönlichen Konflikte selbst überwinden zu lassen oder sie zu ermuntern, ihre Probleme im Gespräch mit Freunden zu lösen. Unser Einwand, daß es sich bei diesen Kranken ja gerade um diejenigen Menschen handelt, die solche eigenen oder freundschaftlichen Ressourcen nicht besitzen oder nicht benutzen können, bewirkt bei unserem gesunden Gesprächspartner ein Kopfschütteln. Denn dieser durchschnittliche Gesunde pflegt ja eben jenem mühsamen Sechsten unter seinen Bekannten, dem er durch eine ausdauernde Gesprächsbereitschaft allenfalls hilfreich sein könnte, instinktiv auszuweichen, so daß er dessen Leiden gar nicht näher kennenlernt. Hinzu kommt bei derartigen gesundheitspolitischen Diskussionen, daß unser Gewicht als psychiatrische Sachverständige beim Publikum bescheiden ist. Die Öffentlichkeit bringt der wissenschaftlichen Forschung zur Zeit viel Skepsis entgegen – besonders der psychiatrischen, und besonders dann, wenn deren Befunde kostenträchtig aussehen.

Mehr Kredit würde das Publikum unseren epidemiologischen Ergebnissen vielleicht dann gewähren, wenn wir als Fallbeurteiler nicht mehr psychiatrische Fachleute, sondern *Laien* einsetzen würden. Diese müßte man in bezug auf die Gesamtbevölkerung repräsentativ auswählen. Solche „Laienrater" hätten etwa Video- oder (diskreter) Tonbänder der Explorationsgespräche mit Probanden samt den zugehörigen anamnestischen Angaben darauf hin zu beurteilen, ob die betreffende Person wegen ihrer psychischen Störungen *zu Lasten ihrer Krankenkasse* eine ärztliche oder gar eine psychiatrische Behandlung aufsuchen dürfe oder nicht. Ich vermute, daß auf diesem Wege eher noch höhere Prävalenzraten entstünden als wenn wir Psychiater selber die Fälle beurteilen. Dies alles ist aber vorläufig lediglich eine Anregung für die epidemiologisch forschenden Kollegen. Einstweilen halten wir uns an deren bereits vorliegende Resultate und fragen uns, was diese praktisch bedeuten, wenn wir sie ernstnehmen.

Wieviel psychiatrische Sprechstundenzeit braucht die Bevölkerung?

Die Münchner Kollegen sind mit ihren Forderungen für die südbayerische Bevölkerung bescheiden. Sie schlagen statt des einzigen niedergelassenen Psychiaters auf 70 000 Einwohner, den sie gefunden haben, noch einen zweiten vor. Damit bleiben sie unter dem Durchschnitt der BRD, welcher am 31.12.1982 21 428 Einwohner pro kassenärztlich arbeitenden Nervenarzt bzw. Psychiater betrug (Melchinger 1984). In der Schweiz finden wir im gesamten Landesdurchschnitt einen niedergelassenen

Spezialarzt für Psychiatrie und Psychotherapie auf 10 000 Einwohner, im Kanton Zürich einen auf 6 000 Einwohner und in der Region Zürich sogar einen auf 4 000 Einwohner (Schweizerisches Medizinisches Jahrbuch 1983). Das ist fast neunmal mehr als die Münchner Kollegen empfehlen – wobei die Schweizer Psychiater sich erst noch voll der Psychiatrie und Psychotherapie widmen können und nicht wie ihre deutschen Kollegen auch noch die Neurologie zu vertreten haben. Hinzu kommt, daß sich von 1980–1983 die Praxen der psychotherapeutisch arbeitenden Psychologen in der Stadt (nicht Region) Zürich von 130 auf 250 vermehrt haben (während die entsprechenden Zahlen für die niedergelassenen Psychiater im selben Zeitraum von knapp 100 auf 130 gestiegen sind (Ruckstuhl et al. 1984).

Sind die Zürcher Psychiater heute immer noch beruflich voll ausgelastet? In jüngster Zeit ergeben sich erste Anzeichen dafür, daß in der Stadt eine gewisse *Sättigung* absehbar wird. Nicht alle kürzlich eröffneten psychiatrischen Privatpraxen sind mehr auf unabsehbare Zeit hinaus voll ausgebucht. Ist das im Lichte der südbayerischen Studie plausibel? Eine *überschlagsmäßige Rechnung* soll helfen, dies abzuschätzen.

Wenn in Bayern wie in der Schweiz die über 14jährige Bevölkerung ca. 80% der Gesamtbevölkerung ausmacht, so treffen in der Region Zürich auf einen niedergelassenen Psychiater statt insgesamt 4 000 Einwohner 3 200 über 14jährige Einwohner. Wir vernachlässigen nun die 15% dieser 3 200 Einwohner, die nach den Münchner Autoren vom Allgemeinpraktiker behandelt werden können und beschränken uns auf die 3% Patienten der Stichprobe, die ambulant psychiatrisch behandlungsbedürftig sind, d.h. auf 3% = 96 psychiatrisch Kranke unter 3 200 Einwohnern. Wenn von diesen 96 Patienten 16 durch ein öffentliches Ambulatorium oder einen sozialpsychiatrischen Dienst behandelt werden (was allerdings in Zürich nicht möglich ist, wenn man diese 16 Patienten auf die gesamte Regionsbevölkerung hochrechnet), bleiben für den niedergelassenen Psychiater 80 Patienten. Wenn dieser Psychiater in der Woche 40 Stunden zu 45–60 min seinen Patienten widmet (was viel ist, wenn er alles Administrative in der übrigen Zeit erledigen muß), so kann er den einzelnen Kranken nur alle 14 Tage einmal für eine Stunde empfangen.

Nun wissen wir allerdings sowohl aus der südbayerischen Erhebung wie aus allen anderen epidemiologischen Studien, daß nur die Minderzahl der psychisch kranken Patienten auch ernsthaft in Behandlung kommen will. In Zürich mit seinem besonders großen Psychiaterangebot mag dieser Anteil vielleicht auf 50% steigen. *Unter dieser Voraussetzung kann ein stadtzürcher Psychiater theoretisch bereits jeden behandlungswilligen psychiatriedürftigen psychisch Kranken seiner Stadt wöchentlich einmal sehen* – den einen etwas häufiger, den anderen etwas seltener. Vielleicht fällt die tatsächliche Relation sogar noch etwas günstiger aus: dann nämlich, wenn die Behandlung des Psychiaters die Zeit der Behandlungsbedürftigkeit im Vergleich zum Spontanverlauf zu verkürzen vermag. Optimistisch stimmen in dieser Hinsicht die Befunde, wonach relativ *kurze Behandlungsepisoden* von 6–20 Konsultationen, 1–2mal pro Woche erteilt, gute Erfolge zeitigen und anschließend längere therapiefreie Intervalle ermöglichen (Cummings 1977; Kind 1981, 1982, S. 27).

Allerdings entfällt erfahrungsgemäß ein Teil der psychiatrischen Sprechstundenzeit auf Patienten, die keineswegs so krank sind, daß sie den Spezialarzt nötig hätten. Das macht das Rechnungsergebnis noch unsicherer als es so schon ist. Dennoch scheint die Bedarfsrechnung für die Region Zürich wenigstens der Größenordnung nach auf dem Papier einigermaßen aufzugehen. Wieweit sie in Wirklichkeit aufgeht, bliebe zu erforschen. Ganz sicher geht sie für alle stadtfernen Gebiete in der Schweiz mit ihrem deutlichen Psychiatermangel *nicht* auf.

Fraglich bleiben die Verhältnisse auch für die 15% *allgemeinärztlich behandlungsbedürftigen Fälle*. Über die – völlig unterschiedliche – Gestaltung der Praxistätigkeit der Allgemeinpraktiker und der nichtpsychiatrischen Spezialärzte ist viel zu wenig bekannt. Wir wissen zwar, daß wir die künftigen Allgemeinpraktiker für ihre Aufgaben gegenüber den psychisch Kranken gezielt ausbilden, aber wir wissen noch nichts über den langfristigen Erfolg dieses Vorhabens. Wahrscheinlich bleiben wir noch für einige Zeit auf die *Non-Compliance* weiter Bevölkerungsschichten und namentlich der – notorisch unterversorgten – älteren psychisch Kranken angewiesen.

Was heißt übrigens hier „Non-Compliance"? Der psychisch Kranke hat so gut wie der Körperkranke innerhalb gewisser Grenzen der Belastung Anderer das Recht, sein Leiden nicht als Krankheit im medizinischen Sinn zu betrachten und ohne Arzt auszukommen. Allerdings weiß jeder Psychiater, ja sogar jeder Allgemeinpraktiker, der psychisch Schwerkranke über Jahre hinweg psychotherapeutisch und psychopharmakologisch behandelt hat, wieviel an Druck diese Patienten oft von seiten ihrer Angehörigen erfahren, damit sie ihren Arzt regelmäßig aufsuchen und seine Medikamente einnehmen. Das Phänomen der *erduldeten, obwohl abgelehnten Behandlung* ist keineswegs auf die psychiatrischen Kliniken beschränkt, sondern es tritt auch in den ambulanten Institutionen und Arztpraxen auf.

Aber auch wenn wir eine erhebliche Rate hartnäckig und erfolgreich jede Behandlung ablehnender psychisch Kranker in Abzug bringen dürfen – „dürfen" muß man hier sagen, wo von den Kosten die Rede ist – bleibt es dabei: der Prozentanteil der behandlungsunwilligen psychisch Kranken wird in Zukunft wohl kaum derart zunehmen, daß er einen faßbar kostensparenden Effekt erzeugen wird. Namentlich bei den leichter Kranken wird ein verbessertes Angebot eher vermehrte Nachfrage nach sich ziehen, und diese wird die Kosten steigern. Dies namentlich dann, wenn diese Nachfrage in den unteren Bevölkerungsschichten zunehmen sollte, dort also, wo die Behandlungskosten durch die Prämien nicht gedeckt werden, sondern staatliche Subventionen nötig machen.

Eine landesweit bedarfsgerecht funktionierende ambulante psychiatrische Versorgung wäre also heute teurer als der Staat sie bezahlen will. Es wäre deshalb außerordentlich wichtig zu wissen, ob es nicht Möglichkeiten gibt, die psychiatrische Morbidität in der Bevölkerung durch *Primärprävention* zu senken. Denn mit psychiatrischen Mitteln ist dies offensichtlich nicht möglich. Abgesehen von einigen seltenen Hirnkrankheiten (wie z.B. den luetischen) wirken unsere pharmakologischen Behandlungen nur solange sie dauern. Eine ambulante psychopharmakologische Behandlung ist zwar im Vergleich zur Klinikbehandlung viel billiger, aber sie muß doch andauern, solange der Spontanverlauf es erfordert. Und von manchen psychotherapeutischen Behandlungen ist zwar eine behandlungsüberdauernde Wirkung auf die Störungen belegt, aber bisher nicht in einer Weise, die das Behandlungsbedürfnis langfristig beseitigt. Gleich wie in der inneren Medizin kennen wir auch in der Psychiatrie außerhalb der Infektionskrankheiten keine Therapie von der Radikalität einer therapia magna sterilisans.

Können kulturelle Veränderungen die psychiatrische Morbidität senken?

Da man auf diesem Gebiet nicht mit randomisierten Kontrollgruppen experimentieren kann, haben wir uns hier auf *die historische, die transkulturelle und die soziologische Forschung* zu stützen. Leider liefern uns deren Ergebnisse nur wenig primärpräventive Hoffnungen. Aus all diesen Wissenszweigen hat sich bisher nur eine einzige positiv lautende Erkenntnis sichern lassen. Sie betrifft die *Suchtkrankheiten* und lautet: Erschwerung des Zugangs zu Suchtmitteln vermindert die körperlichen, psychischen und sozialen Suchtschäden in der Bevölkerung; dagegen führt Erleichterung des Zugangs zu Suchtmitteln mit ebenso einfacher und deutlicher Gesetzmäßigkeit zur Vermehrung der Suchtschäden (Ernst K 1979). Diese vielfach bestätigte Erfahrung ist ebenso banal wie gesundheitspolitisch bedeutsam. Wegen des finanziellen bzw. fiskalischen Gewichtes des Suchtmittelhandels stehen wir aber mit unseren Eindämmungsbemühungen Mächten von politischer Größenordnung gegenüber, z.B. dem legalen Alkoholgewerbe und dem illegalen Drogenhandel.

Was wissen wir sonst über etwaige *historische* Veränderungen der psychiatrischen Morbidität? Häfner (1984) hat kürzlich gezeigt, daß wir *keine* überzeugenden Anhaltspunkte dafür besitzen, daß psychische Erkrankungen im Laufe der letzten hundert Jahre pro Risikopopulation zugenommen haben. Nur vereinzelte Verhaltensreaktionen wie z.B. die Suizidversuche sind gegenüber früher häufiger geworden. Im übrigen scheint lediglich das *erhöhte Behandlungsangebot* mehr psychische Störungen als früher in unser Gesichtsfeld zu bringen. Man glaubte eine Zeitlang, daß die erhöhte Schizophrenieprävalenz der unteren Sozialschichten durch deren ungünstige Lebensbedingungen zu erklären sei. Wenn dies zuträfe, könnte eine Verbesserung dieser Lebensbedingungen die Schizophreniemorbidität in Zukunft vielleicht senken. Inzwischen hat sich aber ergeben, daß die schlechtere wirtschaftliche Situation der Schizophreniekranken hauptsächlich eine *Folge* ihrer Krankheit und ihrer prämorbiden Persönlichkeitseigenarten ist und nicht die *Ursache* der Erkrankung (Hare et al. 1972, Silverton u. Mednik 1984, weitere Literatur bei Uchtenhagen 1984). Das bedeutet, daß die Hebung der Lebensqualität und die Verminderung extremer Klassenunterschiede immer noch human und politisch selbstverständliche Forderungen bleiben, daß ihre Durchsetzung aber nicht auf die Ergebnisse der epidemiologischen Schizophrenieforschung abgestützt werden kann.

Aber nicht nur die *quantitative* Morbidität der schweren psychischen Erkrankungen hat sich im Laufe der letzten hundert Jahre trotz der ungeheuren, die gesamte Lebensweise der Völker umwälzenden wirtschaftlichen Entwicklung praktisch konstant gehalten, sondern auch die *Qualität* der schweren Krankheitsbilder und ihre Verlaufstendenzen haben sich, im krassen Gegensatz zu unseren sozialpsychiatrischen Erwartungen, kaum verändert. Das zeigt z.B. eine psychiatrische *Feldstudie im Schweizer Kanton Freiburg aus dem Jahre 1875* (Ernst K 1983). Sie wurde von einem aus Frankreich berufenen psychiatrischen Experten durchgeführt, weil die Kantonsregierung den Bettenbedarf für eine erstmals zu bauende psychiatrische Klinik ermitteln wollte. Liest man die ausführlichen Fallbeschreibungen der 164 zu Hause untersuchten Geisteskranken, so findet man dieselben psychopathologischen Bilder und dieselbe Chronifizierungstendenz wie heute. Schizophrene, affektpsychotische, psychoorganische und oligophrene Erkrankungen lassen sich hier ebenso leicht erkennen wie aus heutigen Krankengeschichten. Dies alles, obwohl es in diesem Kanton damals keine Psychiater und kaum eine ärztliche Versorgung im heutigen Sinne gab und mithin jeder psychiatrische Ettiketteneffekt (ein sog. „labeling") ausgeschlossen war. 25 von diesen 164 untersuchten Geisteskranken lebten zuhause zeitweise oder dauernd eingesperrt oder angebunden, zum Teil unter entsetzlichen Bedingungen. Diese Zustände waren ja eben der Grund, warum man zu humanitären Zwecken eine Anstalt bauen wollte. Für uns Heutige heißt das, daß wir uns von einer Rückkehr zu einfacheren, vorindustriellen Lebensformen keine weniger schweren Krankheitsbilder versprechen können als wir sie derzeit haben.

Man kann diese Schlußfolgerung auch mit noch älteren Erfahrungen belegen. Aus einer gemischt ärztlich-theologisch-astrologisch geführten *Dorfpraxis in England* sind aus den ersten drei Jahrzehnten des 17. Jahrhunderts Krankengeschichteneinträge über rund 60 000 Kranke erhalten geblieben. Ein britischer Historiker hat sie entziffert und statistisch zusammengestellt (MacDonald 1981). Er betrachtet etwa 2 000 von diesen Patienten als eindeutig psychisch krank. Ähnlich wie heute handelt es sich dabei zum größten Teil um Depressionen und bei etwa 10% um Störungen psychotischen Ausmaßes. Genau wie heute sind die Frauen unter den psychisch Kranken übervertreten – und genau wie heute zeigen sie in der Anamnese einen höheren Anteil an personenbezogenen Life Events als die Männer. Zwangskrankheiten und Wochenbettdepressionen sahen gleich aus wie heute und Suizidversuche und Suizidgedanken waren trotz der offiziellen theologischen und gesetzlichen Repression keineswegs selten. Da der Praxisinhaber im Gegensatz zur erwähnten Freiburger Feldstudie indessen als Praktiker nicht die chronischen, sondern die akuten Fälle zu Gesicht bekam, sind bei seinen Psychosen akute endogene Psychosen und akute exogene Reaktionstypen (z.B. bei schwersten Körperkrankheiten) nicht zu unterscheiden. Daneben treten aber auch besonnene paranoide Bilder auf, die man diagnostisch wohl gleich gut beurteilen kann wie heute. – Der Autor dieser Praxisreevaluation glaubt als psychiatrisch nicht erfahrener Historiker, auf epochenspezifische Krankheitsbilder zu stoßen. Der heutige Psychiater, der sein Buch liest, begegnet dagegen vertrauten Syndromen.

Die früheren psychischen Krankheiten gleichen also den heutigen in auffallendem Maße. Was nun historisch gilt, gilt bemerkenswerter Weise auch *transkulturell*. Abgesehen vom kulturell unterschiedlichen Begriffsschatz, mit dem die Kranken und ihre Umgebungspersonen das Leiden interpretieren, bleiben sich die seelischen Störungen von Kontinent zu Kontinent im Kern frappant ähnlich. Afrikanische Erfahrungen zeigen, daß auch unter Verhältnissen, die von denjenigen eines westlichen Industriestaates denkbar verschieden sind, depressive Verstimmungen im Wochenbett ebenso häufig auftreten wie bei uns (Harris 1981). Im allgemeinen scheint das Los psychisch Schwerkranker in Entwicklungsländern ein erheblich härteres zu sein als bei uns, namentlich dort, wo die Kranken auf die Dauer ein expansives, störendes Verhalten an den Tag legen. Nur ruhige Behinderte werden trotz ihrer Arbeitsunfähigkeit in vorindustriellen Dorfgemeinschaften, solange dort keine Not herrscht, manchmal besser durchgetragen als bei uns (Pfeiffer 1971; Westermeyer 1978, 1980a, 1980b).

Fassen wir alles zusammen, was wir über die gesellschaftlichen Ursachen psychischen Krankseins wissen, so fehlt uns heute jeder erfahrungswissenschaftliche Beleg für die Behauptung, wir wüßten, wie wir auch nur theoretisch die Inzidenz und

Prävalenz schwerer psychischer Erkrankungen durch kulturelle Veränderungen zu senken vermöchten (Burvill 1982). *Denn über die Jahrhunderte und die Kontinente hinweg gleichen sich die Menschen in ihren krankhaften psychischen Äußerungen mehr als in ihren gesunden.* Umgekehrt gibt uns aber auch nichts zur Befürchtung Anlaß, die weitere kulturelle Entwicklung werde uns einen Anstieg der psychiatrischen Morbidität bringen – mit Ausnahme natürlich der marktabhängigen Entwicklung der Suchtkrankheiten und der unberechenbaren Trends bei anderen Formen selbstschädigenden Verhaltens.

Eher könnte es sein, daß der Krankheitsbegriff der Umgangssprache sich weiterhin in den Bereich – bisher nicht als Krankheit aufgefaßten – psychischen Leidens hinein ausdehnt. Während der vergangenen hundert Jahre hat er dies jedenfalls getan, vor allem auf dem Gebiet der Depressionen. Das sollte aber nicht als ein Zeichen von Dekadenz aufgefaßt werden, sondern als ein Schub humanen Fortschritts. Denn nur auf diesem Wege konnte auch unbemittelten Menschen dazu verholfen werden, dank ihrer Krankenkasse Gespräche über ihr depressives Leiden mit dem Arzt zu führen. Diesen menschlichen Anspruch mit durchschlagskräftigen Theorien unterstützt zu haben, ist das historisch entscheidende Verdienst der Pioniere dessen, was wir Psychotherapie nennen. *Diese Erweiterung des Krankheitsbegriffes hat dazu geführt, daß die Möglichkeit zur Aussprache mit dem Arzt erstmals in der Menschheitsgeschichte, wenigstens innerhalb einiger westlicher Großstädte, zum realisierbaren Recht jedermanns geworden ist* – jedermanns, allerdings bei uns mit Ausnahme der Fremdarbeiter außereuropäischer Muttersprache.

Schlußfolgerungen

Bis hierher wurden in der Hauptsache Daten vorgelegt und interpretiert, die teils erfahrungswissenschaftlich kontrolliert, teils mindestens vorläufig belegt sind. Die fünf Schlußfolgerungen, mit denen ich schließen möchte, stellen dagegen mehr meine persönliche Meinung dar.

Die psychiatrische Kostenexplosion ist eine Kostennormalisierung. Sie ist kein Luxus und keine sanierungsbedürftige Fehlentwicklung, sondern sie ist eine kulturelle Errungenschaft von großer Tragweite für die Lebensqualität der Betroffenen. In der Tat ist sowohl unbehandeltes psychisches Kranksein wie das Zusammenleben mit unbehandelten psychisch Kranken in unserer Gesellschaft eine der schwersten Belastungen, die Menschen überhaupt zugemutet werden kann. Nur unbehandeltes körperliches Siechtum, Hunger und absolute Obdachlosigkeit, also Notzustände, wie sie in Mitteleuropa kaum mehr vorkommen, sind gegebenenfalls schlimmer.

Zwangsbehandlung verpflichet zu optimaler Behandlung. Wir werden Druck und Zwang gegenüber manchen Patienten im Rahmen unserer Behandlungen solange nicht vollständig beseitigen können, als wir uns psychisch Schwerkranker annehmen. Im längerfristigen Interesse der Kranken selber wie im Interesse Dritter kann eine humane Psychiatrie nicht immer dem momentanen und ausschließlichen Willen des Patienten stattgeben, weder in der Klinik noch in der ambulanten Behandlung. Dieses Problem gehört zur Konstitution der psychiatrischen Versorgung. *Es darf nicht verharmlost, sondern es muß studiert werden.* Nur auf einen therapeutischen Druck, den man als solchen erkennt, wird man gegebenenfalls auch zu verzichten bereit sein. Nur im klaren Bewußtsein der eigenen Zwangsanwendung gelingt es, bei der Durchführung von Zwangsmaßnahmen verhältnismäßig zu bleiben. Nur auf diese Weise werden wir verhindern, daß human konzipierte psychiatrische Institutionen wieder zu jenen inhumanen Kolossalgebilden heranwachsen, die wir aus der Geschichte kennen. Und nur auf diesem Wege werden wir erkennen, welch teure, weil personalintensive Behandlungsqualität wir dem Kranken schulden, wenn wir ihm gegenüber neben Fürsorge Druck ausüben.

Humanität kostet Geld und mehr Humanität kostet mehr Geld – wobei das Geld die Humanität zwar nicht garantiert, aber ermöglicht. Auf Teilgebieten kommt es vor, daß therapeutische Fortschritte kostensparend wirken. Die ambulante Lithiumtherapie ist z.B. billiger als die Klinikbehandlung affektpsychotischer Rezidive. Aber global bedeutet es eine Illusion zu hoffen, wir könnten unser psychiatrisches Versorgungssystem gleichzeitig verbessern *und* verbilligen. Dieses System ist nämlich nicht eine frei geplante kulturelle Schöpfung, sondern es ist bereits *jene* Anpassungsform einer solchen, die dem historischen Selektionsdruck der Ökonomie bis heute standgehalten hat.

Verbreitete Bemühungen um die psychisch Kranken erschweren das Aufkommen totalitärer Ideologien. Der psychisch Kranke ist nicht bloß Empfänger humaner Zuwendung von seiten des Gesunden, sondern er ist für diesen auch ein Vermittler wichtiger, langfristig vielleicht lebenswichtiger humaner Erkenntnisse. Psychische Erkrankungen treten seit jeher und überall in derart übereinstimmender Weise auf, daß sie zur menschlichen Verfassung zu rechnen sind. Totalitäre Beglückungsideologien versuchen psychisches Kranksein entweder zu verleugnen und auf die zu überwindenden politischen Verhältnisse zurückzuführen, oder sie versuchen, diese Art von Erkrankungen als biologische Degenerationserscheinungen auszumerzen. Beiderlei Ideologien korrelieren hoch mit Haß, Unterdrückung und Krieg. Eine Gesellschaft dagegen, die sich einigermaßen adäquat um ihre psychisch Kranken kümmert, bleibt durch den ständigen Kontakt mit ihnen vor dem Überhandnehmen eines größenwahnsinnigen Menschenbildes und vor der Verfolgung phantasierter Sündenböcke eher bewahrt als ohne diesen Kontakt.

Verschlechterungen der psychiatrischen Versorgung gehören unverzüglich in die Tagespresse. Diesem Grundsatz kommt heute eine besondere Aktualität zu. Denn der Steuerzahler übt zur Zeit auf seinen Parlamentarier, der Parlamentarier auf seine Regierung und die Regierung auf die Spitäler, Ambulatorien und Kassen einen wachsenden Druck aus, damit das Kostenwachstum des Gesundheitswesens gebremst werde. Bremsen kann man es effizient durch Personalreduktion in den Kliniken und sozialpsychiatrischen Einrichtungen. Reduktion von Ärzten, Pflegepersonal und anderen therapeutischen Mitarbeitern führt aber im psychiatrischen Krankenhaus wie im Ambulatorium sofort zum verminderten Kontakt der Kranken mit Gesunden, zur rascheren Abfertigung der Patienten und, was langfristig noch schlimmer ist, zur Gewöhnung des Personals an den abfertigenden Behandlungsstil.

Wenn dergleichen Verschlechterungen nun tatsächlich eintreten, dürfen wir Psychiater sie nicht bloß mit Seufzen zur Kenntnis nehmen. Auch verwaltungsinterne Rapporte an die Regierungen helfen nicht unbedingt, weil die Psychiatrie keine politische Macht verkörpert. Vielmehr müssen wir solche Beobachtungen, solange sie frisch sind, in die Tagespresse einrücken. Das widerstrebt zwar dem vornehmen und zurückhaltenden Stil des Akademikers im Umgang mit den Medien. Und es widerstrebt auch unserem Bedürfnis zur Solidarität mit vorgesetzten Behörden, denen unsere Kranken – und vielleicht sogar wir selbst – viel verdanken. Aber wir haben uns vor allem an unsere Solidarität mit den Patienten zu halten und *dieser* Bindung kommt aus den bereits erwähnten Gründen die Priorität zu.

Freilich wird man uns entgegenhalten, daß Zeitungsartikel auch nichts nützen. Das mag kurzfristig wohl so sein. Aber historische Beispiele lehren uns, daß es schon mittelfristig schaden könnte, wenn zu viele von uns schweigen. Zudem werden die von der technologischen Entwicklung eingeleiteten Umweltveränderungen in den nächsten Jahrzehnten u.a. auch wirtschaftliche Engpässe mit sich bringen. Humane Institutionen geraten in solchen Situationen in besondere Gefahr, weil man an ihnen sofort und wirksam sparen kann und damit zunächst nur die Lebensqualität einer unorganisierten, wehrlosen Minderheit schmälert. Tut man dies aber, so wachsen insgeheim die erwähnten ideologischen Gefahren. Wir verhalten uns also nicht nur gegenüber unseren Patienten richtig, wenn wir ihre Bedürfnisse möglichst vielen Mitbürgern zur Kenntnis bringen, sondern auch gegenüber der gesunden Mehrheit unserer Nachkommen.

Die Antwort auf die eingangs gestellte Frage lautet also: ohne die Lebensqualität der Versorgten zu verschlechtern, können wir unnötige Kosten vermeiden, indem wir mit den uns anvertrauten Mitteln haushälterisch umgehen. Viele unter uns würden sogar eine intensivere diesbezügliche Kontrolle von seiten unserer Aufsichtsbehörden begrüßen. Es würde sich aus solchen kritischen Kontakten nämlich ein vermehrtes Verständnis der kontrollierenden Organe für die Bedürfnisse der Kranken ergeben. *Nicht* sparen (ohne den Kranken und ihren Angehörigen zu schaden) können wir indessen durch Reduktion eben dieser uns anvertrauten Mittel: denn diese *sind* bereits das Resultat eines historischen Sparprozesses.

Literatur

Ahmed PJ, Plog SC (eds) (1976) State mental hospitals. What happens when they close. Plenum medical book comp., New York London, p 219

Allen P (1974) A consumer's view of California's mental health care system. Psychiat Quart 48: 1–13

Angst J, Dobler-Mikola A (1984a) The Zurich Study. II. The continuum from normal to pathological depressive mood swings. Eur Arch Psychiatr Neurol Sci 234: 21–29

Angst J, Dobler-Mikola A (1984b) The Zurich Study. III. Diagnosis of depression. Eur Arch Psychiatr Neurol Sci 234: 30–37

Angst J, Dobler-Mikola A, Binder J (1984) The Zurich Study – A prospective epidemiological study of depressive neurotic and psychosomatic syndromes. I. Problem, methodology. Eur Arch Psychiatr Neurol Sci 234: 13–20

Burvill PW (1982) The epidemiology of psychiatric illness in industrialized society. Aust N Z J Psychiat 16: 144–151

Cummings NA (1977) The anatomy of psychotherapy under National Health Insurance. Amer Psychol 32: 711–718

Davis AE, Dinitz S, Pasamanick E (1972) The prevention of hospitalization in schizophrenia: Five years after an experimental program. Amer J Orthopsychiat 42: 375–388

Dilling H, Weyerer S (1984) Prevalence of mental disorders in the small town – rural region of Traunstein (Upper Bavaria) Arch Psychiat Scand 69: 60–79

Dilling H, Weyerer S, Castell R (1984) Psychische Erkrankung in der Bevölkerung. Eine Felduntersuchung zur psychiatrischen Morbidität und zur Inanspruchnahme ärztlicher Institutionen in drei kleinstädtisch-ländlichen Gemeinden des Landkreises Traunstein/Oberbayern. In: Glatzel J, Krüger H, Scharfetter C (Hrsg) Forum der Psychiatrie. Enke, Stuttgart

Ernst C (1983) Antipsychiatrie und Psychiatriereform. Schweiz. Monatshefte 63, Heft 4: 305–319

Ernst K (1978) Die Belastung der Kinder hospitalisierungsbedürftiger Psychischkranker. Eine vorwissenschaftliche Schätzung. Nervenarzt 49: 427–431

Ernst K (1979) Eindämmung der Suchtkranken: nützen primärpräventive Gesetze? In: Kulenkampff C, Picard W (Hrsg) Die Psychiatrie-Enquête in internationaler Sicht. Rheinland-Verlag, Köln, S 72–87

Ernst K (1982) Zwangsmaßnamen in der psychiatrischen Klinik – statistisch registriert und vom Kranken beurteilt. Schweiz. Ärztezeitung 63: 298–302

Ernst K (1983) Geisteskrankheit ohne Institution. Eine Feldstudie im Kanton Fribourg aus dem Jahr 1875. Schweiz Archiv für Neurol, Neurochir und Psychiatrie 133, Heft 2: 239–262

Ernst W (1984) „Anbinden“ von psychisch Kranken als neues Therapiekonzept? Weitere Beobachtungen über die Arbeitsweise der sozialpsychiatrischen Dienste in Bremen. Spektrum d Psychiatrie und Nervenheilkunde 13: 162–170

Falloon IRH, Boyd JL, McGill CW, Razani J, Moss HB, Gildermann AM (1982) Family management in the prevention of exacerbations of schizophrenia. A controlled study. N Engl J Med 306: 1437–1440

Fischer W (1977) Durée effective et durée probable du traitement psychiatrique extrahospitalier. L'évolution psychiatrique 42: 307–357

Freedman DX (1984) (ed) Psychiatric Epidemiology Counts. Arch gen Psychiat 41: 931–933

Garrone G, Schalcher D, Vez A, Cortesi G, Lamunière MC (1975) Die chronischen Psychotiker in unserer Gesellschaft. In: Battegay R et al. (Hrsg) Aspekte der Sozialpsychiatrie und Psychohygiene. Huber, Bern, S 136–145

Grad J, Sainsbury P (1968) The effects that patients have on their families in a community care and a controll psychiatric service – a two years follow-up. Brit J Psychiat 114: 265–278

Greenblatt M, Glazier E (1976) Some major issues in the closing of the hospitals. In: Ahmed PJ, Plog SC (eds) State mental hospitals. What happens when they close. Plenum medical book comp., New York London, pp 127–139

Häfner H (im Druck) Sind psychische Krankheiten häufiger geworden? Nervenarzt 55

Häfner H, Heiden W van der (1982) Evaluation gemeindenaher Versorgung psychisch Kranker. Ergebnisse von 4 Jahren wissenschaftlicher Begleitung der Aufbauphase des Mannheimer Modells. Arch Psychiat Nervenkr 232: 71–95

Häfner H, Klug J, Gebhardt H (1983) Brauchen wir noch Betten für psychisch Kranke bei hinreichender Vor- und Nachsorge? In: Siedow H (Hrsg) Standorte der Psychiatrie. B III, Auflösung der psychiatrischen Großkrankenhäuser? Urban & Schwarzenberg, München, S 73–109

Hare EH, Price JS, Slater E (1972) Parental social class in psychiatric patients. Brit J Psychiat 121: 515–524

Harris B (1981) Maternity blues in East African clinic attenders. Arch gen Psychiat 38: 1293–1295

Harris T (1976) Social factors in neurosis, with special reference to depression. In: Praag HM van (ed) Research in neurosis. Bohn, Scheltema and Holkema, Utrecht, pp 22–39

Herz M, Endicott J, Spitzer R, Mesnikoff A (1971) Day versus inpatient hospitalization. A controlled study. Am J of Psychiatry 127: 1371–1380

Hinterhuber H (1982) Epidemiologie psychiatrischer Erkrankungen. Eine Feldstudie. Forum der Psychiatrie. Enke, Stuttgart

Hoenig J, Hamilton MW (1967) The burden on the household in an extramural psychiatric service. In: Freeman H, Farndale J (eds) New aspects of the mental health services. Pergamon, New York, pp 612–635

Jahresberichte der Psychiatrischen Institutionen des Kantons Waadt 1972–1982

Jahresberichte der Psychiatrischen Universitätsklinik Zürich 1970–1983

Kastrup M, Nakane Y, Dupont A, Bille M (1976) Psychiatric treatment in a delimitated population – with particular reference to out-patients. Acta psychiat scand 53: 35–50

Kind H (1981) Kosten-Nutzen-Relation in der Psychotherapie. Schweiz Ärztezeitung 62: 2237–2241

Kind H (1982) Psychotherapie und Psychotherapeuten. Methode und Praxis. Thieme, Stuttgart

Kunze H (1981) Psychiatrische Übergangseinrichtungen und Heime. Psychisch Kranke und Behinderte im Abseits der Psychiatrie-Reform. Enke, Stuttgart

Lamb HR, Goertzel S (1972) The demise of the state hospital. Arch gen Psychiat 26: 489–495

Langsley D, Machotka P, Flomenhaft K (1971) Avoiding mental hospital admission: A follow-up study. Amer J Psychiat 127: 1391–1394

Leff J, Vaughn C (1981) The role of maintenance therapy and relatives' expressed emotion in relapse of schizophrenia: A two-year follow-up. Brit J Psychiat 139: 102–104

Linn MW, Caffey EM, Klett J, Hogarty G (1977) Hospitals vs community (foster) care for psychiatric patients. Arch gen Psychiat 34: 78–83

MacDonald M (1981) Mystical Bedlam. Madness, anxiety and healing in seventeeth-century England. Cambridge University Press

Marx AJ, Test MA, Stein LJ (1973) Extra hospital management of severe mental illness. Arch gen Psychiat 29: 505–511

Melchinger H (1984) Strukturen stationärer psychiatrischer Versorgung in einer Großregion. Enke, Stuttgart

Modlin HC (1974) Balancing patients' rights with the rights of others. Hosp Community Psychiat 25: 474–475

Mosher LR, Menn AZ (1978) Enhancing psychosocial competence in Schizophrenia: Preliminary results of the soteria project. Phenomenology and treatment of schizophrenia. Spectrum Press, New York, pp 371–386

Müller C (1981) Psychiatrische Institutionen. Ihre Möglichkeiten und Grenzen. Springer, Berlin

Myers JK, Weissmann MM, Tischler GL et al. (1984) Six-month prevalence of psychiatric disorders in three communities. Arch gen Psychiat 41: 959–967

Pfeiffer WM (1971) Transkulturelle Psychiatrie. Ergebnisse und Probleme. Thieme, Stuttgart

Polak PR (1976) A model to replace psychiatric hospitals. J nerv ment Dis 162: 13–22

Pringle J (1974) Living with schizophrenia – by the relatives. The National schizophrenia followhip, 79 Victoria Road, GB Surbiton, Survey KT 6 4 JT, United Kingdom

Reynolds I, Hoult JE (1984) The relatives of the mentally ill. J nerv ment Dis 172: 480–489

Rolling HR (1972) Has the mental hospital got a future? Proc roy Soc Med 65: 898–900

Ruckstuhl U, Greusing Th, Langhans P, Wyss E (1984) Die psychotherapeutische und psychiatrische Versorgung im Kanton Zürich. Limmat, Zürich

Schepank H, Hilpert H, Hönmann H et al. (1984) Das Mannheimer Kohortenprojekt – Die Prävalenz psychogener Erkrankungen in der Stadt. Z psychosom Med 30: 43–61

Schmied K, Ernst K (1983) Isolierung und Zwangsinjektion im Urteil der betroffenen Patienten und des Pflegepersonals. Arch Psychiat Nervenkr 233: 211–222

Schweizerisches Medizinisches Jahrbuch. (1983) Schwabe, Basel

Silverton L, Mednick S (1984) Class drift and schizophrenia. Acta psychiat scand 70: 304–309

Uchtenhagen A (1984) Soziologie und Schizophrenie. Schweiz Arch Neurol Neurochir Psychiat 135: 73–85

Vaughn CE, Leff JP (1976) The influence of family and social factors on the course of psychiatric illness. A comparison of schizophrenic and depressed neurotic patients. Brit J Psychiat 129: 125–137

Westermeyer J (1978) Mortality and psychosis in a peasant society. J nerv ment Dis 166: 769–774

Westermeyer J (1980a) Influences of mental illness on marriage reproduction and parenting in a society without psychiatric services. J nerv ment Dis 168: 614–620

Westermeyer J (1980b) Psychosis in a peasant society: social outcomes. Amer J Psychiat 137: 1390–1394

Weyerer S, Dilling H (1984) Prävalenz und Behandlung psychischer Erkrankungen in der Allgemeinbevölkerung. Ergebnisse einer Feldstudie in drei Gemeinden Oberbayerns. Nervenarzt 55: 30–42

Round-Table-Diskussion zu den Schwerpunktthemen

Moderator: H. Häfner
Teilnehmer: H. Bieber, E. Biniek, H. Henseler, P. Kitzig, S. Maier, W. Pittrich
Zusammenfassung: H. Heimann

Herr Häfner erinnert daran, daß das gegenwärtige Versorgungssystem für psychisch Kranke aus drei Quellen entstand: aus den medizinischen Kliniken der Stadtkrankenhäuser im letzten Jahrhundert, der Not dieser Patienten und Behinderten in ihren Familien und den Asylen, in welchen psychisch Kranke unter menschenunwürdigen Bedingungen eingesperrt und sogar den Blicken Schaulustiger ausgesetzt waren. Die humane Bewegung der Aufklärung habe im letzten Jahrhundert zu der Gründung und dem Ausbau von Spezialkrankenhäusern für diese Kranken geführt. In den folgenden hundert Jahren hätten durch Vergrößerung dieser Krankenhäuser immer neue Gruppen von Kranken und Behinderten Aufnahme gefunden und schließlich sei bis in die Mitte dieses Jahrhunderts auch die ambulante Versorgung ausgebaut worden. Seither sei eine Bewegung des Abbaus von Großkrankenhäusern festzustellen, eine Auswanderung verschiedener Gruppen aus dem System dieser allgemeinen psychiatrischen Versorgung, zum Beispiel der Gruppe der geistig Behinderten. Die besonderen Entwicklungen der Psychotherapie sei zu berücksichtigen, die Trennung des großen Bereiches der Neurologie von der Psychiatrie und schließlich die Suchtkrankenversorgung. Die Entwicklung dieses gesamten Versorgungssystems stehe nicht still, sondern laufe weiter und *es sei unsere Aufgabe unter rationalen und humanitären Gesichtspunkten dahin zu wirken, daß neue Veränderungen sinnvoll und den Bedürfnissen der Kranken angemessen seien.* Diese Gesamtproblematik sei durch das Referat von Herrn Ernst bereits in vorbildlicher Weise umrissen worden.

Psychotherapeutische Versorgung

Herr Henseler faßt die Referate und Diskussionen des Schwerpunktthemas in sechs Punkten zusammen:

1. Entgegen landläufiger Meinungen gebe es nur wenige Psychotherapieverfahren, die sich bewährt hätten und die für die psychotherapeutische Versorgung relvant seien.

2. Verhaltenstherapie und Psychoanalyse hätten zu einer Differenzierung verschiedenster abgeleiteter Psychotherapieformen geführt, die den verschiedenen Patientengruppen und ihrer Versorgung angemessen seien.

3. Die Effektivität dieser Verfahren könne nicht mehr ernsthaft bezweifelt werden, Voraussetzung sei allerdings eine ausreichende Zahl gut ausgebildeter Therapeuten.

4. Die Psychotherapieforschung habe sich vorwiegend mit der Effektivitätsfrage befaßt, was zu einer Vernachlässigung der Prozeßforschung geführt habe, d.h. einer Aufklärung dessen, was in verschiedenen Verfahren eigentlich geschehe.

5. Psychotherapeutische Interventionen seien relativ unabhängig von der nosologischen Diagnose. Sie seien eher bedingt durch die Interaktionsdiagnose, das heißt durch die Frage, was zwischen Patient und Therapeut überhaupt möglich sei.

6. Die verschiedenen Psychotherapieformen und auch Begleitforschungen besäßen noch keine gemeinsame Theorie und theoretische Sprache, doch habe die konstruktive Diskussion erkennen lassen, daß dies in absehbarer Zeit zu erwarten sei.

In der folgenden Diskussion wurde noch einmal *der Fortschritt betont, welcher durch die psychotherapeutische Erweiterung des Krankheitsbegriffs* erreicht worden sei, nämlich, daß *menschliche Leidenszustände einer Behandlung zugänglich* geworden seien, wo früher die Betroffenen allein gelassen und ohne Hoffnung waren. Mit dieser Feststellung sei allerdings die Frage nach *der Grenze dieses Hilfsangebotes* verbunden, weil nicht alles menschliche Leid mit psychotherapeutischen Mitteln zu behandeln sei (Häfner). Es wurde festgestellt, daß *die Effizienzkontrollen von Psychotherapieverfahren* notwendig seien, weil sie definierbare Leidenszustände voraussetzten und dadurch ein Ausufern des psychotherapeutischen Versorgungsangebotes in der Richtung alltäglicher Konfliktbewältigung verhindern (Bieber). Diesem Problem werde neuerdings Rechnung getragen durch die Unterscheidung von *Psychotherapie als Heilbehandlung* und *Psychotherapie überhaupt*. Man dürfe aber nicht übersehen, daß innerhalb der *kassenärztlichen Versorgung psychotherapeutische Maßnahmen für Kranke nur ein halbes Prozent aller Leistungen betragen*. Die Bemühungen der kassenärztlichen Bundesvereinigung richteten sich z.Z. für die Erneuerung der Psychotherapierichtlinien auf eine genauere Prüfung der verschiedenen Therapieverfahren durch Sachverständige, um den Bereich dessen, was durch kassenärztliche Versorgung abzudecken sei, besser abzustecken (Dührssen). Um den *Bedarf an Psychotherapie in der Krankenversorgung* sinnvoll zu bestimmen, sei es notwendig, daß diese Diskussion öffentlich verlaufe, damit sich das Ganze auf einen vernünftigen Stand einspiele. Von größter *Bedeutung sei eine Förderung der ärztlichen Psychotherapie*, nicht nur durch die Weiterbildung zum psychotherapeutischen Spezialisten, sondern durch eine möglichst gute psychotherapeutische Ausbildung aller Ärzte, um zu verhindern, daß die Medizin eine rein technische Angelegenheit werde und vieles was zur Tradition des Arzttums gehöre verloren gehe (Strotzka).

Suchtkranke

Herr Biniek zeigte in seiner Zusammenfassung vor allem die offenen und kontrovers diskutierten Fragen auf diesem Gebiet. Es sei dies vor allem ein Mangel personeller, institutioneller und organisatorischer Art für eine Lösung der *wichtigsten und innovatorischen Forschungsbedürfnisse*. Es sei z.B. schwierig, die neu geschaffenen Abteilungen für Suchtkranke an den Landeskrankenhäusern adäquat zu besetzen. Es sei dringend nötig, daß sich die Psychiatrie mit diesen Fragen intensiv befasse, da zwischen *30 und 50% der Aufnahmen einer Klinik, welche Vollversorgung betreibe, durch Suchtkranke repräsentiert seien*. Dies stehe in keinem Verhältnis zu den Aufwendungen für die Erforschung von Suchtentstehung und Suchtbehandlung. Kontrovers seien diskutiert worden die Frage der Hirnatrophie durch Alkohol, die Frage der medikamentösen Substitution bei Opiatabhängigkeit und die Indikation für Benzodiazepine.

In der nachfolgenden Diskussion wurde *aus der Sicht der Träger psychiatrischer Krankenhäuser* durch Herrn Pittrich hervorgehoben, daß die Gründung zahlreicher sog. *Suchtfachkliniken* der allgemeinen Tendenz, Psychiatrie gemeindenahe einzurichten, entgegenlaufe. Diese Einrichtungen liefen auf ein neues paralleles Versorgungssystem für Suchtkranke hinaus. Dadurch, daß sie eine erhebliche Patientenselektion betreiben würden, führten sie auch wieder eine Art von Zweiklassenpsychiatrie ein (Finzen). Die Frage der ambulanten Nachbehandlung von Suchtkranken liege besonders im Argen. Dies sei bedingt durch eine *mangelnde Kompetenz der Ärzte auf diesem Gebiet*, denn 20% der Weiterbehandlungen von Suchtkranken erfolgten bei Allgemeinärzten. Es sei deshalb dringend notwendig, die Kompetenz der Suchtbehandlung bei Allgemeinärzten zu verbessern (Hippius). Die Diskussion zeigte, daß *die Suchtbehandlung ein durch die Psychiatrie und durch die allgemeine ärztliche Versorgung vernachlässigtes Gebiet ist, auf dem dringend neue Impulse erforderlich sind.* Eine Zusammenarbeit zwischen den Universitätskliniken und den Landeskrankenhäusern für entsprechende Forschungsprojekte dränge sich auf und werde von den Trägern psychiatrischer Krankenhäuser unterstützt (Pittrich). Gefordert werden eine bessere personelle Ausstattung der Suchtabteilungen (Biniek) und die Gründung einer Arbeitsgemeinschaft für Suchtbehandlng unter der Schirmherrschaft der DGPN (Häfner).

Chronisch psychisch Kranke

Herr Kitzig faßte die Vorträge und Diskussion zu diesem Thema mit der provokativen Frage zusammen, wo die chronisch Kranken heute zu finden seien und wie man diagnostisch den Versorgungsbedarf des in langer Zeit gelebten Leidens chronisch psychisch Kranker überhaupt darstellen könne. Es sei vor allem über chronisch Schizophrene abgehandelt und diskutiert worden, weniger über den wichtigen Bereich der chronischen organischen Psychosen und Behinderungen, vor allem des höheren Lebensalters. Gefehlt habe auch, was für die Diskussion des Problems zentral sei, die Herausstellung der *Bedeutung der Lebenszeit*, mit den hoffnungsverzehrenden Verschleißerscheinungen und den schließlich drohenden Konstellationen, die *zu suizidalen Handlungen chronisch Kranker* führten. Die *Rolle der Öffentlichkeit* sei eine zwiespältige, weil sie die Tatsache des chronisch psychisch Kranken in seinen verschiedenen Formen und Grundlagen nicht zur Kenntnis nehmen wolle, vor allem nicht die durch die Entlassung chronisch Kranker aus den Krankenhäusern in Wohngemeinschaften und Heimen etc. entstandenen organisatorischen und therapeutischen Probleme. Schließlich seien für diese Patienten weder angemessene psychotherapeutische Verfahren, noch differenzierte Arbeits- und Beschäftigungstherapiemöglichkeiten, noch adäquate pädagogische Hilfen entwickelt worden. Trotz vieler Ansätze sei es heute ungewiß, was man im einzelnen an präzisen Forderungen aufstellen sollte, um das Los dieser Kranken zu verbessern.

In der Diskussion wurde darauf hingewiesen, daß vor 20 Jahren 40% der hospitalisierten Patienten über ein Jahr hospitalisiert waren und daß davon die Hälfte an einer Schizophrenie litt. Heute tauche das Problem auf, diese Patienten, die größtenteils in komplementären Einrichtungen untergebracht seien, *adäquat zu versorgen, so daß sie nicht genauso vernachlässigt würden*, wie dies in der Geschichte der Landeskrankenhäuser leider oft der Fall gewesen sei (Häfner). Von Seiten der *niedergelassenen Nervenärzte* wurde bestritten, daß die Versorgung dieser chronischen Patienten nicht auch ein wesentlicher Teil ihrer Arbeit ausmache. Es sei nicht allein eine Aufgabe *der sozialpsychiatrischen Dienste*, also der Institutionen, diese Patienten zu versorgen. Nicht nur der chronisch Kranke im Sinne von Herrn Kitzig müsse wieder entdeckt werden, sondern auch *die Rolle des niedergelassenen Psychiaters*, welcher über besondere Kompetenzen zur Entwicklung und Anpassung angemessener Rehabilitationsmöglichkeiten verfüge. Die Frage einer Differenzierung adäquater Rehabilitationsprogramme für chronisch psychisch Kranke verschiedenster Genese sei ein dringendes Problem für die Forschung (Bieber). Dabei blieb allerdings offen, wie solche Programme in der Realität des Alltags zugunsten der Patienten umgesetzt werden können.

Im Zentrum der Diskussion standen *die Fragen der Zuständigkeit und der Koordination der verschiedensten komplementären Einrichtungen gemeindenaher Psychiatrie und ihre Einbeziehung in die Betreuung und Versorgung dieser Kranken auch durch die Mitarbeiter der Nachbardisziplinen, Psychologen und Sozialpädagogen (Pittrich)*. Die Zeit der Experimente sei vorüber, man müsse nun endlich zusammenfassen und die Erfahrungen, die z.T. auch negativ seien, auswerten, um ein Gesamtkonzept der Behandlung chronisch psychisch Kranker zu entwickeln, das auch in der Öffentlichkeit so transparent gemacht werden könne, daß erhebliche Mittel dafür bereit gestellt werden könnten. Dazu sei es nötig, daß nach dem Vorschlag von Herrn Rössler die *berufsspezifische Ethik weiterentwickelt werde* und *man den Mut habe zur Qualitätskontrolle durch psychiatriche Institutionen selbst*. Erst dadurch, daß die viel zitierte gemeindenahe Psychiatrie mit fachlichem Inhalt gefüllt werde und eine berufsspezifische Ethik im Sinne einer Selbstbehauptung von allen Beteiligten, auch von den verschiedenen Berufsgruppen getragen werde, könne man erwarten, die nötigen finanziellen Mittel zu erhalten und einzusetzen und auch die nötigen Kompetenzen zugunsten dieser Patienten zu entwickeln. Dabei würde den Universitäten auch die Aufgabe einer *adäquaten Entwicklung von Lehrgängen für das Management der Landeskrankenhäuser* und der damit verbundenen komlementären Institutionen zufallen, ein Problem, das in der Bundesrepublik überhaupt noch nicht in Angriff genommen worden sei, im Gegensatz etwa zu Holland (Pittrich). Herr Ernst vertrat in seinem Schlußwort die Meinung, daß sozialpsychiatrische Dienste ein anderes Klientel versorgen als die niedergelassenen Nervenärzte, so daß eigentlich keine Konkurrenzverhältnisse entstehen müßten.

Die Diskussion zeigte, *daß die Entwicklung im psychiatrischen Versorgungssystem an den Bedürfnissen der chronisch psychisch Kranken vorbeigegangen ist*, daß zwar viele experimentierende Ansätze zu der Verbesserung ihrer Situation vorliegen, daß diese jedoch nicht nur unvollständig, sondern weitgehend *unkoordiniert* sind und sich in der Öffentlichkeit *mit zu wenig Eigendynamik und Selbstkontrolle darzustellen vermögen.*

Allgemeine Diskussion

Zusammenfassung: H. Heimann

In der Schlußdiskussion wurden drei Themen vertieft, aufgeworfen durch die Themen des Kongresses und den Vortrag von Herrn Ernst:

1. *Sparmaßnamen in der Psychiatrie* und ihre Folgen für die Versorgung
2. *Kooperation innerhalb und außerhalb des Krankenhauses zwischen verschiedenen Berufsgruppen*
3. *Psychotherapie*

1. Durch die Verkleinerung der Landeskrankenhäuser und die Auslagerung chronischer Patienten in komplementäre und Pflegeeinrichtungen hätten sich *die Struktur und die Aufgabe des Krankenhauses verändert.* Es seien jetzt fast nur noch schwerkranke Patienten zu behandeln und der Anteil derer, die gegen ihren Willen behandelt werden müßten, hätte zugenommen. Das habe sogar zur Folge, daß man früher offene Stationen wieder schließen müsse (Finzen). Die überzeugende Darstellung von Herrn Ernst, daß in der Psychiatrie die „Kostenexplosion" eine „Kostennormalisierung" darstelle, wurde allgemein akzeptiert. Hervorgehoben wurde, daß es zu den Aufgaben der Klinikdirektoren gehöre, sich über die Kosten ihrer Institution regelmäßig zu informieren und selbst Anregungen für Einsparungen zu machen, wo dies möglich sei. Nur der informierte Direktor sei auch in der Lage, administrativ bedingten Einsparungen mit den nötigen kompetenten Gegenargumenten zu begegnen (Heimann).

2. Gefordert wurde in erster Linie *eine Verbesserung der Kooperation innerhalb* der zum Teil in einzelne „Minikliniken" aufgegliederten Großkrankenhäusern, aber auch *zwischen den Berufsgruppen*, welche Patienten betreuen (Busch). Die Zusammenarbeit zwischen *Psychiater und Psychologe* sei heute eine Notwendigkeit, die man nicht nur aus der Sorge, die Psychiatrie verliere Bereiche, beurteilen sollte, sondern unter dem Gesichtspunkt einer Kooperation im Interesse des Patienten. Wenn die Psychologie etwas zum Wohle der Patienten entwickelt habe, sei es Pflicht, dieses Angebot, falls es bewährt und erprobt ist, aufzunehmen. Es geht darum zu prüfen, welche Formen der Kooperation am sinnvollsten seien. Alle Abgrenzungen, etwa daß Psychologen nur „psychisch Verursachtes", Psychiater dagegen auch „körperlich Verursachtes" zu behandeln hätten, oder daß man „leichtes gegen schweres Leiden" abgrenze, seien falsch (Cohen). Gerade diese Kooperation sei nicht nur in den Krankenhäusern selbst, sondern *in den komplementären Diensten besonders schwierig*, weil diese, auf verschiedener Trägerschaft basierend, unterschiedliche rehabilitative Angebote und Trainingsprogramme aufweisen, die schwer zu koordinieren seien. Die psychosozialen Arbeitsgemeinschaften, die von der Idee ausgehen, daß sich alle beteiligten Leute zusammensetzen, miteinander reden und sich auf etwas einigen, was getan werden

Das Verhältnis der Psychiatrie
zu ihren Nachbardisziplinen
Herausgeber: H. Heimann, H. J. Gaertner

müßte, seien zwar auf der Ebene des Managements funktionsfähig, aber nicht dort, wo das geeignete Rehabilitationsprogramm für den einzelnen Patienten organisiert werde. *Die Teamidee*, ein Schlagwort in der Psychiatrie seit 15 Jahren, habe noch nicht ihren durchschlagenden Erfolg bewiesen. Man müsse neue Kooperationsformen finden, um die Anpassung der Behandlungs- und Rehabilitationsmethoden für den einzelnen Patienten zu verbessern (Häfner). Kooperation sei nur möglich, wo *klare Verantwortungen bestehen, die miteinander ausgehandelt werden müßten, aber dann Bestand haben sollten*, d.h., daß jemand die Verantwortung für den gesamten Verlauf der Behandlung übernehme, auch wenn sie differenziert und von verschiedenen Berufsgruppen getragen werde. „Kollektive Verantwortlichkeiten" seien in der Psychiatrie ungeeignet, seien falsch verstandene Demokratie und ständen in Gefahr zu entarten (Heimann).

3. Herr Strotzka stellte fest, daß in der Psychiatrie der Bundesrepublik die Psychosen im Zentrum ständen, und daß die große Krankheitsgruppe der *Neurosen, psychosomatischen Erkrankungen* und *Charakterstörungen* von den hiesigen Psychiatern sehr stark vernachlässigt werde, zum Teil natürlich deshalb, weil diese Krankheitsgruppe den Psychiater gar nicht aufsuche. Dies sei verwunderlich, weil gerade der Leidensdruck dieser nichtpsychotischen Erkrankungen nahe an den Leidensdruck der Psychosen herankomme. Es sei deshalb dringend erforderlich, daß man diese Krankheitsgruppen *stärker in die allgemeinen Diskussionen der Psychiatrie* einbeziehe, und zwar dadurch, daß man *die psychotherapeutische Kompetenz nicht nur der Psychiater, sondern der Allgemeinärzte, Internisten und Gynäkologen etc. verbessere.* Dies sei nicht durch eine spezialistische Psychotherapieausbildung anzustreben, sondern durch *die Verbreitung einer psychotherapeutischen Grundhaltung*, welche im wesentlichen den *vier Kriterien von Rogers* entspreche: 1. Das *wertfreie Akzeptieren eines Patienten*, was gar nicht so leicht sei, weil dieser sich oft für seine Krankheit schuldig fühle, was ja gelegentlich auch von seinen beurteilenden Ärzten vertreten werde! 2. Die *Empathie*, d.h. die Einfühlung in *die Situation des Patienten*, und zwar in seine Gesamtsituation, auch in seine psychische, seine soziale Situation, seine Familiensituation und Berufssituation. Daran mangele es in der ärztlichen Praxis immer wieder gravierend. 3. *Das Lernen des nichtdirektiven Gesprächs* mit dem Patienten. Man stelle fest, daß praktische Ärzte fast ausschließlich direktiv beraten, wenn sie sich überhaupt über soziale und psychische Situationen des Patienten Rechenschaft geben, wogegen der professionelle Berater gerade die Entscheidungsprozesse vom Patienten her wachsen lasse. 4. *Das Kriterium der Echtheit der Gefühlsbeziehung*. Man könne es beurteilen, wenn man zuhöre, wie mit dem Patienten geredet werde, vor allem mit alten Patienten, mit diesem halbsüßen Ton unechter Zuwendung, den man sofort höre und der einem wehtue, der sich auch auf das Pflegepersonal ausbreite. Würde man diese vier Kriterien von Rogers lernen und in der Sprechstunde beachten, dann könnten viele Schäden verhindert werden. Es brauche keine psychoanalytische Ausbildung. Man erwerbe sie am besten in Balint-Gruppen.

Herr Bräutigam kam nochmals auf die positiven und negativen Auswirkungen der *Trennung der Psychiatrie von der Psychotherapie im institutionellen Bereich* zurück, wie sie sich in der Bundesrepublik entwickelt habe. Positiv sei die Tatsache, daß *die Psychotherapie im ärztlichen Bereich geblieben sei*, was für andere Länder nicht in dem Maße gelte. Negativ dagegen sei die Schwerpunktsverlagerung auf die klassischen Langstreckentherapien, die zwar nur wie Herr Kächele betont habe, bei 2,9% der

Patienten praktiziert werden. Ergänzend dazu müsse aber gesehen werden, daß diese 2,9% Patienten 50% der Arbeitszeit der Psychoanalytiker in Anspruch nähmen! Das sei ein relativ hoher Anteil an Zeit und Kosten, der gerade nicht für die Schwerstkranken aufgewendet werde, sondern für jene, die der Amerikaner Greenson als „relativ gesunde Neurotiker" bezeichnet habe. Hier seien neue Anstrengungen nötig, um die 15,2% der Patienten mit psychischen Störungen, die von niedergelassenen Ärzten behandelt werden, adäquateren Behandlungsverfahren zuzuführen als der Verschreibung von Benzodiazepinen. Man müsse als *dringende Forschungsaufgabe Methoden für eine Motivation zur Behandlung* für diese Patienten entwickeln und auch entsprechende Aufklärungsarbeit leisten, um diesen Patienten *ein anderes subjektives Krankheitsverständnis zu vermitteln.* Es müßte auch versucht werden, *neue Psychotherapieverfahren für die Schwerkranken* zu entwickeln, Verfahren, die in einer rationalen Zeitspanne etwas Positives erreichen und für diese schwerkranken Patienten geeignet sind. Das sei nur durch eine *Kooperation zwischen Psychiatern und Psychotherapeuten* möglich. Deshalb sei es dringend erforderlich, daß die Psychiater die Psychotherapeuten nicht in ihrer Isolierungstendenz bestärken, sondern sie in den anstehenden Problemkreis der dringenden Versorgungsaufgaben an psychisch schwer Erkrankten hereinholen. Eine solche Entwicklung liege in beiderseitigem Interesse, einmal dadurch, daß die Psychotherapie nicht in eine rein theorieimmanente Diskussion und Entwicklung abgleite, andererseits dadurch, daß sich die psychotherapeutische Weiterbildung der Psychiater verbessere, die heute bekanntlich zumeist von Psychotherapeuten durchgeführt werde, die zu wenig klinische Erfahrung und Kenntnisse der schwerer psychisch kranken Patienten hätten. Durch eine solche Kooperation würde verhindert, daß die psychotherapeutische Arbeit bei schweren psychischen Krankheitsbildern an den jungen Psychiatern vorbeigehe.

Herr Hippius beklagte die Tatsache, daß in den letzten 20 Jahren an den Kongressen der DGPN zu sehr nur immer wieder Versorgungsprobleme zur Sprache kommen, daß man zum Schluß auch nach interessantesten Diskussionen über Grundfragen philosophischer und wissenschaftstheoretischer Art bei diesem Thema lande. Dabei sei es notwendig, sich von dem eingeschränkten Blickwinkel zu befreien und nicht überall ängstlich auf die Wahrung des Besitzstandes der Psychiatrie zu starren! Eine *positive konstruktive Kooperation* im Sinne der Anregungen, wie sie Herr Cohen und auch Herr Strotzka gegeben hätten, sei durch *Beiträge auf internistischen, chirurgischen und auch anderen medizinischen Kongressen* zu erreichen und hier die psychotherapeutische Grundhaltung, wie sie Herr Strotzka dargestellt habe, zu vermitteln.

Schließlich wurde von seiten niedergelassener Kollegen kritisch angemerkt, daß die an dem Kongreß vorgetragenen Studium zur Behandlung chronisch Kranker oder zu den verschiedenen psychotherapeutischen Verfahren zu akademisch dargestellt würden und zu wenig *der realen Situation des Nervenarztes und Psychiaters in der Praxis* Rechnung getragen hätten. Hier sei ein bisher noch unerforschtes großes Gebiet vorhanden, weil die realen psychischen Störungen des Alltags, welche zum niedergelassenen Nervenarzt kämen, nicht identisch seien mit den Bildern aus den Lehrbüchern und auch nicht mit den psychiatrischen Syndromen, die Eingang in Forschungsprojekte an Kliniken fänden. Diese Anregung sollte für spätere Kongresse aufgenommen und berücksichtigt werden.

Schlußworte des Präsidenten der DGPN

H. Heimann

Wir sind ausgegangen von dem übergeordneten anthropologischen Gesichtspunkt: der Mensch als Person, und wir sollten nicht vergessen, worauf Herr Pannenberg dieses Personsein gründete. Was dann an Einzelaspekten aus den verschiedenen Nachbardisziplinen und zu den Schwerpunktthemen gesagt und diskutiert wurde, muß letztlich, wenn wir vor dem Patienten stehen, wieder in diese anthropologische Dimension gestellt werden. Gerade die vielen Tatsachen und verschiedenen Aspekte, welche durch die Notwendigkeiten der wissenschaftlichen Methodik begrenzt sind, sollten uns *in unseren Ansprüchen gegen den Staat, gegen die anderen, aber auch gegen uns selber bescheidener machen*, weil die Vielfalt der Probleme uns zeigt, in welch schwieriges Unterfangen wir uns als Psychiater eingelassen haben. Wir können nicht alles wissen und vor allem nicht alles voraussehen!

Das Gespräch mit den Nachbardisziplinen hat uns ferner gezeigt, daß es in der Psychiatrie um ein vorsichtiges Abwägen, *um Gleichgewichte zwischen verschiedenen Aspekten, sozusagen um Homöostase, einem biologischen Gesichtspunkt, geht.* Zwar sollten wir in der Auseinandersetzung der Standpunkte die kontroversen Positionen klar sehen und deutlich ausformulieren. Aber das, was schließlich bei der Behandlung des Patienten ankommt, was wesentlich dafür ist, sollte *in ein wohl abgewogenes Gleichgewicht gebracht werden.* Was wir verhindern müssen ist, *daß extreme Standpunkte auf dem Rücken des Patienten ausgetragen werden*, wie das leider immer wieder geschehen ist und auch heute noch geschieht.

Das *Gespräch mit den Nachbardisziplinen* hat meines Erachtens sehr deutlich gemacht, was *das Spezifische der Psychiatrie ist.* Dieses Psychiatriespezifische kam nicht in einer Definition zur Sprache, auch nicht in einer umfassenden Theorie, sondern *in der Erfahrung einer schwierigen Praxis im täglichen ärztlichen Umgang mit psychisch kranken Menschen und direkt durch das, was die anderen Disziplinen sind und was die Psychiatrie eben nicht ist*, also sozusagen aus der Beleuchtung, die sie von den Nachbardisziplinen erhalten hat. Und damit ist nochmals unterstrichen worden, was Ludwig Binswanger warnend gesagt und an den Beispielen der Konzeptionen von Wernicke und von Freud dargelegt hat, *daß nämlich die Psychiatrie nur ein bestimmtes und wohl ausbalanciertes Maß an Theorie verträgt.* Das Eigentliche, das aus der Praxis der Behandlung, dem Arbeitsfeld des Psychiaters erwachsen ist, bildet auf dem Problemfeld kein beständiges Theoriegebilde, sondern, abgesehen von der klinischen Deskription, *ein sich dauernd wandelndes Resultat der tätigen Auseinandersetzung mit den verschiedenen Forschungsergebnissen und Theorien der Nachbardisziplinen.* Aktive Auseinandersetzung ist es, die lebendig bleibt, indem sie aufgreift, was zum tieferen Verständnis und zur besseren Behandlung unserer Patienten führt und nicht in

Das Verhältnis der Psychiatrie
zu ihren Nachbardisziplinen
Herausgeber: H. Heimann, H. J. Gaertner

einem theoretischen Dogmatismus erstarrt. Hier ist auch der Ort, wo die Psychiatrie und die sie vertretenden Psychiater *in ständiger Neubesinnung* unter den Aspekten, unter welchen ihnen der psychiatrische Patient erscheint, das *konstruktive Gleichgewicht* zwischen einer *Selbstbestimmungsethik* und einer *hippokratischen Ethik* im Sinne von Herrn Rössler finden müssen.

Unsere Gesellschaft hat an diesem Kongreß auch in der Öffentlichkeit ihre Aufgabe durch die Verabschiedung der *Resolution zur Behandlungssituation chronisch Kranker* in diesem heute so aktuellen Bereich wahrgenommen und durch den Beschluß, die Resolution der Presse zu übergeben, der Mahnung von Herrn Ernst Folge geleistet, nämlich, daß es unsere Aufgabe, die *Aufgabe der Psychiater bleibt, in der Öffentlichkeit die Anliegen der uns anvertrauten Patienten wirksam zu vertreten*, weil diese sich nicht artikulieren können. Daß wir dies mit so großer Einmütigkeit und Entschlossenheit geschafft haben, dafür gilt allen mein Dank!

Zum Schluß muß ich Sie daran erinnern, daß wir einer schwierigen Periode entgegengehen, weil Sparmaßnahmen im öffentlichen Bereich dort am leichtesten durchzusetzen sind, wo die Betroffenen sich nicht mit massiven Protesten zur Wehr setzen können. Wir befürchten deshalb wohl begründet, daß es gerade im Bereiche des psychiatrischen Versorgungssystems zu neuen Einschränkungen und Gefährdungen unserer Arbeit kommen wird. Um dieser Situation nicht mit Resignation zu begegnen, möchte ich Ihnen zur Ermutigung einen Satz auf den Heimweg mitgeben, den ich in der satirischen Wochenschrift „Schweizer Nebelspalter“ gefunden habe. Es ist eine Inschrift aus einer Fabrikhalle: „Wir, die guten Willens sind, geführt von Ahnungslosen, versuchen für die Undankbaren das Unmögliche zu vollbringen: wir haben so viel mit so wenig so lange versucht, daß wir jetzt qualifiziert sind, fast alles mit nichts zu bewerkstelligen.“

Aber als Kontrapunkte zu dieser Aufmunterung möchte ich auf den Kongreß unserer Gesellschaft von 1947 hier in Tübingen zurückkommen, auf den ich in der Eröffnung der Tagung hingewiesen habe. Ernst Kretschmer hat damals in seinen Einleitungsworten noch etwas gesagt, was man im Kontext des damaligen wirtschaftlichen und allgemeinen Elends hören muß, was aber auch für zukünftige Schwierigkeiten und Restriktionen bedenkenswert bleibt: „Der Geist weht, wo er will, Du hörst sein Sausen wohl, aber Du weißt nicht von wannen er kommt und wohin er fährt.“

Anhang

Resolution der Deutschen Gesellschaft für Psychiatrie und Nervenheilkunde zur räumlichen Trennung von „Behandlungsfällen" und „Pflegefällen" in psychiatrischen Institutionen

1. Psychiatrische Erkrankungen: Neurosen, endogene Psychosen und organische Psychosen, führen in einem für die einzelnen Kategorien unterschiedlichen Prozentsatz zur Chronifizierung. Einen gewissen Anteil der frisch Erkrankten trifft das Los, nicht wieder völlig gesund werden zu können, sondern einen Zustand geistiger, emotionaler und sozialer Behinderung zu erreichen, für welchen der Betroffene eines besonderen Schutzes, besonderer Behandlungen, Pflegebedingungen oder Rehabilitationshilfen bedarf. Diese im Einzelfall zu bestimmen, liegt in der Fachkompetenz der behandelnden Ärzte und in ihrer Verantwortung.

Chronifizierung einer psychischen Erkrankung ist jedoch nicht gleichzusetzen mit „Unheilbarkeit". Die therapeutischen Fortschritte in der Psychiatrie auf pharmakologischem, psychotherapeutischem und sozialrehabilitativem Gebiet zeigen vielmehr, daß *adäquate Behandlungsmöglichkeiten auch bei chronischen psychischen Leiden, unabhängig von der Dauer der Erkrankung zu nachweisbaren Besserungen, ja zu Heilungen führen können*, wenn diese Methoden adäquat eingesetzt werden und jedem chronisch psychisch Kranken in angemessener Weise zugute kommen. Da der chronisch psychische Kranke durch die psychopathologischen Veränderungen direkt – anders als der körperlich Kranke – in seiner Person betroffen ist, bedarf er eines besonderen Schutzes und ist darauf angewiesen, daß seine Unterbringung und Behandlung durch fachärztliche Kompetenz erfolgt, damit ihm das Optimum von Heilungschancen gewährleistet bleibt.

2. In letzter Zeit sind in der Bundesrepublik Forderungen aufgestellt und in einigen Bundesländern sogar bereits durchgeführt worden, *nach einer räumlichen Trennung von sog. „Behandlungsfällen" und „Pflegefällen"*. Die DGPN stellt fest, daß es sich bei den Begriffen „Behandlungsfälle" und „Pflegefälle" um rein administrative Begriffe der Kostenträgerschaft handelt, *die im Bereich psychiatrischer Erkrankungen keine medizinisch begründbare sachliche Bedeutung haben können*. Die DGPN stellt ferner fest, daß eine räumliche Trennung von sog. „Behandlungsfällen" und „Pflegefällen" allein aus Gründen *der Kostentransparenz* den therapeutischen Bedürfnissen chronisch erkrankter Patienten widerspricht, sich antitherapeutisch auswirken muß, und daß die räumliche Verlegung eines chronisch Kranken in eine sogenannte Pflegeabteilung sowohl dem Patienten selbst, wie den Angehörigen die Hoffnungslosigkeit seines Leidens dokumentiert.

3. Die DGPN protestiert energisch gegen die Durchführung solcher administrativer Maßnahmen gegen den erklärten Willen der ärztlich Verantwortlichen, weil sie *einen rein administrativen Eingriff in die Strukturen psychiatrischer Institutionen darstellen, der unabsehbare Konsequenzen für die Betroffenen, Patienten und Ärzte hat.* Er wirkt sich zwangsläufig auf das therapeutische Klima von Stationen aus, das der ärztlichen Verantwortung und Sachkunde unterliegt und nicht Sache der Administration am grünen Tisch sein kann.

4. Die DGPN macht die Öffentlichkeit und die Politiker darauf aufmerksam, *daß es zur Pflicht der ärztlichen Direktoren psychiatrischer Institutionen gehört, sich schützend vor die Interessen ihrer Patienten zu stellen und die Öffentlichkeit zu informieren, wenn sie diese Interessen durch Maßnahmen administrativer Art allein zum Zwecke der Kostentransparenz gefährdet sehen.*

Die DGPN als wissenschaftliche Fachgesellschaft wird sich jetzt und in Zukunft für jene Kollegen einsetzen, denen behördliche Maßnahmen drohen, weil sie auf die Konsequenzen dieser administrativen Maßnahmen im Bereiche psychiatrischer Institutionen in der Öffentlichkeit hingewiesen haben.

Unsere Gesellschaft fordert, daß in denjenigen Bereichen der Psychiatrie, *in welchen sich ärztliche Kompetenz und Verantwortung mit dem Weisungsgefüge behördlicher Institutionen verflechten, eine vernünftige, den Bedürfnissen der Patienten angemessene Kooperation erreicht wird,* welche die therapeutische Entscheidungsmöglichkeit der verantwortlichen Ärzte nicht in unbilliger Weise einschränkt. Sie appelliert an die zuständigen Behörden und Kostenträger in Zusammenarbeit mit den für die Behandlung und Pflege verantwortlichen Ärzten geeignete Wege zu finden, *um ein Modell der Finanzierung von Behandlung, Pflege und Rehabilitation chronisch Kranker zu finden,* das den Erfordernissen der Krankheitsbilder und Schicksale und den Bedürfnissen psychiatrischer Patienten angemessen ist.

Tübingen, 5.10.1984 Der Präsident: Prof. H. Heimann

Nachwort

Die Herausgeber danken vor allen Dingen dem Programm-Kommitée, d. h.

Herrn Prof. Beckmann
Herrn Prof. Biniek
Herrn Prof. Dilling
Herrn Prof. Eggers
Herrn Dr. Günther †
Herrn Prof. Henseler
Herrn Prof. Huber
Herrn Dr. Kitzig
Herrn Prof. Lauter,

die diesen Kongress zusammen mit den Herausgebern konzipiert und wissenschaftlich organisiert haben.

Dem Springer-Verlag danken wir für die zügige Bearbeitung des Buches.

Die Herausgeber wurden bei ihrer Arbeit tatkräftig von Frau Dipl.-Psychologin Ingrid Büscher unterstützt, die mehrere Korrekturen gelesen hat und das Sachwort-Verzeichnis entworfen hat. Wir danken ihr für ihre Mitarbeit.

Unser Dank gilt ebenso Frau Gerlinde Wiatr, Frau Rosmarie Sarkar, unserer Bibliothekarin Frau Helga Hübner und unserer Direktionssekretärin Frau Helga Bergmeir.

Tübingen, März 1986 Die Herausgeber

Sachverzeichnis